Sexualpathologie

Ein Lehrbuch
für Ärzte und Studierende

Von

Sanitätsrat Dr. Magnus Hirschfeld
Leiter des Instituts für Sexualwissenschaft in Berlin.

Dritter Teil

BONN 1920
A. Marcus & E. Webers Verlag
Dr. iur. Albert Ahn

Störungen im Sexualstoffwechsel

mit besonderer Berücksichtigung der Impotenz

Von

Dr. Magnus Hirschfeld
Sexualarzt in Berlin

Mit fünf Tafeln
(Photographien, Kurven und einem Innervationsschema)

BONN 1920
A. Marcus & E. Webers Verlag
Dr. iur. Albert Ahn

Druck: Otto Wigand'sche Buchdruckerei G. m. b. H., Leipzig.

Inhaltsverzeichnis.

Seite

Erstes Kapitel. **Fetischismus** (Sexueller Symbolismus) . . 1

Wesen der Teilanziehung — Der individuelle Fetischzauber als Grundlage der sexuellen Selektion — Unterschied zwischen physiologischem und pathologischem, kleinem und großem Fetischismus — Sexueller und religiöser Reliquienkult — Partialismus, Idolismus, Symbolismus — Sinnbildliche Bedeutung des Fetisch — Symbolismus oder Metabolismus — Partielle Attraktion und Aversion — Antifetischismus oder Fetischhaß — Die antifetischistische Idiosynkrasie als Revers der Teilanziehung — Antifetischistische Zwangseinstellung gegen weibliche Brüste bei einem heterosexuellen Mann — Haß einer Frau gegen Vollbartträger — Wortzauber — Gedanklicher Objektivierungsdrang gefühlsmäßiger Komplexe — Unbegrenzte Zahl der Fetische — Schamgefühl aus Lustgefühl — Wichtiger Unterschied zwischen dem Begehren eines Gegenstandes am eigenen oder fremden Körper — Ausführungen eines Damenstiefelfetischisten — Sexualpartialspezialismus — Gibt es absolute Schönheitsgesetze? — Das „gewisse Etwas" — Nuancierung der Partialreize — Spezialisiertheit im Haarfetischismus — Fetischistischer Sammeltrieb — Krüppelfetischismus — Fall eines Krückenfetischisten — Anziehung durch defekte Körperteile und Körperhüllen — Vorliebe für häßliche Menschen — Gibt es akzidentell determinierende Erlebnisse? — Aufteilung der verursachenden Momente — Die Tücken des Zufalls und der Dämon der Konstitution — Das Reizziel — Der durch die spezifische Konstitution bedingte Reflex — Erste Begegnung zwischen dem endogenen und dem exogenen Komplement — Oberflächlichkeit jeder ätiologischen Begründung aus dem Milieu — Fetischismus und innere Sekretion — Das sexuelle Hungergefühl — Assoziationsbeispiele — Die Versinnbildlichung weiblicher Energie — Ausführungen von Bein-, Arm-, Nagel-, Seide- und Gummifetischisten — Einteilung des Fetischismus nach der Ausgangs- und Eingangsstelle fetischistischer Reize — Distanzielle und proximale Fetischreize — Das instinktive Fahnden aller Sinne nach lustbetonten Sexualeindrücken — Optische und akustische Fetische — Titelfetischismus — Mannes- und Weibsgeruch — Sexualpunkte in den Sinnesorganen — Geschmacksfetischismus — Temperaturfetischismus — Berührungsfurcht — Juwelenfetischismus — Inhärente, adhärente und kohärente Partialreize — Wechselwirkungen zwischen Fetischismus und Mode — Sexuelle Entspannung durch Manipulationen am Fetisch — Einteilung des Fetischismus nach Körperregionen — Zopfabschneider und Scheitelfetischisten — Verschweigen falscher Haare als Eheanfechtungsgrund — Fetischhaß gegen rote Haare — Die Barttracht als Indikator der Geschlechtsakzentuierung einer Zeit —

Seite

Scheidenverlegung in die Nasenlöcher — Beteiligung sämtlicher Sinnesorgane am Mundfetischismus — Sexuelle Spielerei am Ohr — Tränenfetischisten — Rumpffetischismus — Wirkung des Decolletée — Fetischistische Bedeutung der Vorwölbungen und Einsenkungen der Körperoberfläche — Der Busen des Weibes und der Kehlkopf des Mannes — Coitus intermammalis — Nabelhaß — Schwangerschaftsfetischisten — Welche Männer geben breiten, welche schmalen, welche mittleren Hüften den Vorzug? — Verehrung des Phallus und der Vulva — Anusschnüffler — Genitalfetischisten — Extremitätenfetischismus — Die entblößte Hand und der bekleidete Fuß — Händedruck und Handkuß — Bewegungsfetischismus — Tanzvoyeure — Kohärenzfetischismus — Künstliche Nachhilfen fetischistisch stark wirksamer Körperteile — Erotische und antierotische Bedeutung von Augengläsern, Stöcken und Schirmen — Parfümfetischismus — Adhärenzfetischismus — Gründe der Bekleidungswahl — Eine Kragenknopffetischistin — Fetischismus für rote Kokarden — Ehescheidung wegen Barchentfetischismus — Differentialdiagnose zwischen Taschendiebstahl und Taschentuchfetischismus — Eheanfechtung wegen Korsettfetischismus — Hypererotische Zustände bei einer Frau infolge Wickel- und Ledergamaschen — Die große Gruppe der Schuhfreier — Die metatropische Bedeutung des Schuhes — Fetischnarben — Retroussée- und Auskleidungsfetischisten — Bettfetischismus — Fetischismus für schlafende Frauen — Sexueller Farbenrausch — Kostüm- und Uniformfetischismus — Reiztrachten — Frack- und Mantelhaß — Fetischismus für tierische Felle, wie Pelz und Leder — Die fetischistische Grundlage der Zoophilie — Schwachsinnige Tierschänder — Hunde- und Katzenliebe — Erotische Fixation an einen Kanarienvogel und Papagei — Onanie mit Tieren — Von Tieren an Menschen vorgenommener Lambitus und Coitus — Zoosadismus — Krokodile und Schlangen als Sexualobjekte — Übertragung von Krankheiten durch Tierliebkosungen — Religiöse Sodomie — Weshalb ist die Bestrafung von Unzucht mit Tieren entbehrlich? — Dendrophilie — Ein Mann, der ein Verhältnis mit einer alten Eiche hat — Erotische Fixierung an Gegenständen aus dem Mineralreich — Fall von Kristallfetischismus — Der fetischistische Charakter der Statuophilie, Nekrophilie und des Hypererotismus.

Zweites Kapitel. **Hypererotismus** 80

Die quantitativen Abweichungen des Geschlechtstriebes — Die sexualpathologische Plus- und Minusgruppe — Die innersekretorisch bedingte Stärke des Erotismus — Wo fängt das geschlechtliche Übermaß an? — Das Sexualtemperament — Sexuelle Athleten — Verhältnis der Triebrichtung zur Triebstärke — Ungleichheit der auf das eine und das andere Geschlecht gerichteten Libido bei Bisexuellen — Triebbeherrschbarkeit — Präpubische und postklimakterische Geschlechtslust — Innersekretorische Bedeutung der Prostata-Involution — Verhältnis von Libido und Potenz — Sexuelle Eindrucksfähigkeit und Ausdrucksmöglichkeit — Die „Leichenbraut“ — Der Sexualrhythmus — Ebbe und Flut der sexuellen Hormonwellen — Geschlechtliche Anfechtungen — Einfluß der Nahrungs-, Genuß- und Arzneimittel auf die Triebstärke — Hormontherapie — Liebesraserei, Satyriasis, Nymphomanie und Mannstollheit — Fausts: „im Genuß verschmacht ich nach Begierde“ — Poly-

Seite

game und monogame Form des Hypererotismus — Der Polyerotiker — Menschen mit Genitalien und Genitalien mit Menschen — Sexuelle Polypragmasie — Einfluß des Hypererotismus auf den körperlichen und seelischen Gesundheitszustand — Fall eines verheirateten Polyerotikers — Oraler Genitalverkehr — Prostituierte aus Leidenschaft — Hypererotische Gebärden — Sexuelle Überbedürftigkeit beim Weibe — Lüsternheit infolge Pruritus vulvae — Koitushalluzinationen — Die natürliche Koitusform des Menschen — Coitus a posteriori — Succubation — Sexuelle Ersatzorgane — Die Kontakttendenz erogener Zonen — Figurae veneris — Digitationen als infantilistische Betätigungsart — Differentialdiagnose zwischen Finger und Glied — Orale Betätigungsform — Cunnilinctio, Penilinctio und Anilinctio — Überwindung des Ekels als ein Hauptmerkmal der Liebe — Die monogame Form des Hypererotismus — Don Juan- und Toggenburgtypen — Liebe als Krankheit — Erotische Superfixation neurotischer Frauen während der Gravidität — Pathologische Liebe zu Prostituierten — Überflutung des Gehirns mit erotischen Rauschstoffen — Narkotische Wirkung des Andrins und Gynäcins — Sehnsucht und Eifersucht — Der gesteigerte Liebesaktivismus und Passivismus — Geschlechtlicher Unterwerfungsdrang und sexuelle Hörigkeit — Gelähmter Geschlechtswille — Doppelselbstmord infolge sexueller Überfixation — Metatropismus und Hypererotismus — Der erotische Unterwerfungsdrang des Weibes als Wurzel ihrer früheren Entrechtung — Sadismus und Hypererotismus — Verstärkte Inkretion als Ursache des Sadismus — Die quantitative und qualitative Erklärung des Virilismus durch die innere Sekretion — Inkretorisch verursachte Gewaltakte und Verbrechen — Sexuelle Intoxikation — Triebwiderstand und Willenswiderstand — Vergewaltigungswünsche — Physische und psychische Beugung des Geschlechtswillens — Koitus an einer Hypererotischen — Liebeskünstler — Unterdrückung sexueller Gegenwehr — Sexuelle Siegerpose — Einfluß des Alkohols, der Erschöpfung und Musik auf den sexuellen Widerstand — Sadistische Stufenleiter — Imaginärer Sadismus — Pollutionen bei Erzählung der Passionsgeschichte — Passiophilie — Beobachtungen in der Berliner Spartakuszeit — Luststeigerung durch Schadenfreude und Mitleid — Wachtraum eines Hypererotikers — Die Zotomanie — Sexueller Wortrausch — Hypererotische Schreibwut — Obszönitäten in Bedürfnisanstalten — Physiologischer und pathologischer Visionismus — Trieb zu schauen und sich zur Schau zu stellen — Fetischvoyeure — Triolisten — Wechselwirkung zwischen materieller und sexueller Gewinnsucht — Ein Voyeurroman von Barbusse — Kuppelsucht — Brachiale Sexualexzesse — Der Lustmord — Mitteilungen angeblicher Lustmörder — Plötzliche Todesfälle im sexuellen Affekt — Absoluter und relativer Hypererotismus — Anscheinende Lustmorde aus Raubgier und Eifersucht — Echte Lustmorde zur Entspannung der Geschlechtslust — Geschlechtsrausch — Sadistische Verstümmelungen — Affekttaumel Schwachsinniger — Epileptische Lusttöter — Schließen Planmäßigkeit und Erinnerungsmöglichkeit Unzurechnungsfähigkeit aus? — Lustmord und Aberglaube — Geißler und Mädchenstecher — Sexualpathologische Stereotypie — Bösartigkeit als Überkompensation von Gutartigkeit — Weiche Fanatiker — Sadisten und Spartakisten — Antifetischistischer Sadismus (Bild) — Bilderschändung — Statuostupration und Statuophilie — Sexuelle Urmotive von Bilderdiebstählen — Hyperfixierung an Personen im Film — Nekrophilie — Imbezille und hysterische Leichenschänder — Salome-Typen

Seite

— Körperliche Hypererotismusformen — Der Priapismus — Erektionen ohne Mitbeteiligung des Geschlechtstriebes — Johannestrieb und Wasserstanzen — Gonorrhoische Priapismen — Aphrodisiaca — Anale Erektionswirkung — Periphere Reizung der Wollustkörperchen — Erektionen und Ejakulationen bei Erhängten und Geköpften — Erschöpfungspriapismen — Leukämische Priapismen — Toxische Priapismen — Priapismen durch Dauerreizung des Erektionszentrums — Die Polyspermie — Pollutionismus und Spermatorrhoe — Samenplethora und Samenkoller — Krankhaftigkeit unfreiwilliger Samenverluste — Tagespollutionen — Frottage — Miktions- und Defäkationsspermatorrhöe — Verwechselung zwischen Spermatorrhoe und „Gonorrhoea simplex" — Regurgitierender Samen — Begriff der sexuellen Überreizung.

Drittes Kapitel. **Impotenz** . 142

Der sexuelle Potenzmechanismus — Die vierfache Genitalinnervation — Einige allgemeine Betrachtungen über Fortpflanzungsfähigkeit — Adoptierungsgutachten — Einteilungen der Impotenz — Die Impotentia coeundi et generandi — Zerebrale Erotisierung — Eheanfechtung wegen Aspermatismus und Anandrinismus — Organische und funktionelle Impotenz — Absolute und relative Impotenz, matrimoniale Impotenz — Unsere Vierteilung in impotentia **cerebralis**, spinalis, genitalis und germinalis — Sexuelle Appetitlosigkeit — Antierotische Wirkung der Ermüdungsstoffe und Toxine — Flucht vor sexuellen Anfechtungen in die Einsamkeit — Depotenzierende Wirkung des Alkohols — Morphinistische Impotenz — Einfluß von Kokain, Kaffee, Blei und Nikotin auf die Potenz — Impotenz infolge akuter und chronischer Krankheiten — Gemütsverfassung und Sexualität — Anerotismus des Weibes — Impotenz infolge von Triebanomalien — Impotenzen auf antifetischistischer Grundlage — Ehewiederherstellungsgutachten bei temporärer Impotenz — Autosuggestive Impotenz — Hemmungsimpotenzen — Die mangelhafte Geschlechtsempfindung des Mannes und des Weibes — Warum bleibt das Lustgefühl beim Weibe häufiger aus als beim Manne? — Anorgasmus und Frigidität — Verschiedenheit der männlichen und weiblichen Lustkurve — Kalte Frauen — Relative und absolute Frigidität — Der individualistische Charakter des Sexualreflexes — Stimmung des Nervensystems — Lustvortäuschung im Geschlechtsverkehr — Ejaculatio praecox — Die **spinale** Impotenz — Die sexuellen Zentren im Rückenmark und Sympathikus — Die sensorische Leitung im nervus pudendus — Die motorische Leitung in den nervi erigentes — Die Unabhängigkeit des Erektions- und Ejakulationsvorgangs vom Willen — Der komplizierte Blutgefäß- und Muskelapparat des Gliedes — Ausfallserscheinungen bei Schuß durch das Lendenmark und ihre allmähliche Rückbildung — Tabische Impotenz — Fall von Impotenz bei multipler Sklerose — Gutachten über Ehebruchsbilligung eines impotenten Gatten — Psychogene Bedingtheit der „nervösen" Impotenz — Die **genitale** Impotenz — Penisdefekte — Beischlafs- und Zeugungsfähigkeit von Hermaphroditen — Abnorme Kleinheit und Größe des Penis — Verdoppelung des Penis (Diphallus) — Kohabitationserschwerung durch Hypospadie und Epispadie — Bedeutung der Phimose — Die wirkliche und angebliche Verkürzung des Vorhautbändchens — Behinderung des Koitus durch Paraphimose — Penisschüsse — Fraktur und Luxation des Penis — Der geschundene und abgerissene

Seite

Penis — Abschnürungen des Penis — Fremdkörper in der Harnröhre — Erfrierungen und Verbrennungen des Gliedes — Herpes progenitalis — Die Kavernitis — Chorda penis — Die plastische Induration des Penis — Ossifikationsprozesse im Glied — Die Fourniersche Krankheit — Ödematöse, variköse und elefantiastische Verdickungen des Gliedes — Impotenz durch Kondylome, Geschwüre und Geschwülste des Penis — Penishörner — Einschlüpfen des Penis — Beischlafsfähigkeit weiblicher Hermaphroditen — Membranöser Vulvaverschluß — Narbige Scheidenverwachsungen — Atresia vulvae — Neubildungen an der Scham — Depotenzierende Wirkung der Hottentottenschürze — Pruritus vulvae — Scheidenstenose — Das abnorm dicke resistente Hymen — Die zweite Verschlußmembran — Scheidendefekt — Falsche Scheiden — Doppelscheide — Kohabitation in den vorgefallenen Muttermund — Beischlafsunfähigkeit wegen schmerzhafter Entzündung in den Adnexen — Die **germinale** Impotenz — Das Drüsengemenge im Ejakulat — Die Aufgabe der Samenbläschen — Bedeutung des Prostatasaftes — Aspermie und Azoospermie — Ejaculatio disjuncta — Samenlosigkeit auf Grund nicht produzierter oder nicht sezernierter Samenfädchen — Kausalverhältnis zwischen psychosexopathologischer und generativer Konstitution — Beischlafs- und Zeugungsfähigkeit der Eunuchen — Doppelseitige Nebenhodenentzündung als häufigste Ursache der Azoospermie — Tripper-sterilität — Notwendigkeit der Samenuntersuchung bei strittiger Vaterschaft — Künstliche Befruchtung durch Hodenpunktat — Samenlosigkeit bei Erschöpfungszuständen — Quantitative und qualitative Keimverderbnis durch Alkohol — Zeitsterilisation mittels Röntgenstrahlen — Nekrospermie — Oligospermie — Asthenischer und mißbildeter Samen — Spermaschädliche Stoffe — Verfahren zur Gewinnung einwandfreien Spermas — Samenblasengelee — Rot, grün und gelb gefärbter Samen — Ejakulationsloser Koitus — Aspermie nach wiederholten Koitusakten — Organische Behinderungen des Samenaustritts — Schmerzen beim Orgasmus — Spermaturie — Die germinale Impotenz der Frau — Eiermangel — Unwegsamkeit der Leitungswege — Geschlechtskrankheiten als häufigste Ursache der weiblichen Unfruchtbarkeit — Verkümmerungen der Gebärmutter — Der fötale, infantile und pubeszente Uterus — Nachentwicklung der Gebärmutter — Empfängnisunfähigkeit — Muttermundstenosen — Impotentia concipiendi, gestandi und parturiendi.

Viertes Kapitel. **Sexualneurosen** (Sexualverdrängung) . . 220

Zusammenfassung der sexuellen Neurasthenie, Hysterie und Hypochondrie unter dem ätiologischen Begriff der Sexualverdrängung und dem nosologischen der Sexualneurosen — Hysteroneurasthenie — Abulie der Sexualneurotiker — Sexuelle Beklemmungen und Angstträume — Die Angst als Flucht aus Schwäche in Erregung — Verstimmung und Überempfindlichkeit des Nervensystems auf sexueller Basis — Herzneurosen und nervöse Dyspepsie, Coccygodynie und Hodenneuralgien infolge Sexualverdrängung — Steigerung von Schwäche in Lähmung, von Unruhe in Zittern — Stammeln und Erröten — Ruhetremor und Intentionstremor — Der sexuelle Verdrängungsschrei — Hysterische Spasmen — Harnstottern — Hysterische Pseudophthise bei einer Hypererotischen — Sekretionsstörungen der Drüsen und Reflexsteigerungen bei Sexualneurotikern — Seelische und körperliche Ursachen des Vaginismus — Penis captivus — Ejaculatio praecox — Sensibilitätsstörungen — Heiserkeit und Stimmlosigkeit der Sexualneurotiker — Hysterogene Druck-

Seite

punkte und Topalgien — Polydipsie — Phobien und Idiosynkrasien — Die sexuelle Grübelsucht — Syphilidophobie — Masturbations- und Pollutionshypochonder — Kohabitationshypochonder — Unlustreaktion auf sexuelle Betätigung — Impotenzhypochonder — Sexuelles Lampenfieber — Hochzeitsangst — Pathologische Entlobungen — Deflorationshypochonder — Selbstquälereien über angebliche Mängel am Genitalapparat — Sexualpathologische Unentschlossenheit als eine der häufigsten Ursachen der Ehelosigkeit Eifersuchtswahn — Sexueller Beziehungs- und Verfolgungswahn — — Hysterische Hochstapler und Schreiberinnen anonymer Briefe — Entstehung des sexuellen Verfolgers aus dem sexuellen Verdränger — Ekstasensucht der Sexualneurotiker — Das Verhältnis zwischen neurotischer Disposition und Störungen im inneren Chemismus — Ansichten von Beard, Binswanger, Eulenburg und Krafft-Ebing über die sexuelle Neurasthenie — Das Zutreffende der Freudschen Theorie — Eingeklemmte, verdrängte und abreagierte Sexualaffekte — Toxische Natur der Sexualneurosen — Psychochemischer Parallelismus — Das Abstinenzproblem — Keuschheitsprinzip, Sportabstinenz und Priesterzölibat — Der Maler Menzel als Typus eines sexuellen Negativisten — In welchem Alter treten Abstinenzschäden auf? — Stärkt die Beherrschung des Geschlechtstriebes den Charakter? — Verschwinden schädlicher Abstinenzfolgen durch sexuellen Verkehr — Geschlechtliche Surrogate — Fleischenthaltung als angebliches Mittel gegen „Fleischeslust" — Darf der Arzt zu Heilzwecken den Geschlechtsverkehr empfehlen? — Frauenüberschuß — Kampf zwischen sexuellen Reflexen und Reflexionen — Dauernde und temporäre Abstinenz — Totale und partielle Abstinenz — Absolute und relative Abstinenz — Sexualverstopfung — Bedeutung der adäquaten Entspannung unter Berücksichtigung der Sexualkonstitution — Sexualneurosen Abnormaler — Coitus interruptus, reservatus, prolongatus — Verlobungszeit als Nervenprobe — Masturbatio interrupta et incompleta — Colliculitis seminalis als Ursache reizbarer Nervenschwäche — Die onanistische Neurose — Dreiphasige Entwicklung des Geschlechtstriebes: autistische, indifferenzierte und differenzierte Geschlechtsepoche — Sexuell bedingte Schülerselbstmorde — Überkompensation durch Übertreibung des Gegensätzlichen — Tripperneurasthenie — Erhöhte Reizbarkeit spinaler Zentren durch periphere Sensibilitätssteigerung — Überreizungsneurasthenie infolge sexueller Exzesse — Mangelnde Ausbalanzierung des in erotische Vibration versetzten Nervensystems — Das sexuelle Trauma — Schamverletzungsschok — Hysterische Zustände im Anschluß an die Brautnacht — Nervenschwächende Wirkung der von Weib und Mann gebrauchten Vorbeugungsmittel — Weibliche Hysteroneurasthenie infolge männlicher Vernachlässigung — Gab es unter den alten Griechen und Germanen auch Genitalhypochonder und Sexualneurotiker?

Fünftes Kapitel. **Exhibitionismus** . . 294

Der krankhafte Entblößungsdrang — Ursprung und Etymologie dieses sexualwissenschaftlichen Begriffs — Seltsamer Widerspruch zwischen der Schamhaftigkeit und Schamlosigkeit der Exhibitionisten — Selbstbekenntnisse eines Exhibitionisten — Scheu der Exhibitionisten vor dem weiblichen Geschlecht — Exhibitionismus und Fetischismus

Seite

— Exhibitionismus und Hypererotismus — Überkompensatorische Leistungsfähigkeit eines Exhibitionisten — Krankhaft gesteigerte Abwehrtendenzen — Flucht in Krüppelhaftigkeit — Exhibitionismus und Narcißmus — Wie spielt sich ein exhibitionistischer Anfall ab? — Was geht ihm voraus? — Der endogene und exogene Faktor im Zeigezwangstrieb — Die Bedeutung der unteren Extremitäten als auslösende Ursache der Entblößung — Exhibitionistische Reaktion auf Gesäß und Brüste — Die Teilerscheinung als Index der Gesamtvorstellung — Schulmädchen und Dienstmädchen als Hauptobjekte exhibitionistischer Attentate — An welchen Orten und zu welchen Zeiten findet die Exhibition statt — Der Exhibitionsmantel — Der zielstrebige und stereotype Ablauf des Exhibitionsakts — Exhibitionistische Zurufe — Sprachlicher Exhibitionismus — Reaktionsformen auf exhibitionistische Angriffe — Typische Ausreden der Exhibitionisten — Der angebliche Demonstrationssadismus — Schaustellung und Bloßstellung — Überschreitung der Schamgrenzen ohne fetischistischen Anreiz — Die psychopathisch-infantile Konstitution des Exhibitionisten — Exhibitionisten — Exhibition senil Dementer — Imbezille, epileptische und idiopathische Exhibitionisten — Gerichtsurteile über Exhibitionisten — Antireflektorische Einflüsse — Verhütung und Behandlung des Exhibitionismus — Willkürliche Beherrschung der Inkretion.

Nachwort 326

Verzeichnis der Tafeln

zwischen Seite

Tafel I. Temperaturfetischismus . . . . 30 und 31
Tafel II. Antifetischistischer Hypererotismus . . . . 82 und 83
Tafel III. Hypererotismus . . . . 128 und 129
Tafel IV. Potenzinnnervation . . . . 144 und 145
Tafel V. Ausbleibende Befriedigung des Weibes infolge vorzeitiger Entspannung des Mannes . . . . 174 und 175

I. KAPITEL

Fetischismus

(Sexueller Symbolismus)

Wesen der Teilanziehung — Der individuelle Fetischzauber als Grundlage der sexuellen Selektion — Unterschied zwischen physiologischem und pathologischem, kleinem und großem Fetischismus — Sexueller und religiöser Reliquienkult — Partialismus, Idolismus, Symbolismus — Sinnbildliche Bedeutung des Fetisch — Symbolismus oder Metabolismus — Partielle Attraktion und Aversion — Antifetischismus oder Fetischhaß — Die antifetischistische Idiosynkrasie als Revers der Teilanziehung — Antifetischistische Zwangseinstellung gegen weibliche Brüste bei einem heterosexuellen Mann — Haß einer Frau gegen Vollbartträger — Wortzauber — Gedanklicher Objektivierungsdrang gefühlsmäßiger Komplexe — Unbegrenzte Zahl der Fetische — Schamgefühl aus Lustgefühl — Wichtiger Unterschied zwischen dem Begehren eines Gegenstandes am eigenen oder fremden Körper — Ausführungen eines Damenstiefelfetischisten — Sexualpartialspezialismus — Gibt es absolute Schönheitsgesetz? — Das „gewisse Etwas" — Nuancierung der Partialreize — Spezialisiertheit im Haarfetischismus — Fetischistischer Sammeltrieb — Krüppelfetischismus — Fall eines Krückenfetischisten — Anziehung durch defekte Körperteile und Körperhüllen — Vorliebe für häßliche Menschen — Gibt es akzidentell determinierende Erlebnisse? — Aufteilung der verursachenden Momente — Die Tücken des Zufalls und der Dämon der Konstitution — Das Reizziel — Der durch die spezifische Konstitution bedingte Reflex — Erste Begegnung zwischen dem endogenen und dem exogenen Komplement — Oberflächlichkeit jeder ätiologischen Begründung aus dem Milieu — Fetischismus und innere Sekretion — Das sexuelle Hungergefühl — Assoziationsbeispiele — Die Versinnbildlichung weiblicher Energie — Ausführungen von Bein-, Arm-, Nagel-, Seide- und Gummifetischisten — Einteilung des Fetischismus nach der Ausgangs- und Eingangsstelle fetischistischer Reize — Distanzielle und proximale Fetischreize — Das instinktive Fahnden aller Sinne nach lustbetonten Sexualeindrücken — Optische und akustische Fetische — Titelfetischismus — Mannes- und Weibsgeruch — Sexualpunkte in den Sinnesorganen — Geschmacksfetischismus — Temperaturfetischismus — Berührungsfurcht — Juwelenfetischismus — Inhärente, adhärente und kohärente Partialreize — Wechselwirkungen zwischen Fetischismus und Mode — Sexuelle Entspannung durch Manipulationen am Fetisch — Einteilung des Fetischismus nach Körperregionen — Zopfabschneider und Scheitelfetischisten — Verschweigen falscher Haare als Eheanfechtungsgrund — Fetischhaß gegen rote Haare — Die Barttracht als Indikator der Geschlechtsakzentuierung einer Zeit — Scheidenverlegung in die Nasenlöcher — Beteiligung sämtlicher Sinnesorgane am Mundfetischismus — Sexuelle Spielerei am Ohr — Tränenfetischisten — Rumpffetischismus — Wirkung des Decolletée — Fetischistische Bedeutung der Vorwölbungen und Einsenkungen der Körperoberfläche — Der Busen des Weibes und der Kehlkopf des Mannes — Coitus intermammalis — Nabelhaß — Schwangerschaftsfetischisten — Welche Männer geben breiten, welche schmalen, welche mittleren Hüften den Vorzug? — Verehrung des Phallus und der Vulva — Anusschnüffler — Genitalfetischisten — Extremitätenfetischismus — Die entblößte Hand und der bekleidete Fuß — Händedruck und Handkuß — Bewegungsfetischismus — Tanzvoyeure — Kohärenzfetischismus — Künstliche Nachhilfen fetischistisch stark wirksamer Körperteile — Erotische und antierotische Bedeutung von Augengläsern, Stöcken und Schirmen — Parfümfetischismus — Adhärenzfetischismus — Gründe der Bekleidungswahl — Eine Kragenknopffetischistin — Fetischismus für rote Kokarden — Ehescheidung wegen Barchentfetischismus — Differentialdiagnose zwischen Taschendiebstahl und Taschentuchfetischismus — Eheanfechtung wegen Korsettfetischismus — Hypererotische Zustände bei einer Frau infolge Wickel- und Ledergamaschen — Die große Gruppe der Schuhfreier — Die metatropische Bedeutung des Schuhes — Fetischnarben — Retroussée- und Auskleidungsfetischisten — Bettfetischismus — Fetischismus für schlafende Frauen — Sexueller Farbenrausch — Kostüm- und Uniformfetischismus — Reiztrachten — Frack- und Mantelhaß — Fetischismus für tierische Felle, wie Pelz und Leder — Die fetischistische Grundlage der Zoophilie — Schwachsinnige Tierschänder — Hunde- und Katzenliebe — Erotische Fixation an einen Kanarienvogel und Papagei — Onanie mit Tieren — Von Tieren an Menschen vorgenommener Lambitus und Coitus — Zoosadismus — Krokodile und Schlangen als Sexualobjekte — Übertragung von Krankheiten durch Tierliebkosungen — Religiöse Sodomie — Weshalb ist die Bestrafung von Unzucht mit Tieren entbehrlich? — Dendrophilie — Ein Mann, der ein Verhältnis mit einer alten Eiche hat — Erotische Fixierung an Gegenständen aus dem Mineralreich — Fall von Kristallfetischismus — Der fetischistische Charakter der Statuophilie, Nekrophilie und des Hypererotismus.

Die Anziehungskraft, welche eine Person auf eine andere ausübt, geht niemals von ihrer Gesamtheit aus. Es sind vielmehr immer nur einige körperliche und seelische Eigenschaften, bald in geringerer, bald in größerer Anzahl, die reizen und fesseln; es kommt sogar nicht selten vor, daß es nur eine einzige Eigenschaft an einem Menschen ist, der sich jemandes Liebe zuwendet. Fehler und Mängel der Person werden dann zwar noch objektiv als solche empfunden, aber subjektiv um des einen Vorzugs willen völlig übersehen.

Diese Teilanziehung oder partielle Attraktion wurde von Krafft-Ebing „individueller Fetischzauber“ genannt und von ihm „als Keim jeder physiologischen Liebe“ erachtet. Als physiologischem Fetischismus steht ihr ein pathologischer gegenüber, der in krassester Form darin seinen Ausdruck findet, daß ein von seinem Träger gänzlich losgelöster Teil, beispielsweise ein abgeschnittener Haarzopf oder Schuh, geschlechtlich in hohem Grade erregend wirkt. Zwischen diesen beiden, der normalen Teilanziehung, auf der das große Gesetz der sexuellen Selektion beruht, und der krankhaften Partialattraktion, welche sich auf eine isolierte Eigentümlichkeit allein erstreckt, liegt das weite Gebiet leidenschaftlicher Zuneigungen, bei denen die Sinne zwar auf einen Teil in Verbindung mit dem zu ihm gehörigen Menschen eingestellt sind, dieser Bestandteil aber so überwertet wird, daß viel weniger der Mensch mit der bestimmten Eigenschaft, als die Eigenschaft mit der an ihr befindlichen Person begehrt wird.

Binet hat unter Zugrundelegung dieser Beobachtungen einen kleinen und großen Fetischismus unterschieden; beim kleinen steht der erotisch wirksame Teil stark im Vordergrunde sowohl hinsichtlich der sexuellen Empfindung als der Betätigung, löscht aber den Träger nicht aus, auf den sich vielmehr allmählich die Verliebtheit überträgt. Beim großen Fetischismus bleibt eine solche Übertragung in der Regel aus, es findet eine völlige Substitution statt, indem der anziehende Gegenstand, selbst wenn er ein lebloser ist, vollkommen an die Stelle einer geliebten Person tritt. Von Binet, welcher im Jahre 1887 durch seine Arbeit: „Du Fétichisme dans l'amour" in der Revue philosophique diesen sexualpathologischen Begriff in die Wissenschaft einführte, rührt auch der Name her. Meist wird dieses Wort mit dem portugiesischen „feitiço" zusammengebracht, was eine gefeite Sache bedeutet, eine Art Zaubermittel, etwas Ähnliches wie in der religiösen Verehrung ein Amulett, ein Talisman, eine Reliquie; oder auch wie ein Götzenbild, wobei man berücksichtigen muß, daß der primitive Mensch sich diese unbelebten Gegenstände und Symbole als innerlich beseelte Wesen vorstellt. Bereits im Jahre 1769 war in Paris ein Buch mit dem Titel: „Du Culte des dieux-fitishi" erschienen, das sich mit der Anbetung vieler sonderbarer Dinge beschäftigte, denen ein fetischistischer Charakter zuerteilt wird. Die Bezeichnung Fetischismus hat sich durchgesetzt, während andere nicht minder zutreffende Ausdrücke für dieselbe Erscheinung, wie sexueller Partialismus (von „pars pro toto" = der Teil an Stelle des Ganzen) oder sexueller Idolismus — Idol im Sinne von Götze — nicht durchgedrungen sind. Ebensowenig auch der von Eulenburg vorgeschlagene Name: sexueller Symbolismus, der den Vorteil hat, mit einem Schlagwort das innerste Wesen der Erscheinung zu beleuchten, denn wie wir sehen werden, handelt es sich bei den Fetischen in der Tat um assoziativ entstandene Sinnbilder, konzentrierte Symbole. Übrigens soll das portugiesische Ursprungswort feitiço aus dem lateinischen factitius gebildet sein, das von facere = machen herstammt und soviel wie ein künstlich hergestelltes Abbild bedeutet. Ein Philologe hat vorgeschlagen, den Fetischismus statt Symbolismus, welcher Terminus bereits anderweitig mit Beschlag belegt ist, Metabolismus zu nennen, hergeleitet vom griech. metaballo, was eintauschen oder ersetzen heißt, ein zweifellos gut geprägtes, biegsames und klares Wort, da ja der ganze Vorgang in der Tat eine Substitution ist. Gegen die von mir in den „Naturgesetzen der Liebe" eingeführte Bildung: Teilanziehung oder partielle Attraktion, der als Revers nicht weniger bedeutungsvoll und verhängnisvoll die Teilabstoßung oder partielle Aversion gegenübersteht, ist eingewandt worden, daß diese Worte keine Wandlungen, vor allem keine Eigenschaftswörter zulassen. Für den Begriff der partiellen Aversion haben sich in der Literatur auch die Bezeichnungen Antifetischismus und Fetischhaß eingebürgert.

Der Fetischismus verhält sich zum Antifetischismus wie etwas Positives zu etwas Negativem, Zuneigung zu Abneigung, wie Lustbetontes zu Unlustbetontem, Liebe zu Haß. So heftige Formen der Fetischhaß gelegentlich annimmt — kann er doch selbst kriminelle Zerstörungen im Gefolge haben —, so stellt er im Grunde meist doch nur einen verkappten Fetischismus dar, bei dem das Unlustgefühl aus dem Nichtvorhandensein der lustbetonten Sinneswahrnehmung erwächst. Um ein Beispiel zu geben, rührt die antifetischistische Aversion vieler Frauen gegen den Vollbart des Mannes vielfach von einer fetischistischen Vorliebe für ein glattes Gesicht her; das positive Anzeichen — der männliche Geschlechtscharakter des Bartes — entfaltet eine negative, das negative — die Bartlosigkeit — eine positive Wirkung, entsprechend einem Minus von Weiblichkeit und weiblicher Reaktionsfähigkeit bei der liebenden Person. Als Ursache seelischer Impotenz spielt die antifetischistische Idiosynkrasie eine nicht geringe Rolle. Ich will hier aus einer Zusammenstellung, die im „Neurologischen Centralblatt“[1]) unter dem Titel „Über Horror sexualis partialis (sexuelle Teilaversion, antifetischistische Zwangsvorstellungen, Fetischhaß)“, von mir veröffentlicht wurde, zwei Beobachtungen anführen.

Einer der Fälle betrifft einen ärztlichen Kollegen. Er ist 35 Jahre alt, verheiratet, vollkommen heterosexuell, stark libidinös. Seine Abneigung bezieht sich auf die weiblichen Brüste. Sie ist so stark, daß Ausdrücke wie „Busen“, „Brust“, „Mammae“ u. ä. ihm großes Unbehagen bereiten. Es koste ihn eine große Überwindung, das Wort „Brust“ auszusprechen; er suche es nach Möglichkeit zu vermeiden. Diese Wortaversion ist übrigens für Antifetischisten eine ebenso verbreitete wie bezeichnende Eigentümlichkeit; sie entspricht dem Wortzauber bei der fetischistischen Einstellung. Seine Frau, berichtet der Kollege weiter, singe häufig die schöne Komposition des Heineschen Gedichtes: „Wenn ich in Deine Augen seh.“ Vor der Stelle dieses Liedes: „Wenn ich mich lehn' an Deine Brust, kommt's über mich wie Himmelslust“ spüre er ein Bangen und Zittern; er schäme sich in die Seele seiner Frau, die übrigens seine Aversion nicht kenne, und atme erleichtert auf, wenn der ominöse Passus vorüber ist. Die Vorstellung eines aus der Milchdrüse herausfließenden Milchtropfens, nicht nur der Anblick, sondern auch der Gedanke daran, verursache ihm Brechreiz. Der Anblick einer dekolletierten Dame, einer stillenden Mutter, einer starkbusigen Frau, Bilder wie die Tiziansche Venus erregten ihm Übelkeit. Auslagen von Korsettgeschäften erschienen ihm als Gipfel der Indezenz. In seinem Beruf als Arzt habe

[1]) „Neurologisches Centralblatt“, Übersicht der Leistungen auf dem Gebiete der Anatomie, Physiologie, Pathologie und Therapie des Nervensystems einschließlich der Geisteskrankheiten. 1911, Nr. 10. Red.: Dr. Kurt Mendel. Leipzig.

ihm diese unüberwindliche Aversion wiederholt Schwierigkeiten bereitet. So könne er Perkussion und Auskultation weiblicher Brustorgane nur vom Rücken aus vornehmen: eine Frau, die ihn wegen eines karzinomatösen Knötchens in der Mamma konsultierte, vermochte er nicht zu palpieren („Berührungsfurcht"); er überwies sie ununtersucht einem Spezialarzt. Um des Anblicks des ihm verhaßten Körperteils in der Praxis weniger teilhaftig zu werden, wurde er Kinderarzt. Eine Erklärung für seine ihm unerklärliche und peinliche Antipathie weiß er nicht anzugeben. Daß sie durch eine Gelegenheitsursache, einen „choc fortuit", entstanden sein könne, hält er für ausgeschlossen; er habe sich eingehend daraufhin geprüft, aber nichts zu entdecken vermocht, worauf seine Antipathie zurückzuführen wäre."

Ein analoger Fall von Fetischhaß bei einem Weibe ist folgender:

Eine den besseren Ständen angehörige Dame, etwa 40 Jahre alt, erklärte ihrem Gatten, sie müsse sich von ihm scheiden lassen, wenn er sein Vorhaben, sich einen Vollbart wachsen zu lassen, ausführen würde. Die Patientin ist ausschließlich heterosexuell, fühlt sich zu Männern, die ihrem Geschmack entsprechen, stark hingezogen, liebt seit mehreren Jahren einen Mann sehr, hat dagegen, solange sie zurückdenken kann, einen förmlichen Haß gegen Vollbärte. „Schon als ganz junges Ding", schreibt sie, „habe ich mich dagegen empört, wenn ich Zeitungsanzeigen las, in denen vom Bart als ‚höherer Zierde' oder ‚Stolz eines Mannes' die Rede war, oder wenn Bartwuchsmittel angepriesen wurden. Ich kann nicht ausdrücken, wie greulich mir so ein wallender oder auch gestutzter dunkler oder heller Vollbart ist. Ich gebe ja zu," — fährt sie in bezeichnender Ironie fort —, „daß häufiges Waschen von Kragen und Chemisettes damit gespart, selbst minderwertige Schlipse darunter aufgetragen werden können; das kann doch aber für den Geschmack nicht maßgebend sein. Nie und nimmer könnte ich für einen Vollbartträger in Liebe entbrennen. Ist nicht das Genie, wenn auch oft mit starkem Haarwuchs, doch meist glatt rasiert? Cäsar, Napoleon, Luther, die Humboldts, Goethe und Schiller, Moltke und Mommsen und noch viele andere Geistesheroen trugen keinen Vollbart. Hat man ihn den katholischen Geistlichen nicht ganz untersagt, damit sie ein gewisses seelisches Übergewicht besser zum Ausdruck bringen können? Ich meine — und dies soll wahrhaftig nicht frivol klingen — selbst ein Christuskopf am Kreuz müsse ergreifender und rührender erscheinen, wenn die weh und schmerzlich verzogenen Lippen nicht ein Vollbart bedeckte. Für mich ist der Vollbart ein Abzeichen von Brutalität und Gewaltmenschentum; ich liebe nur die feine, stolze Männlichkeit, deshalb ist mir ein Vollbart im allerhöchsten Grade ekelhaft."

Man beachte den gedanklichen Objektivierungsdrang rein subjektiver Empfindungen, ferner, daß sich in beiden Fällen bei völlig heterosexuellen Personen der Fetischhaß auf sekundäre Geschlechtscharaktere wie die Brüste des Weibes und den Bart des Mannes erstreckt, die im allgemeinen als besonders typische und anziehende Geschlechtszeichen angesehen werden. Dies läßt weitgehende Schlüsse auf die psychosexuelle Eigenindividualität der antifetischistisch reagierenden Persönlichkeiten zu, und zwar nach der Richtung, daß sie selber keine Volltypen ihres Geschlechtes sind.

Die Zahl der Fetische ist unbegrenzt groß. Von Kopf bis Fuß, gibt es kein Fleckchen am Körper, und von der Kopfbedeckung bis zur Fußbekleidung kein Fältchen am Gewand, von dem nicht eine fetischistische Reizwirkung ausgehen könnte. Da es sich hierbei oft um ganz außerordentlich kleine Besonderheiten handelt, etwa eine bestimmte Art des Lächelns oder eine eigentümliche Haltung, so verbirgt sich sowohl das, was anzieht, als das, was abstößt, nicht selten in der Tiefe des Unbewußten, oder wird als rein ästhetische Geschmacksrichtung aufgefaßt. Die ersten Zweifel, ob der Empfindung des Schönen nicht doch eine erotische Unterströmung beigemischt ist, pflegen in der Reifezeit aufzutauchen, wenn sich zu dem Lustgefühl das Schamgefühl gesellt. Instinktiv fängt der junge Mann oder das junge Mädchen dann an, sich des Wohlgefallens zu schämen, das der Anblick des schönen Fußes oder Schuhes in ihnen auslöst, sie erröten bei ihrer Erwähnung und unterdrücken Äußerungen darüber, weil sie von ihnen als peinlich empfunden werden.

Dabei ist es sehr beachtenswert und differentialdiagnostisch von entscheidender Bedeutung, ob jemand einen Gegenstand am eigenen oder fremden Körper begehrt. Der wirkliche Fetischist interessiert sich lediglich für den Teil oder die Sache an einer anderen Person, oder für das Ding an sich. Er selbst trägt meist sogar das Gegenteil von dem, was ihn bei einem zweiten Menschen fetischistisch fesselt; liebt er Frauen mit kurzgeschnittenen Haaren, so hat er die Neigung, sich die seinigen lang wachsen zu lassen; ist er auf Lack-, Schnür- oder Knopfschuhe eingestellt, so findet man ihn selbst vielfach in plumpen Zug-, Schnallen- oder Rohrstiefeln. Wohl kommt es vor, daß jemand ein fetischistisches Kleidungsstück anlegt, um es in möglichste Nähe mit sich zu bringen, aber meist nur vorübergehend, sehr selten auf die Dauer. Erstreckt sich hingegen seine Leidenschaft darauf, Samt und Seide, Perlen und Diamanten oder gar Frauenkleider am eigenen Leibe zu haben, so sind dies Begehrungsvorstellungen, die in das früher geschilderte Gebiet des Narzißmus, Transvestitismus oder Zisvestitismus fallen; sexueller Autismus und Altruismus verhalten sich zueinander wie Eitelkeit zu Neugier. Freilich werden oft auch Fetische angelegt, um Fetischisten anzulocken; namentlich die Prostitution bedient sich seit alters bewußt und unbewußt solcher Reizmittel („Reizstrümpfe“, „Lockstiefel“, „Lockpelze“ u. a.) in großem Umfange.

Es gibt allerdings auch Fälle, in denen die Differentialdiagnose zwischen Automonosexualismus und Fetischismus sehr schwer zu ziehen ist; in dem Bestreben, den geliebten Gegenstand in möglichst engen Kontakt mit dem eigenen Körper zu bringen, wird er für längere oder kürzere Zeit angelegt, jedoch nicht wie bei Trans- und Zisvestiten als Projektion des eigenen Persönlichkeitswesens, sondern als äußerlich erregendes Sexualobjekt. Ich gebe ein Beispiel, in dem die Lust, den Fetisch an anderen zu sehen, zu besitzen und selbst zu tragen, unmittelbar ineinander übergeht. Die Zuschriften unseres Gewährsmannes sind auch deshalb beachtenswert, weil sie uns einen Einblick in den einseitigen Gedankengang mancher Fetischisten gewähren, die nur für Fragen Interesse haben, die mit ihrem Fetisch in loserer oder festerer Verbindung stehen. Der Fetisch ist bei diesen Leuten förmlich der Kern, um den sich das ganze übrige Leben in konzentrischen Kreisen herumlagert. K., der, wie seine Ausdrucksweise zeigt, aus unverbildeten Volksschichten stammt, schreibt:

„Ich möchte Sie um Auskunft bitten, ob es für mich unnatürlich wäre, wenn ich mir Damenstiefel erwerben würde, mit ganz hohem Schaft, wie sie jetzt gerade Mode, um, wenn es mir ganz kritisch ist, sie auf eine halbe oder viertel Stunde anziehen zu können. Wenn ich die Stiefel stets nur im Geiste, in der Phantasie vor mir habe, glaube ich, schadet letzteres weit mehr als in natura; zudem wenn ich sagen kann, ich habe die allereleganten selbst zu Hause, lassen mich vielleicht die der Trägerinnen kalt, die ich immer auf der Straße ansehen muß, freilich nur die, welche elegante, hochglänzend gekrêmte Chevreauxstiefel mit ganz hohem Schaft und hohen Absätzen tragen. Durch die jetzigen hohen Modestiefel ist die Geilheit in mir über alle Maßen erwacht, deshalb muß ich etwas anziehen, damit ich befreit werde. Sonst kriege ich bösartige Kopfschmerzen, wenn ich aber Damenstiefel anhabe, fühle ich mich königlich und zufrieden."

In einem anderen Briefe heißt es: „Ich leide seit meiner Jugend an krankhafter Voreingenommenheit für Damenlackschuhe und Damenstiefel mit ganz hohen Absätzen. Das Gefühl der Unnatürlichkeit hielt mich stets davon ab, meinem Triebe nachzugehen, nun verdichtet es sich aber infolge der ausgeprägten Entwicklung der Damenschuhmode, mit Einsatz, Schnür- und Knopfstiefel und Spangenschuhen in allen erdenklichen zierlichen Ausführungen; ich bekam es durch den Anblick. Auf dem Jahrmarkt war ein Varieté Schichtl und vor Beginn der Vorstellungen kamen immer hübsche junge Damen in Ballkostümen heraus auf die Rampe zum Vorstellen vor dem Publikum, und diese Mädchen trugen Lackballschuhe; eines von diesen Mädchen mußte auf einen Stuhl steigen. Neben ihr stand ein hoher eiserner Ständer; ich war 12 Jahr alt, als ich das alles sah. Der Direktor Schichtl nahm ein Fläschl und hielt es dem jungen Mädchen unter die Nase, worauf das Mädchen die Augen zu machte. Dann machte der Direktor das Mädchen an dem Ständer an und auf einmal war das Mädchen in dem Ständer an den Hüften eingeklemmt und das Mädchen war wagerecht ausgestreckt auf dem Ständer. Das Haar hing offen herunter und die schönen Ballschuhe mit den hohen Absätzen verursachten einen solchen Vorgang in meinem Kopfe, daß ich gar nicht wußte, was mit mir war; als ich heim kam, zog ich mir gleich dieselben Schuhe meiner Schwester an.

Jahre gingen so fort, ohne zu wissen, was das ist, bis ich in der Zeitung von einem las, der einem Mädchen den Zopf abschnitt. Durch anschließende redaktionelle Bemerkung kam ich darauf, daß ich auch Fetischist bin. Ich habe keine Ruhe mehr. Ich möchte gerne Damenstiefel mit extra hohem Schaft und hohe Absätze Nr. 42 kaufen zum Tragen. Aber stets im letzten Moment reut mich das Geld zur Einsendung, da extra angefertigt werden muß und handelt es sich um 35 Mark, für die die Firma Tack & Co. sie liefert. Wenn ich bloß eine Quelle wüßte, wo ich solche gebraucht oder fast neu billiger bekommen könnte. Ich finde, daß es mir im Kopf mehr schadet, wenn ich die Stiefel immer nur im Geiste von mir haben muß, anstatt sie in Wirklichkeit auf eine $1/4$ oder eine $1/2$ Stunde tragen zu können, worauf ich einen bis drei Monate wieder Ruhe hätte. Bin für ganz hochabsätzige Damenstiefel mit ganz hohem Schaft und für Spangenschuhe, resp. Bühnenschuhe."

Es bildet nun aber niemals ein Teil ganz im allgemeinen die Sehnsucht des Fetischisten, sondern nur dann, wenn er von ganz bestimmter Beschaffenheit ist, wird er so stürmisch verlangt. Die Sinnesorgane wenden sich zwar zunächst spontan im allgemeinen nach den betreffenden Teilen (aus der Blickrichtung eines Menschen kann ein Kenner in dieser

Hinsicht gewichtige Schlüsse ziehen, die Sinne bleiben an einem Teil aber nur dann lusterfüllt haften, wenn dieser Teil spezielle Eigenschaften besitzt. Es wird also niemals jemand, der schöne Augen liebt, durch jedes Auge gefesselt, sondern nur durch die, auf welche er subjektiv lustbetont reagiert: Augen von besonderer Art, Form, Farbe und Umrahmung, etwa solche mit langen Wimpern. Wie das Sehorgan nur Gesichtseindrücke von eigener Artung wünscht, so sucht auch das Ohr bestimmte Tonhöhen und Klangfarben, und auch das Geruchs- und Gefühlsorgan nicht alle, sondern nur gewisse Gerüche und Tastempfindungen. So wird der Sexualpartialismus zu einem Sexualpartialspezialismus, der eine ganz außerordentlich große Differenzierung bedingt. Dieser erotische Schönheitsbegriff ist ein absolut persönlich gefärbter, wie es ja überhaupt fraglich ist, ob es eine objektive Schönheit gibt, so sehr sich auch Ästhetiker bemüht haben, bestimmte Harmoniegesetze für Formen, Farben und Töne aufzustellen. Mögen solche Regeln in der Ästhetik vielleicht objektive Gültigkeit haben, in der Erotik versagen absolute Schönheitsgesetze völlig, so daß der generalisierende Ausspruch: „die Liebe macht blind" von einer völligen Unkenntnis sexualpsychologischer Elementargesetze zeugt.

Fast ausnahmslos ist die gesuchte spezielle Formation der Eigenschaften eine solche, daß sie in ihrer Besonderheit und Verbindung nur dem einen oder dem anderen Geschlecht zukommen und innerhalb dieses Geschlechts nur einem kleinen Bruchteil, oft nur ganz wenigen Einzelwesen angehört. Es ist klar, daß diese Personen untereinander sehr unähnlich sein können, wenn nur die anziehenden Erfordernisse, etwa ein bestimmter Gesichtsausdruck oder eine gewisse Bewegungsart, vorhanden sind. Da diese Personen im übrigen blond oder dunkel, groß oder klein, stark oder schwach, kurzum verschieden geartet sein können, so glauben die Liebenden oft selbst, daß sie sich zu ganz verschiedenen Menschen hingezogen fühlen, wie dies ja auch die attraktiv wirkenden Personen tatsächlich sind; nur besitzen sie alle ein „gewisses Etwas", und dieses, das Gemeinsame und Typische, ist eben das Anziehende.

Das Detail der Partialreize ist ungemein minimin und mannigfach, wie leicht zu erkennen ist, wenn man von einer größeren Reihe befragter Personen die Wünsche zusammenstellt, die von den einzelnen bezüglich eines sie anziehenden Körperteils geäußert werden. So erstreckt sich, um nur ein Beispiel herauszugreifen, die so verbreitete Anziehung der Haare nicht etwa nur auf die Farbe und Fülle des Haupt- oder Körperhaares, auf seinen Geruch, seine Weichheit oder Härte, sondern vor allem auch auf die Haartracht. Der eine liebt nur offenes, der andere zum Zopf geflochtenes, der dritte gescheiteltes Haar.

Ich gebe das Beispiel eines Haarfetischisten. Patient, der über 10 Jahre in meiner Beobachtung steht, ist höherer Regierungsbeamter, 50 Jahre alt; aus seinen Berichten geht folgendes hervor:

Als Patient 7 Jahre alt war, kam eines Abends, als die Kinder schon im Bette lagen, ihr junges Dienstmädchen zu ihnen und umarmte sie, da sie wegging. Dieser Moment steht Pat. noch deutlich vor Augen, wie er ihr damals ins Haar gegriffen hat. Mit Eintritt der Pubertät kommt der Zusammenhang der sexuellen Erregung beim Anblick oder Berühren eines schönen Scheitels zum Vorschein. Es beschränkt sich die Auslösung der Erregung von da ab aber nur auf das Haar bei Männern, Frauenhaar flößt ihm absolut keine Beachtung mehr ein, und auch bei Männern nur das glatte, braunschwarze Haar mit einem Scheitel, der durchgezogen sein muß. Zwar beachtet Pat. auch den vorderen Anfang des Scheitels, doch ist die Lage nicht so sehr von Bedeutung, ein zu weites Sitzen nach der Seite wird nicht als schön empfunden. Pat. bevorzugt junge schüchterne Leute, sie müssen sich aber recht natürlich geben; besonderen Genuß und Auslösung seiner sexuellen Erregungszustände findet er beim Frisieren. Er nimmt dies folgendermaßen vor: Er steht hinter dem Betreffenden, feuchtet das Haar an mit Öl und Pomade, die er ebenso wie Kämme stets in der Tasche trägt, und zieht dann einen Scheitel. Beim Durchziehen des Scheitels über den Wirbel tritt Ejakulation ein, doch auch schon das Streichen des glatten Haares mit den Händen, das „Glätten" löst bei ihm diesen Moment aus, zumal wenn er die Rückseite des Betreffenden mit seinem Körper bei Annäherung an den Scheitel leicht berührt. Er entblößt dabei nicht seine Geschlechtsteile, doch meint er, daß dieses ihm größeren Genuß bereiten würde, aber aus Schamgefühl unterbleibt es. Er selbst trägt auch einen durchgezogenen Scheitel und frisiert sich sehr oft. Doch bringt es ihm viel größeren Genuß, wenn er einen anderen frisieren kann. Allein der Anblick eines Scheitels läßt ihn dem betreffenden Träger hinterherlaufen und ihn ansprechen; wenn er als junger Offizier zu einem Mädchen ging, um zu koitieren, zog er sich selbst einen sehr gutsitzenden Scheitel; im entscheidenden Moment stellte er sich einen schönen Scheitel vor, als höchstes Symbol seiner sexuellen Empfindung. Das Abschneiden von Haaren zur Erinnerung oder aus Zwang ist Pat. nicht verständlich, doch könne er sich wohl vorstellen, „daß er von einem sehr lieben Freund, der auf dem Sterbebette läge und ihm endgültig verloren ginge, eine Locke zum Andenken mitnehmen würde". Seine Hauptideenassoziation läuft über den Anblick eines schönen Scheitels zurück zur Erinnerung an die schönsten Stunden, in denen er jungen Leuten einen Scheitel ziehen durfte, „als Ausdruck seiner höchsten Gefühls- und Gedankenwelt, in der er sich wie in einem geschlossenen Ring bewegt, dessen Zentrum ein schön durchgezogener, festanliegender, braunschwarzer Scheitel bildet, der Brennpunkt in einem Weltsystem, in dem nur wenig Licht in weiter Finsternis das Leben verrät." Pat., der durch sein seltsames Gebaren verschiedentlich auffällig geworden, führt in den Lokalen, in denen er sich mit Vorliebe aufhält, den Beinamen der „Frisierer". Diese Lokale entsprechen übrigens in keiner Weise seiner aristokratischen Abstammung, sondern dem volkstümlichen Milieu, in dem er sich am wohlsten fühlt.

Aus dem Gesagten erhellt, daß die Grenze zwischen gesundem und krankhaftem Fetischismus und ebenso auch zwischen dem „petit" und „grand fétichisme" keineswegs leicht zu ziehen ist. Die Haarlocke des geliebten Mädchens im Medaillon ihres Liebhabers ist gewiß ein sehr verbreiteter Fetisch, in dessen Aufbewahrung schwerlich jemand etwas Krankhaftes erblicken dürfte;

nennt aber ein Mann mehrere hundert Haarbüschel sein eigen, — ein Fall, den ich wiederholt, so erst vor kurzem in meiner forensischen Praxis erlebte —, jedes mit einem bunten Seidenbändchen und dem Namen der einstigen Besitzerin versehen, aus deren pubes die Haare stammen, so wird man ebensowenig Bedenken tragen, in diesem Sammeltrieb den Ausdruck eines pathologischen Fetischismus zu erblicken.

Daß der Fetischismus mit einem objektiven Schönheitssinn, falls es solchen überhaupt gibt, wenig gemein hat, lehren die zahlreichen Beispiele, in denen sich Fetischisten für verbildete, verkrüppelte und verstümmelte Körperteile leidenschaftlich erwärmen, einer Neigung, der auf dem Gebiet des Kleidungsfetischismus eine Vorliebe für zerlumpte Gewänder und zerrissene Schuhe entspricht. Ein Seitenstück zu der Liebhaberei des Philosophen Cartesius für schielende Frauen erlebte ich in meiner Praxis, die schwärmerische Vorliebe eines Patienten für die Glotzaugen an Morbus Basedowii leidender Frauen. Auch auf lahme und bucklige Mädchen sind manche Männer „scharf", und ebenso gelegentlich Weiber auf hinkende und verwachsene Männer, ganz besonders auch auf solche, die im Krieg ein Glied verloren haben. Folgender Fall von Krückenfetischismus wurde von Dr. A. Kronfeld und mir beobachtet:

Dr. S., Schriftsteller, holländischer Abstammung, 30 Jahre alt, wird von seiner Gattin zur Konsultation veranlaßt. Er mute ihr beim ehelichen Verkehr zu, an Krücken zu gehen, die Krücke mit ins Bett zu nehmen; er gehe auch selber dabei an Krücken. Pat. gibt an, seine ersten sexuellen Regungen seien damit verknüpft gewesen, daß er als 5jähriges Kind einem Knaben zuschaute, der an Krücken ging. Seitdem übe der Anblick von Krücken einen faszinierenden geschlechtlichen Reiz auf ihn aus. Das Weib als solches sei lange Jahre hindurch für ihn als Geschlechtswesen gar nicht in Frage gekommen. Seit der Pubertät habe er in der Vorstellung an Krücken geschwelgt, habe sich auch mehrfach welche gekauft, immer aber nach einiger Zeit sie aus Scham und Ekel fortgeworfen oder verbrannt. Es habe aber nicht lange gedauert, so habe er sich neue gekauft. Besonderen Lustgewinn habe er empfunden, wenn er an solchen Krücken des Abends heimlich ausgegangen sei. Es sei aber nicht der Gedanke gewesen, von Vorübergehenden bemitleidet zu werden, sondern die Krücken selber mit den weichen Achselpolstern hätten ihn erregt. Er habe bis zur Ehe keusch gelebt. Seine jetzige Frau sei seine erste Liebe. Sie sei 16 Jahre älter als er und habe ihn, abgesehen von ihrem geistigen Wesen, dadurch gefesselt, daß sie immer so reiches Pelzwerk trage, welches ebenfalls einen starken erotisierenden Reiz ausübe. Sie habe ihm anfangs volles Verständnis entgegengebracht. Besonders glücklich sei er in der Ehe gewesen, wenn seine Frau ihn unter die Schultern faßte, um ihn zu stützen, da er sehr schwächlich sei, oder wenn er seine Frau in der gleichen Weise beim Treppensteigen unterstützte. Neuerdings aber fühle die Frau sich hinter den Krücken des Mannes in ihrem erotischen Wert zurückgesetzt; ein Einwand, der in ähnlicher Weise nicht selten von Frauen in Hinblick auf Fetische ihrer Männer erhoben wird.

Der etwas gebückt gehende, lang aufgeschossene, aber schwächliche Mann bietet am Nervensystem keine besonderen Befunde. Psychisch ist er ein weicher, sensitiver, leicht verletzlicher Charakter, von feinem poetischen Empfinden und großer Beeindruckbarkeit. Eine Suggestivbehandlung erzielte einen vorübergehenden erheblichen Erfolg.

Wir wollen den seltsamen Krückenfetischisten, der keineswegs der einzige seiner Art ist, den ich beobachtete, noch selbst zu Worte kommen lassen; er schreibt:

„Ich bin am 15. Mai 1890 geboren. Mein Vater war zur Zeit meiner Geburt etwa 46 Jahre, meine Mutter 33 Jahre alt, beide meines Wissens durchaus normal. Als ich $5^1/_2$ Jahre alt war, verzog mein Vater mit uns nach R. Dort sah ich täglich vor unseren Fenstern auf der Straße einen Jungen von etwa 12 Jahren spielen, der infolge seines verkrüppelten rechten Beines an einer Krücke ging. Ich konnte meinen Blick nicht von ihm wenden, sondern empfand schon damals einen mir natürlich in diesem Alter nicht erklärlichen Reiz, den Jungen zu beobachten. Weiter entsinne ich mich aus der R...ener Zeit, auf Spaziergängen mit meiner Mutter öfters einen gutgekleideten Herrn gesehen zu haben, der an Krücken ging, aber wie ich mich noch entsinne, offenbar ebenso „markierte", wie ich dies später tat.

Nach dem Tode meines Vaters zog meine Mutter nach Berlin. Damals, in meinem 11. Lebensjahre, begannen meine ersten „Gehversuche" an Krücken. Genau vermag ich es allerdings nicht anzugeben, es kann auch später mit etwa 15 Jahren gewesen sein. Letzteres halte ich für wahrscheinlicher. Jedenfalls besinne ich mich erst von dieser Zeit ab — ich hatte mit $14^1/_2$ Jahren einen sehr schweren Fall von Gehirnhautentzündung und Genickstarre durchgemacht — auf aktive anomale Empfindungen. Seit dieser Zeit habe ich — in großen Zwischenräumen — mir anfangs selbst Krücken aus Besenstielen und dergleichen hergestellt, und bin heimlich im Zimmer daran gegangen. Später habe ich als Student, zuerst in Kiel, dann noch weitere dreimal, Krücken gekauft, und bin nunmehr, gewöhnlich spät in der Nacht, längere Zeit daran in den Straßen spazieren gegangen. Eine Ausnahme bildet die Zeit, bevor ich meine jetzige Frau kennen lernte. Ich habe meine Scheu vor der Öffentlichkeit damals — Winter 1917 — soweit überwunden gehabt, daß ich während meiner Referendarzeit in L., mit Ausnahme der wenigen Schritte zum Gericht, etwa 14 Tage lang auch am Tage an Krücken ging.

Ich bin bis zu meinem 26. Lebensjahre nicht bei der Frau gewesen. Eine auch noch so geringe homosexuelle Empfindung habe ich nie verspürt. Dagegen hatte ich vor dem normalen Verkehr stets eine große Scheu. Teils hinderte mich meine anerzogene Schüchternheit, teils Furcht vor Ansteckung, teils sehr knapp bemessenes Taschengeld, mir auf der Straße eine „Gefährtin" zu suchen. Also, ich onanierte. Gewöhnlich einmal, selten zweimal jede Nacht. Als Anreiz stellte ich mir schöne Frauen vor, in große Pelze gehüllt, an Krücken gehend!

Ich habe mir in den drei Monaten meiner Verlobung, — ich wohnte bereits bei meiner Braut, verkehrte aber nicht mit ihr, mit eiserner Energie die Onanie völlig abgewöhnt. Der Hang zur Onanie ist erloschen! Oder wenigstens, mein Wille ist stärker als jener Trieb. Dagegen kann ich es nicht verhindern, daß beim Anblick normal gebauter und gut gekleideter Menschen, besonders Damen, die an Krücken gehen, mein Glied sich steift. Beim Anblick von Bettlern oder Amputierten habe ich diese Empfindungen in keiner Weise! Ebenso wird mein Organ erregt, wenn ich Pelzwerk fühle. Aber dieser Zustand tritt eigentlich nur dann ein, wenn ich meine Frau in ihren Pelz hülle, oder ihr zum Nachmittagsschlaf eine Pelzdecke überbreite, und endlich, wenn ich bei meinem eigenen Pelz den Kragen hochschlage.

Überhaupt haben beide anormalen Empfindungen sich seit der Zeit meiner Ehe — ich habe im März dieses Jahres geheiratet — völlig auf meine Frau beschränkt, die ich über alles liebe und die ich mir in schweren Kämpfen errungen habe. Pelze und Krücken! Meine Frau ist $13^1/_2$ Jahre älter als ich! Aber, wir haben beide uns geprüft, wir haben uns zweimal im Zorn völlig getrennt gehabt, wir sind ein drittes Mal zueinander getrieben, und sind glücklich! Nur eines, und daher meine Beichte. Nicht der Reiz geschlechtlicher Empfindung ist es, der mich persönlich manchmal danach schreien läßt, wieder einmal an Krücken gehen zu können. Es ist ein Gefühl körperlicher Müdigkeit, das ich z. B. empfinde, wenn ich lange in der Straßenbahn stehen muß, wenn ich als Redakteur weite Wege zu Fuß gehen muß usw. Es ist ein Wunsch in meinem Gehirn, der stärker ist als ich, der mich bis zur nervösen Überreiztheit quält. Dazu kommt ein anderes Moment. Meine Frau hat mir einmal erzählt, daß sie selbst, infolge eines rheumatischen Leidens, mehrere Monate in Aachen an zwei Krücken gegangen ist. Und nun, da sie von Natur sehr blutarm und schwächlich ist, muß ich immer an jene Zeit denken, und wünsche mir so heiß, daß sie einmal mir den Willen erfüllt und vor mir an Krücken, und in ihren Pelz gehüllt, erscheint, mit mir so spazieren geht!

Zum Schluß noch eins. Ich bin sexuell nicht so stark, wie ich es als normaler Mensch sein müßte, und soviel ich selbst und auch meine Frau beurteilen können, sind meine Hoden auch tatsächlich etwas verkümmert. Mehr als einmal, höchstens zweimal kann ich im Zwischenraum von etwa einer Stunde einen Koitus nicht ausführen. Oft passiert es mir auch, daß ich lange Zeit brauche, bis der erste Erguß erfolgt. Besonders ist dies der Fall, wenn ich am Tage angestrengt geistig gearbeitet habe. Um mir dann behilflich zu sein, greift meine Frau mir dann, wörtlich genommen „unter die Arme“, oder erzählt von ihrer Zeit, da sie an Krücken ging. Und das hilft fast immer. Doch meine Frau kann sich trotz aller Liebe in meine Gedanken und Wünsche nicht so ganz hineindenken. Vor allem ist sie unglücklich, wenn bei Gesprächen über Pelze oder auch Krücken mein Glied sich erregt. Sie, die geschlechtlich trotz des Altersunterschiedes die stärkere von uns beiden ist, glaubt, daß ich ihr durch solche Gedanken wider meinen Willen einen Teil meiner Liebe entziehe. Und das ist nicht wahr.

Aber, meine Frau ist nahe an 44 Jahren. Ich bin ja zum Glück — sonst hätte mich der Altersunterschied abgehalten — geschlechtlich nicht so stark, um nicht auch schon in 10 Jahren oder noch früher geschlechtlich sehr enthaltsam leben zu können. Und glaube ja, daß später meine Frau selbst, wenn bei ihr die geschlechtliche Regung schwächer zu werden beginnt, eher sich zu Hilfsmitteln, wie Krücken verstehen würde. — Doch darauf kommt es mir jetzt nicht an. Gerade die Jahre, da wir beide jung sind, sollen doch ein Glücksrausch sein! Ohne Schatten, in gegenseitigem Allesverstehen, und — und das allein ist mein Sehnen, — Alleserfüllen, wonach die Seele schreit.

Einen langen weichen Sealpelz hat sich meine Frau gekauft, mir zuliebe. Doch mein Sehnen nach den Krücken?! Ich kann es ihr von allein nicht antun, selbst an Krücken zu gehen, und sie selbst — vermag es noch nicht über sich zu bringen, die Zeit von Aachen wieder erstehen zu lassen. Diese letzten beiden Sätze enthalten mein ganzes, trauriges Los.

Man brachte auch hier wieder den Übergang von der autistischen zur fetischistischen Einstellung. Ferner ist in diesem Fall höchst bemerkenswert das sich aus dem Gefallen und Verlangen nach Krücken ergebende Schwächegefühl. Ähnliches sieht man öfter. So glauben Kältefetischisten an Hitzegefühl zu leiden und leiden auch tatsächlich daran, Druckfetischisten flüchten in Neuralgien, die durch Treten und Pressen verschwinden. Es ist nicht leicht zu entscheiden, ob das Organgefühl primär der fetischistischen Neigung zugrunde liegt, oder umgekehrt, ob der Fetisch das primäre Bedürfnis ist, zu dessen Befriedigung und Erklärung Unlustempfindungen entstehen, die nur der Fetisch zu beseitigen vermag. Daß auch von Männern mit amputierten Beinen und Armen ein fetischistischer Zauber ausgehen kann, wußte man bereits vor dem Weltkriege durch Fälle, die Lydston und Krafft-Ebing beschrieben haben. Einen von mir beobachteten Hermaphroditenfetischisten erwähnt Bloch in seinem „Sexualleben“. Dieser Mann, ein Rittmeister, war ganz von der Zwangsvorstellung erfüllt, Zwitter ausfindig zu machen, mit denen er in geschlechtliche Beziehungen treten konnte. Ich kenne auch Fälle, in denen sich Männer besonders zu Frauen mit Sprachfehlern (wie „Lispeln") hingezogen fühlen, und auch eine Frau, die Stotterer allen anderen vorzog, befindet sich in meiner Kasuistik. Sogar ausgesprochene Krankheiten, wie Bleichsucht, Gelbsucht, Schwindsucht bilden fetischistische Ziele, ja, was vielleicht das merkwürdigste ist, nicht einmal Geschlechtskrankheiten erscheinen ausgeschlossen. Eine vornehme Dame, die sich an mich wandte, wurde durch Warzen, Schwielen und vor allem Hühneraugen sexuell erregt. Fetischisten für Holzbeine, Liebhaber für Frauen mit starker Bartentwicklung sind beobachtet worden. Einen merkwürdigen Fall sah ich vor einiger Zeit: einen Mann, der eine leidenschaftliche Neigung für schwangere Frauen hatte. Er suchte auf der Straße nach Frauen, die guter Hoffnung waren, und ging ihnen oft lange Strecken nach. Je weiter die Schwangerschaft fortgeschritten war, um so heftiger regte sich sein Geschlechtstrieb.

Es scheint, als ob bei allen Anziehungen durch Anomalien und Defekte, für die noch sehr viel mehr Beispiele beigebracht werden können, das Mitleid ein nicht zu unterschätzendes Motiv der Zuneigung ist.

Ganz charakteristisch schreibt eine Patientin: „Vor vier Jahren lernte ich meinen Mann R. kennen; Schweizer von Geburt; furchtbar häßlich, wie seine Schwester; beide seit langen Jahren verwaist. Ich lernte ihn auf einer Gesellschaft kennen. Ich hatte gleich Zuneigung zu ihm, weil er häßlich war; ich habe häßliche Leute immer gerne, weil sie meistens von den Menschen schief angesehen werden, besonders wenn sie Gebrechen haben, doch habe ich immer in häßlichen Menschen gute, goldene Herzen gefunden. Sogenannte schöne Männer sind mir dagegen direkt zuwider."

Es gibt Männer und Frauen, die von nichts erotisch mehr eingenommen sind, als von der Hilflosigkeit des anderen. Sowohl aus der Beherrschung als aus der Bedienung solcher Wesen ziehen sie Lustgewinn. Die Mehrzahl der Ehen, die wegen der Stärke gesellschaftlicher, körperlicher und sonstiger Gegensätze Dritten unbegreiflich erscheinen, erklären sich aus fetischistischer Reizwirkung.

Worin aber findet diese selbst ihre Erklärung? Binet hat 1887 in der Revue philosophique (Paris Nr. 8) die These aufgestellt, daß hier ein „choc fortuit" ein psychisches Trauma wirksam sei, und fast alle Autoren dieses Gebietes haben seither mit verhältnismäßig geringen Modifikationen ähnliche Anschauungen vertreten, so Ziehen[2]), der von „determinierenden" Erlebnissen spricht und auch die Freudsche Schule, die den „akzidentellen Faktoren" und „infantilen Eindrücken" ein sehr großes, nach unserer Überzeugung allzu großes Gewicht beilegt. Freud selbst hat sich allerdings wie-

[2]) Charité-Annalen 1910, S. 242 ff.

derholt gegen den mißverständlichen Vorwurf gewandt, als hätte er die Bedeutung der angeborenen konstitutionellen Momente geleugnet, weil er die der infantilen Eindrücke hervorgehoben habe; er schreibt: „Ein solcher Vorwurf stammt aus der Enge des Kausalbedürfnisses der Menschen, welches sich im Gegensatz der gewöhnlichen Gestaltung der Realität mit einem einzigen verursachenden Moment zufrieden geben will. Die Psychoanalyse hat über die akzidentellen Faktoren der Ätiologie viel, über die konstitutionellen wenig geäußert, aber nur darum, weil sie zu den ersteren etwas Neues beibringen konnte, über die letzteren hingegen zunächst nicht mehr wußte, als man sonst weiß. Wir lehnen es ab, einen prinzipiellen Gegensatz zwischen beiden Reihen von ätiologischen Momenten zu statuieren; wir nehmen vielmehr ein regelmäßiges Zusammenwirken beider zur Hervorbringung des beobachteten Effekts an. Beide gemeinsam bestimmen das Schicksal eines Menschen; selten, vielleicht niemals, eine dieser Mächte allein. Die Aufteilung der ätiologischen Wirksamkeit zwischen den beiden wird sich nur individuell und im einzelnen vollziehen lassen. Die Reihe, in welcher sich wechselnde Größen der beiden Faktoren zusammensetzen, wird gewiß auch ihre extremen Fälle haben. Je nach dem Stande unserer Erkenntnis werden wir den Anteil der Konstitution oder das Erlebnis anders einschätzen und das Recht behalten, mit der Veränderung unserer Einsichten unser Urteil zu modifizieren.“ Wer allerdings vorurteilslos die Arbeiten der Psychoanalytiker prüft, wird sich des Eindrucks nicht erwehren können, daß in ihnen der äußeren „Tücke“ des exogenen „Zufalls“ eine ungleich größere Rolle zuerkannt wird, als dem inneren „Dämon“, der sexuellen Konstitution.

Auch Krafft-Ebing, welcher in bezug auf andere Erscheinungen des Sexuallebens, wie der Homosexualität, des Masochismus und Sadismus, die Theorie Binets mit Entschiedenheit verwirft, macht hier eine Ausnahme, indem er in bezug auf den Fetischismus die Lehre vom „accident agissant sur un sujet prédisposé“ akzeptiert. Unter „accident“ soll hierbei ein beliebiges zufälliges Geschehnis, unter „prédisposition“, wie Binet ausdrücklich hervorhebt, nur eine allgemeine nervöse Hyperästhesie verstanden werden. Mir erscheint die Hypothese der okkasionellen Verknüpfungen, deren Vertreter um die Prädisposition, also das Konstitutionelle und Endogene doch nicht herumkommen, in ihrer bisherigen Form gänzlich unzureichend. Tatsächlich handelt es sich bei der Annahme, daß eine erstmalige und von da ab dauernde sexuelle Exzitation und Attraktion primär durch das reizauslösende Objekt, nicht aber durch die individuelle Beschaffenheit der sexuellen Empfangsorgane im Nervensystem bedingt ist, um eine Theorie, die bisher weder bewiesen ist, noch kaum bewiesen werden kann. Denn daß das erstmalige Zusammentreffen des entwickelten Geschlechtssinnes mit dem, was „sein Fall“ ist, Lustempfindungen auslösen muß, die, wenn sie eine bestimmte Stärke erreicht haben, auch als solche ins Bewußtsein dringen, bedarf als selbstverständlich kaum einer Erörterung; vergleichen wir aber die Ubiquität geschlechtlicher Reize mit der Rarität der individuellen geschlechtlichen Reaktion, berücksichtigen wir den enormen Elektivismus, welcher den menschlichen Geschlechtstrieb beherrscht, denken wir daran, daß an demselben Objekt, das die einen in die höchste Ekstase versetzt, Millionen andere achtlos und reaktionslos vorübergehen, so liegt es nach allen Gesetzen der Logik klar zutage, daß nur die Beschaffenheit der sexuellen Psyche, der nervösen Zentralorgane, daß es nur die spezifische Konstitution sein kann, welche den Ausschlag gibt. Von dem bestimmten individuellen Gepräge unseres Inneren hängt es ab, was wir als Reiz empfinden, nicht vom Reiz als solchen. Dafür spricht auch die elementare, zielstrebende Durchschlagskraft, mit der allem Wollen und Wünschen, Einflüssen und Einflüsterungen zum Trotz der Geschlechtstrieb auf sein Reiz-Ziel, sein Objekt lossteuert, auf dasselbe „fliegt“.

In der Liebe gibt es keinen Zufall, in ihr ist alles Gesetz. Als zufälliges Ereignis pflegen wir eines zu bezeichnen, in dem zwei Kausalreihen sich kreuzen; im vorliegenden Falle begegnen sich die akzidentelle äußere und die konstitutionelle innere Ursache; selbst wenn aber in einem konkreten Falle ein Vorgang nachgewiesen ist, in welchem ein belebtes oder unbelebtes Objekt die erste Libido hervorrief, ist damit noch nicht erwiesen, daß durch dieses Erlebnis die Neigung „erworben“, „determiniert“ wurde, denn einmal muß sie doch begonnen und sich in der Begegnung zuerst geäußert haben. Die ganze Theorie schwebt umso mehr in der Luft, als Krafft-Ebing in Übereinstimmung mit Binet selbst sagt (l. c. S. 166): „Die Gelegenheit, bei welcher die Assoziation entstanden ist, wird in der Regel vergessen. Nur das Resultat der Assoziation bleibt bewußt.“ Gewiß wird man sich hinsichtlich der Teilanziehung nicht ohne weiteres zu der Annahme entschließen können, daß etwa eine Vorliebe für zusammengewachsene Augenbrauen, für Manchesterhosen, Zigaretten- oder Juchtengeruch angeboren sein soll; allein ebenso unbegründet ist es zu glauben, daß, nachdem sich in der Jugend eines Menschen ein zufälliges, fast nie nachweisbares Ereignis vollzogen hat, in welchem der Eindruck eines meist doch ganz alltäglichen Objektes eine Rolle spielte, dieses nun dadurch auf Lebensdauer eine so ausgesprochene sexuelle Bedeutung gewinnen soll. Hier müssen offenbar viel kompliziertere Zusammenhänge in Betracht kommen, die mit der konstitutionellen Triebrichtung in einem sehr innigen, wenn auch nicht immer unmittelbar durchsichtigen Konnex stehen. Wie bei jeder Sexualreaktion liegt auch bei der Fetischwirkung ein letzten Endes endokrin bedingter Reflex vor.

Daß infantile Eindrücke hier nicht in entscheidender Weise maßgebend sein können, lehrt auch der Umstand, daß Fetischisten sehr häufig an Gegenstände fixiert sind, die in ihrer Jugend überhaupt noch nicht vorhanden waren. Die Kriegserfahrungen haben sich in dieser Richtung lehrreich erwiesen. So bildete die „feldgraue" Uniform bald nach ihrem Auftauchen für viele Frauen einen überaus intensiven Fetisch, dem gegenüber die bunte Friedensuniform vielfach nahezu als Antifetisch wirkte. Eine alte Dame suchte mich im zweiten Kriegsjahr auf, die von den Ledergamaschen der Offiziere, wie sie sich ausdrückte, „ganz konfus" geworden sei; ein homosexueller Jurist, 45 Jahre alt, wurde ab 1914 durch das Eiserne Kreuz in höchste sinnliche Erregung versetzt. Menschen ohne diese Auszeichnung ließen ihn „gänzlich kalt". Schon ein bloßes Streicheln des schwarz-weißen Ordensbändchens bewirkte Erektion. In diesen Fällen, die sich durch viele ähnliche Beispiele vermehren ließen, anzunehmen, daß der zufällige Anblick des ledernen oder eisernen Gegenstandes auf jeden beliebigen Neuropathen dieselbe Wirkung hätte haben können, beruht, um mit Möbius zu reden, „wie jede Erklärung aus dem Milieu auf Oberflächlichkeit".

In folgendem will ich kurz die Erklärung wiedergeben, die ich in meinem „Wesen der Liebe" (S. 152) für den Fetischismus in seinen mannigfachen Arten und Graden gegeben habe. „Primär angeboren ist zuvörderst der die Lebensrichtung gebende Charakter der eigenen Persönlichkeit. Der so oft zitierte horazische Satz von der ewigen Wiederkehr der selbst mit der Heugabel nicht auszutreibenden Menschennatur gehört zu den wahrsten Maximen der Biologie. Gewiß sind Lebensumstände und Lebensweise, die Erziehung und allerlei Erlebnisse und Ereignisse für den äußeren Ablauf eines Lebens von hohem Belang, aber das Gepräge des Menschen bleibt. Entsprechend dem Wesen der Persönlichkeit ist auch der Geschlechtstrieb und die Liebe in ihrer Eigenart und individuellen Wesentlichkeit einem jeden angeboren, eine Mitgift der Natur, — zum Glück oder Unglück, zum Guten oder Bösen. Der Mensch und seine Liebe sind eine untrennbare Einheit. Aber nicht nur die Triebrichtung im allgemeinen, gleichviel zu welchem Geschlecht, ist in der Natur des einzelnen begründet, sondern auch die spezielle Vorliebe für eine in bestimmter Weise charakterisierte Personengruppe dieses Geschlechts. Ob ein Mann ein sich ihm voll hingebendes junges Mädchen liebt, die er seinerseits stützen will, oder eine ältere, geistig überlegene Frau, auf die er sich stützen möchte, ob ein Weib dem schwärmerischen Jünglingstyp oder dem „gesetzten Mann" den Vorzug gibt, alles das ist nicht vom Zufall, sondern von der eigenen innersten Natur des Liebenden abhängig."

Wenn nun aber eine besondere Eigenschaft vornehmlich anregt, das Auge, die Hand, die Kopf- oder Fußbekleidung, so beruht dies darauf, daß dieser Teil in seiner Eigenart als etwas für die Gefühlsrichtung ganz speziell Bezeichnendes empfunden, als für den Typus besonders typisch angesehen, als konzentriertes Symbol gefühlt wird. Die Teilanziehung gründet sich also auf kein zufälliges Zusammentreffen, sondern auch auf die Eigenart der psychosexuellen Natur, nur daß diese verwickelten Assoziationen und anastomosierenden Neuronverbindungen ätiologisch meist schwieriger zu fassen sind, als die Triebrichtung auf ein Geschlecht, einen Typus oder ein Individuum.

Ich stimme demnach mit meinem Freunde Professor Lippschütz in Dorpat vollkommen überein, daß es sich bei dem Fetischismus um etwas ganz ähnliches handelt, wie bei den von dem Physiologen Pawlow in seiner Arbeit über die psychische Sekretion der Speicheldrüsen beschriebenen bedingten Reflexen. Wie die Verdauungsdrüsen ihre Absonderung bereits beginnen, bevor der Mund und Magen die lecker scheinende Speise umschließen, bei ihrem bloßen Anblick, ja bei Nennung ihres Namens oder Erwähnung einer sich auf sie oft nur entfernt beziehenden Vorstellung sezernieren, so verhält es sich ganz ähnlich mit der Sekretion der Geschlechtsdrüsen bei dem Anblick oder mündlichen, schriftlichen oder bildlichen Erinnerung an ein Objekt, die das nur viel individueller geartete sexuelle Hungergefühl zu sättigen geeignet wäre.

Die mir gelegentlich von Kollegen gestellte Frage: Hängt der Fetischismus etwa auch mit der inneren Sekretion zusammen? ist hiernach insofern zu bejahen, als die psychosexuelle Beschaffenheit und Empfänglichkeit für eine Person und mit ihr im Zusammenhang stehende Vorstellungen in der Hauptsache auf der besonderen Mischung männlicher und weiblicher Eigenschaften beruht, diese aber vor allem von dem Verhältnis und dem Einfluß des Andrins und Gynäzins auf das nervöse Zentralorgan abhängig ist. Somit ist auch die Reaktionsfähigkeit für einen Fetisch und damit der Fetischismus und Antifetischismus letzten Endes endogen und innersekretorisch verursacht. Zwar handelt es sich um Ideenassoziationen, aber sie entstehen nicht beliebig, wie Binet und Krafft-Ebing meinten, durch ein okkasionelles Moment, sondern durch Vorstellungen, welche das Subjekt meist, ohne sich dessen bewußt zu werden, mit dem jeweiligen Objekt als seinem Reizziel verknüpft. Dieses oft höchst eigenartige Gedankenspiel zu verfolgen ist eine fesselnde Aufgabe. Wir wollen an einigen Fällen erläutern, wie die Brücke zwischen dem Fetischisten und seinem Fetisch zu schlagen ist.

Vor einigen Jahren suchte mich einmal der Geistliche einer Sekte auf, welcher unter großer Überwindung beichtete, daß er eine unglückliche Neigung für hohe Absätze an Frauenschuhen verspüre. Er empfand diese Leidenschaft als große Erniedrigung, konnte aber nicht davon ablassen, von Zeit zu Zeit Prostituierte zu bitten, gegen

Entgelt ihre Absätze küssen zu dürfen. Um dieselbe Zeit schrieb mir ein früherer Offizier: „Mein Fall sind: Amazonenhafte Weiber, dunkle Augen, volles, schwarzes Haar, volle Formen, kurzer, hoher Fuß und verhältnismäßig großer Umfang des Beines am Knöchel. Eine Stimme, die womöglich jenes Klebrige hat, was sich bei Menschen, die viel im Freien sind, besonders im Süden, oft einstellt und von Gesundheit, Lebenslust und einem gewissen Übermut spricht. An der Kleidung viel Leder, womöglich knarrend, besonders am Gürtel und in der Fußbekleidung. Großen Reiz übt auf mich am weiblichen Fuße ein lederner Schuh oder Stiefel aus, von der französischen, hochhackigen Form, wie sie in den 70er Jahren Mode war, andererseits das Benetzen oder Waten einer Frau mit derartiger Fußbekleidung im Wasser. Natürlich wird die Anziehung durch das hinzukommende seelische und geistige Element je nachdem erhöht oder abgeschwächt bis zur völligen Aufhebung. Also bin ich nur in dem Sinne Schuh- und Stiefelfetischist, als dieses Kleidungsstück den Fuß eines auch sonst mir sympathischen Weibes bekleiden muß, wo es mir dann vor anderem die Idee weiblicher Energie und Entschiedenheit versinnbildlicht." Unser Patient fährt dann fort: „Der intime Verkehr hat nur mit Weibern und im ganzen sehr selten stattgefunden, wohl nie ohne Mitwirkung der oben bezeichneten Umstände, aber auch nicht ohne das wichtige seelische Moment. Nach Auflösung einer Staatsehe, die ohne Berücksichtigung meiner besonderen Richtung geschlossen und daher unglücklich war, habe ich mich wieder beweibt. Meine Partnerin kennt meinen Geschmack, bietet ihm teils schon durch ihre Eigentümlichkeit Nahrung, teils geht sie aus Liebe zu mir darauf ein, soweit es ihre Natur zuläßt. Und nachdem an die Stelle des von meiner ersten Frau zur Schau getragenen Abscheus vor meiner „Abnormität" (wegen mangelnder Liebe) hier das (von der wahren Liebe gebotene) Eingehen auf dieselbe getreten, ist meine von Jugend an bei ihrer Zartheit eingeschüchterte Natur aus sich herausgetreten, und — ich sehe, im Alter von 52 Jahren, baldiger Vaterschaft entgegen."

Ein Lehrer schreibt: „Ich leide an Gehörsschuhfetischismus und muß Frauen nachgehen, deren Schuhe beim Gehen knarren. Das taktmäßige Geräusch des feinen Schuhwerks erregt mich geschlechtlich ungemein und schwelge ich solange in diesen Tönen, bis Samenerguß erfolgt." Dieser Fall erinnert an einen von Moraglia berichteten, indem ein Mann dadurch ejakulierte, daß er sich eine Prostituierte mit Schuhen bekleidet, sonst aber nackt, ihm gegenübersetzen und mit ihren Stiefeln krachende Bewegungen ausführen ließ.

Wie ist die starke Leidenschaft dieser Männer, denen sich der bereits oben beschriebene Fall zugesellt, für eine gewisse Art von Frauenstiefeln zu erklären? Ihr Grundtrieb ist heterosexuell. Ihrer Natur nach, die der Offizier selbst als „zart und verschüchtert" bezeichnet, liegt das „amazonenhafte" Weib. Der hochhackige Lederstiefel auf einem weiblichen Fuß verband sich in ihrem Gehirn mit der Vorstellung eines recht energischen, entschiedenen „Auftretens". Er wurde allmählich für sie das konzentrierte und konzentrische Symbol ihres Typus, und zwar schließlich so stark, daß diese Stiefel für ihre sexuelle Erregung auf optischem oder akustischem Wege eine conditio sine qua non wurden.

Ein anderer Patient legt weniger Wert auf das Schuhzeug, als auf den Gang einer Frau: „Ich erkenne an dem Gang," schreibt er, „wie sich ein Mensch selbst einschätzt. Und wenn ein Weib so stolz daher schreitet, schmeichelt es meinem Ehrgeiz, einer Person zu gefallen, die so viel auf sich hält. Es erregt mich ungemein, wenn ich eine Dame sehe, die nicht kleine trippelnde Schritte macht, sondern fest auf den Boden tritt, und dabei ihre Füße so elastisch und gravitätisch hebt wie ein Pferd. Mit einem Weib, das so selbstbewußt stolziert, möchte ich am liebsten dann Arm in Arm durch die Straßen gehen, recht weit weg von aller Welt. Ich meine immer, wenn eine so stramm auftretende Frau mich vorzieht und sich von mir geleiten läßt, so beneiden mich die andern darum, daß eine so kraftvolle Persönlichkeit, die doch weiß, wie sehr sie Bewunderung verdient, unter vielen mich erwählt hat."

Sehr bezeichnend für diese Auffassung des Partialismus sind folgende Zeilen eines Armfetischisten; er schreibt:

„Für mich, der ich schöne, gesunde, in voller Schaffenskraft stehende Personen liebe, ist der Arm ein Fetisch; er ist mir wie eine Essenz der mir sympathischen Persönlichkeit; in ihm spricht sich die ganze mich berauschende Machtfülle einer stolzen, stattlichen, herrschenden Individualität aus. Er ist das Sinnbild der Energie, des kraftvollen Schaffens, das ich an einer mich fesselnden Person besonders liebe."

Ich füge als weiteres lehrreiches Beispiel noch die „Theorie" bei, welche ein Nagelfetischist mit allerlei objektivierenden Schlußfolgerungen für seine heftige Leidenschaft gibt. Er führt folgendes aus:

„Rein objektiv betrachtet, ist eine schöne, besonders eine weibliche Hand etwas Herrliches. Bilden nun gar den Abschluß der schlanken rosigen Finger rosige, glänzende Nägel, die in eine schneeweiße, lange, glattgefeilte runde oder auch nadelscharfe Spitze auslaufen, so kann dadurch die Hand nur an Schönheit und Reiz gewinnen. Mancher mag zwar behaupten, das krallenartige, spitze der Nägel mißfalle ihm, widerspräche seinem ästhetischen Gefühl, das dürfte aber doch wohl nur Geschmackssache sein, wenn ich auch sagen muß, daß durch das Zuspitzen oder das Glattfeilen der Spitze zu einer „runden Spitze" in der Form eines Stachels, wie schon Vatsyayana sagt, eine Hand mit etwas kurzen Fingern und viereckigen Nägeln erheblich verschönt wird. Von dem ästhetischen Moment geht, meines Erachtens durchaus mit Recht, Max Dessoir in seiner in der „Allgemeinen Zeitschrift für Psychiatrie" [3]) erschienenen Abhandlung „Zur Psychologie der vita sexualis" bei der Motivierung der fetischistischen Liebe aus, indem er sagt: „In pathologischer Ausartung leitet das ästhetische Moment zur fetischistischen Liebe" [4]). Indem nämlich das Wohlgefallen an der Schönheit nicht auf der Differenzierungshöhe verbleibt, sondern sich weiter spezialisiert, spitzt es sich derart zu, daß beispielsweise schönes Haar oder — um bei meiner Vorliebe zu bleiben — eine herrliche Hand mit wunderschönen Nägeln allein genügt, die heftigste Leidenschaft zu erwecken. Aus praktischen Gründen — besonders schwere Handarbeit — haben wir Menschen uns gewöhnt, unsere Nägel kurz zu beschneiden. Das nennen wir „Kultur". Die Tiere haben Krallen. Die Menschen müssen sich durch beschnittene Nägel vor der Tierwelt auszeichnen. So die allgemeine Meinung. Aber: wir Menschen, soweit wir nicht zu den niedrigsten, zur Verrichtung schwerer Handarbeit verurteilten Schichten gehören, müßten uns an den Japanern ein Beispiel nehmen, die sämtlich, wie überhaupt für Körperpflege, so besonders auch für Hand- und Nagelpflege Sinn haben.

[3]) 50. Band, Berlin 1894, S. 941 ff.
[4]) Ibid. S. 950.

Bis jetzt gilt freilich immer noch ziemlich allgemein die Ansicht als herrschend, an den Begriff „Manikure“ müßte sich der Gedanke entweder an männerfanglustige Demimondänen oder an müßiggehende Glieder der „oberen 10 000“ knüpfen. In der Tat manikuren sich von dem „goldenen Mittelstand“ die allerwenigsten. Seit einigen Jahren ist allerdings gegen frühere Zeiten erfreulicherweise ein erheblicher Fortschritt zu verzeichnen. Auf Hand- und Nagelpflege legten bereits im Altertum die Ägypterinnen, Griechinnen, Römerinnen[5]) und von asiatischen Kulturvölkern, wie sich das aus Malereien und Zeichnungen ergibt, vornehmlich die Chinesinnen, Japanerinnen und Siamesinnen — wie heute noch —, in neuerer und neuester Zeit die Türkinnen, Perserinnen (Haremsodalisken) usw., von Europäerinnen namentlich die Französinnen, Italienerinnen, Engländerinnen, Ungarinnen, und not least — glücklicherweise! — unsere Deutschen ein großes Gewicht. Sie alle trieben und treiben Manikure, oft mit den raffiniertesten kosmetischen Mitteln. Das neuerdings wieder aufgekommene Zuspitzen der Nägel ist nach meiner Überzeugung keine bloße „Mode“ („Modenarrheit“ sagen die Banausen), sondern es hat den tiefen psychologischen Grund, daß das Weib, das sich die Nägel sorgfältig pflegt, lang trägt und zuspitzt, dem Mann, der libid werden soll — das ist nun einmal das Endziel jeder Frau, es liegt in ihrem Wesen — „durch die Blume“ andeuten will: „Diese verlockenden, duftenden Hände, diese schneeweißen, langen Nägel laß ich dich küssen, Geliebter, wenn du Fetischist bist! Mit diesen weißen, nadelspitzen Nägeln kratze ich dich; wenn dir eine zartere Art lieber ist, so kitzele ich dich oder berühre dich ganz leise mit diesen schönen, schimmernden, kühlen Nagelspitzen, die ich etwas abrunde, damit keine Wunde entsteht, wenn du Masochist bist. Und dabei würde nicht nur dein Geschlechtstrieb befriedigt, sondern auch meiner zur Raserei entflammt: denn ich bin Sadistin!“

Aus den letzten Bemerkungen geht hervor, daß es neben dem Gesichtssinn vor allem der Hautsinn ist, welcher sich von den langen Nägeln Lust erhofft, in denen dieser offenbar metatropische Fetischist das verkörperte Symbol einer nach Laune mit ihm umspringenden Herrin erblickt. Die Ausführungen dieses Nagelfetischisten gewähren uns wiederum einen guten Einblick, wie diese Menschen ihre subjektiven Spezialneigungen ästhetisch zu verallgemeinern suchen, ferner wie der Fetisch für sie, und zwar meist unbewußt, zum Ausgangspunkt wird für ihre Studien- und Interessenkreise, die sich allmählich immer mehr von dem ursprünglichen Mittelpunkt entfernen. Auch die folgende Mitteilung einer gerontophilen Russin ist eine gute Bestätigung für die symbolistische Auffassung des Fetischismus.

„Ich liebe das seidene Halstuch, weil es mir die Seele, die meiner Ansicht nach nur der seidenen Feinheit gleichkommen kann, und die weiche Natur des Geliebten versinnbildlicht. Ebenso geht es mir mit dem Barte. Derselbe muß sehr fein gepflegt, weich, biegsam sein, bis über die Brust reichen, letzteres, weil nur dadurch die volle männliche Überlegenheit zu erkennen ist. Und von grauer Farbe, weil nur diese Bartfarbe dem Manne das Würdevolle verleiht.

Ein struppiger Bart und ein derbes, wollenes Halstuch würden mich, wenn nicht anwidern, doch sehr gleichgültig lassen. Sollte der Bart des von mir Geliebten infolge Vernachlässigung struppig sein, so würde ich ihn schnell wieder seidenweich und biegsam machen, als ob ich fürchten müßte, die Erhabenheit seiner Würde könne durch diese Entweihung irgendwelche Einbuße erleiden. Und trüge er ein wollenes Halstuch,

---

[5]) cf. Tibull, Elegieen, 1. Buch unter 8 (a. a. O.).

würde ich es schnell durch ein anderes von Seide ersetzen, weil mir nur durch das letztere seine weiche Seele widerspiegeln kann. In Ermangelung beider mich so beseligenden Symbole bin ich unfähig, eine geschlechtliche Empfindung oder gar Handlung aufzubringen."

Endlich noch ein letztes Beispiel, in dem der Fetisch als erregendes Symbol für die endokrine Sexualkonstitution sehr markant zum Ausdruck kommt.

Herr B. Z., Student der Nationalökonomie, 21 Jahre alt, zeigt eine eigenartige Form von Fetischismus, nämlich eine hochgradige sexuelle Reaktion auf Gummiluftkissen. Herr Z., dessen sehr feminines Wesen seiner Familie schon längst aufgefallen war, ohne daß sie von den wahren Ursachen seines Wesens eine Ahnung hatte, beobachtete an sich nach Beendigung des 14. Lebensjahrs ganz plötzlich einen merkwürdigen Drang, sich Luftkissen zu beschaffen, diese prall aufzublasen und sich an den Leib zu legen. Mit diesen heimlichen Manipulationen, die ihm wöllig unverständlich waren, vermochte er zunächst keine Vorstellungen zu verbinden, da er keinerlei Kenntnisse über sexuelle Dinge besaß. Der rein triebhafte Drang, sich mit den Luftkissen einzuschließen, sich ständig mit ihnen in Kontakt zu wissen, wuchs immer stärker an und führte nach kurzer Zeit zu tiefgehenden Verstimmungen, da keine Entspannung eintrat, bis eines Abends, etwa 4 Wochen nach dem ersten Auftreten dieses eigenartigen Begehrens die erste Ejakulation erfolgte. Er hatte an diesem Abend, wie immer im Bett das Luftkissen prall aufgeblasen, sich dann spontan daraufgelegt, so daß sich die Genitalzone und die Unterbauchregion mit dem Luftkissen berührten. Die von dem Fetisch ausgehenden Reize waren in der Hauptsache taktiler Natur, sekundär erfolgte dann später assoziativ eine erotische Anregung durch die bloße Wahrnehmung des Gummigeruchs, wie er dem Luftkissen eigen war. Auf optischem Wege vermochte das Luftkissen nur geringe sexuelle Wirkungen auszuüben, während der akustische Weg in diesem Falle gänzlich ausgeschaltet war.

Die Vorstellungen nun, die während des ersten, ganz spontan gefundenen Onanieaktes auftraten, der nun täglich während der folgenden 6 Jahre mit wenigen Unterbrechungen wiederholt wurde, wiesen stets das gleiche Grundmotiv auf: einen großen, starken, fetten Mann, der von der Phantasie in irgendeine Situation mit masochistischer Tendenz gesetzt wurde. Die lustbetontesten Vorstellungen von feisten Schenkeln und dickem Leib wurden durch Betasten und Pressen des glatten, prallen Luftkissens hervorgerufen. Bemerkenswert ist, wie in den späteren Jahren die Symbolisierung von dem Drange, in den Besitz des begehrten lebenden Partners zu gelangen, immer mehr zu einem Surrogat hinsteuerte; da jedoch das adäquate Sexualobjekt nicht erreichbar war, arrangierte Z. eine Situation, die auf den ersten Blick narzißtischen Charakter zu besitzen scheint, jedoch heterogener Natur ist. Herr Z. zog sich einen sehr weiten Herrenanzug an, den er mit Hilfe des aufgeblasenen Luftkissens ausstopfte; durch den Anblick des Spiegelbildes, in dem er dann nicht sich, sondern das begehrte Sexualobjekt erblickte, erfolgte die Auslösung der sexuellen Entspannung. Als Ausstopfungsmaterial wurden stets Luftkissen benutzt, da andere Gegenstände, wie etwa Federkissen, keine sexuelle Wirkung hatten. Die ersten sexuellen Regungen traten, wie erwähnt, im 14. Jahre auf. Jedoch konnte ein Erinnerungskomplex aufgefunden werden, der aus dem 8. Jahre stammt und eine gewisse Beziehung zu dem Luftkissenfetischismus aufweist. In diesem Alter sah Z. zum ersten Male ein Luftkissen und an einem der folgenden Tage im Zirkus in einer humoristischen Nummer einen Mann, der wie ein Gummiball aufgeblasen war. Diese beiden Erlebnisse interessierten ihn sehr, gerieten jedoch zunächst wieder in Vergessenheit, um erst mit dem Einsetzen der sexuellen Reife von der Psyche als adäquate Sexualmotive wieder aufgenommen zu werden.

Dieses infantile Erlebnis ist aber nicht etwa als „choc fortuit" zu werten, der für die Sexualkonstitution irgendwie richtunggebend ist, vielmehr ist es die bereits im Keim vorhandene endokrin bedingte Sexualpsyche, deren feminine Komponente uns hier unter der Form des homosexuellen Masochismus entgegentritt, welche so frühzeitig einen sensorischen Eindruck als adäquat akzeptiert.

Wenden wir uns nach den allgemeinen Betrachtungen über Wesen und Ursache des Fetischismus den einzelnen Formen der Teilanziehung zu, so erkennen wir bald, daß die außerordentliche Fülle der Erscheinungen auf diesem Gebiet Einteilungen nach den verschiedensten Gesichtspunkten ermöglicht. Da jeder Teil des fremden Körpers den Ausgang und jede Stelle des eigenen Körpers den Eingang fetischistischer Reize bilden kann, sind wir in der Lage, die Unterscheidungen sowohl nach der Reizquelle, den Objekten, als nach den Reizmündungen im Subjekt zu treffen. Die Empfangsstationen fetischistischer Sexualreize verteilen sich auf sämtliche Sinnesorgane, mithin kann man, je nachdem es sich um Seh-, Hör-, Riech-, Schmeck- oder Tastreize handelt, einen optischen, akustischen, olfaktorischen, gustatorischen und taktilen Fetischismus unterscheiden.

Ein Teil dieser Sexualreize wirkt durch das Medium der Luft auf die reaktionsfähigen Organe der Körperoberfläche, ein anderer durch direkten Kontakt. Es gibt hiernach distanzielle Fetischreize; das sind die, welche die Netzhaut, das Trommelfell und die Riechfläche der Nasenschleimhaut treffen, und proximale Fetischreize, welche Haut und Zungenschleimhaut berühren. Diese beiden Gruppen der Fern- und Nahreize zeigen physiologisch noch anderweitige Unterscheidungsmerkmale. Die Fernreize sind diejenigen, denen sich die Sinne fast stets zunächst zuwenden. Sie gehen den proximalen voraus, sind also die primären, während die wesentlich massiveren Nahreize meist als sekundäre auftreten. Sie wirken normalerweise nur dann als Lust, wenn durch die distanziellen Sexualreize eine Vorlust geschaffen ist.

Der kausale Zusammenhang ist meist so, daß ursächlich und zeitlich das primum movens die Vorstellung ist, erzeugt durch die distanzielle Wahrnehmung. An diese primäre Reizung schließt sich alles andere als Reflexkette oder richtiger als Treppenreflex, bald gehemmt, bald ungehemmt an. Suchen wir uns den Vorgang zu veranschaulichen. Ein Sinneseindruck dringt lusterregend zum Zentralorgan; das so entstandene Gefühl veranlaßt auf der motorischen Nervenbahn eine Reaktion; diese Reaktion selbst geht als neuer stärkerer Reiz von der Peripherie wieder zum Zentralorgan zurück. Die so bewirkte zentrale Steigerung der Lust setzt sich auf dem motorischen Nervenstrang in eine neue Aktion um, deren Auswirkung wiederum als erhöhtes Lustgefühl zentralwärts dringt. So geht es von außen auf der sensorischen Bahn nach innen, und von innen auf der motorischen Bahn nach außen und dann immer weiter zentripetal-sensorisch, zentrifugal-motorisch, bald bewußt, bald unbewußt, bald unterbrochen, bald ununterbrochen staffelweise, bis durch Reizsummation eine zunehmende Erotisierung der Hirnzellen und so allmählich die Höchstlust erreicht ist, wenn nicht auf einer niedrigeren Stufe durch das Dazwischentreten äußerer oder innerer Einflüsse bereits vorher Halt geboten wurde.

Das am weitesten tragende Sinnesorgan eines Lebewesens ist für sein sexuelles Leben das leitende und führende. Für den Menschen ist die Reihenfolge: Gesicht — Gehör — Geruch. Das gilt sowohl für die physiologische als die pathologische Teilanziehung. Das Auge steht als Vermittler der menschlichen Liebe obenan, möglich, daß es sich gerade durch die Übung auf erotischem Gebiet, das unwillkürliche Anschauen, Suchen und Fahnden nach Sexualreizen, zu dem entwickelt hat, was es für uns als Empfangsstelle des Schönen geworden ist. Bei anderen Lebewesen nehmen andere Sinne diese leitende Stellung ein, und zwar ist stets jedes Tieres feinstes Organ das erotisch empfindsamste und reizbarste. Bei vielen steht das Gehör, bei anderen der Geruch an erster Stelle. So wissen wir, daß viele Vogelmännchen ausschließlich mit ihrer Stimme, oft im Dunkel der Nacht, das Weibchen locken. Wirkt auch das bunte Kleid des Männchens auf manches junge Weibchen in der Vogelwelt ganz ähnlich, wie der „bunte Rock" auf manches junge Menschenmädchenherz, so fliegt doch das durch den Gesang aus weiter Ferne angelockte Weibchen vor allem dem Männchen zu, welches nach seiner Empfindung die schönsten Liebestöne und Liebeslieder erschallen läßt. Auch die Anreizung durch den Geruch spielt im Tierreich eine sehr große Rolle, und zwar überall dort, wo das Geruchsorgan am höchsten entwickelt ist. Sehr viele Tiere haben drüsige Organe, deren Absonderung lediglich die Aufgabe hat, das Weibchen anzulocken, es zu verführen. Aus unglaublichen Entfernungen wittern die Männchen den ihnen sympathischen Duft, Insekten nähern sich aus meilenweiter Ferne dem Standort des ihnen wohlriechenden Weibchens. Viele Tiere berauschen sich förmlich durch ein immer stärkeres Beschnüffeln, um schließlich *in der Geruchsekstase nur zu einem einzigen momentanen Liebessprung auszuholen.* Sind die Geruchs- und Schalleindrücke bei den Nasen- und Ohrentieren — und zu diesen gehören unter den Säugetieren die große Mehrzahl — von dominierender Bedeutung in der Liebeswahl, so tritt ihre tropistische Wirksamkeit bei den Menschen als Augentieren weit hinter den Gesichtswahrnehmungen zurück. Das erkennen wir deutlich auch darin, daß in der Liebesliteratur die Schilderungen der Schönheit des geliebten Objekts, die eingehende Beschreibung ihrer äußerlich sichtbaren Reize, den größten Raum einnehmen. Wie das geliebte Wesen riecht, schmeckt, sich anfühlt, welche Geräusche von ihm ausgehen, wird namentlich in der höheren Dichtkunst viel seltener und nebensächlicher erörtert.

Das Sehorgan der meisten Menschen ist unbewußt fortwährend auf der Suche nach Fetischen, unwillkürlich ob im freien oder im geschlossenen Raum stellt es sich auf lustbetonte Geschlechtseindrücke ein, die für sein Wohlbehagen von hohem Werte sind. Gleichzeitig bestrebt sich das Auge, Antifetischen auszuweichen. Ich hatte einmal einen Patienten, einen Reisenden, der häufig den Zug verpaßte, weil er sich nicht aufraffen konnte, in einem Abteil Platz zu nehmen, in dem eine ihm abstoßende Person — sein hauptsächlicher Antifetisch war Korpulenz selbst mäßigen Grades — saß. In nicht geringer Unruhe suchte er Wagen für Wagen nach der hagersten Erscheinung. In der *Entschluß-*

losigkeit, die das Fahnden nach der größtmöglichsten Fetischwirkung verursachte, fuhr dann nicht selten der Eisenbahnzug ab, bevor er ein ihm zusagendes Coupé hatte finden können. Daß nun aber nicht nur das weittragendste Sinnesorgan als Empfangsstelle für distanzielle Sexualeindrücke funktioniert, überhaupt nicht nur eins, sondern mehrere, ist eine der Sicherheitsmaßregeln, der wir in der Natur immer dort begegnen, wo es sich um die Liebe handelt. Auch dem Blinden und Tauben sollte nicht das größte Gut vorenthalten bleiben, welches die Natur zu vergeben hat. So sehen wir, daß, wenn das Auge erloschen ist, andere Sinnesorgane den leeren Platz ausfüllen.

Ich führe die Mitteilungen eines Offiziers an, der einen Schuß in die Stirn erhielt, welcher ihm das Seh- und Geruchsvermögen raubte. Vor seiner Verletzung waren es fast ausschließlich der Gesichts- und Geruchssinn, durch welche die Sexualreize sich den Weg in sein Inneres bahnten. Als ihm dann durch die schwere Verwundung die beiden wichtigsten Sinneszentren verloren gegangen waren, merkte er nach und nach, daß, wie er sich selbst mir gegenüber ausdrückte, „der Strom der Sympathie, welcher früher durch das Auge geleitet war, auf das Ohr überging". „Das Gehör war schon ehedem", schreibt er, „sehr fein entwickelt, es übersah aber oft seine warnende Pflicht, weil das Auge fortgerissen wurde. Seitdem meine Neigungen durch das Gehör geleitet werden, glaube ich viel sicherer zu gehen", Wohllaut des Organs, Aussprache und Satzbildung seien jetzt das ihn Anziehende. Was weiter aus der Zuneigung würde, entscheide die Beschaffenheit der Haut, vor allem die Form der Hand. Eine schmale, weiche Hand, kleine, dünne Finger wirken abkühlend, während kräftige Hände mit derberen Fingern die Erregung steigern. Dabei sei der Typus, zu dem er sich hingezogen fühle, ganz der gleiche geblieben, und er wundere sich selbst, wie sein Gehör und Gefühl dieselbe Art geliebter Menschen herauszufinden wisse, wie früher sein Gesicht und Geruch. Victor Cherbuliez sagt einmal[6]: „Für den Blindgeborenen ist die Stimme einer Frau soviel wie ihre Schönheit", und auch Havelock Ellis betont (Gattenwahl beim Menschen, S. 157), ein wie wichtiges Reizmittel die Stimme für den Blinden ist, wobei er sich auf das Zeugnis eines amerikanischen Arztes beruft, James Cooke, der eine Arbeit über die Stimme als Seelenindikator („the voice as an index to the soul") geschrieben hat.

Es kommt gar nicht selten vor, daß auch bei Vollsinnigen ein anderes Sinnesorgan als das Auge an die erste Attraktionsstelle rückt. In einem mir zur Verfügung gestellten Liebesbrief findet sich folgende Stelle, die ich zu diesem Punkte anführen möchte: „Wenn ich mir die erste Stunde, in der ich Dich fand, vergegenwärtige, weiß ich, daß Ohr und Auge die gleiche Anziehung nach Dir hin spürten. Doch nenne ich absichtlich das Ohr zuerst, weil es, ehe ich Dich erblickte, — Du hieltest eine Rede und es saßen viele Menschen zwischen uns —, Deine wunderbar klangvolle, dunkelweiche und biegsame Stimme war, welche mich — fast körperlich — durchzuckte —; mir war, als hätte ich noch nie solche Töne aus meiner Seele Heimatlande gehört. Dann erst sah ich Dich, und mein Auge suchte den Mund, aus welchem jene Glockentöne kamen!" Wer je-

---

[6]) „Die Kunst und die Natur", S. 65.

mals die Verzückung mit angesehen hat, mit der manche Damen gewissen Bühnensängern lauschen, die Art, wie sie ihm nach dem Gesang zujubeln, wird nicht im Zweifel sein können, daß bei vielen ein erheblicher Erotismus im Spiele ist. Wedekinds „Kammersänger" ist völlig lebenswahr. Aber auch antifetischistische Idiosynkrasien sind dem Gehörsinn in erheblichem Grade eigen; nicht selten erstreckt sich diese Antipathie auf Dialekte. Ein Mann verliebte sich auf einem Wohltätigkeitsfest in eine Dame, die seinem Auge als Inbegriff weiblicher Schönheit erschien. Von ihrem Anblick förmlich berauscht, gelang es ihm endlich, ihr vorgestellt zu werden. Sobald er nun aber in den ersten Sätzen der Unterhaltung ihren stark sächsischen Dialekt vernahm, war es nicht nur völlig mit seiner Zuneigung vorbei, es trat vielmehr ein solcher Umschlag ein, daß er schleunigst das Weite suchte. Von jeher hatten diesen Mann einige deutsche Dialekte, wie das Hannoversche und Berlinische, mächtig angezogen, während andere, vor allem die sächsische und ostpreußische Sprache, ein starkes Unbehagen in ihm hervorriefen.

Sprachfehler bilden im übrigen fast ebenso häufig Fetische wie Antifetische. Einer meiner Patienten, ein sehr femininer, metatropischer Mensch, wurde durch tiefe Frauenstimmen in hohem Grade erotisch affiziert. Auch andere von dem Objekt ausgehende Geräusche, der Schritt einer Person, ihre Atemzüge, selbst Dissonanzen, wie ihr Schnarchen, werden von Liebenden nicht selten als Lustempfindung perzipiert. Eins der eigenartigsten Beispiele auditiver Sexualreize hörte ich einmal von einem 60jährigen Manne, der mir mitteilte, daß, solange er sich erinnern könne, ihn sexuell nichts so stark errege wie „kullernde Leibgeräusche". Eine ältere Dame meiner Kasuistik wurde durch Tritte fester Soldatenstiefel auf steinigem Boden in geschlechtliche Erregung versetzt. In der Stille ihres Zimmers lauschte sie auf dieses Stampfen und geriet in immer größere Spannung, je näher es ihrer Wohnung kam. Beim taktmäßigen Vorbeimarschieren einer Truppe fing sie nicht selten zu masturbieren an.

In das Gebiet des akustischen Fetischismus fällt auch der sexuelle Wortrausch. Verschiedentlich geben Frauen in Ehescheidungsfällen an, der Mann hätte ihnen zugemutet, während des Aktes stark obszöne Worte auszusprechen, oder er hätte es auch selbst getan, weil er nur so zur Erregung käme. Ein Patient, Richter von Beruf, teilte mit, daß seine Geschlechtslust durch nichts so sehr wachgerufen würde, als wenn ein Mädchen aus dem Volke ihn mit „Du" anredete. Von diesen beiden Buchstaben ginge für ihn die stärkste sexuelle Reizung aus. Offenbar liegt auch hier wieder ein metatropischer Komplex vor. Sehr verbreitet ist die von bestimmten Titeln, namentlich Adelsprädikaten, ausgehende Faszination, selbst wo ihre Echtheit äußerst zweifelhaft ist. In erster Linie kommen für diesen Titelfetischismus Frauen, in zweiter feminine Männer in Betracht. Ein 24jähriger, sehr femininer Mann gibt folgendes an: „Die Anrede „Graf" und „Baron" bringen mich völlig aus dem sexuellen Gleichgewicht. Meine Träume haben meist folgenden Inhalt: ich weile in Berlin; lerne in einem Weinlokal einen 32jährigen Grafen ganz nach meinem Geschmack kennen. Ich fahre mit ihm in seine Wohnung. Er ist wunderbar eingerichtet. Die Nacht bricht herein. Er führt mich in sein Schlafgemach. Er schlägt mir vor, für immer bei ihm zu bleiben. Ich erkläre, daß das nicht geht, da ich in Stellung bin und bleiben muß. Während er mit mir spricht, treten Diener ein, die ihn mit devoter Miene als Graf anreden. Er läßt mich nicht mehr fort. Ich soll bei ihm zur Gesellschaft bleiben. Ich fühle mich darüber sehr glücklich, wache bei dem Worte „bleiben" unter einer Pollution auf, und nehme dann wahr, daß es nur ein Traum ist."

Hinsichtlich des Geruchs könnte ich ebenfalls eine Reihe von Fällen anführen, in denen beim Menschen dieser Sinn die anderen völlig beherrscht. So zeigte mir eimal eine Dame ein kleines Stück Juchtenleder, das sie an einem Bande befestigt unter ihrer Bluse trug. In starken Superlativen schilderte sie die Bedeutung, welche der Geruch dieses Leders für sie besitze. Die erotische Neigung zu ihrem Manne, der von auffallender Häßlichkeit gewesen wäre — sie war früh verwitwet — sei ganz von Gerüchen beherrscht gewesen, vor allem von einem „mit Mannsgeruch vermischten Tabaks- und Juchtengeruch". Sie berausche sich noch jetzt an den Kleidern ihres Mannes, denen immer noch ziemlich viel von diesem „süßen Aroma" anhafte. Es würde für sie eine große Beherrschungskraft erfordern, einem Manne Widerstand zu leisten, der sich ihr gegenüber dieses Lockmittels bedienen würde. In einem anderen mir bekannt gewordenen Fall ließ sich eine Frau die Hemden ihres im Felde stehenden Mannes schicken, um, ihren Duft einsaugend, sich bis zum Orgasmus zu erregen.

Ist das Gesetz richtig, daß die erotische Attraktionsfähigkeit eines Sinnesorgans sich zu seiner Feinheit und Differenziertheit direkt proportional verhält, so würde der Geruch beim Menschen an dritter Stelle rangieren. Er nimmt zwischen den Fernreizen (Auge, Ohr) und den Nahreizen (Haut, Schleimhaut) insofern eine Mittelstellung ein, als es nicht bloße Lufterschütterungen sind, welche die Nervenendigungen treffen, sondern korpuskuläre Elemente, unendlich feine Teilchen von ungemein geringem Gewicht, welche die Nasenschleimhaut berühren. Aus dieser substantiellen Beschaffenheit begreift sich, daß bei vielen Völkern, namentlich Mittelasiens, statt des Lippenkusses und Zungenkusses ein Riech- oder Nasenkuß vorkommt, während den rein distanziellen Reizempfängern (Auge, Ohr) ein dem Kusse analoges Reiz- und Lustmittel nicht bekannt ist. Im allgemeinen kommt dem Geruch beim Menschen mehr eine hemmende und warnende Rolle zu, er dient mehr der sexuellen Aversion als Attraktion. Damit stimmt überein, daß viele Personen angeben, daß ihnen bei denen, die sie lieben, jeder wahrnehmbare Ausdünstungsgeruch unangenehm sei. Es gibt aber sicherlich auch hier viele individuelle Abweichungen, wie ja im Liebesleben überhaupt infolge der enormen persönlichen Färbung jede Regel nur etwas Durchschnittliches bedeuten kann. Von Körpergerüchen kommen im Liebesleben hauptsächlich die Ausdünstungen der Haarbalg-, Schweiß-, Talg- und Schleimhautdrüsen in Betracht. Diese nach Intensität und Qualität individuell sehr verschiedenen Duftstoffe pflegen im Zustande sexueller Erregung heftiger auszuströmen als im Ruhestadium. Wir bemerkten, daß für viele Menschen die Ausdünstungen mehr antipathisch als sympathisch wirken; doch verdient andererseits erwähnt zu werden, daß sehr starke erotische Erregungen imstande sind, unangenehme Gerüche zu überwinden. Es zeigt sich, daß unsympathische Eindrücke bei einer starken Liebe schließlich selbst Lustgefühle erwecken können, die allerdings dann meist eine masochistische Grundlage haben. So ist mir ein Fall bekannt, in dem ein Mädchen heftig in einen Athleten verliebt war, der an einer übelriechenden Ozaena litt. Der widrige Geruch war ihr anfangs höchst peinigend, doch war ihre Leidenschaft so stark, daß sie sich nicht nur an ihn gewöhnte, sondern ihn schließlich vermißte und suchte. In einem anderen Fall verursachte der penetrant riechende Fußschweiß eines Kavalleristen einer Dame von hohem Stande im Anfang stärkste Unlust- und später höchste Lustgefühle. Man kann hier fast von einem Antifetisch-Fetischismus reden.

Wenn manche Autoren, die sich mit „Osphresiologie" beschäftigen, aus der großen Rolle, welche die Körperausdünstungen in der Tierwelt spielen, folgern, es müsse für den Menschen ähnlich sein, so ist dies schon deshalb ein mangelhafter Schluß, weil, wie wir wissen, das Geruchsvermögen der Menschen an und für sich sehr viel schwächer entwickelt ist als das Witterungsvermögen der Tiere. Anatomisch gibt sich dies dadurch kund, daß die Riechzentren, die Geruchslappen, im Tiergehirn viel größer sind als im Menschengehirn, und daß die Lockdrüsen, welche die Riechsubstanzen bilden — es finden sich beim Menschen noch Reste davon an den Glandulae vestibulares majores — funktionell bei ihm vollkommen verkümmert sind.

Aus den Beobachtungen von Schiff, Fließ und anderen geht hervor, daß bestimmte Geschlechtspunkte in den Schwellkörpern der Nase mit Vorgängen der Sexualsphäre in Wechselbeziehungen zu stehen scheinen. Es besteht danach eine Wahrscheinlichkeit, daß in der Nasenschleimhaut erogene Zonen vorhanden sind, wie wir sie in der Hautsinnessphäre seit langem kennen. Ob nicht auch in den anderen Sinnesorganen? Möglich ist es, nach Analogien sogar wahrscheinlich, doch fehlen uns vorläufig die Mittel und Wege, diese Vermutungen durch direkte Beobachtungen zu stützen. Das Vorhandensein erogener Zonen in den Sinnesorganen legt den Gedanken nahe, ob nicht die besondere Empfindungsqualität, welche die Liebesempfindung von anderen Empfindungen unterscheidet, an bestimmte, in den Sinnesorganen vorhandene, nach dem Prinzip des Abgestimmtseins konstruierte Sexualendkörperchen gebunden ist. Wenn heute die bedeutendsten Physiologen mit v. Frey[7]) sich für die Existenz eines besonderen Schmerzsinns, der durch Schmerzpunkte charakterisiert ist, ausgesprochen haben, so erscheint es nach allem, was wir von der Spezifiziertheit der Sinneseindrücke kennen gelernt haben, durchaus nicht unwahrscheinlich, daß auch für die geschlechtliche Empfindung besondere Empfangsstationen, Sexualpunkte mit Substanzen von eigenartiger Empfänglichkeit und Empfindlichkeit, innerhalb der verschiedenen Sinnesorgane vorhanden sind.

Verhältnismäßig am wenigsten Genitalpunkte dürfte nach dieser Auffassung unter den menschlichen Sinnesorganen der vierte, der Geschmackssinn, besitzen. Seine Lustempfindungen dienen bei Mann und Weib mehr der Erhaltung der Person als der Erhaltung der Art, während bei vielen Tieren neben dem Beschnüffeln das Belecken, neben der Nase die Zunge eine bedeutende sexuelle Rolle spielt. Auch beim Menschen ist die Zunge im Liebesleben keineswegs

---

7) v. Frey, Beiträge zur Physiologie des Schmerzsinnes, Bericht der Mathematisch-physikalischen Klasse der sächsischen Akademie. Leipzig, Dezember 1894.

ausgeschaltet; das beweisen der Zungenkuß, die Cunnilinctio und Penilinctio, die nicht die einzigen hierher gehörigen Akte sind. Da die Zungenschleimhaut ungleich mehr Tastwärzchen als Geschmackswärzchen enthält, steht noch die Entscheidung aus, ob nicht der Tastsinn bei diesen Erregungen viel mehr beteiligt ist als der Geschmackssinn. Daß er nicht völlig unbeteiligt ist, zeigt die fetischistische, dem Normalen unbegreifliche Vorliebe gewisser Leute für das Ablecken, Aufsaugen und Herunterschlucken von menschlichen Absonderungen, sei es fast geruch- und geschmackloser, wie des Speichels und des Blutes, oder gar scharf duftender und schmeckender, wie des Harnes und des Schweißes, des Vaginalschleims, Präputialsebums und Kots. Dem Drang, die Tastwärzchen der Mundschleimhaut mit denen der Genitalschleimhaut in Kontakt zu bringen, wohnt nicht selten ein elementarer zwangsmäßiger Charakter inne, der jede andere Betätigungsform als inadäquat ausschließt.

Der eigentliche proximale Geschlechtssinn des Menschen liegt nicht in der Mund- und Genitalzone im besonderen, sondern in der Haut im allgemeinen. Können wir auch hier wie bei den anderen Sinnesorganen von physiologischer Teilanziehung und pathologischem Fetischismus sprechen? Prinzipiell hat beim Menschen die taktile Erregungsmöglichkeit eine distanzielle Vorlust zur Voraussetzung. Der Kontakt als solcher genügt nicht, er muß von einem Körper oder Teil ausgehen, der eine erotische Anziehungskraft besitzt. Nur wo diese magnetische Fernwirkung vorangeht, kommt es zu jenen Sensationen, wie sie etwa Werther[8]) in den Worten schildert: „. . . Ach, wie mir das durch die Adern läuft, wenn mein Finger unversehens den ihrigen berührt, wenn unsere Füße sich unter dem Tische begegnen! Ich ziehe zurück wie vom Feuer, und eine geheime Kraft zieht mich wieder vorwärts." Wohl mögen viele körperliche Berührungen, die heute als Symbole unter Bekannten und Verwandten gang und gäbe sind, als sie in der Urzeit aufkamen, zunächst sexuelle Hautkontakte gewesen sein. Das gilt selbst von der heute so allgemeinen Sitte, sich einander die Hände zu reichen. In der Sprache, die konservativer als die Sitte ist, hält noch heute der Mann um die „Hand" des Weibes an, und sie „reicht dem Manne die Hand für's Leben". Wie mit dieser Berührung der Hände, so ist es auch mit der Verschlingung der Arme, ja selbst mit dem Kusse. Umarmungen und Küsse auf Wangen, Hand, ja selbst auf den Mund, wie sie bei Begrüßungen und Verabschiedungen von Verwandten und Bekannten in vielen Ländern allgemein üblich sind, sind zu Sympathiebezeugungen ohne sexuelle Betonung herabgesunken.

---

[8]) „Die Leiden des jungen Werther." S. 28. (Reclam.)

Welcher Unterschied aber zwischen dem kurzen, flüchtigen Händedruck sich begrüßender Freunde und dem langen, innigen zweier Menschen, die sich lieben, bei welchen von der Berührungsstelle aus ein Strom wohltuender Erschütterungen durch die Reihen der Neurone zum Zentralorgan zieht! Wie verschieden der verflüchtigte Kuß der Etikette von jenem Kontakt der Lippen, bei dem die Summation der Nervenreize zu einer weit im Körper irradiierenden Hyperämisierung führt! In einer mir zugegangenen Zuschrift vergleicht einmal jemand die Liebesküsse, die er von einer Frau, übrigens seiner eigenen, erhielt, mit einer „Suppe ohne Salz". Es ist dies gerade ein Hauptunterschied zwischen erotischer und nicht erotischer Anziehung, daß eine Berührung von Personen, deren Eigenschaften den übrigen Sinnesorganen und der Vorstellung gleichgültig oder gar unangenehm sind, auch dem Hautsinn gleichgültig oder unangenehm ist. Gerade die oft schwer zu definierende, stets aber doch deutlich wahrnehmbare Art der Empfindung während der Berührung ist dafür entscheidend, ob eine Erregung sexueller oder unerotischer Natur ist, mit anderen Worten den erotischen Chemismus in Gang setzt oder nicht. Ist ersteres der Fall, so können schon ganz leichte Berührungen, etwa der Fuß- oder Fingerspitzen, der Knie oder Ellenbogen, das eigentliche Lustgefühl wachrufen, das bei unsympathischen als unangenehm, bei neutralen als neutral wahrgenommen wird, d. h. als belanglos überhaupt nicht ins Bewußtsein dringt. Wenn Chamfort einmal die Liebe definiert als „l'échange de deux fantaisies et le contact de deux épidermis" oder Dante im Purgatorio meint, daß das Sehen und Fühlen die beiden Kanäle seien, durch welche die Liebe ziehe, so muß daran festgehalten werden, daß es sich hier nicht um koordinierte, sondern subordinierte Vorgänge handelt, indem das Fühlen zu dem Sehen nicht nur im zeitlich äußerlichen Nacheinander, sondern im innerlich ursächlichen Folgeverhältnis steht.

Hinsichtlich der partiellen Attraktion auf kutanem Gebiet ist zunächst zu bemerken, daß bestimmte Stellen der Haut offenbar sexuell reizbarer sind als andere. Es sind dies die „erogenen Zonen" (die Bezeichnung „Zones érogènes" findet sich zuerst bei den Franzosen). Sie treten uns hauptsächlich an acht Stellen der Körperoberfläche entgegen: vier mit Haaren und die vier mit Schleimhaut bekleideten Partien der Körperoberfläche, welche von dem Subjekt als besonders reizbar und vielfach zugleich auch an dem Objekt als besonders erregend empfunden werden. Die vier Haarstellen sind die behaarte Kopfhaut, die Gegend der Bart-, Achsel- und Schamhaare, die nicht nur für den Gesichts-, sondern auch für den Geruchssinn wesentliche Sexualreizregionen sind. Ganz ähnlich verhalten sich die vier Stellen der Körperoberfläche, die sich von ihrer Umgebung durch eine zartere, dünnere Oberhaut abheben, die nach ihrer ganzen Beschaffenheit in der Mitte zwischen der gewöhnlichen Epidermis und der die inneren Kanäle auskleidenden Schleimhaut steht (regio labialis, mamillaris, genitalis und analis). Die Brustwarzen stehen unter den Stellen, welche den sexuellen Widerstand reduzieren, an erster Stelle; es muß ein erfahrener Kenner der Liebe gewesen sein, der in den „Chansons de Roland" schrieb: „Der Mann liebt mit dem Herzen, das Weib mit der Spitze seiner Brüste."

Außer den genannten acht Punkten finden sich noch sexuelle Erregungsstellen dort, wo die Oberhaut besonders prall gespannt ist und ohne viel Unterhautfettgewebe den Muskeln und Knochen aufliegt. Bei den Menschen sind derartige Reizstellen vor allem die

Handteller, die Fußsohlen, die Fingerspitzen, die Zehenspitzen, Knie, Ellenbogen und die Kreuzgegend.

Weitere erogene Zonen sind bei vielen die innere Seite des Oberschenkels, die Nackengegend, Ohrmuschel und Ohrläppchen. Auch hier gibt es wiederum ganz individuelle Besonderheiten, welche anatomisch vermutlich durch eine stärkere Anhäufung sexueller Nervenendkörperchen an gewissen Stellen charakterisiert sind. Um einige hierhergehörige Seltenheiten anzuführen, erwähne ich den Fall eines Mannes, der angab, daß er durch Zwicken des äußeren Augenwinkels, eines anderen, der durch Einführen des Fingers in die äußere Öffnung des Gehörganges erotische Lustgefühle vermittelt erhielt. Beide erregten diese Partien künstlich zu masturbatorischen Zwecken.

Nicht ohne Grund hat man den Hautsinn als den „unter den Sinnen am wenigsten intellektuellen, ästhetisch unbedeutendsten" bezeichnet. Zweifellos sind auch bei höheren Lebewesen Tasteindrücke bei weitem nicht so individuell verschieden geartet, bleiben auch in der Vorstellung und in der Erinnerung nicht so spezialisiert haften, wie die durch Auge, Ohr oder Geruch vermittelten Reize.

Immerhin fühlt sich auch die Haut nach Geschlecht, Alter und Individuum sehr verschieden an, und die Erfahrung zeigt, daß nicht selten auf die Beschaffenheit der Haut, ob sie sich beispielsweise weich oder straff, zart oder rauh anfühlt, als auf einen erotisch oder anti-erotisch bedeutsamen Faktor größtes Gewicht gelegt wird. *Der Fetischist kann durch eine bestimmte Hautberührung sehr angezogen, der Antifetischist sehr abgestoßen werden.* So übt das Streicheln von Haaren, und zwar sowohl der am eigenen Körper gewachsenen als der von Tieren entlehnten (Pelzwerk), bei der Frau beispielsweise das Spielen mit dem Bart des Mannes eine häufige fetischistische Reizwirkung aus. Ein wesentliches Moment der Anziehung und Abstoßung ist auch die Hauttemperatur; so kenne ich einen Patienten, der durch die Berührung kalter Hände, aber nur durch diese, in heftige Wallungen gerät. Wärme ließ ihn — kalt. In einem anderen Fall wurde ein Mann von dem Drange verfolgt, sich auf einen Platz zu setzen, von dem sich unmittelbar zuvor eine Dame erhoben hatte; er konnte dies in den meist stark besetzten Wagen der Straßenbahnen und Stadtbahnzüge unbemerkt und leicht durchführen. Die dem Platze noch anhaftende Wärme des weiblichen Gesäßes rief bei ihm oft Erektionen hervor. *Sich dorthin zu setzen, wo vorher ein Herr gesessen hatte, erzeugte in ihm großes Unbehagen und war ihm schließlich ganz unmöglich.* In Hotels, auf der Eisenbahn und auch sonst vielfach benutzte er mit Vorliebe Damentoiletten, was ihm nicht selten Zurechtweisungen ein-

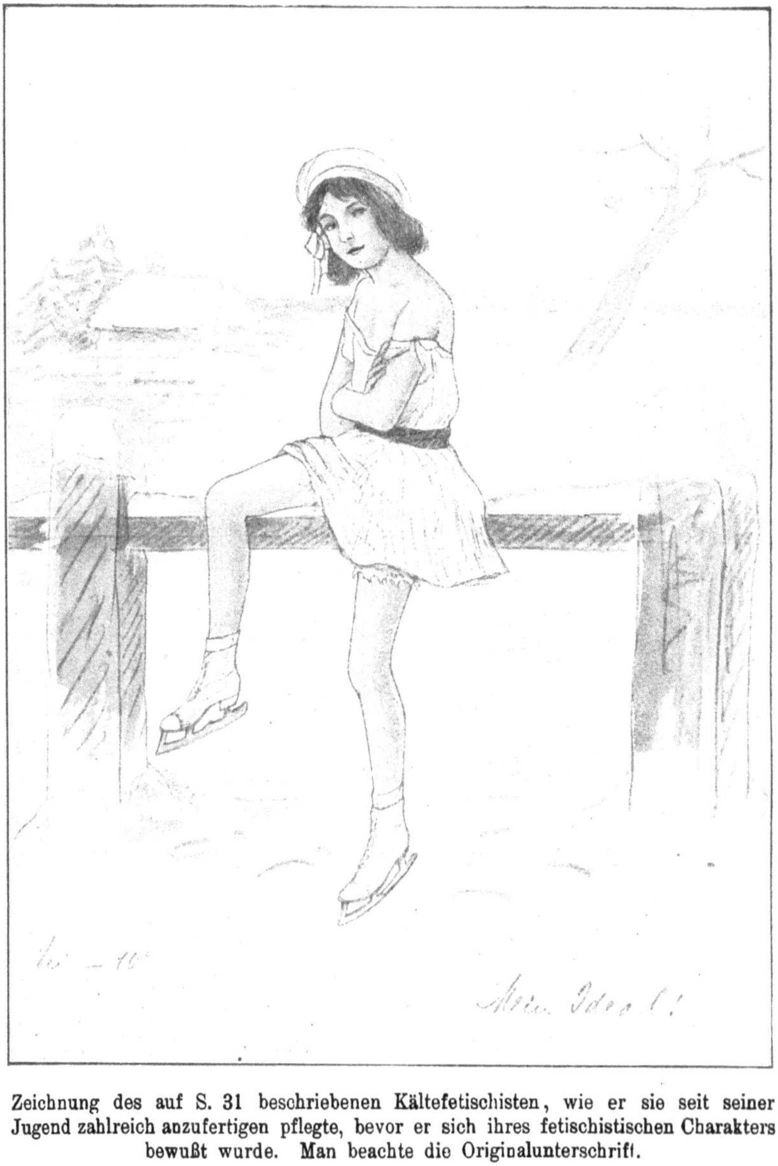

Zeichnung des auf S. 31 beschriebenen Kältefetischisten, wie er sie seit seiner Jugend zahlreich anzufertigen pflegte, bevor er sich ihres fetischistischen Charakters bewußt wurde. Man beachte die Originalunterschrift.

trug. Über einen seit Jahren von mir beobachteten Fall von Kältefetischismus (vgl. Tafel I) orientiere folgende Zuschrift:

„Mein Interesse für abhärtende Kleidung ist noch immer sehr stark, und bei dem gleichen Interesse meiner Frau ist es nicht verwunderlich, daß wir häufig davon sprechen, so daß von meinem Betonen des Abhärtungsgedankens zweifellos viel in dieser Hinsicht auf meine Frau übergegangen ist. Wenigstens meint sie, von selbst nicht auf alles gekommen zu sein. Aber in der Sache herrscht völlige Harmonie unserer Meinungen. Der Unterschied ist nur der, daß bei mir der Gedanke und Anblick solcher Kältekleider oder von Bildern davon einen sexuellen Reiz ausübt, was bei meiner Frau natürlich nicht der Fall ist. Und sie hat auch keine Ahnung, daß dies bei mir so ist, weiß überhaupt von solchen etwas konträren Empfindungen nichts. Sie ist in dieser Beziehung so rein und harmlos wie ein Kind. Wenn ich gelegentlich mal eine Zeichnung in der Ihnen bekannten Art gemacht habe, die etwa ein Mädel mit bloßen Armen und Schultern und nackten Beinen auf der Eisbahn darstellt, so hat sie die nur als einen Scherz betrachtet; denn wenn sie auch bei größeren Kindern unbedingt für nackte Waden und tiefen Halsausschnitt im Winter ist, so denkt sie natürlich nicht im Ernst an solche Übertreibungen, an denen sich meine erhitzte Phantasie gefällt. Solche Momente sexueller Erregung, die sich in derartigen Phantasien mit gleichzeitigem Onanieren auslösten, sind öfter vorgekommen in Zeiten, in denen ein Beischlaf nicht möglich war wegen der Schonungsbedürftigkeit meiner Frau.

Die Phantasien bewegten sich dabei ausschließlich in der einen Richtung: halbwüchsige Mädels in leichtester Kleidung im Winter. Ich selbst bin übrigens, als ich im Winter 1915 bei Wigger in Partenkirchen war, in Gegenwart meiner Frau einmal meinem Triebe gefolgt und habe in der halbvereisten Partnach unter tief verschneiten Bäumen bei einigen Grad Kälte ein Bad genommen, was mir ausgezeichnet bekommen ist, während meine Frau es für einen entzückenden Dummenjungenstreich hielt, „den sie mir gar nicht zugetraut hätte".

Nach einjährigem Dienst in der Front kam ich in hiesigen Garnisondienst. So war ich im Lande. Unser militärisches Bureau, in dem ich arbeitete, sah auf den Schulhof einer höheren Knabenschule hinaus. Es interessierte mich da sehr, festzustellen, wieviel Jungens Sommer und Winter Wadenstrümpfe trugen. Zu gleichem Zwecke stellte ich mich mitunter mittags am Eingang der Mädchenschulen auf, um zu sehen, wieviel Kinder nach meinen Ideen gekleidet gehen."

Ich möchte hier bemerken, daß sehr zahlreichen Zwangsvorstellungen, vor allem vielen Formen der Berührungsfurcht und Berührungssucht — follie de toucher —, die meist völlig aus der Luft gegriffen erscheinen und früher jeder eigentlichen Erklärung spotteten, letzten Endes im Geschlechtsleben wurzeln. So wandten sich mehrere Personen an mich, denen der übliche Händedruck bei der Begrüßung und Verabschiedung größte Zwangsangst verursachte; während der Unterhaltung mit irgendeinem Menschen beherrschte sie unausgesetzt der Gedanke, wie sie wohl dem peinlichen Händedruck entgehen könnten. Kam es doch dazu, so wuschen und bürsteten sie zu Hause die Hände stundenlang. Die Umgebung nahm übertriebene Ansteckungsfurcht an; in Wirklichkeit aber lag ein sich auf Hände beider Geschlechter erstreckender Fetischhaß vor. Vor einiger Zeit wurde ich von den Eltern eines Mädchens zu Rate gezogen, die wegen tätlicher Beleidigung angeklagt war, weil sie einem mit seiner Frau neben ihr stehenden lungenkranken Manne auf der elektrischen Bahn einen schweren Stoß vor die Brust versetzt hatte, der eine Lungenblutung zur Folge hatte. Das Mädchen, das auf einer Bank in Stellung war, gab folgendes an: Seit der Überfüllung der Verkehrsmittel befände sie sich in permanenter Aufregung. Wenn ein Mann dicht neben ihr stände, so daß sie seinen Körper irgendwo an ihrem spürte, fühle sie sich in wörtlichem Sinne „auf das unangenehmste berührt". Sie hätte die größte Mühe an sich zu halten, um gegen den Mann nicht handgreiflich zu werden. Das Unbehagen, die Qualen wären so groß, daß sie sich habe entschließen müssen, den weiten Weg bis zu ihrem Geschäft zu Fuß zurückzulegen, seit infolge der Kriegsverhältnisse das Gedränge so stark auf den Bahnen zugenommen. Wenn eine Frau neben ihr stände, habe sie diese „abscheulichen Empfindungen" nicht, im Gegenteil hätte sie die bereits öfter als wohltuend empfunden, einen Mann aber zu fühlen, sei unerträglich. Sie glaube gern, daß der kranke Mann, der beim Herausgehen dicht an sie herangedrängt worden sei, unabsichtlich dazu gekommen wäre, aber sie hätte ihm auch e b e n s o u n a b s i c h t l i c h d e n S t o ß v e r s e t z t; er sei ihr als Abwehr ganz von selbst „herausgefahren". Das junge Mädchen, welches kurze Haare trug und auch sonst zweifellos neben einer stark neuropathischen eine virile Komponente besaß, wurde freigesprochen.

Am peinlichsten ist es wohl, wenn diese sexuelle Berührungsfurcht sich auf die Geschlechtsorgane des anderen Geschlechts erstreckt. Ein an sich völlig heterosexueller Mann mußte zur Scheidung schreiten, weil ihm jede Berührung seines Körpers, auch des Penis, mit dem weiblichen Genitalapparat unmöglich war. Er verglich die weibliche Scham mit einer „Kröte, die zu berühren er nicht imstande sei". Auch bei Frauen, und nicht etwa nur bei homosexuellen, kommt ein analoger auf den Phallus gerichteter Fetischhaß vor.

So suchte mich vor einiger Zeit eine überaus verängstigte und verzweifelte Frau auf, die folgendes berichtete: Sie selbst sei 32 Jahre alt, Mutter eines 10jährigen unehelichen Kindes, seit dessen Geburt sie an entzündlichen Vorgängen in den Mutterbändern litte. Vor einem Jahre hatte sich ein 21jähriger Mann in sie verliebt, dessen Drängen nach Verheiratung sie schließlich nachgegeben habe. Seit der Brautnacht quälte er sie, sie solle mit ihrer Hand sein Membrum erfassen, weil es nur so bei ihm zu einer Erektion käme. Dies sei ihr aber unmöglich; sie verweigere ihm nicht den Beischlaf, aber eine B e r ü h r u n g d e s G l i e d e s m i t d e r H a n d e r f ü l l e s i e m i t E n t s e t z e n und unbeschreiblichem Ekelgefühl. Sie lebe in dauernder Angst vor diesem Verlangen ihres Mannes, sei deshalb bereits wiederholt einige Tage von ihm gegangen, so auch jetzt; sie möchte wissen, ob s e i n e B e r ü h r u n g s s u c h t o d e r i h r e B e r ü h r u n g s f u r c h t krankhaft sei. Eine Aufrechterhaltung der Ehe sei ihr unter diesen Bedingungen unmöglich, selbst auf die Gefahr hin, daß ihr Mann seine Drohung wahr machte und sie „umbringe", wenn sie nicht bei ihm bliebe.

Von der fetischistischen Einstellung eines Menschen ist zum größten Teil seine G e s c h m a c k s r i c h t u n g im allgemeinen, seine ganze Welt- und Lebensauffassung, seine Lebensführung abhängig. Ein Mann, der eine große Vorliebe für orientalische Typen und orientalische Kleider hat, wird leicht am Orient, seinen Sitten und Gebräuchen Gefallen finden, dorthin reisen; eine Frau, die am Manne eine gewisse gediegene Gemütlichkeit schätzt, wird sich für die Tracht und Zeit interessieren, die dies besonders zum Ausdruck brachte, die Biedermeierzeit. Ein Mann, der in seinem Fragebogen schreibt, ihm lägen vor allem „große mosaische Damen", wird schwerlich Antisemit sein, während jemand, der mitteilt, ihm sei am Weibe alles Runde, Fette und Dunkle verhaßt, viel eher auf assoziativem Wege dazu gelangen wird. Von den anziehenden Farben und Formen der Körperteile und Kleidungsstücke übertragen sich wohltuende Empfindungen auf alles, was auch nur entfernt damit zu tun hat. Die ganze Erde ist so voll von Symbolen. Ich greife aus vielen Beispielen meiner Erfahrung ein beliebiges heraus: Eine vornehme, alleinstehende Holländerin hatte eine leidenschaftliche Vorliebe für arbeitende Seeleute. Von ihren festen Bewegungen, ihrer breiten Beinstellung, ihren tätowierten Brüsten, von ihrer malerisch schmierigen Schiffertracht, ihren Naturlauten beim Anziehen der Taue, von dem Werfen und Fangen der Ballen beim Ein- und Ausladen, von ihrem Teer- und Tanggeruch strömte ihr ein Magnetismus entgegen, dem sie sich nicht entziehen konnte. Um ihrem Fetischismus zu frönen, lebte sie ausschließlich in Hafenstädten und wohnte in den am Quai gelegenen Hotels. Ihr Bett ließ sie so stellen, daß sie vom frühen Morgen ab die Szenen beobachten konnte, welche sie erotisch erregten. Oft zog sie abends einfache Kleider an und ging in die ganz gewöhnlichen Tanzlokale der Matrosen, die sie für ein Ladenmädchen hielten. Sie tanzte unermüdlich mit den Schiffern, an die sie sich fest anschmiegte; ihre Rolle führte sie mit erstaunlicher Geschicklichkeit durch, ohne es jemals zum Äußersten kommen zu lassen.

Auch in der Berufswahl spielt die erotische Teilanziehung eine größere Rolle, als sich der Mensch selbst dessen bewußt wird. Ein krasses, aber sehr lehrreiches Beispiel gibt E. T. A. Hoffmann in der Novelle: „Das Fräulein von Scuderi", wo er einen der übrigens bei beiden Geschlechtern keineswegs seltenen Fälle von Juwelenfetischismus schildert. Dieser Juwelenfetischist, namens Cardillac, wurde aus Vorliebe für Edelsteine Juwelier. Seine Arbeiten waren berühmt; wer aber bei ihm arbeiten ließ, mußte sehr lange warten und sich bei der Aushändigung Grobheiten gefallen lassen, weil Cardillac sich nicht von den Schmucksachen trennen konnte. Er ging sogar so weit, daß er, von einem Zwang getrieben, seine Kundschaft, nachdem sie ihn mit den Steinen verlassen hatten, nächtlich anfiel und ermordete, um wieder in den Besitz seiner Steine zu gelangen.

Cardillac hält diese Leidenschaft für ererbt und erzählt folgendes: „Weise Männer sprechen viel von den seltsamen Eindrücken, deren Frauen in guter Hoffnung fähig sind, von dem wunderbaren Einfluß solch' lebhaften, willenlosen Eindrucks von außen her auf das Kind. Von meiner Mutter erzählte man mir eine wunderliche Geschichte. Als sie mit mir im ersten Monat schwanger ging, schaute sie mit andern Weibern einem glänzenden Hoffest zu, das im Trianon gegeben wurde. Da fiel ihr Blick auf einen Kavalier in spanischer Kleidung mit einer blitzenden Juwelenkette um den Hals, von der sie die Augen gar nicht mehr abwenden konnte. Ihr ganzes Wesen war Begierde nach den funkelnden Steinen, die ihr ein überirdisches Gut dünkten. Derselbe Kavalier hatte vor mehreren Jahren, als meine Mutter noch nicht verheiratet, ihrer Tugend nachgestellt, war aber mit Abscheu zurückgewiesen worden. Meine Mutter erkannte ihn wieder, aber jetzt war es ihr, als sei er im Glanz der strahlenden Diamanten ein Wesen höherer Art, der Inbegriff aller Schönheit. Der Kavalier bemerkte die sehnsuchtsvollen, feurigen Blicke meiner Mutter. Er glaubte jetzt glücklicher zu sein als vormals. Er wußte sich ihr zu nähern, noch mehr, sie von ihren Bekannten fort an einen einsamen Ort zu locken. Dort schlang er sie brünstig in seine Arme, meine Mutter faßte nach der schönen Kette, aber in demselben Augenblick sank er nieder und riß meine Mutter mit sich zu Boden. Sei es, daß ihn der Schlag plötzlich getroffen, oder aus einer andern Ursache, genug, er war tot. Vergebens war das Mühen meiner Mutter, sich den im Todeskampf erstarrten Armen des Leichnams zu entwinden. Die hohlen Augen, deren Sehkraft erloschen, auf sie gerichtet, wälzte der Tote sich mit ihr auf dem Boden. Ihr gellendes Hilfegeschrei drang endlich bis zu in der Ferne Vorübergehenden, die herbeieilten und sie aus den Armen des gräusigen Liebhabers retteten. Das Entsetzen warf meine Mutter auf ein schweres Krankenlager. Man gab sie und mich verloren, doch sie gesundete und die Entbindung war glücklicher, als man je hätte ahnen können. Aber die Schrecken jenes fürchterlichen Augenblicks hatten mich getroffen. Mein böser Stern war aufgegangen und hatte den Funken hinabgeschossen, der in mir eine der seltsamsten und verderblichsten Leidenschaften entzündete. Schon in der frühesten Kindheit gingen mir glänzende Diamanten, goldenes Geschmeide über alles. Man hielt das für gewöhnliche kindliche Neigung. Aber es zeigte sich anders, denn als Knabe stahl ich Gold und Juwelen, wo ich ihrer habhaft werden konnte. Wie der geübteste Kenner unterschied ich aus Instinkt unechtes Geschmeide von echtem. Nur dieses lockte mich, unechtes sowie geprägtes Gold ließ ich unbeachtet liegen. Den grausamsten Züchtigungen des Vaters mußte die angeborene Begierde weichen. Um nur mit Gold und Edelsteinen hantieren zu können, wandte ich mich zur Goldschmieds-Profession. Ich arbeitete mit Leidenschaft und wurde bald der erste Meister dieser Art. Nun begann eine Periode, in der der angeborene Trieb, so lange niedergedrückt, mit Gewalt empordrang und mit Macht wuchs, alles um sich her wegzehrend. Sowie ich ein Geschmeide gefertigt und abgeliefert, fiel ich in eine Unruhe, in eine Trostlosigkeit, die mir Schlaf, Gesundheit, Lebensmut raubte. Wie ein Gespenst stand Tag und Nacht die Person, für die ich gearbeitet, mir vor Augen, geschmückt mit meinem Geschmeide, und eine Stimme raunte mir in die Ohren: Es ist ja dein — es ist ja dein — nimm es doch — was sollen die Diamanten dem Toten! —, da legte ich mich endlich auf Diebeskünste. Ich hatte Zutritt in den Häusern der Großen, ich nützte schnell die Gelegenheit, kein Schloß widerstand meinem Geschick und bald war der Schmuck, den ich gearbeitet, wieder in meinen Händen. — Aber nun vertrieb selbst das nicht meine Unruhe. Jene unheimliche Stimme ließ sich dennoch vernehmen und höhnte mich und rief: Ho ho, dein Geschmeide trägt ein Toter! Selbst wußte ich nicht, wie es kam, daß ich einen unaussprechlichen Haß auf die warf, denen ich Schmuck gefertigt.

Ja, im tiefsten Innern regte sich eine Mordlust gegen sie vor der ich selbst erbebte."

Wenden wir uns nun der Einstellung des Fetischismus nach den anziehenden Objekten zu, so ist es vor allem ein Unterscheidungsmerkmal, das allen Erforschern dieser Erscheinung ins Auge fiel, und zwar derart, daß es eine Einteilung in zwei nahezu gleich große Gruppen des Fetischismus ermöglicht: Der irritierende Reiz geht entweder von einem Teil des Körpers unmittelbar oder von einem diesen Teil verhüllenden Kleidungsstück aus. In diesem Sinne unterschied schon Krafft-Ebing einen Körperteil-Fetischismus und einen Gegenstands- oder Kleidungsfetischismus. Ich selbst habe in meinen Naturgesetzen der Liebe, je nachdem der Partialreiz ein mit seinem Träger unmittelbar verwachsener oder nur trennbar mit ihm verbundener Teil ist, inhärente und adhärente Partialreize unterschieden. Zwischen diesen beiden Gruppen von Sexualreizen stehen noch die kohärenten, unter denen wir an dem Körper vorgenommene Veränderungen und Verzierungen verstehen, etwa Ringe aus Gold, Silber oder anderen Metallen, die durch Ohren, Nasen oder über Finger gezogen werden, Tätowierungen oder Bemalungen mit Schminke, Puder, Tusche oder Kohle, wie sie ja keineswegs nur bei niederen Völkerschaften üblich sind; selbst Narbenverzierungen der Haut, wie die künstlichen Gesichtseinschnitte südaustralischer Ureinwohner oder die ihnen ähnlichen „Renommierschmisse" deutscher Studenten können eine fetischistische Bedeutung gewinnen.

Ob nun ein Körperteil mehr in seinem natürlichen oder in veränderten oder bekleideten Zustand begehrt wird, hängt zum guten Teil davon ab, wie die Menschen seiner am meisten ansichtig werden. So ist unzweifelhaft die Hand sehr oft, der Handschuh verhältnismäßig selten fetischistisches Sexualobjekt, während gerade umgekehrt der Schuh ungemein häufig, der bloße Fuß dagegen selten diesen irritativen Einfluß ausüben. Schon Krafft-Ebing sah den Grund dafür darin, daß die Hand meist entblößt, der Fuß meist bedeckt gesehen wird. Wir beobachten auch, daß der Neuerscheinung und größeren Verbreitung eines Gegenstandes, wie sie die Mode oder ein Zeitereignis, beispielsweise der Krieg, mit sich bringen, alsbald das Auftauchen vieler Fetischisten entspricht, die nun auf diese ganz neuen Dinge, etwa irgend ein Stück oder Abzeichen der Felduniform, ungemein „scharf" sind. So suchte mich vor kurzem eine Dame auf, für die von dem Verwundetenabzeichen eine hochgradige sexuelle Reizwirkung ausströmte.

Daß der Fetischismus nicht, wie vielfach angenommen wird, bereits immer in früher Jugend vorhanden ist, lehrt die Erfahrungstatsache, daß fast ebenso häufig wie in der Reifezeit eine Sache in vorgerückteren Jahren oder im Alter zum Fetisch wird; so lernen disponierte Personen nicht selten auf Auslandsreisen ihnen bisher gänzlich unbekannte Gebrauchsgegenstände kennen, auf die sie fetischistisch reagieren, beispielsweise wurde ein mir bekannter femininer Mann, der die 50 längst überschritten hatte, auf seiner ersten Reise nach London unbezwinglicher Fetischist auf die kurzen Rohrstöcke, die fast alle englischen Soldaten bei sich zu tragen pflegen. Alle diese Fälle werfen ein bemerkenswertes Schlaglicht auf die Entstehung des Fetischismus, der auf der unterbewußten assoziativen Verarbeitung einer Sinneswahrnehmung gemäß der individuellen Sexualkonstitution beruht. Von einem „accident" kann da keine Rede sein, sondern von einer ganz gesetzmäßigen Wechselwirkung zwischen dem Subjekt und einem bestimmten Objekt.

Einen pathologischen Charakter gewinnt dieser in seiner Grundlage physiologische Vorgang durch zweierlei, einmal durch die fast ausschließliche Konzentration der Vorstellungen auf einen Teil, und zweitens durch einen anderen bedeutsamen Umstand: Die sexuelle Entspannung wird meistens nicht durch den Koitus mit dem Fetischinhaber gesucht und gefunden, es werden vielmehr allerlei Manipulationen am Fetisch selbst begehrt und vollzogen, der gestreichelt, gedrückt, mit Lippe und Zunge berührt, in innigste Verbindung mit dem Körper und schließlich auch mit den Genitalien gebracht wird, bis der Orgasmus meist ohne Kontakt der beiderseitigen Konjunktionswerkzeuge eintritt. Bei reizbareren Personen kommt es oft schon beim bloßen Liebkosen des Fetisch mit der Hand zu Ejakulationen. Durch diese extragenitale Betätigungsweise stellt der große Fetischismus eine der schwerwiegendsten Entspannungsstörungen dar. Eigentümlicherweise bespricht Krafft-Ebing nur den Fetischismus des Mannes für die Reize des Weibes; er ist aber beim Weibe für männliche Reize ebenso verbreitet.

Wenn wir die Unsummen einzelner Fetischismen weiter sichten nach bestimmten Gesichtspunkten, so gelangen wir zu einer Einteilung, die zwar zunächst nicht weniger äußerlich erscheint als die nach Körperteilen und Kleidungsstücken, aber auch ebenso praktisch und gut durchführbar ist wie diese: zu einer Einteilung nach Körperregionen. Hier sind drei Hauptgruppen zu unterscheiden: der Kopf-, Rumpf- und Extremitätenfetischismus.

Kopffetischismus.

Zu den am häufigsten ein fetischistisches Fluidum ausstrahlenden Teilen des Kopfes gehört das Haar. Es handelt sich dabei in erster Linie um einen optischen Fetischismus, doch sind auch der Geruchs- und Tastsinn stark beteiligt, und ein wenig auch der Gehörssinn, der das feine Geräusch leis knisternder Haare lustbetont wahrnimmt. Unter den einzelnen Eigenschaften des Haares gewinnen vor allem die Farbe, Länge und Frisur oft eine fetischistische, nicht selten aber auch eine antifetischistische Bedeutung, ferner übt die lockige oder glatte, weiche oder struppige Beschaffenheit des Haares bald eine übermäßige Attraktion, bald eine starke Aversion aus.

Als Typ eines Fetischisten kann der „Zopfabschneider" angesehen werden, der so hochgradig in einen Bestandteil des weiblichen Körpers von ganz bestimmter Beschaffenheit vernarrt ist, daß er nicht davor zurückschreckt, sich gewaltsam in dessen Besitz zu setzen. Ich hatte Gelegenheit, einen der bekanntesten Zopfabschneider unserer Zeit, den von verschiedenen Koryphäen begutachteten Studenten St. persönlich kennen zu lernen. Er war, wie fast alle Fetischisten höheren Grades, trotz guter intellektueller Fähigkeiten, ein erblich schwer belasteter Psychopath. Als er eines Tages wieder in Hamburg festgenommen wurde, fand man in seiner Wohnung 31 abgeschnittene Zöpfe, alle mit bunten Bändern verziert und mit Tag und Stunde versehen, an denen sie abgeschnitten waren. Aus den Akten der Hamburger Polizeibehörde, von denen Staatsanwalt Wulffen in seinem „Sexualverbrecher" Auszüge bringt, seien einige, diese Anomalie gut veranschaulichende Stellen wiedergegeben:

„Über sein Sexualleben machte St. folgende Angaben, die einen vollen Einblick in den pathologischen Seelenzustand des Zopfabschneiders gewähren. Was eigentlich ihn zum Abschneiden der Haare bewegt hat, sei ihm früher überhaupt nicht klar gewesen. Das Haar allein sei es, was er liebe, nicht auch die Person, der es gehörte. So sei es ihm auch erklärlich, daß er seiner Schwester Haare abgeschnitten habe. Von früh an habe er von Haaren und Zöpfen geträumt. Auch jetzt träume er öfters derartiges. Wann zum ersten Male ein sexuelles Fühlen dabei aufgetreten sei, wisse er nicht; es sei ihm das sexuell zunächst auch nicht bewußt gewesen, als er den Zopf abschnitt. Es sei wohl mehr ein körperliches Drängen gewesen, dem er nachgegeben habe, ohne zu wissen, worum es sich handele. Aufgeklärt über sexuelle Dinge sei er erst durch seinen ersten Prozeß geworden. Mit einem weiblichen Wesen habe er nie geschlechtlich verkehrt, er habe sich entfremdet und abgestoßen gefühlt, sobald er von jemand wußte, daß er mit Weibern Umgang habe. Besonders widerwärtig sei es für ihn gewesen, wenn in zotiger Weise über derartiges gesprochen wurde. Deshalb sei er auch in den Sittlichkeitsverein Ethos eingetreten. Es handelt sich hier um eine ebenso häufige wie bedenkliche Form, sexualpathologische Regungen durch antisexuellen Fanatismus zu überkompensieren. Nach seiner Freisprechung in B., fährt St. fort, hätte er den festen Vorsatz gehabt, seinem unnatürlichen Drange nicht mehr nachzugehen. Ein Jahr sei ihm das gelungen, im Juni 1907 sei er aber wieder rückfällig geworden. Er fürchte, diesem unglücklichen Triebe nicht mehr widerstehen zu können, er wolle jede Hilfe annehmen, von wo auch immer sie komme. Hier in der Anstalt fühle er sich geborgen, zur Ruhe sei er aber noch nicht gekommen. Er frage sich immer wieder, wann in seine ringende Seele Friede einziehen werde. Im Sommersemester

1907 sei er allein in Br. und ganz auf sich angewiesen gewesen. Dort sei es wieder schlechter mit ihm geworden. Er hätte geahnt, daß er bei dem Trubel aus Anlaß eines Festes leicht wieder einige Zöpfe abschneiden könne, das hätte ihn schon Wochen vorher beschäftigt und gequält. Seit Berlin hätte er keine Schere, auch nicht einmal eine Nagelschere im Besitz gehabt. Etwa 14 Tage vor dem Feste sei er zweimal lange vor einem Laden auf und ab gegangen und habe mit sich gekämpft, ob er eine Schere kaufen solle oder nicht; schließlich habe er sich beherrschen können. Einige Tage später habe er sich aber doch eine Schere gekauft, und das sei sein Verderben gewesen, jetzt sei die Erregung immer stärker geworden. Er habe oft die Schere wegwerfen wollen, habe es aber nicht getan, um zu zeigen, daß er auch trotz Schere seinem Zwange nicht nachgebe. Am Festtage sei er *allein durch die Straßen geirrt, habe nur auf Zöpfe und Haare geachtet*, etwaigen Bekannten, die er zufällig traf, sei er absichtlich aus dem Wege gegangen. *Trotz großer Erregung* habe er sich an diesem Tage beherrschen können. Aber am nächsten Tage sei er erlegen. Abends sei eine große Ovation vor dem Schlosse gewesen, dort habe er verschiedene Zöpfe abgeschnitten. Beim ersten sei es ihm nicht völlig gelungen, ihn durchzuschneiden, da er zu dick und üppig war, der zweite sei ihm gleich entfallen. Dann stieß er auf ein größeres Mädchen mit wundervollem gelöstem, auffallend langem Haar, das Haar wallte in wunderbarster Weise bis zu den Knien. Bis zum äußersten war er erregt. Er griff hinein in die Fülle, da zieht das Mädchen ihre ganze Pracht nach vorn über die Schulter. Das sei ein harter Schlag gewesen, und doch habe er sich nicht von der Stelle gerührt, denkend, sie würde das Haar wieder zurücklegen. Als er dann sah, daß es damit doch nichts würde, habe er sich losgerissen und weiter gespäht, doch alle hatten ihr Haar nach vorne genommen. Schließlich riß er einem Mädchen das Haar über die Schulter zurück und schnitt sich eine Locke ab. Gegen Ende der Feier sei er in einer furchtbaren Erregung gewesen, die zum Teil wohl Wut war, daß er das herrliche Haar nicht bekommen hatte. *Durch derartige Schilderungen gegenüber dem Sachverständigen wurde St. sichtlich erregt* und mitgenommen, er klagte denn auch noch am nächsten Tage, daß er, nachdem die Erinnerung wieder einmal geweckt sei, unaufhörlich an den langen dicken Zopf denken müsse. Er sähe den Zopf, wenn er zu Bett liege, aus dem Bett baumeln, könnte nicht einschlafen, bekäme Erektionen, überlege sich: „Kann es überhaupt so lange und so dicke Zöpfe geben?" Er messe an seinem Körper aus, wie lang er wohl sein könnte. Er stelle sich die Trägerin schlafend vor, träte an das Bett derselben, fasse den Zopf, fühle die herrliche Dicke, drücke ihn gegen Mund und Nase, sauge den Duft ein, nähme dann schließlich die Schere und schneide ihn ab. Dann Aufstöhnen und Aufächzen, der Kampf, dem körperlichen Druck nicht nachzugeben, läßt ihn nicht einschlafen; er legt sich auf den Rücken, auf die Seite, alles hilft nichts. Dann kommen in der Dunkelheit von allen Seiten die vielen unendlichen Locken und Zöpfe, die wirklichen sowohl, die er kennt, als die gedachten, und die Erregung wächst, eine furchtbare Unruhe überkommt ihn. Er zwingt sich zur Ruhe, zwingt sich still zu liegen. Umsonst. Die alten Phantasien kommen, die alten Bilder: Das Schloß, die Zopfträgerinnen werden herbeigebracht, ganze Städte werden ausgeraubt, Berlin, Hamburg, Braunschweig, London, Stockholm, und immer nur schöne Zöpfe, vom Schulhof, von der Straße werden sie entführt. *Die Haare werden sorgfältig gekämmt und geflochten, jeder Zopf wird unten und oben durch ein Haarband geschmückt und erhält Vermerk mit Namen und Alter der Trägerin*, über Geburtsort und Haarfarbe der Eltern und darüber, ob das Haar schon einmal abgeschnitten. Es entspricht dies ganz der typischen Art, in der Haarfetischisten ihre Sexualsymbole aufzubewahren pflegen. Manchmal habe St. das Gefühl, als ob das ganze Kopfkissen aus Zöpfen bestehe und auf ihm duftige Locken zerstreut seien. Er vergrabe in diese sein Gesicht, und um Brust, Arme und Gesicht spielten und fächelten Locken. Nachdem er dann durch Onanieren Samenerguß gehabt habe, fühle er sich ganz matt, erst nach und nach könne er dann unter Abklingen der Erregung einschlafen, meist finde er aber erst nach Stunden Schlaf. *Wenn er sein Gesicht in das Haar vergrabe, das ihn reizte, sei oft sofort ein Samenerguß erfolgt.*"

Die hier hervorgehobene Entspannung am Fetisch selbst, losgelöst von der Person, ist es, die in diesem Fall den pathologischen oder „großen" Fetischismus von dem physiologischen unterscheidet. St. wurde sowohl in Berlin als in Hamburg freigesprochen, da neben der hochgradigen sexuellen Triebstörung erhebliche Hemmungsstörungen vorlagen, die seine freie Willensbestimmung im Sinne des § 51 RStrGB. ausschalteten. Mehrere Jahre nach seiner letzten Aburteilung vor einem deutschen Gericht wurde mir eine spanische Zeitung aus Montevideo übersandt, aus der hervorging, daß der unglückliche Mensch in Buenos-Aires wieder seinem Drange unterlegen und daraufhin in eine Irrenanstalt überführt sei.

Der Artikel mit dem vollständigen fachärztlichen Gutachten der argentinischen Kollegen im „Diario del Plata" vom 28. September 1912 enthält so viel bemerkenswerte Einzelheiten, daß ich eine deutsche Übersetzung von ihm wiedergeben möchte: „Der Polizeichef von Buenos-Aires hat heute Nachmittag bestimmt, daß der deutsche Ingenieur R. S. in der Irrenanstalt interniert werden soll, in Übereinstimmung mit dem, was in dem Bericht der Psychiater, die ihn in einer Anstalt beobachteten, empfohlen wurde. Wie man sich erinnern wird, hatte S., als er sich in einem Straßenbahnwagen in der Straße „Santa Fé" nahe am Platze „Italia" befand, der Tochter eines in Argentinien akkreditierten Gesandten den Zopf abgeschnitten. Er floh sofort, wurde aber bald darauf auf Verlangen des Bruders der jungen Dame festgehalten. Die Merkmale der Krankheitserscheinung des S. werden sich am besten aus dem schon erwähnten Sachverständigen-Bericht beurteilen lassen, den wir nachstehend wiedergeben. Das Urteil der argentinischen Psychiater lautet wie folgt:

„Unter den vielen Personen, die der Irrenanstalt zur Beobachtung übergeben werden, gibt es wenige, die ein so großes Interesse gewähren, wie der genannte R. S. — Die Wichtigkeit der Symptome der Krankheit beruht nicht auf ihrer Seltenheit, oder der Ungewöhnlichkeit ihrer Wahrnehmung, sondern in dem Umstande, daß es sehr selten vorkommt, unter den der ärztlichen Beobachtung unterstellten Fällen auf einen Kranken zu stoßen, der so wie dieser seine eigene Entartung kennt, sich ihr dennoch ohne Rückhalt hingibt, und zugleich gar keine Schwierigkeiten macht, sich einer langen und strengen Beobachtung und Behandlung zu unterwerfen, wie sie dieser Fall erfordert.

In einem interessanten Schriftstück, welches in der Anstalt aufbewahrt wird, berichtet genannter S., daß, noch bevor er das Alter von 10 Jahren erreicht hatte, seine Aufmerksamkeit durch Zöpfe von Frauenhaar erregt wurde, und zwar war es durch die Zöpfe seiner eigenen Schwestern. Dasselbe Dokument läßt erkennen, wie sehr er moralisch darunter gelitten hat, die tiefe Beschämung, die er erduldete, und die Anstrengungen, die von ihm und seiner Familie gemacht wurden bei verschiedenen vorgekommenen Gelegenheiten, um seine Neigungen und Triebe zu unterdrücken.

R. S. ist Deutscher, im Alter von 29 Jahren, und hat das Ingenieur-Diplom einer Universität seines Landes. Er ist ein intelligenter Mann, ordentlich in seinen Gewohnheiten, verständig und sympathisch in seinem Äußeren. Er kennt seinen Zustand, die Naturanlage seiner Verirrungen und ihre Bedeutung, und ist vollkommen mit allen Maßnahmen einverstanden, die die Ärzte bezüglich seiner Behandlung getroffen haben.

S. ist in der Irrenanstalt interniert worden auf Grund des Deliktes, dem Fräulein G. M. den Zopf abgeschnitten zu haben. Wir geben nachstehend einige Abschnitte seiner Autobiographie wieder, die besser als unsere Versuche einer Auslegung ein anschauliches Bild über seine ersten Impulse geben werden, über die Unwiderstehlichkeit seiner Neigung, über seine Konflikte mit der Polizei, wie über die Entwicklung und die Eigentümlichkeiten seiner Krankheit, ihre unausbleiblichen Folgen, und die Heilungsversuche.

S. sagt: „Es fällt mir außerordentlich schwer, dies niederzuschreiben, und ich leide sehr unter der Scham über meine Verirrung und dem Schimpf, den sie auf mich ladet.

Ich war im Alter von etwa 15—17 Jahren, als ich zum ersten Male Frauenhaar abschnitt, und zwar war es das Haar meiner Schwester. Meine Mutter und meine Schwester erfuhren, daß ich es getan hatte, doch legten sie der Sache keine Bedeutung bei. Schon als Kind folgte ich den Mädchen, die lange Zöpfe trugen, oft lange Zeit durch die Straßen, immer in Furcht, daß sie erraten könnten, warum ich ihnen folgte. Ich studierte in Berlin an der technischen Hochschule, und hier war es, wo ich zum erstenmal verhaftet wurde, nachdem ich einigen Mädchen das Haar abgeschnitten hatte. Meine Familie brachte mich zuerst nach der „Maison de Santé", einem in der Nähe von Berlin befindlichen Hospiz, und dann nach dem Sanatorium Buchheide des Doktors Colla, in der Nähe von Stettin, welcher Versuche machte, mich durch Hypnose zu kurieren, doch ohne irgend einen Erfolg zu haben. Darauf setzte ich meine Studien an der technischen Hochschule in Braunschweig fort. Dann wurde ich während eines Aufenthaltes in Hamburg zum zweiten Male verhaftet, nachdem ich wieder einigen jungen Mädchen das Haar abgeschnitten hatte. Nun wurde ich nach der Hamburger Anstalt „Friedrichsberg" gebracht, und dann nach dem in der Nähe von Berlin befindlichen „Kurhaus Westend", wo man mich mit Bädern, Abreibungen und gymnastischen Übungen behandelte. Nachher ging ich in Begleitung meiner Mutter nach Braunschweig zurück und blieb dort, bis ich im Sommer des Jahres 1910 mein letztes Examen als Ingenieur bestanden hatte; nachdem ich noch einige Zeit als Assistent eines Professors jener Schule gearbeitet hatte, begab ich mich nach der südamerikanischen Republik Argentinien."

Das Phänomen seiner sexuellen Verirrung beschreibt S. selbst: „N a c h d e m i c h d a s H a a r a b g e s c h n i t t e n h a b e, g e h e i c h n a c h m e i n e m H a u s e u n d k ü s s e d a f o r t u n d f o r t d a s r e i z e n d e H a a r, i c h d r ü c k e e s a n m e i n e W a n g e n u n d N a s e, u n d s c h l ü r f e d e n k ö s t l i c h e n D u f t d e s H a a r e s e i n." Es genügt, dieses Selbstbekenntnis des S. zu lesen, um zu verstehen, daß es sich um einen Fall von erotischem Fetischismus handelt. — Darf man nun alle solche Fälle von Fetischismus als eine Abnormität betrachten? Sicher nicht! In einem geringen Grade, mit Mäßigkeit geübt, bildet die Vergötterung der Hand, des Fußes, des Haares oder der Stimme nur eine ganz spezielle, symbolische Form unserer Liebe, die ihr Ideal nur auf ein bestimmtes Element, einen Teil der menschlichen Schönheit beschränkt, und dasselbe dürfen wir von der Gewohnheit sagen, die von der geliebten Person gebrauchten Gegenstände abgöttisch zu lieben. Die Psychiatrie erkennt den Liebenden dieses Recht zu, bei Gefahr allen Menschen pathologische Stigmata zuzuschreiben, und sie dringt auch nicht weiter in das Gebiet der Gewohnheit ein, persönliche Andenken und intime Gegenstände aufzubewahren, was als eine übertriebene Sentimentalität bezeichnet werden darf, wenn einem Taschentuche oder einem Bilde der ganze r e p r ä s e n t a t i v e W e r t des geliebten Wesens beigemessen wird.

Neben dieser Vergötterung, deren fundamentale Ursache doch immerhin die Person selbst bildet, existiert noch ein pathologischer Fetischismus, der mit Normalität unvereinbar ist und bei welchem der Person nur eine sekundäre Bedeutung beigemessen wird, oder die dabei oft gar keine Rolle spielt. Im ersten Falle wirkt die Anziehung teilweise oder ausschließlich durch einen bestimmten Körperteil der geliebten Person, der gewissermaßen ein Monopol bildet in der Darstellung des ganzen Körpers. Im anderen Falle ist es die Liebe zu einem bloßen Gegenstande, der der geliebten Person angehört, wie z. B. der Fall der Schuhe der Celestina, den Mirbeau beschreibt. Tanzi unterscheidet diese beiden letzteren Formen des Fetischismus in paraphysiologischen und antiphysiologischen Fetischismus, und nennt diese letztere Liebe außerkörperlich (e x t r a t e r r i t o r i a l), eine das Gebiet des Körpers verlassende Liebe, die er als die extremste Form von abgöttischer Liebe bezeichnet, die die Wissenschaft kennt. Nach dieser Klassifikation könnten wir also den uns vorliegenden Fall folgendermaßen diagnostizieren: S t. ist ein erblich belasteter Degenerierter, dessen Verirrung (desequilibrio) als paraphysiologischer Fetischismus vorgerückten Grades sich kundgibt (fetischismo parafisiologico avanzado). Nach dieser Diagnose erübrigt nun noch, über die Behandlungsweise des Herrn St. sich auszulassen. Wir halten uns für berechtigt, seine Internierung zu fordern. Es ist unleugbar, daß die sexuelle Perversität des Herrn St. mit einer ganz hervorragenden Intelligenz zusammengeht, nichtsdestoweniger macht sie ihn ungeeignet zu einem brauchbaren Gliede der Gesellschaft, da er außerstande ist, seine Neigung zu beherrschen. Diese Widerstandslosigkeit seiner Neigung gegenüber, die er als unbesiegbar bezeichnet, hat seinen Namen, seine Karriere und seine Position vernichtet und hatte 20 Verfehlungen gezeitigt bis zu dem Momente seiner Inhaftierung, die erfolgte, nachdem er den 21. Zopf abgeschnitten hatte. Seine Anfälle neigen also ganz evident zu Wiederholungen und machen einen intelligenten Mann unbrauchbar für das Leben. Nur die Absperrung und eine vorsichtige ärztliche Behandlung können ihn der Gesellschaft wiedergeben, oder wenigstens den gegenwärtigen Zustand seiner Perversität verbessern. In diesem Sinne und in Übereinstimmung mit seinen eigenen Wünschen empfehlen wir die Internierung des Herrn St. im Hospicio de las Mercedes."

Man hat anläßlich dieses und ähnlicher Fälle die Frage aufgeworfen, ob sich der Zopfabschneider objektiv eines Diebstahls, einer Sachbeschädigung, der Körperverletzung oder Beleidigung schuldig macht. Der bedeutende Kriminalist Wulffen verneint den Diebstahl und die Sachbeschädigung, da der Zopf als Körperteil keine „fremde bewegliche Sache", überhaupt keine „fremde Sache" im Sinne der betreffenden Gesetzesbestimmung sei, er bejaht hingegen die Beleidigung und auch die Körperverletzung, und zwar als eine im Sinne des § 223 a StGB. mittels gefährlichen Werkzeugs verübte, da der Zopf mit einem Messer oder einer Schere abgschnitten wird.

Die Frisur nimmt nicht nur in Zopfform, sondern auch sonst als Fetisch im Liebesleben einen sehr beträchtlichen Raum ein; besonders gilt dies vom Scheitel. Vor vielen Jahren suchte mich einmal eine ältere Dame auf, die seit Erwachen ihres Geschlechtstriebes lediglich durch den Scheitel in der Mitte in erotische Wallungen versetzt wurde; trotz des daraus gezogenen Lustgewinns empfand sie den sich immer wieder einstellenden Gedanken daran als eine sie peinigende Zwangsvorstellung, deren sie sich schämte.

Auf viele Prostituierte, aber keinesfalls nur auf diese, übt das mit Pomade fest an die Stirn angeklebte Haar, die sogenannte „Schmalztolle" einen großen Reiz aus. In Verbindung mit dem „kessen Rundschnitt", wie man in diesen Kreisen den hochausrasierten Nacken bezeichnet, bildete er lange in allen Großstädten ein starkes erotisches Lockmittel, dessen sich Zuhälter, Apachen und andere Deklassierte bedienen. Ganz dieselbe Anziehungskraft übt auf eine andere weibliche Gruppe, zu der viele der sogenannten „Backfische" gehören, die „Künstlertolle" aus. Manche Männer legen sich Sammlungen von Nackenhaaren weiblicher Personen an, denen sie in ihrem Leben erotisch nahegestanden haben. Nicht selten rühren diese „Haarsträußchen" auch von Schamhaaren her. Kurzgeschnittenes Haar bei Frauen, die als Tituskopf oder Pagenkopf bezeichnete Haartracht, wirkt auf einige Personen, und zwar auf Männer mit femininem Einschlag, ebenso aber auch auf gewisse homosexuelle Frauen fetischistisch, auf andere Individualitäten jedoch, und zwar die größere Menschenzahl, antierotisch. Falsche Haare sind oft ein Objekt des Fetischhasses, und zwar in solchem Grade, daß sie zu einem erheblichen Ehehindernis werden können. In einem Eheanfechtungsprozeß, in dem ich gutachtlich gehört wurde, gab der Mann an, daß seine junge Gattin nach der Hochzeit plötzlich ihre pompöse Frisur abnahm, an deren Schönheit er sich als Bräutigam besonders erfreut hatte. Sie sei fast kahlköpfig in das Ehebett gestiegen und hätte er sich, da er keine Ahnung hatte, daß sie eine Perücke trug, erschreckt und entsetzt von ihrem Anblick abgewandt. Sein vorher erigiertes Membrum sei sofort zusammengeschrumpft und jede sexuelle Verkehrsmöglichkeit von da ab ausgeschlossen gewesen. Er focht, und zwar mit Erfolg, die Gültigkeit der Ehe wegen Verschweigens der falschen Haare als eines wichtigen Umstandes an.

Eine ungemein selektive Bedeutung hat die Haarfarbe, bald sind es recht helle, blonde, bald tiefschwarze, bald kastanienbraune Haare, die irritativ, sei es attraktiv oder negativ, wirken. Ein Mann meiner Praxis, galizischer Kaufmann, war von einem sadistischen Haß gegenüber roten Haaren erfüllt. Gleichwohl heiratete er schließlich eine Frau mit „knallrotem" Haar. Zu seiner Rechtfertigung gab er zwei Gründe an: Er hätte geglaubt, durch die eheliche Gewöhnung würde er sich seine Abneigung „abgewöhnen" können, außerdem sei seine Frau so vermögend gewesen, daß er um dieses Vorzugs willen das körperliche Defizit in den Kauf genommen hätte, zumal alle, die er gefragt habe, das feurige Haar eher schön als häßlich gefunden hätten. Um seinen Ekel hypnotisch heilen zu lassen, suchte er mich auf. Ich schlug zunächst der Frau vor, ihr Haar färben zu lassen. Sie lehnte dies energisch ab. Den Widerwillen ihres Mannes faßte sie als persönliche Beleidigung, bestenfalls als eine Marotte auf, die er, „wenn er sie wirklich liebte, aufgeben müsse"; ähnliche Gedankengänge kommen bei der Unkenntnis und Unterschätzung fetischistischer Zwangszustände im Publikum nur allzu häufig vor. — Die Ehe wurde getrennt. Selbst graumelierte und weiße Haare kommen als Fetischismen in Frage. Ich hatte einen Patienten, der seiner Gattin beim Koitus eine weiße Perücke aufsetzte. Die Mode bepuderter und weißhaariger Perücken dürfte, wie in ihrem Ursprung die meisten Moden, nicht ohne fetischistischen Beigeschmack entstanden sein.

Fast ebenso intensiv wie das weibliche Kopfhaar auf den Mann wirkt das männliche Barthaar auf das Weib, namentlich nimmt „ein schöner Schnurrbart" oft den Charakter einer überwertigen Idee an, wobei der optische Eindruck durch den taktilen, die Tastwirkung nicht unwesentlich erhöht wird. Der kurzgeschnittene Schnurrbart, die sogenannte „Bürste", ist gleichfalls ein ziemlich verbreiteter Fetisch, ebenso der Bartflaum, und zwar dieser nicht nur im männlichen, sondern auch im weiblichen Gesicht. Fast für jede Barttracht finden sich Liebhaberinnen, verhältnismäßig noch am wenigsten für den Vollbart, der dagegen als Antifetisch eine nicht geringe Rolle spielt.

Ein ganz seltener Fall, den auch Krafft-Ebing anführt, ist der eines Mannes, der auf Frauen mit Vollbärten eingestellt war. Als seine erste Gattin, eine bekannte Bartdame, verstorben war, ruhte er nicht eher, bis er wieder ein Weib mit stattlichem Vollbart sein eigen nannte. Liegt hier zweifellos eine Rarität vor, so ist der umgekehrte Fall, die Liebe von Frauen zu Männern mit weiblichem, also negativem Gesichtshaartypus, eine um so häufigere Erscheinung. Die Mode männlicher Bartlosigkeit stimmt mit der großen Verbreitung dieses Fetischismus überein, in dem man nicht ohne guten Grund ein Anzeichen dafür hat erblicken wollen, daß die beiden Geschlechter sich nicht nur in physiognomischer, sondern auch in psychologischer Hinsicht einander näher gekommen sind. Sicherlich ist *die jeweils vorherrschende Barttracht als Gradmesser für die Geschlechtsakzentuierung eines Zeitalters von einer nicht zu unterschätzenden Bedeutung.*

Ein Fetisch, der infolge Pigmentkorrespondenz häufig mit dem Haarfetischismus parallel läuft und sich mit ihm zu einer Einheit verbindet, ist das Auge. Der zwischen beiden bestehende Zusammenhang ergibt sich daraus, daß blonde Haare gewöhnlich zusammen mit blauen Augen vorkommen und ebenso auch die braune und schwarze Farbe des Kopfhaares und der Iris übereinzustimmen pflegen. Dunkle Augen bei hellem Haar oder eine blaue Regenbogenhaut bei schwarzem Haarschmuck gelten infolge ihrer Seltenheit als besonderer Reiz, der aber grade deswegen gelegentlich stark fetischistisch wirkt. Personen, für die das Auge *ohne jede* erotische Bedeutung ist, gibt es auch, sie sind aber Ausnahmen und werden an Zahl weit von solchen übertroffen, für welche das Auge nicht nur als Spiegel der Seele stark anziehend wirkt, sondern eine weit darüber hinausgehende fetischistische Bedeutung gewinnt. Es kommt dabei nicht nur auf die Augenfarbe an, sondern auf jede einzelne Eigenschaft des Auges, die Größe der Pupillen, auf den von der Absonderung der Tränendrüsen abhängigen Glanz und Schimmer des Auges, auf die Wimper und Augenbrauen, so sind zusammengewachsene Augenbrauen oft ein Fetisch, oft aber auch ein Antifetisch — endlich auch auf die Augenlider, die Lidspalte und die Form des ganzen Auges. Welche *subjektiven* Täuschungen hier der Fetischzauber herbeiführen kann, zeigte mir vor einiger Zeit eine Antwort, welche ein Mann, der in Erpresserhände geraten war, auf Vorbehalt als Zeuge vor Gericht gab: „Wie konnte ich glauben," meinte er, „daß ein Mensch mit so guten, treuherzig blauen Augen so schlecht sein kann." Ein unwiderstehlicher Fetisch sind für manche Männer die Tränen der Frauen. Sogar Augenfehler, wie Flecken auf der Hornhaut, verzerrte oder ungewöhnlich enge oder weite Sehlöcher, Glotzaugen, hochgradige Kurzsichtigkeit, ja selbst Blindheit können als Fetisch auftreten. So suchte mich kürzlich ein 24jähriger Kriegsblinder mit einem 19jährigen, ungewöhnlich schönen Mädchen auf, das sich in ihn verliebt und eine bevorstehende Verlobung mit einem wohlhabenden älteren Manne gelöst hatte. Das Mädchen gab an, daß Blinde in ihrer eigenartigen Hilflosigkeit sie von jeher besonders gefesselt hätten. Die stille mutige Art, wie sie ihr Unglück zu überwinden suchen, hätte „so etwas unendlich Rührendes". Dieser junge, tapfere Blinde — er war von Beruf Musiker — sei ihr ein und alles. Wenn die Eltern auf ihrem Plan, die Verbindung zu trennen, bestehen würden, seien sie entschlossen, ihr Leben gemeinsam zu beschließen. Sie suchten mich mit dem Ersuchen auf, die Eltern von der Unlöslichkeit ihres Bundes zu überzeugen, dessen Folge sich übrigens bereits durch eine dreimonatliche Gravidität bemerkbar machte.

Im Vergleich zum Augenfetischisten ist der Nasenfetischist selten, jedenfalls ist er bei weitem nicht so verbreitet, wie man nach der Lage des oft so herausfordernd hervorspringenden „Gesichtserkers" annehmen sollte. Bei der fetischistischen Vorliebe für große Nasen ist manchmal ein mehr oder weniger unbewußter Phalluskult im Spiel, indem eine alte Volksvorstellung, die freilich wie viele keineswegs organisch begründet ist, dahin geht, daß die Größe der Nase für die des männlichen Gliedes bezeichnend ist; ein alter Spruch der Folklore lautet dementsprechend: „An der Nase des Mannes erkennt man den Johannes, am Munde des Weibes den Spalt ihres Leibes." Von erheblicher fetischistischer Reizwirkung ist neben ihrer Größe die Nasenform, wie die griechische, die Haken- und Adlernase, das „Stupsnäschen". Einen besonderen Fetisch bilden auch die Nasenlöcher und Nasenflügel. In Berlin gab es einen Mann, der den Beinamen „Nasenpaula" führte; um seine Nasenlöcher zu erweitern, stopfte er sich nachts die Nasenöffnungen aus oder versah sie mit Klammern; dieser Mann war auch bei anderen auf große Nasenlöcher versessen, auf die er mehr achtete, als auf jeden anderen Körperteil. Krafft-Ebing zitiert den Fall eines 34jährigen Gymnasiallehrers, der „den Sitz der weiblichen Geschlechtsorgane in die Nasenlöcher verlegte". Um diese Vorstellung drehte sich seine sehr lebhafte sexuelle Begierde. Er entwirft Zeichnungen von Frauenköpfen mit Nasenlöchern, die so weit sind, daß sie die immissio penis ermöglichen. Eines Tages erblickt er in einem Omnibus ein Mädchen, dessen Nase sich seinem Ideale näherte; er folgte der Person in ihre Wohnung, hält sogleich um ihre Hand an, wird abgewiesen und dringt immer wieder ein, bis er verhaftet wird. Geschlechtlichen Umgang hatte der Mann niemals gehabt.

Auch die Farbe der Nase, die rote und blaue, die Nasenabsonderung, der Nasengeruch, selbst die Ozaena wirken bald fetischistisch, bald antifetischistisch.

Fälle von Mundfetischismus führt bereits Krafft-Ebing an, einer der von ihm beschriebenen trat später in meine Behandlung. Er betrifft einen Juristen, dessen ausschließliche sexuelle Betätigung usque ad eiaculationem in Aneinanderdrücken der Lippen alias Küssen bestand. Aufgeworfene, wulstige Lippen zogen ihn derart an, daß sie, gleichviel ob beim weiblichen oder männlichen Geschlecht, fast den ausschließlichen Inhalt seiner geschlechtlichen Begierde bildeten; nur bei farbigen Rassen, namentlich dort, wo sie als Rassenmerkmal auftreten, ließen sie ihn kalt. Eine fast noch höhere Bedeutung als die Form und Farbe der Ober- und Unterlippe kommt der zwischen den Lippen sichtbaren Zahnreihe zu, deren physiologische Attraktionskraft sich unter pathologischen Verhältnissen bis zum hochgradigsten Fetischismus steigern kann. Am Mundfetischismus nehmen sämtliche Sinnesorgane teil. Wie sich das Auge an der Form und Farbenspiel von Lippen und Zähnen ergötzt, so erfreut sich das Ohr an dem Laut der Küsse und das Gefühl an der wechselseitigen Berührung der zarten mit zahllosen Tastkörperchen versehenen Schleimhäute. Aber auch der Geruchs- und Geschmackssinn sind nicht unbeteiligt. So wirkt auf manche Frauen der Tabakduft, ja sogar die alkoholische Ausdünstung des männlichen Mundes sinnverwirrend, nicht selten freilich auch antifetischistisch ein. Von großer fetischistischer Bedeutung sind die Mundbewegungen, wie der schmollende Mund („das Maulen"), der sprechende, singende, kauende und vor allem der lächelnde und lachende Mund. Dem melodischen Lachen eines Weibes („ihres Lächelns holdem Zauber") sind viele Männer widerstandslos erlegen.

Es würde den uns zur Verfügung stehenden Raum weit überschreiten, wenn wir, um vollständig zu sein, von einem Körperteilchen zum andern gehend, alle Fetischreize der ganzen menschlichen Körperoberfläche durchnehmen würden. Wir müssen uns daher in der Folge beschränken, die einzelnen Fetischstellen kurz hintereinander aufzuzählen und wollen nur gelegentlich durch ein typisches Beispiel den besonderen Fetischismus näher veranschaulichen.

Im Gesicht ist außer den bisher erwähnten Fetischismen noch anzuführen: der Ohrenfetischismus. Fetischistisch wirken hier die Ohrform, die Ohrfarbe, bald dicke, fleischige, bald dünne, zarte Ohren, ferner große, abstehende, sowie vor allem kleine Ohren; ferner auch angewachsene Ohrläppchen, Knötchen im Ohrrand, bewegliche Ohren, sowie Einstiche für Ohrringe. Ich hatte einen Fall, in dem jemand an der Zwangsvorstellung litt, die Ohren weiblicher Personen zu ergreifen, an der Ohrmuschel zu ziehen, zu spielen und den Finger in ihren äußeren Gehörgang zu führen. Patient war durch Ausführung dieser ihn zwangsmäßig beherrschenden Hantierungen wiederholt in Ungelegenheiten gekommen. Die Ohröffnung gehört, ähnlich wie die Mund- und Nasenöffnung, für manche Fetischisten zu den sexuell erregenden Löchern der Körperoberfläche.

Es folgt der Kinn- und Wangenfetischismus. Auch hier kommt vor allem die Form in Frage, das runde, starke, breite Kinn, die Pausbacken und hohlen Wangen, ferner der Teint, die roten Bauernbacken, die bleichen Wangen, auch die abgezirkelte Gesichtsröte der Schwindsüchtigen, die „Kirchhofsrosen", wie sie im Volksmunde heißen, findet ihre schwärmerischen Verehrer. Eines der hauptsächlichsten Fetische dieser Körperpartie aber sind die auf örtlichem Fettmangel beruhenden Grübchen, sowohl die Wangengrübchen, als das Grübchen im Kinn. Die Mehrzahl der Grübchenfetischisten sind physiologischer Art, es gibt aber auch solche, die in pathologischer Weise völlig von ihrer Leidenschaft beherrscht werden. Es ist bezeichnend, daß bei den Griechen die Bezeichnung für eine andere grübchenhafte Hauteinsenkung, nämlich die mediale Nasolabialrinne φίλτρον lautet, was nichts anderes als Liebeszauber bedeutet.

Einige Worte auch über die fetischistische Bedeutung der Gesichtssekrete: Das Sekret der Tränendrüsen ist oft von stark fetischistischer Wirksamkeit. Es gibt Männer, und zwar keineswegs nur sadistische, die Frauen absichtlich zum Weinen bringen, um aus dem Anblick ihrer Tränen Lust zu schöpfen. Die Flüssigkeiten der Mundhöhle dagegen wirkt häufiger antifetischistisch als fetischistisch. Doch kommen zweifelsohne auch Speichelfetischisten vor, die den heftigen Drang haben, sich von geliebten Personen in den Mund speien zu lassen. In mehreren Fällen meiner Beobachtung wurden Frauen von Männern, die „kräftig spuckten", angezogen. Überwiegend antitropisch wirken die Absonderungen des Gehörgangs und der Nasengänge, immerhin kann eine übermäßige Leidenschaft auch hier dazu führen, daß im Sinne eines Antifetisch-Fetischismus etwas, was im Grunde abstößt, anzieht.

Rumpffetischismus.

Die drei fetischistischen Reizstellen von stärkster Wirksamkeit am Rumpf sind Brüste, Hüften und Genitalien. Aber auch von diesen Hauptregionen abgesehen ist der Rumpf fast ebenso reich an Fetischismen wie das Gesicht. Im einzelnen hervorzuheben wäre: der Halsfetischismus; sowohl der kurze, dicke, als der lange „Schwanenhals“ haben fetischistische Anhänger; ebenso der freie Hals beispielsweise bei Matrosen und vor allem bei dem weiblichen „Dekolleté“. Ich hatte einen Patienten, einen Lehrer, der die Neigung hatte, seine Hand in den Halsausschnitt von Mädchen gleiten zu lassen, die Matrosenkleider trugen. Er zog sich infolge dieses stark zwangsmäßigen Triebes schließlich eine Anklage wegen tätlicher Beleidigung zu. Ein anderer Patient von mir wurde von der Stelle des siebenten Halswirbels fasziniert. Dieser Hauterhöhung wandten sich seine Blicke zu, wo er ihrer nur immer ansichtig werden konnte. Die seltsame Vorliebe verliert etwas an Sonderbarkeit, wenn man in Betracht zieht, daß allen Vorwölbungen und Einsenkungen der Körperoberfläche ein besonderer erotischer Magnetismus innezuwohnen scheint. So ist es an der Vorderseite des Halses der Adamsapfel, von dem vielfach eine ganz erhebliche Anziehungskraft ausgeht. Stärker allerdings noch wie die Struktur fesselt die Funktion dieses Organs, „das Organ“ — wohl der einzige Fall, in dem dieses Wort nicht im anatomischen, sondern zugleich im physiologischen Sinne gebraucht wird — die Stimme. Die Zahl der Stimmfetischisten ist ungemein groß. Viele überflüssige Telephongespräche beruhen lediglich auf akustischem Fetischhunger. Wenn Alexander Dumas in seiner Novelle: „la maison du vent“ eine Frau schildert, die ihrem Mann die Treue bricht, weil sie der Stimme eines Tenors unrettbar verfallen ist, und Binet angibt, daß so manche Heiraten, welche mit Sängerinnen geschlossen wurden, auf den Fetischzauber ihrer Stimme zurückzuführen sind, so deckt sich dies völlig mit den sexualwissenschaftlichen Forschungsergebnissen neuerer Zeit.

Vom Kehlkopf gelangen wir über die „runden“ Schultern des Weibes und den „starken“ Nacken des Mannes zu den Brüsten beider Geschlechter. Hier kommt für viele Frauen in erster Linie die behaarte Männerbrust in Betracht, umgekehrt für zahlreiche Männer als einer der heftigsten Fetischreize der als sekundärer Geschlechtscharakter an Wucht alle anderen Geschlechtszeichen überragende weibliche Busen mit allen seinen Einzelheiten, der erektilen Brustwarze, dem bald mehr braun gefärbten, bald mehr rosigen Warzenhof samt den Montgomeryschen Drüsen. Selbst die feinen Brusthärchen lösen noch fetischistische Lustgefühle aus. So überaus attraktiv die weiblichen Brüste die Sinne des Mannes, vor allem seine Seh- und Tastnerven beeinflussen können, so kommt aber doch gelegentlich auch eine antitropische Aversion vor, wie der oben beschriebene Fall von Fetischhaß eines Arztes gegen die weiblichen Brüste beweist.

Hängebrüste sind, ebenso wie Hängebauch und Doppelkinn, meist wie alles hypertrophisch Abnormale von antifetischistischer, gelegentlich aber auch von fetischistischer Wirkung. Eine spezifische Verkehrsform der Brustfetischisten ist der zwischen den aneinandergedrückten Brustdrüsenkörpern ausgeführte Coitus intermammalis. Für die Region zwischen Brustkasten und Beckengürtel an jeder einzelnen Partie, namentlich für die Gegend der „Taille", gibt es gleichfalls viele Fetischisten. Einen antifetischistischen Reiz übt manchmal der Nabel aus. Ich hatte in meiner Praxis mehrere Fälle, in denen der Anblick des weiblichen Nabels bei Männern Übelkeit bis zum Erbrechen verursachte. Vielfach wird ein starker Leib zum Fetisch sowohl beim Weibe als beim Manne. Daß auf dem Gebiet des Fetischismus das, was wirklich vorkommt, alles, was man sich vorstellt, weit übertrifft, zeigt, daß selbst von den Darmgasen attraktive Wirkungen ausgehen können. So sah ich in einem Montmartrelokal in Paris ein Mädchen auftreten, die sich la femme pétomane nannte und ihr zahlreiches Auditorium dadurch teils erheiterte, teils erregte, daß sie von Zeit zu Zeit unter witzigen Bemerkungen Flatus von verschiedener Stärke und Länge produzierte. Diejenigen, welche ihrem Olfactorius mehr Lust verschaffen wollten, saßen in den vorderen, die sich mit dem akustischen Reiz begnügten, in den anderen Reihen.

Der Hüftfetischismus ist weit verbreitet, und zwar sind es sowohl sehr breite, als sehr schmale Hüften, die in Verbindung mit einem entsprechenden stark oder schwach entwickelten Gesäß Männer anziehen, die ihrerseits metatropisch oder feminin veranlagt sind, während Hüften von mittlerem Umfang den sogenannten normalen Mann am meisten zu reizen scheinen. Eine gewisse Rolle spielt auch das besonders im Orient und bei wilden afrikanischen Völkerschaften häufig vorkommende übermäßig ausgebildete Hinterteil, der Fettsteiß oder die Steatopygie, die den Eindruck einer natürlichen „Tournüre" (eines „cul de Paris") macht, sehr verschieden freilich von dem Ideal, das sich die hellenischen Bildhauer von der schönhintrigen Liebesgöttin, der „Venus kallipygos" bildeten.

Über dem Gesäß wirken die Rückengrübchen des Weibes — man findet sie nicht selten auch bei femininen Männern — als fetischistische Reizstellen; sie werden von manchen den Gesichtsgrübchen als ästhetisch gleichwertig an die Seite gestellt. Im übrigen ist es am Rücken hauptsächlich noch die Einsenkung zwischen den Schulterblättern, auf die einige Fetischisten versessen sind. Nicht ohne Bedeutung ist auch die Rückenform als Ganzes mit den ihr eigenen „Verbeugungen", welcher manche erhebliche Beachtung schenken; sogar der krumme Rücken, der Buckel, hat seine Liebhaber und Verehrerinnen.

Wir kommen zum Genitalfetischismus. Natürlich ist darunter nicht der zum genitalen Endeffekt führende Treppenreflex zu verstehen, das ganz normale Drängen zu den Geschlechtsorganen als Sexualziel, sondern die primäre und nahezu ausschließliche Fesselung an den männlichen oder weiblichen Genitalapparat. Von einigen, wie Krafft-Ebing, wird ein derartiger Genitalfetischismus für sehr selten gehalten, ja sein Vorkommen nahezu in Abrede gestellt, andere, wie Bloch und Hirth, sind entgegengesetzter Ansicht, und Weininger geht sogar soweit, zu behaupten: Der Mann existiert für das Weib nur als Geschlechtsteil, alle übrigen Eigenschaften träten demgegenüber völlig in den Hintergrund; zwar finde die Frau das Glied keinesfalls schön oder auch nur hübsch, es übe aber, wie auf die Menschen von ehedem das Medusenhaupt, eine hypnotisierende, faszinierende, bannende Wirkung aus. Eine ähnliche Meinung scheint auch Goethe in den Paralipomena zum ersten Teil des Faust (Weimarer Ausgabe Band XIV, S. 307) den Teufel vertreten zu lassen.

Auf Grund eigener Studien und Erfahrungen halte ich in dieser Frage die eine extreme Meinung für ebenso verfehlt wie die andere. Zweifellos besitzt die normalempfindende Frau ein lebhaftes Interesse für das männliche Glied, wie dies im Phallus- und Lingamkultus deutlich in die Erscheinung tritt, es ist aber kaum stärker wie das Interesse des normalen Mannes für die weibliche Scham und kommt keinesfalls regelmäßig, sondern nur ausnahmsweise als das primäre sexuelle Anziehungsobjekt in Frage; wenn, dann allerdings gewöhnlich in fetischistischer Steigerung. Auch unter den Männern gibt es Gliedfetischisten, wie unter Frauen Vaginal- und Vulvafetischisten. Man sollte zunächst annehmen, daß solche Männer homosexuell sein müßten. Aber die Erfahrung zeigt, daß diese Voraussetzung in ihrer Allgemeinheit irrig ist. So suchte mich vor einigen Jahren ein Süddeutscher auf — und dieser Fall blieb nicht vereinzelt —, der sich stundenlang in Bedürfnisanstalten aufhielt, um des Anblicks männlicher Glieder, namentlich erigierter, teilhaftig zu werden. Er trug Bohrzeug bei sich, um nach Art der Voyeure kleine Löcher in die Zwischenwände öffentlicher Klosetts zu bohren, oder schüttete dort, wo die Zwischenwände nicht bis zum Boden reichten, Flüssigkeiten aus, in denen sich die Genitalien spiegelten. Dieser Mann, der über seine Zwangsvorstellungen, die ihm viel Zeit kosteten, sehr unglücklich war, lebte in harmonischer, kinderreicher Ehe und wies die Annahme homosexueller Neigungen weit von sich. Kürzlich suchte mich ein Pfarrer auf, ein verheirateter Mann, Vater dreier Kinder, der mehrmals im Jahre aus seinem Dorfe nach Berlin fuhr, von der Sehnsucht getrieben, sich dort als Phallusvoyeur umzutun. Er betonte immer wieder, daß ihn schon der bloße Gedanke mit Abscheu erfülle, jemals mit einem Manne in geschlechtlichen Verkehr zu treten, dagegen beherrschte ihn unausgesetzt in geradezu dämonischer Weise die Vorstellung eines möglichst stark entwickelten männlichen Gliedes. Auch der Fetischhaß, der sich auf die Genitalien des anderen Geschlechts erstreckt, beruht durchaus nicht immer auf konträrer Sexualempfindung. Wiederholt konsultierten mich Männer, die sich in jeder Hinsicht zur Frau hingezogen fühlten und dennoch vor der Vulva und dem Scheideneingang eine ihnen ebenso unerklärliche wie unüberwindliche Aversion verspürten; sie sagten, daß ihnen die Berührung dieses Teils ebenso heftig widerstehe, wie die eines „schleimigen Tieres". Auch bei Frauen besteht dem Phallus gegenüber öfter eine überaus heftige Berührungsfurcht. So suchte mich vor einiger Zeit ein Mann auf, der sich von seiner Ehefrau getrennt hatte und die Scheidung beabsichtigte, weil sie sein Glied durchaus nicht „anfassen" wollte. Bei sonst normaler Triebrichtung sind solche Zustände hypnotischer Behandlung oder anderweitig geschickter Psychotherapie sehr wohl zugänglich.

Von Unterarten des Genitalfetischismus sind noch zu nennen: der Hodenfetischismus; die beweglichen Testikel bilden für viele Frauen ein „Spielzeug", das sie unwiderstehlich anzieht; ferner der Vorhautfetischismus; ein Urning bekundete, daß die freiliegende Glans penis ihm jeden Umgang unmöglich machte, er bezeichnete das Aussehen eines von der Vorhaut unbedeckten Penis als „impertinent". Fetischismus für die Klitoris, die großen und kleinen Labien, namentlich in etwas hypertrophischem Zustand sind häufig. Die meisten Klitorisfetischisten sind Anhänger der Kunnilinktion. Einen seltsamen Fall beobachtete ich seit fast 20 Jahren, einen Hermaphroditenfetischisten. Ich verdanke seinem fetischistischen Spürsinn mehr als einen wichtigen Fall von Hermaphroditismus, den er veranlaßte, sich mir vorzustellen. In meiner Bildersammlung besitze ich eine Photographie, auf der dieser Patient sich auf dem Leibe eines Weibes sitzend so abnehmen ließ, daß sein Oberkörper in den Unterkörper der Frau überzugehen scheint, wodurch die Illusion, er sei selbst ein Pseudohermaphrodit, hervorgerufen wird.

Der Genitalfetischismus ist nicht nur an den ersten und fünften, sondern sehr oft auch an den dritten und vierten Sinnesnerv gebunden; namentlich die intensiven Ausdünstungen der beidgeschlechtlichen Genitaldrüsen werden von einigen mit einer sich zu fetischistischer Höhe steigernden Lust, von anderen mit antitropischer Unlust wahrgenommen. Diese starke Mitbeteiligung des Olfaktorius gilt auch für die letzte Form des Rumpffetischismus, den Analfetischismus. Die Analschnüffler, die den Geruch ihrer Lieblingsregion auch noch in den Kleidungsstücken, die mit diesen Teilen in Berührung kommen, zu erhaschen suchen, leiden unter ihrer Neigung vielfach um so mehr, als sie im übrigen äußerst penible Leute sind; ihre Vorliebe für die regio analis kann so enorm werden, daß das Abnorme ihres Triebes ihnen zwar völlig bewußt wird, sie dies aber nicht hindert, den doch gerade an dieser Stelle besonders verachteten Lambitionsakt mit Leidenschaft auszuführen; es finden sich im erotischen Jargon aller Sprachen für diese „Tour" Benennungen, die von ihrer Verbreitung und Stärke Kunde geben.

Ich will diesen Abschnitt mit einem Gutachten schließen, das ich über einen Genitalfetischisten abzugeben hatte, der sich eine Anklage wegen Abtreibung zugezogen hatte. Sein Motiv war nicht Gelderwerb oder Hilfsbereitschaft, sondern der zwangsmäßige Drang, die weiblichen Organe besserer Frauen zu besehen und zu betasten, ein Verlangen, das er am bequemsten dadurch stillen zu können meinte, daß er Frauen versprach, er würde ihnen die Leibesfrucht entfernen.

Der Fabrikant Karl Sch., geboren den 7. Dez. 1867 in X., befindet sich mit kurzen Unterbrechungen seit längerer Zeit in Beobachtung und Behandlung des Instituts für Sexualwissenschaft. Auf seinen Wunsch geben wir folgendes Gutachten über ihn ab, dem neben eigenen Beobachtungen auch das Gutachten des Prof. Pfister vom 29. Juli 1919 zugrunde liegt. Der Untersuchte ist wegen versuchter und durchgeführter Beihilfe zur Abtreibung in insgesamt 3 Fällen, die im Jahre 19.. ausgeführt worden sein sollen, bestraft. Er gibt an, daß ihm bei der Ausführung jener Fälle die Absicht der Abtreibung völlig ferngelegen habe, daß er vielmehr den Frauen diese Absicht nur vorgespiegelt habe, um bestimmte geschlechtliche Zwecke bei ihnen zu erreichen, nämlich das Besehen und Betasten ihrer Geschlechtsteile. Er habe sich in allen Fällen eines völlig ungeeigneten Instrumentes bedient, habe dieses ferner nicht in einer Weise benutzt, daß es eine Abtreibung bewirken konnte, und habe in zwei der genannten Fälle gar nicht mit schwangeren Frauen zu tun gehabt, sondern mit völlig gesunden. Im dritten Falle sei zwar ein Abort eingetreten, aber nicht durch seine Manipulationen, denn er habe die benutzte, völlig ungeeignete Mutterspritze nur an den Scheideneingang gehalten, und zwar so, daß er ihren Inhalt, der aus einem Zwanzigstelliter klaren Wassers bestand, gar nicht entleeren konnte: er hielt das Spritzenrohr mit der rechten Hand umklammert, während die linke auf dem Leibe der Frau lag. Das Wesentliche seiner Darstellungen ist, daß in allen drei Fällen das Mittel, in zweien auch das Objekt der versuchten Abtreibung ein völlig untaugliches war. Es habe bei ihm in keinem Falle die Absicht der Abtreibung oder der Vorsatz zu einer solchen, und erst recht nicht ein auf Verwirklichung dieses Vorsatzes gerichtetes planmäßiges Handeln vorgelegen, sondern er habe die Frauen mit der Behauptung, er werde ihnen zur Abtreibung verhelfen, getäuscht in dem klaren Bewußtsein, daß er weder abtreiben könne, noch dieses wolle. Er habe die Täuschung begangen zu dem Zweck, die Frauen ohne deren Wissen seinen geschlechtlichen Neigungen gefügig zu machen. Diese geschlechtlichen Neigungen seien besonderer Art: sie beständen lediglich im Besehen, Betasten und Herumspielen an weiblichen Geschlechtsteilen. Er habe seinen Zweck auch in allen Fällen erreicht; jedesmal sei Samenerguß eingetreten. Im normalen Geschlechtsverkehr sei er völlig impotent. Für seine Manipulationen habe er von keiner der Frauen Geldbeträge gefordert oder erhalten.

Es muß betont werden, daß Sch.s Angaben, die bis ins einzelne gehen, und völlig gleichartig von ihm wiederholt werden, der Glaubwürdigkeit nicht entbehren. Er gibt an, in der Urteilsbegründung als gewerbsmäßig und gefährlich bezeichnet worden zu sein; würde das zutreffen, und mehr die Untauglichkeit des von ihm angewandten Mittels feststehen, so würde dieser Teil der Urteilsbegründung irrig und demgemäß das Strafmaß zu beanstanden sein. Aus diesem Grunde erachtet das ärztliche Gutachten es für angezeigt, die Tatbestandsfrage des Abtreibungsversuchs einer erneuten Prüfung zu unterziehen, unter ärztlicher Würdigung der Eignung der angewandten Mittel zu dem inkriminierten Zweck.

Auch die von Sch. erst jetzt gegebene Motivierung seines Tuns stellt nach unserem gutachtlichen Ermessen einen neuen Tatumstand von so einschneidender Bedeutung dar, daß auf Grund derselben eine Wiederaufnahme des Verfahrens — soweit dem ärztlichen Gutachter ein Urteil über einen Tatbestand zusteht, der nur unter Voraussetzung fachärztlicher Feststellungen richterlich gewürdigt zu werden vermag — der Rechtslage zu entsprechen scheint. Diese Motivierung hat der Untersuchte seinerzeit aus Schamgefühl den Frauen gegenüber vor Gericht verschwiegen. Sie klingt dennoch, unter Würdigung des gesamten ärztlichen Befundes der Beobachtungen Sch.s, außerordentlich wahrscheinlich. Hinsichtlich dieser Beobachtung können wir uns dem Vorgutachten des Prof. Pfister im ganzen wie im einzelnen nur völlig anschließen. Wir verweisen auf dieses Gutachten und behalten uns die Wiedergabe unserer einzelnen Beobachtungen für den gegebenen Fall vor. Ihr Ergebnis fassen wir dahin zusammen: Sch. ist eine erblich belastete, von Haus aus imbezille und psychopathische Persönlichkeit. Die krankhafte Neigung seines Gefühls und Trieblebens erstreckt sich auf die mannigfachsten Gewohnheiten und Triebe. Sie berührt auch das Geschlechtsleben. Hier besteht Impotenz beim normalen Geschlechtsakt, welche mit einer hochgradigen reizbaren Schwäche des Nervensystems einhergeht. Letzteres hat sich seit der sogenannten Involutionszeit des Mannes zu dieser Stärke entwickelt. Gleichzeitig traten die seit der Pubertät vorhandenen, während der Jahre kräftigen Mannestums aber zurückgedrängten Züge eines perversen Sexuallebens infantiler Art wieder in den Vordergrund. Diese bestehen in fetischistischem Schautrieb und Spieltrieb, der sich auf das weibliche Genitale bezieht. Dieser Trieb wurde das direkte Motiv der Handlungen, welche zu dem Verfahren wegen versuchter Abtreibung geführt haben.

Die Frage, wieweit Sch. für diese Handlungen verantwortlich sei, soll an dieser Stelle noch nicht berührt werden. Sie wird für später vorbehalten. Zur Zeit ist die Feststellung der Tatsachen genügend, daß nach unserem fachärztlichen Ermessen diejenigen Umstände, welche der psychologische Sachverständige festzustellen berufen ist, nicht vorhanden gewesen sind, aus denen sich die seelischen Vorbedingungen des Versuchs der Abtreibung tatsächlich zusammensetzen. Damit ist nach unserer Meinung eine neue wesentliche Tatsache gegeben, welche für die richterliche Auffassung der Handlungen, wegen deren Sch. verurteilt worden ist, von Bedeutung ist.

Wir fassen unser Urteil dahin zusammen: Die Handlungen, wegen deren Sch. verurteilt worden ist, entspringen nicht aus Motiven, die den Schluß auf ein tatsächliches Vorliegen von Abtreibung oder versuchter Abtreibung zulassen. Bei der krankhaften Geistesartung des Sch. ist die Feststellung der Motive seines Handelns Sache fachärztlicher Begutachtung. Diese charakterisiert Sch.s Handlungsweise als eine Form perverser Sexualbetätigung, und zwar eines eigenartigen Genitalfetischismus bei einem Psychopathen.

Extremitätenfetischismus.

Sowohl die Arme als die Beine enthalten für Fetischisten eine Anzahl höchst wichtiger Fixationspunkte. An erster Stelle sind hier an den oberen Extremitäten die Hände, an den unteren die Waden zu nennen. Daneben sind zu erwähnen die schwellenden Oberarme der Frau, die sich bei der Beugung so stark vorwölbende Oberarmmuskulatur des Mannes, der „Bizeps“, der für zahlreiche Frauen eine Attraktion ersten Ranges bildet. Ellenbogen und Unterarm kommen seltener als Fetische vor, um so häufiger aber die Hand und vor allem die Finger. Ein Patient schreibt: „Ich habe eine unbändige Leidenschaft für schöne, schlanke, edelgeformte, nicht fleischige

Hände, die zart liniiert, gepflegt und sauber sind. Solche Hände zu liebkosen ist für mich ein nicht zu unterdrückender Wunsch. Das Berühren einer mich faszinierenden Hand bringt mir große Erleichterung, im Gegensatz zum Coitus, nach dem ich mich sehr ermattet fühle." Bald ist es mehr das zarte, feine, weiche, schmale und durchsichtige „Händchen", bald mehr die derbe, knochige, grobe Arbeiterhand, die anziehend wirkt. Dementsprechend wird auch bald mehr der sanfte, leichte Händedruck, bald der feste, umklammernde erotisierend empfunden. Fetische für sich bilden die Finger, die ungeschmückten sowohl als die reich gezierten. Ich hatte einen Fall, in dem jemand gegen Fingerringe ebenso wie gegen Fingerhüte eine unbeschreibliche Idiosynkrasie empfand. Hauptsächlich aus Furcht vor dem Anlegen des Verlobungs- und Eheringes bei sich und seiner Frau konnte er sich nicht zur Heirat entschließen. An den Fingern sind es wiederum die Nägel mit allen Details, die ein fetischistisches Kapitel für sich bilden. Vor Jahren suchte mich einmal ein Ausländer auf, der nichts so heftig liebte, wie schmutzige Nägel. Er fiel dieser abnormen Leidenschaft, die ihn, den vornehmen Aristokraten, in die niedersten Wohnwinkel trieb, schließlich zum Opfer, indem ein Straßenmädchen, das seinem Verlangen entsprach, ihn mit ihrem Zuhälter ermordete.

Am Bein kommt als Fetisch zunächst der Oberschenkel in Frage, dessen Oberhaut ebenso wie die des Knies viele Tastkörperchen enthält, deren Berührung geschlechtliche Sensationen auslöst. Es gibt eine recht beträchtliche Anzahl männlicher und weiblicher Personen, für die der Oberschenkel der absolute Mittelpunkt ihrer sexuellen Begehrungsvorstellungen ist.

Vor einiger Zeit suchte mich einmal ein Kniekehlenfetischist auf, der durch Küsse, Betasten der weiblichen Kniekehlen, und wenn irgend möglich durch den ziemlich schwierigen Genitaltaktus einer weiblichen Kniekehle sich zu befriedigen suchte.

Ungemein groß ist die fetischistische Bedeutung der weiblichen Waden und Unterschenkel. Es gibt Männer, die bei schlechtem Wetter Frauen sehr weite Strecken nachgehen, in der Hoffnung, daß sie ihre Röcke raffen und dadurch ihre Waden den gierigen Blicken ihrer Verfolger preisgeben. Es soll hier schon darauf hingewiesen werden, daß dieser Anblick besonders auf Exhibitionisten als auslösender Anreiz zu wirken scheint. In meiner umfangreichen Gerichtserfahrung auf diesem Gebiet konnte ich sehr häufig hören, daß der äußere Anlaß zum Exhibitionieren von den Waden halbwüchsiger Mädchen ausging. Näheres darüber findet sich in der Kasuistik, welche ich im Kapitel Exhibitionismus beibringen werde.

Der Fußfetischismus ist im Gegensatz zum Handfetischismus selten. Daß die Hand gewöhnlich nackt, der Fuß hingegen bekleidet begehrt wird, dürfte auf den Umstand zurückzuführen sein, daß erstere in der Jugend meist entblößt, letzterer dagegen fast immer nur bedeckt beobachtet wird. Immerhin ist die Anzahl der Fußfetischisten, namentlich auch der Knöchelfetischisten, nicht unbeträchtlich. Die Erfahrungstatsache hingegen, daß der nackte Fuß sehr oft antifetischistisch wirkt — ich kannte mehr als einen Mann, dessen Libido völlig in das Gegenteil umschlug, wenn eine Frau sich Schuhe und Strümpfe auszog — hängt sicherlich größtenteils mit der positiv fetischistischen Wirkung der Beinbekleidung zusammen, über die wir uns weiter unten auslassen werden. Als Fetisch erster Ordnung ist auch noch die Bewegung der Extremitäten, sowohl der Arme, als vor allem der Beine anzusehen, die Gestik und insonderheit der Gang. Der trippelnde Gang des Weibes ist für viele Männer ebenso verhängnisvoll, wie der stramme Gang des Mannes für viele Frauen. Während des Krieges ging ich einmal durch den Haag, dessen Straßen Tausende englischer Soldaten in kleidsamer Uniform belebten, die durch ihren eigenartig schnellen und leichten Schritt überall ins Auge fielen. Als ich mit meinem Begleiter, einem alten holländischen Gelehrten, über diese Erscheinung sprach, meinte er: „Durch diesen Gang sind schon verschiedene hundert holländische Mädchen zu Müttern geworden."

In erhöhtem Grade geht dieser Fetischzauber vom Tanz aus. In fast allen größeren Tanzlokalen hat der sachverständige Beobachter Gelegenheit, Tanzvoyeure ausfindig zu machen, die dadurch kenntlich sind, daß sie fast niemals selbst tanzen, dagegen kein Auge von den tanzenden Paaren lassen; es sind meist ältere Männer oder Frauen, deren Aufmerksamkeit entweder dem weiblichen oder männlichen Partner gilt, seltener beiden zugleich, doch erinnere ich mich eines Tanzfetischisten, den ganz ausschließlich der Gegensatz zwischen den kräftigen Männer- und zierlichen Weiberschuhen fesselte, so daß er stundenlang deren Bewegungsspiel folgte, bis er schließlich zu einer orgastischen Sexualentspannung kam. Diesen Mann zogen lediglich Menuett- und Gavottetänze an, wie denn überhaupt jede Tanzart, vom Ballett und der Quadrille bis zum Solotanz, vom ruhigen Walzer bis zum wildesten Galopp fetischistische Verehrer hat, deren distantielle Sinnesorgane, Seh-, Hör- und Riechsinn auf diesem Wege ihre höchste Befriedigung finden.

Kohärenz- und Adhärenzfetischismus.

Ehe wir nun zum Bekleidungs- oder Adhärenzfetischismus übergehen, noch einige wenige Worte über den Kohärenzfetischismus. Darunter verstehen wir eine weit über das Durchschnittsmaß hinausgehende Anziehung, die auf manche Personen von Stoffen und Gegenständen ausgeübt wird, die nicht als Gewandungen lose um- oder angelegt, sondern ganz unmittelbar auf die Körperoberfläche gebracht werden. Dazu gehören Farbstoffe, die auf die Haut gerieben, gestrichen oder in sie hineingeätzt werden, wie Schminken, Puder, Tätowierungstusche; auch die namentlich in der Rokokozeit so überaus beliebten aufgeklebten „Schönheitspflästerchen" sind hier zu nennen, ferner zahlreiche Metalle und Edelsteine, die als Ringe, Ketten und Spangen durch Ohren, Nasen, Lippen, über Finger, Arme und Beine gezogen, um den Hals gelegt oder im Haar befestigt werden. In dieses Gebiet fallen auch die künstlichen Nachhilfen fetischistisch stark in Betracht kommender Körperstellen, wie falsche Haare, künstliche Waden, Brüste und Hüften, die Tournüre, falsche Zähne, Goldplomben. In der Mehrzahl der Fälle bilden sie freilich einen Antifetisch. Es ist wiederholt und meines Erachtens nicht ohne Berechtigung als Ehescheidungsgrund geltend gemacht worden, daß eine Eigenschaft, auf die sich ein Ehemann besonders freute, sich bei „näherer Bekanntschaft" als „falsch" erwies. Weiterhin sind hier die Verstärkungsmittel der Sinnesorgane, wie Brille, Hörrohr zu nennen. Die verschiedenen Arten der Augengläser rufen bald eine erotische, bald eine antierotische Wirkung hervor. Einen Fall von Brillenfetischismus habe ich in meinen Naturgesetzen der Liebe geschildert, ein anderer, der sich nur auf uneingefaßte, runde Gläser erstreckt, wurde neuerdings von mir beobachtet, während im allgemeinen die Brille mehr als Antifetisch gelten kann, im Gegensatz zum Kneifer, der vielfach bei Männern und sogar bei Frauen anzieht. Viele Männer sind allerdings gegen weibliche Augengläser geradezu von Fetischhaß erfüllt, doch versicherte mir vor einigen Jahren eine der vornehmen Halbwelt angehörige Frau, die stets ein Monokel trug, daß sie dadurch bei den Männern, an denen ihr gelegen sei, die größten Erfolge erziele. Daß auch das männliche Einglas von Gecken vielfach lediglich zu fetischistischen Reizzwecken getragen wird, ist bekannt. Über die fetischistische Bedeutung von Stöcken und Schirmen ließe sich gleichfalls ein ganzes Kapitel schreiben. Ich kannte eine Dame, für die jeder Mann, der einen Schirm trug, „geschlechtlich unmöglich" war, fast ebenso stark war ihr Fetischhaß gegen Krückstöcke, während Säbelrasseln sie in die höchste sexuelle Ekstase versetzte. Auch der Parfümfetischismus gehört zu den kohärenten Formen des Fetischismus. Er ist sehr verbreitet. Werden doch manche Parfüms ausdrücklich unter Hinweis auf ihre sinnliche Reizwirkung in den Handel gebracht. Es gibt Personen, die einem bestimmten Geruch gegenüber jede sexuelle Selbstbeherrschung verlieren. So kannte ich mehrere Frauen, die vom Stallgeruch beim Manne dermaßen berührt wurden, daß sie jeden geschlechtlichen Widerstand aufgeben mußten. Bei anderen wirkt Bier- und Karbolgeruch, bei wieder anderen der Duft und Anblick bestimmter Schmuckpflanzen im Haar, im Knopfloch oder Gürtel des Mannes oder Weibes erotisierend.

Daß der Fetischismus, so wie er uns in seiner unendlichen Vielgestaltigkeit entgegentritt, unmöglich als solcher angeboren ist, sondern daß nur eine bestimmte Reaktionsfähigkeit angeboren sein kann, zeigt die weitverbreitete Gruppe, der wir jetzt unsere Aufmerksamkeit zuwenden wollen; sie erstreckt sich nicht auf lebendige Bestandteile des menschlichen Körpers, sondern auf leblose adhärente Stücke, die zur Bedeckung oder Bekleidung einzelner Körperteile bestimmt sind. Gleichviel ob diese Gewänder ursprünglich zum Schutz, als Schmuck oder aus Scham angelegt wurden, eins steht fest: in den Urzeiten und Urtrieben des Menschengeschlechts waren sie unbekannt. Jahrtausendelang strebten Mannes- und Weibeskörper unbekleidet einander zu und erst in unmittelbarer Gefolgschaft der allmählich auftretenden und sich bis zum heutigen Tage stetig verändernden Kleidung entwickelte sich die physiologische und aus ihr die pathologische gesteigerte Sexualfreude an der Farbe, Form und dem Gewebe der Kleidung. Ist auch bei der Bekleidungswahl meist mehr der eigene Geschmack als der anderer Personen ausschlaggebend und ist auch die Eitelkeit im wesentlichen narzißtischer Natur, so tritt doch auch die Bedeutung der Kleidungsstücke als Lockmittel, das Gefallen wollen durch sie klar in die Erscheinung. Jedenfalls kann man nach dem ganzen wechselnden Charakter der Mode und ihrer individuellen Ausgestaltung nicht zweifeln, daß wir es bei dem Kleidungsfetischismus mit einer Triebstörung zu tun haben, bei der wie im ganzen Sexualleben der spezifischen Reizbarkeit eine spezifische konstitutionelle Reizstelle als endogen gegebene Voraussetzung exogener Wirksamkeit entsprechen muß.

Wie beim Körperfetischismus würde es nun auch bei der Liebe zu den unbelebten Gegenständen, für die Chevalier[9]) den Ausdruck „amour azoophilique" vorgeschlagen hat, die Aufgabe eines gewissenhaften Forschers und Darstellers sein, die Kleidung vom Scheitel bis zur Sohle, oder genauer, von der Hutspitze bis zur Stiefelspitze, Stück für Stück durchzugehen, um zu erkennen, daß von diesen Stücken kein einziges, wenn auch in sehr verschiedenem Grade, ohne fetischistische Bedeutung ist. Umgekehrt allerdings wie bei dem unbedeckten Körper bildet bei dem bedeckten nicht das Haupt mit allen seinen Einzelheiten, sondern das Bein die Hauptattraktionsstelle.

Führen wir nun auch hier einige der wichtigsten Fetischismen in gegebener Reihenfolge nacheinander an, so ergibt sich folgendes: Was die Kopfbedeckungen betrifft, so gibt es Kappenfetischisten,

---

[9]) De l'inversion de l'instinct sexuel au point de vue medicolegal. Paris 1885.

Fetischisten für große und kleine Hüte, für Mützen aller Art von der eleganten Uniformmütze und kostbaren Pelzmütze bis zur Schlaf- und Zipfelmütze; auch der Mützensitz, die schiefe, grade, nach hinten ins Genick oder nach vorne in die Stirn gezogene Art sie zu tragen, spielt eine Rolle. In Berlin tauchten unmittelbar nach der Revolution eine ganze Menge Fetischistinnen für rote Kokarden auf; sie reichten aus den Kreisen der Prostitution bis in Hofkreise. Man findet Fetischisten für Zylinderhüte, Filzhüte, Panamahüte und andere Strohhüte mit Bändern in allen nur erdenklichen Anordnungen und Farben, Fetischisten für alle Formen weiblicher Hüte, mit und ohne Schleier, vom vornehmsten Pleureusen-Federhut bis zum schlichtesten Herrendamenreithut. Aber alle diese Gegenstände können auch Antifetische sein. So hatte ich einen Patienten, dem jeder Schleierhut bei einer Frau ein unerträglicher Anblick war, ein anderer hatte einen ähnlichen Fetischhaß gegen schirmlose Mützen, von deren Trägern er sich mit Schaudergefühl abwandte. Einen typischen Fall von Haubenfetischismus berichten Charcot u. Magnan (in den Archives de neurologie 1882): Ein Herr, der einer Familie exzentrischer Originale entstammte, bekam mit 5 Jahren die erste Erektion, als er einen 30 Jahre alten Verwandten, der mit ihm in demselben Zimmer schlief, eine Nachtmütze aufsetzen sah. Die gleiche Wirkung trat ein, als er kurz darauf die alte Hausmagd beim Umbinden einer Nachthaube beobachtete. Seitdem genügte zur Erektion die bloße Vorstellung eines alten mit einer Nachthaube bedeckten Frauenkopfes. Bei Berührung einer Nachtmütze steigerte sich die Erektion zuweilen bis zum Samenerguß. Patient hielt sich von Masturbation fern und übte auch nicht den Koitus aus bis zum 21. Jahre, wo er mit einem schönen Mädchen von 24 Jahren die Ehe einging. In der Brautnacht blieb die geschlechtliche Potenz aus, auch in den folgenden Nächten, bis Patient in seiner Not darauf verfiel, sich bei dem Akt statt seiner jungen Frau eine Alte mit Schlafmütze vorzustellen. Hierdurch gelang ihm die Kohabitation. Seitdem, er ist jetzt 5 Jahre verheiratet, bedient er sich stets dieses Hilfsmittels. Er leidet seelisch sehr unter dieser ihm ebenso lästigen wie zum Beischlaf notwendigen Zwangsidee, durch die, wie er sagt, seine Frau und seine Ehe „profaniert“ wird.

Bei der Halsbekleidung kommen als Fetisch zunächst Halstücher aller Art in Betracht. Von einem Fetischisten für feine seidene Halstücher bei älteren Herren besitze ich ausführliche Aufzeichnungen, ebenso von mehreren Fetischisten für „möglichst hohe“ Stehkragen. Ferner gibt es Fetischisten beiderlei Geschlechts für weiche Kragen, für schmutzige Kragen, für Matrosenkragen und für Schillerkragen. Über einen Matrosenkragenfetischisten hatte ich ein Gutachten abzugeben. Er hatte sich jungen Mädchen mit sogenannten „Kieler Kragen“ in verdächtiger Weise genähert. Ein homosexueller Fetischist, forensischer Praxis, den ich während des Krieges zu begutachten hatte, wurde besonders durch die Halsbinde von Soldaten gereizt, daneben durch ihre Halsbeutel sowie durch Amulette, die sie an Halsschnüren trugen.

Ein höchst seltsamer Fall meiner Beobachtung betrifft eine Dame, die an Kragenknopffetischismus leidet. Ihre Grundempfindung ist ein intensiver Fetischhaß gegen diesen Toilettengegenstand, dessen Anblick am Halse, einschließlich der Druckstellen, die er vielfach in der Haut hinterläßt, sie stark irritiert. Erweckt aber jemand in ihr eine starke geschlechtliche Begierde — gewöhnlich sind dies, wie sie sich ausdrückt, „stilreine" Lebemänner, so verwandelt sich diese mit Berührungsfurcht einhergehende Aversion bei ihr in heftige Neugierde, das sonst verabscheute Objekt zu sehen, in den Mund zu nehmen und, wenn möglich, zu zerstören. Für den Gefühlsumschlag eines negativen in einen positiven Tropismus und umgekehrt sind solche Fälle überaus lehrreich. Ein häufiger Antifetisch wird von Gummikragen gebildet, wie mir überhaupt Gummi unter den antifetischistischen Stoffen des Körpers an erster Stelle zu rangieren scheint. Für viele ist der Kontakt mit diesem Körper ganz unerträglich, während mir auf der anderen Seite allerdings auch Fälle bekannt geworden sind, in denen Gummigeruch und -gefühl wie ein Aphrodisiakum wirkte, ohne dessen Vorhandensein für die Betreffenden eine Potenz zu erzielen unmöglich war.

Beim Krawattenfetischismus spielt neben dem Stoff, wie Atlas, Seide, und der Farbe, die Bindeart eine sehr große Rolle. Während die genial gewundene Künstlerschleife, die Marinekrawatte, die langen Regats nebst allen Arten von Schlipsnadeln, die als Fetischismen etwa den Broschen der Frauen entsprechen, nicht selten eine übergroße Anziehung ausüben, stehen viele Damen den „geleimten" Krawatten mit lebhafter Antipathie gegenüber, ähnlich wie etwa den „Röllchen" genannten Manschetten und den Chemisetts, die vielfach von Frauen als Antifetische empfunden werden, weil sie in ihnen Symbole kleinbürgerlicher Spießerlichkeit erblicken.

Wir nähern uns damit dem so vielgestaltigen Fetischismus für Unterkleidung und Wäsche. Diese intimen Kleidungsstücke nehmen als Fetische keine geringe Stelle ein. Auf die Frage, ob der nackte, bekleidete oder halbbekleidete Körper anziehender wirkt, antworten unter mehr als 1000 Personen 40%, daß sie der halbverhüllten, 35%, daß sie der völlig entkleideten und 25%, daß sie der ganz bekleideten Gestalt den Vorzug geben. Entsprechend ihrer anziehenden Bedeutung legen deshalb fast alle Prostituierten auf „Reizwäsche" großen Wert, und die Lebemänner geben ihnen wenig darin nach. Namentlich sind Hemden bei Männern und Spitzenwäsche bei

Frauen häufige Fetischismen, doch auch weißgestärkte Oberhemden von Herren, wie seidene Leibwäsche eleganter Frauen werden von vielen mit einer das Durchschnittsmaß weit überragenden Leidenschaftlichkeit begehrt. Ich will einige hierhergehörige Fälle aus meiner Gerichtspraxis anführen: In einem Ehescheidungsfall gab eine Frau an, ihr Mann hätte vom Beginn der Ehe von ihr verlangt, sie solle beim Geschlechtsverkehr Barchent-Unterbeinkleider anziehen. Sehr widerstrebend hätte sie diesem Wunsche nachgegeben, darin aber eine Erniedrigung ihrer Person erblickt; „hätte er doch wenigstens seidene Wäsche beansprucht", meinte sie, „aber ausgerechnet einen so gewöhnlichen Stoff wie Barchent". Da der Ehemann mir bereits vor der Ehe einmal seine seltsame Fixierung an Barchent vorgetragen und dies seiner Frau mitgeteilt hatte, wurde ich als sachverständiger Zeuge geladen. Die Ehe erwies sich als unhaltbar. Aus den sehr instruktiven Mitteilungen, welche die Frau in dem Ehescheidungsverfahren zu Protokoll gab, sei folgendes hervorgehoben:

„Nach meiner Entbindung ging ein paar Wochen alles seinen alten Gang, bis eines Tages mein Mann mich bat, ich solle mir doch eine weiche B a r c h e n t h o s e oder Unterrock während des Eheaktes anziehen, und wenn ich keins hätte, mir solches kaufen. Unten bei uns im Hause war ein Geschäft, dort hingen die Artikel im Schaufenster. Ich fragte natürlich, warum und weshalb, worauf mir mein Mann sagte, das sei so schön weich. Worauf ich ihm nur mit einem Achselzucken und „das verstehe ich nicht" antwortete. Damals habe ich mir sein so mürrisches Wesen oft nicht deuten können. Heute weiß ich, daß n u r m e i n e W e i g e r u n g o b s e i n e r v o r e r w ä h n t e n F o r d e r u n g d e r G r u n d gewesen sein kann. Eines Tages kam er dann selbst mit einem solchen weichen Barchent-Frauen-Beinkleid an, und ich sollte es während des besagten Aktes anziehen. Ich verstand mich nicht dazu, und so zog es mein Mann selbst an. Dies ging wohl ein Jahr hindurch. Jedesmal drückte ich ihm meinen Unwillen über das seltsame Treiben aus. Er wurde stets mürrisch und übel gelaunt, daß ich immer etwas darüber zu äußern hatte. Bis ich eines Tages das Beinkleid einfach verschwinden ließ. — Er machte ein furchtbares Gesicht, wie ich solches sagte; aber daran kehrte ich mich nicht. Was mir soeben beim Schreiben einfällt, daß ich als Weihnachtsgeschenk, welches mein Mann selber einkaufte, auch Barchentstoff für Matinees und dito Anstandsrock bekam. Ich habe dem weiter kein Gewicht beigelegt; denn ich glaubte, mein Mann hätte es aus Fürsorge der Kälte wegen getan, fand es nur komisch, daß er die Einkäufe selbst besorgt hatte. Welchen Zweck dieses Geschenk hatte, sollte ich später erfahren; denn eines Abends verlangte er, daß ich den Unterrock anziehen sollte im Bett, — und was mir schon sonderbar vorgekommen war, er hatte täglich geforscht, wie lang ich mir die Matinees machte. Ich solle sie nur mindestens bis zum Knie machen, worauf ich lachend zur Antwort gab: „aber so lang kann ich doch kein Matinee arbeiten". A u c h d i e M a t i n e e s s o l l t e i c h i m B e t t t r a g e n. Nun muß ich offen gestehen, ich habe e i n e s getragen für die Nacht, wenn es ganz besonders kalt war. Unser Schlafzimmer hatte Außenwand, heizen konnte ich es nicht, und da waren mir meine leinenen Nachthemden oft zu kalt. Als ich natürlich sah, wozu es dienen sollte, hab' ich es nicht mehr getragen für die Nacht. Während der nächsten drei Jahre trat stets der vorerwähnte Unterrock während des Geschlechtsaktes in Aktion, und wie es vorher bei dem Beinkleid, so war es jetzt bei dem Unterrock, ich gab nach wie vor meinen Unwillen dagegen kund, er aber war nur beleidigt, wenn ich etwas sagte. Bis ich auch dieses Kleidungsstück verschwinden ließ. Nachdem ich sieben Wochen in Hamburg war bei meiner Mutter, kam ich nach Hause und fand eine große Barchentdecke auf dem Bette meines Mannes, worin ja nun an und für sich nichts zu sehen ist. — Ich selbst glaubte, seine Mutter, die inzwischen ihn besucht hatte, habe die Decke vielleicht vergessen. Als ich ihn einmal fragte, gab er mir zur Antwort, er habe sie sich gekauft. Eigentlich sehr überflüssig, denn es waren zwei „Wolldecken" vorrätig. Aber die sind natürlich nicht so weich wie Barchent. Bald nach meiner Rückkehr wurde dann wieder ein Frauenbeinkleid und Unterrock gekauft, in Barchent, für den bewußten Zweck. Möchte an dieser Stelle noch erwähnen, daß mein Mann mir seiner Zeit immer das Ansinnen stellte, daß er beim Eheakt die Lage der Frau einnehmen wollte, er sagte mir, ein Arzt habe ihm das gesagt. Einmal habe ich ihm hierin den Willen getan. Aber ich war am Morgen so zerschlagen, daß ich weder sitzen noch stehen konnte. Zu dieser Zeit kaufte mein Mann mir einen bunten Barchent-Morgenrock. Auch den sollte ich im Bett tragen, überhaupt immer im Hause. Mein Mann erzählte mir, daß schon als ganz kleiner Junge das Befühlen von Barchentsachen seine größte Wonne gewesen sei und *daß seine Mutter um diesen Zustand gewußt hätte.* Bei Weihnachtsbescherungen bekam das Dienstmädchen auch solche Barchent-Unterröcke, selbige wurden mit auf den Weihnachtstisch gelegt. Mein Mann sagte mir auch, daß er als lediger Mensch mit einem der Dienstmädchen im Hause verkehrt habe, die immer solch Zeug währenddem getragen. Ich weigerte mich nach wie vor, die Sachen anzuziehen, also zog er sie an. Dieses war im Oktober. Bis Weihnachten waren die Sachen nicht mehr weich genug und es sollten neue sein. Mein Mann wünschte sich eines Abends, als wir an einem Laden vorbeigingen, wo diese Barchentsachen wie üblich im Fenster hingen, von mir solches zur Weihnacht. — *Er brauchte diese Sachen nur zu sehen, dann zitterte er am ganzen Leibe.* — Ich tat, als hätt' ich nichts gehört und machte mir mit dem Bub' zu schaffen. Die Folge war natürlich wieder große Verstimmung seinerseits. Er bat auch am Weihnachtsabend darum, als ich noch ging, Besorgungen zu machen. Ich brachte es natürlich nicht mit; habe überhaupt gar keine Notiz davon genommen, im Gegenteil, ich war den Abend doppelt aufmerksam gegen meinen Mann, ich ignorierte seine verdeckte schlechte Laune, wußte ich doch den Ursprung. — Bald nach Weihnachten kam mein Mann noch einmal mit einer Barchent-Schlafdecke an, dieselbe sollte ich über mein Deckbett breiten, damit er sie fühlen konnte. Auch das war mir entgegen; denn ich hatte stets das Gefühl, er meint bei einer Annäherung *doch nur das Zeug, aber nicht mich.* „*Elend*" *habe ich mich stets nach der ehelichen Zusammenkunft gefühlt, von Anfang bis Ende meiner Ehe.* So elend, daß ich von einem Arzt zum anderen lief, es hieß immer: „Sie sind nervös" usw. Bis ein Arzt mich einmal fragte, ob ich denn glücklich verheiratet sei. Von Anbeginn unserer Ehe habe ich stets das Empfinden gehabt, während einer Zusammenkunft ohne das bewußte Zeug, daß mein Mann seine Gedanken wo anders hat und äußerte solches zu ihm auch, indem ich ihm sagte, ich müsse glauben, er habe eine andere, denn bei mir habe er seine Gedanken nicht. —

Seit 9. Dezember 1914 stehen wir nicht mehr im ehelichen Verkehr. Im Februar 1915 haben wir uns dahin geeinigt, uns nach dem Krieg scheiden zu lassen. Und habe ich es für selbstverständlich angesehen, daß unser ehelicher Verkehr nicht mehr erfolgte. Einmal im April d. J. näherte sich mein Mann mir mit seinen ehelichen Ansprüchen; ich war sprachlos und fragte ihn, wie sich denn das mit unserem Übereinkommen reimt? Worauf er mir sagte, er wolle mich ja auch gar nicht belästigen, *ich solle ihm nur gestatten, bei mir liegen zu können.* Ich sagte, das sei doch direkt Unsinn und lehnte ab. Dann ist mein Mann ein zweites Mal im Juli d. J. mit seinen Ansprüchen an mich herangetreten; ich lehnte ein zweites Mal ab. Des öfteren hatte ich bemerkt, daß mein Mann morgens längere Zeit auf dem Korridor ohne Licht zubrachte. Eines Morgens wollte ich mich überführen, welcher Grund vorlag und sah nun, daß er sich bei der Garderobe zu schaffen machte, unter der meine Matinee hing. *Er braucht den Stoff ja nur anzufühlen, das genügt ihm schon.* Ist es da nicht ganz erklärlich, daß ich immer mehr Widerwillen gegen ihn verspürte? Ich meine, daß es unter diesen Umständen ein Ding der Unmöglichkeit ist, daß der Junge unter meines Mannes Erziehung stehen soll."

Dieser ganze Bericht ist überaus bezeichnend für den naiven Unverstand, mit dem die meisten Frauen einem selbst verhältnismäßig harmlosen Fetischismus ihres Gatten gegenüberstehen, und zwar durchaus entgegen ihrem eigenen Eheglück. Die Frau berief sich in ihrem Ehescheidungsprozeß darauf, daß Ärzte ihr geraten hatten: um ihren Mann von seiner Unnatürlichkeit zu kurieren, müsse jedes Stück Barchent aus der Wohnung entfernt werden. Sollte ein solcher Rat tatsächlich gegeben worden sein, was ich bezweifle, so wäre es der denkbar schlechteste. Im Gegenteil würde sich das Eheleben wahrscheinlich für alle Beteiligten sehr harmonisch gestaltet haben, wenn die Gattin ihrem Manne hinsichtlich seiner fetischistischen Besonderheit entgegengekommen wäre.

Recht schwierig lag ein anderer Fall von Unterkleidungsfetischismus, der einen Eisenbahnbeamten betraf. Dieser Mann war ertappt worden, als er im Hause eines höheren Polizeibeamten einbrach, um Frauenhemden zu entwenden. Es stellte sich heraus, daß er in periodischen Abständen nachts durch die Straßen seines Wohnorts irrte, um irgendwo durch einen Spalt im Fenstervorhang ein Stück von einer sich entkleidenden Ehefrau zu erspähen. Hier schlich er sich dann später ein, um Wäsche zu stehlen, die er im Dienst ständig auf seinem Körper trug. Von einem partiellen Transvestiten unterschied er sich dadurch, daß es niemals ungetragene Wäsche sein durfte. In der Hauptverhandlung vertrat ich den Standpunkt, daß bei dem erblich schwer belasteten Mann zum mindesten die freie Willensbestimmung nicht mit der Sicherheit bejaht werden könne, wie es das Gesetz erforderte. Mein Gegengutachter, ein Universitätsprofessor, legte dem Gericht dar, daß es für die Beurteilung des Diebstahls völlig unerheblich sei, ob der Täter sich bereichern oder sexuell befriedigen wolle. In beiden Fällen suche er doch nur seinen Vorteil. Der Gerichtshof schloß sich dieser Beweisführung an und verurteilte den Mann wegen Einbruchs ohne mildernde Umstände. Wenige Tage später fand man ihn in seiner Zelle tot vor; er hatte sich erhängt.

Fast stets in falschen Verdacht geraten Taschentuchfetischisten. Man hält sie für Taschendiebe. Ich hatte einen Mann zu begutachten, der Jura studiert hatte. Dieser war bereits viermal wegen Taschendiebstahls vorbestraft. Die wahre Ursache hatte er sich nicht zu sagen getraut, auch nicht ohne Grund angenommen, man würde ihm doch nicht glauben. Jetzt endlich, beim fünften Mal, hatte er die Gründe seiner strafbaren Handlungen angegeben. Darauf erfolgte meine Ladung als Sachverständiger. Das Gericht schloß sich dem Endergebnis meines Gutachtens — „Zweifel an der freien Willensbestimmung“ — an und sprach frei. Bei den Taschentuchfetischisten ist, wie bei den Wäschefetischisten überhaupt, oft der Geruchssinn das leitende Sinnesorgan. Wiederholt sah ich auch Fetischisten, die nur parfümierten Frauentaschentüchern nachstellten.

Häufige Fetische sind männliche Unterhosen; weibliche Unterbeinkleider wirken häufiger antifetischistisch als fetischistisch, während Trikots, namentlich fleischfarbene, zu den Fetischen erster Ordnung gehören. Ich kannte einen bisexuellen Künstler, den sexuell nichts so erregte, als weibliche Unterwäsche bei Herren und Männerhemden bei Damen.

Zum Rumpfbekleidungsfetischismus gehört endlich auch der Korsettfetischismus. Für die an dieser Anomalie leidenden Personen bilden die Auslagen eleganter Korsettgeschäfte den Inbegriff alles Schönen, deren Betrachtung allerdings für sie die Überwindung erheblicher Schamschranken notwendig macht. Ich habe aber auch Fälle von intensivem Korsetthaß gesehen; einige objektivierten ihre im Sexuellen wurzelnde Idiosynkrasie, indem sie den Schnürleib als höchst gesundheitsschädliches „Marterwerkzeug“ lebhaft bekämpften. Ich will als Beispiel ein Gutachten anführen, das ich über einen hochgradigen Korsettfetischisten abgegeben habe; es handelt sich um eine Ehescheidungssache eines in Paris lebenden Ehepaares.

Ich gebe hier die Hauptstellen des Gutachtens, aus denen alles Nähere ersichtlich ist, wieder: „Wertvoll für die Entscheidung der Frage, ob der Ehemann R. tatsächlich an einem pathologischen Fetischismus leidet, sind in erster Linie die Briefe des französischen Arztes Dr. P., der den Ehemann längere Zeit behandelt und beobachtet hat. Aus dem ersten Brief vom 31. Oktober geht hervor, daß auch der neue Spezialarzt, der den Ehemann R. untersucht hat, Dr. V., die Auffassung seines Kollegen teilt. Nach den beiden Briefen des Dr. P. vom 30. und 31. Oktober 1905 bezeichnet dieser Arzt den Herrn R. als einen Kranken, und zwar nennt er seine Krankheit eine „obsession morbide“, es handelt sich dabei nicht um eine bloße Neurasthenie, welche wahrscheinlich auch vorhanden gewesen ist und noch vorhanden sein mag, sondern es besteht kein Zweifel, daß der Arzt die mit dem Sexualakt zusammenhängende „obsession“ des R. meint. Die Bezeichnung „obsession morbide“, krankhafte Zwangsvorstellung, ist hier für den krankhaften Fetischismus gewählt. Zwar verbinden die deutschen Spezialforscher mit diesem Begriffe im allgemeinen nicht die sexuellen Anomalien, aber an und für sich ist auch der Fetischismus eine Art Zwangsvorstellung, und es ist besonders hervorzuheben, daß in Frankreich die Ärzte oft die sexuelle Anomalie einfach unter die obsession morbide rechnen. Indem aber die französischen Ärzte, welche den R. beobachtet und behandelt haben, eine eigentümliche Sucht nach einer schmalen Taille seiner Frau als obsession morbide bezeichnen, sagen sie, daß es sich nicht um normale Vorliebe für besondere Eigenschaften, sondern um die charakteristische pathologische Anomalie des Fetischismus handelt.

Auch der mit der Familie gut bekannte Dr. W., welcher einen näheren Einblick in die Verhältnisse der Eheleute erhalten hat, nennt dies Begehren des R. nach einer schmalen Taille eine „idée fixe“, eine fixe Idee, eine Zwangsvorstellung. Aus dem Eingang dieses Briefes, wo der Arzt von dem sexuellen Unvermögen des Herrn R. spricht, darf man auch den Schluß ziehen, daß die Impotenz des R. in Zusammenhang mit seinem Fetischismus zu bringen ist, d. h. daß er eben nur potent ist, wenn die Taille seiner Frau möglichst verengt, möglichst schmal gemacht wird. In den Briefen der Ehefrau R. wird das Verhalten ihres Mannes derart geschildert, daß ihre Mitteilungen auf einen charakteristischen Fetischismus pathologischer Art deuten. Darnach behauptet die Ehefrau R., daß ihr Mann fortgesetzt verlangt habe, sie solle sich möglichst eng schnüren, daß er sich immer wieder um ihr Korsett, ihre Leibeszucht bekümmert, und beim Verkehr alles Gewicht auf ihre Taille gelegt habe.

In dem Brief an ihn vom 30. April 1906 schreibt sie einen Satz, der mit wenigen Worten die sexuelle Anomalie ihres Mannes treffend schildert und mit absoluter Deutlichkeit zeigt, daß bei R. eine sexuelle Anomalie vorhanden ist. Sie schreibt: „Solange wirst Du krank sein.“ Diese Äußerung in dem Munde einer Frau, welche wohl sicherlich von sexueller Anomalie wenig weiß und keine medizinischen Bücher hierüber studiert hat, trägt den Stempel der Wahrheit und es ist undenkbar, daß sie nicht lediglich die im sexuellen Verkehr mit ihrem Mann empfangenen Eindrücke wiedergibt.

Dieses Impotentsein ohne das Einschnüren der Taille zeigt aber deutlich, daß eben die schmale Taille conditio sine qua non für die sexuelle Libido des R. ist, also daß wirklicher Fetischismus vorliegt.

Auch die Briefe des R. selber bestätigen völlig diese Annahme. Wie so mancher sexuell Anomale sucht er seine Anomalie durch allerlei ästhetische, ja sogar hygienische Motive zu beschönigen und zu erklären. An und für sich gibt er seine Vorliebe, seine Passion für die schmale Taille zu, im Brief vom 31. Oktober erkennt er an, daß ihn die Fragen der Taille beschäftigt haben, und er ihnen entsagen wolle. Nur findet er seine krankhafte Sucht natürlich. Im Brief vom 27. Oktober sagt er selber, er habe seiner Frau geraten, den Leib gut zu schnüren, es sei dies aber eine gute hygienische Maßregel. Im Schreiben vom 18. November scheint er jedoch seine Anomalie selber krankhaft zu empfinden. Im Brief vom 21. April gibt er seine sexuelle Impotenz zu und aus dem folgenden Satz „il est des mets qu'on aime“ (es gibt Speisen, die man liebt) gibt er zu erkennen, daß seine Impotenz von der Art der Speisen, die er liebt, d. h. von dem Vorhandensein der engen Taille, des Schnürens abhängig ist. In dem gleichen Brief will er seine Frau durch Mitteilung der Ansichten des Dr. U. über seinen Fall zu überzeugen suchen, daß sie ihm in seinem Fetischismus entgegenkomme, indem er ihr beweisen will, daß sowohl nach Dr. U.s Ansicht als auch nach seinem in Wirklichkeit nicht abzuändernden, in seiner Natur eingepflanzten sexuellen Trieb eben nur der sexuelle Verkehr in der von ihm gewünschten — d. h. tatsächlich fetischistischen, krankhaften, wenn auch von R. als natürlich empfundenen — Weise möglich ist. Der Brief vom 7. Mai zeigt die Angst des R., seine Frau könne noch dicker werden, und am Schlusse sagt er deutlich, daß seine Krankheit darin bestehe, daß es ihm unmöglich ist, seine Frau in einem „physischen“, d. h. dickeren Taillenzustand zu sehen, der ihm nicht gefällt. Dieses Nichtgefallen ist aber nicht ein gewöhnliches ästhetisches Nichtgefallen, sondern, wie auch der Brief vom 6. Juni besagt, die stärkere Taille verhindert, daß er seine Frau (sexuell) begehrenswert findet. Wie schon bei ihm sich beim sexuellen Verkehr alles auf die schmale Taille konzentriert, geht aus dem gleichen Brief vom 6. Juni und dem vom 11. Juni, und zwar aus der Tatsache hervor, daß er die Bedingung seiner Frau im Brief vom 1. Juni und im Brief vom 10. Juni, wonach an ein weiteres Zusammenleben nur zu denken sei, wenn er ihr schriftlich und in aller Ehrlichkeit erkläre, die Taillenfrage bei dem sexuellen Verkehr sei ihm gleichgültig geworden (Brief der Frau vom 1. Juni), einfach für ganz unmöglich erklärt. Endlich gibt er auch in dem Brief vom 12. April an Dr. U. seine fixe „Idee“, seinen Fetischismus zu und zweifelt an der Möglichkeit, von ihm lassen zu können. Auch die weniger wichtigen Briefe der sonstigen Familienmitglieder zeigen, daß die Familie allmählich zum Bewußtsein kam, daß bei R. eine mit der festen Taille der Ehefrau R. zusammenhängende sexuelle Anomalie besteht. Die sexuelle Anomalie, mit der R. behaftet ist, kommt dem R. selber nicht als etwas Krankhaftes — wenigstens nicht in allen Briefen — zum Bewußtsein. Es ist wahrscheinlich, daß noch andere krankhafte Symptome, insbesondere neurasthenischer Art, bei R. vorhanden sind, wenn auch die sexuelle Anomalie das wenigstens nach außen hin allein oder das doch am deutlichsten sich bemerkbar machende krankhafte Symptom darstellt.

Auf keinen Fall aber darf man die sexuelle Anomalie leugnen aus dem Grunde, weil R. im übrigen intelligent, vielleicht auch in manchen Beziehungen sehr begabt ist, oder weil von eigentlicher Geisteskrankheit bei ihm keine Rede sein kann. Denn tatsächlich haben die sexuellen Anomalien mit Psychosen im gewöhnlichen Sinne des Wortes nichts zu tun, *sie führen so gut wie nie zu wirklichen Geisteskrankheiten, sie finden sich auch oft sogar bei geistig hochbegabten Leuten, trotzdem bilden Anomalien wie der in Rede stehende Fetischismus eine krankhafte Erscheinung.* Für diese Anomalie an und für sich ist R. auch nicht verantwortlich zu machen. Es handelt sich *nicht um eine Marotte, um eine Sucht nach neuen Reizen, um eine Eigentümlichkeit, die er nach seinem Willen ablegen könnte, vielmehr um einen seiner Natur eingepflanzten eigenartigen Trieb.* Dabei ist es auch gleichgültig, wie man sich die Entstehung des Triebes denkt, ob man ihn für angeboren hält oder infolge zwingender Assoziation in der Jugend entstanden. Jedenfalls hat sich dieser Fetischismus bei R. eingepflanzt, und dies sicherlich schon lange. Eine derartige willkürliche und infolge von Exzessen entstandene Anomalie wird überhaupt in Forscherkreisen, nachdem jetzt ein ausgedehntes Gebiet durchstudiert und geprüft ist, kaum noch für möglich gehalten. Aus dem Wesen und der Neigung des R. folgt auch, daß die Heilbarkeit so gut wie ausgeschlossen ist.

Daß R. durch die Behandlung bei den Ärzten Dr. P. und V. nicht geheilt werden würde, war zu erwarten. Das Gegenteil wäre nur zu verwundern gewesen. Brom, Bäder u. dgl. können den Geschlechtstrieb im allgemeinen herabsetzen, können den R. dazu bringen, weniger häufig mit seiner Frau verkehren zu wollen. Auf die psychische Notwendigkeit für R., daß beim sexuellen Verkehr die Bedingung der engen Taille vorhanden sein muß, kann diese Art der Behandlung keinen Einfluß haben. Wenn er auch ohne diese Voraussetzung, sei es durch die bloße Vorstellung einer Frau mit einer engen Taille — *eine Vorstellung, die aber durch eine damit in Widerspruch stehende Realität leicht ihrer erregenden Kraft beraubt wird* — sei es durch manuelle Manipulationen zur Erektion und Ejakulation fähig werden sollte, so würde dies doch niemals eine ihm adäquate Befriedigung darstellen, und auf die Dauer würde er sich kaum hiermit begnügen. *Er muß eben seinen Fetisch bei dem sexuellen Verkehr haben.* Daß einer Frau ein Verkehr in der geforderten Weise nicht zuzumuten ist, bedarf keiner Ausführung.

Was die Verantwortung des R. für seine sexuelle Anomalie anbelangt, so ist das Bestehen der Anomalie von deren Betätigung zu unterscheiden. Für das Bestehen der Anomalie kann R. nicht verantwortlich gemacht werden. Es handelt sich nicht um eine von seinem Willen abhängige Eigentümlichkeit, sondern um eine eingepflanzte, gegen Willen und Vernunft sich geltend machende Empfindungsweise. Demnach ist für mich kein Zweifel, daß die Anomalie des R. nicht etwa erst seit seiner Verheiratung entstanden ist, sondern schon vorher und sicherlich schon längst seiner Natur eingepflanzt gewesen ist. An einer Stelle der Korrespondenz findet sich auch direkt eine Andeutung, daß R. schon längst in der sexuell anomalen Weise empfunden haben muß, es wird dort von dem seit seiner Jugend vorhandenen Ideal von *ästhetischen*, schmalen Frauen gesprochen, ein Ideal, das sich aber bei R. nicht begnügte ein Ideal zu sein, wie man ihm bei vielen ästhetisch empfindenden Männern begegnet, sondern — wie der Verkehr mit seiner Frau gezeigt hat — ein in sexuellen Fetischismus ausgeartetes Ideal darstellt. Für therapeutische Erfolge ist bei R. schon aus dem Grunde wenig Hoffnung vorhanden, weil aus seinen Briefen hervorgeht, daß er die Bedingung seiner Frau, „seine Korsett- und Taillenideen“ aufzugeben, glatt zurückweist, also sich psychisch einer Gegensuggestion gegenüber schon in einem ungünstigen Renitenzzustand befindet.

Was nun das weitere, die Verantwortung des R. für die aus seiner Anomalie fließenden sexuellen Handlungen angeht, so macht das Vorhandensein eines anomalen Triebes den davon Betroffenen nicht ohne weiteres unverantwortlich für die Betätigung des Triebes. Es läßt sich vielmehr sehr wohl behaupten, daß R. versuchen kann, den Verkehr mit seiner Frau durch bloße Vorstellung einer Frau mit enger Taille zu ermöglichen, ohne seine Frau mit Schnüren, Korsettragen, Quälen und Drängen zu belästigen. Man kann auch ihn vielleicht insofern verantwortlich machen, als er überhaupt, anstatt seiner Frau einen qualvollen sexuellen Verkehr aufzudrängen, lieber auf solchen ganz verzichten sollte.

Da R. aber nur bei möglichster Einschnürung der Taille seiner Frau eine wirkliche sexuelle Befriedigung empfindet, und er ohne diese Vorbedingung entweder überhaupt nicht potent wird oder nur einen als onanieartigen Akt empfundenen Verkehr vornehmen kann, ist sein Widerstand, seine „Idee“ zu lassen, erklärlich. Nur kann selbstverständlich einer Frau nicht zugemutet werden, unter dieser Anomalie zu leiden und einen sexuellen Verkehr mit ihrem Mann unter den für sie peinlichen und peinigenden Umständen zu dulden. Daß der Fetischismus und insbesondere die konkrete Anomalie, mit der R. behaftet ist, das Fehlen einer persönlichen Eigenschaft, nämlich der sexuellen Normalität und der Fähigkeit, normalen sexuellen Umgang zu pflegen, darstellt, bedarf kaum der Hervorhebung. Daß die Frau, wenn sie diesen Fehler gekannt hätte, dadurch von der Eingehung der Ehe abgehalten worden wäre, daran wird man nicht zweifeln können, ebensowenig daran, daß das Nichteingehen der Ehe des R. in diesem Falle aus der Würdigung des Wesens der Ehe hervorgegangen wäre.

Schließlich ist auch die Frage zu bejahen, ob die Ehefrau erst allmählich und erst nach ärztlicher Behandlung ihres Mannes seine Anomalie als solche erkennen konnte.

Eine Frau, die wie die Klägerin in sexueller Hinsicht vollständig unwissend ist, konnte unmöglich das Perverse, Krankhafte solcher Triebe aus sich selbst erkennen, um so mehr, als am Anfang, da ihre Taille noch eng war, die Forderungen, welche ihr Mann stellte, nicht übermäßig waren. Sie war hierzu erst imstande, als trotz der Behandlung bei Dr. P. in Paris, bei dem Besuch des Beklagten im Januar und April 1906 bei ihren Eltern es sich herausstellte, daß das alte Übel immer noch vorhanden war.

Ich fasse daher mein Gutachten wie folgt zusammen:

I. Auf Grund der mir mitgeteilten Schriftstücke bin ich der Überzeugung, daß Herr R. mit einem dauernden, unheilbaren oder schwer heilbaren sexuellen Fehler behaftet ist, nämlich mit einer hochgradigen Form des Fetischismus, dessen Vorhandensein das Wesen der Ehe in der Weise beeinträchtigt, daß man einem Ehegatten nicht zumuten kann, die Ehe weiter fortzusetzen, wenn er das Vorhandensein dieser Perversität als solche erkennt.

II. Aus den Schriftstücken und aus der Natur der Krankheit ist zu schließen, daß der Fehler seit Eingehung der Ehe vorhanden war.

III. Die Ehegattin war entsprechend ihrer Erkenntnisfähigkeit und der eigenartigen Natur der Krankheit nicht imstande, ihren Irrtum binnen 6 Monaten nach Eingehung der Ehe zu entdecken. Es konnte dies erst ganz allmählich, und zwar erst nach jahrelangem Zusammenleben erfolgen.

Neuerdings steht ein analoger Fall von Taillenfetischismus in meiner Beobachtung, der dadurch eine besondere Färbung erhält, daß er sich ausschließlich auf Blutsverwandte richtet. Diese erotische Fixation an Verwandte, vor allem die so verbreitete

Cousinenliebe, wurzelt gewöhnlich in einem narzißtisch-fetischistischen Komplex, einer Vorliebe für gewisse familiale Eigenschaften körperlicher, häufiger noch psychischer Art. Meist ist damit Verminderung der sexuellen Agressivität, wenn nicht gar eine Agressionsinversion vergesellschaftet.

Patient, ein 30jähriger Marineoffizier, schreibt: „Bis zu meinem 15. Lebensjahr bemerkte ich nichts von meiner eigentümlichen Veranlagung. In der Zeit sprach einmal eine meiner Tanten verächtlich von der „Wespentaille" meiner Schwester. Ich betrachtete meine Schwester daraufhin und fand ihre Taille himmlisch. Von dieser Stunde an bekam ich stets eine Erektion, wenn meine Schwester ihr Korsett anzog, besonders heftig, wenn ich ihr dabei behilflich sein konnte. Einen Geschlechtstrieb kannte ich jedoch in dieser Zeit noch nicht. Im 16. Lebensjahr, als ich zur See ging, verschwand die erwähnte Anlage für Jahre. Im 27. Jahre heiratete ich meine hübsche, sehr schlanke Cousine. Einige Jahre nach meiner Verheiratung, vor etwa 10 Jahren, kam meine Vorliebe für überschlanke Personen mit ganz dünner Taille wieder stärker zum Vorschein. Dieser Trieb hat sich bis heute bei mir erhalten. Wenn ich ein solches Wesen, überhaupt wenn es noch elegant gekleidet ist, sehe, so bekomme ich ein sofortiges Wollustgefühl. Im Verkehr mit meiner Gattin, die eine vortreffliche, seelensgute, praktische Frau ist, begnüge ich mich mit der Vorstellung, daß sie ganz eng geschnürt sei, denn es würde mir außerordentlich leid tun, wenn ich ihr weh täte, was sicher der Fall wäre, wenn sie von meiner Preßsucht erführe. Ich glaube bestimmt, sie würde mich mit meinem Jungen sofort verlassen. Ich habe es aus diesem Grunde auch nicht gewagt, mit ihr perversen Geschlechtsverkehr zu treiben. Was mich jetzt dazu treibt, energische Schritte gegen meine geschlechtliche Neigung zu unternehmen, und der Grund ist, weshalb ich mich an Sie wende, ist die Begierde, welche mich seit Juni für meine 15jährige Nichte erfaßt hat. Als ich im Juni Urlaub hatte und dieses Mädchen seit längerer Zeit wiedersah, so ganz gekleidet, wie es meinem Ideal entspricht, war ich durch den Anblick so gebannt, daß ich mich sofort verliebte. Ich suchte fortwährend mit dem Mädchen allein zu sein und hatte täglich Samenerguß, wenn ich nur eine Viertelstunde in seiner Nähe weilte. Mit äußerster Energie gelang es mir, mich zu beherrschen und keine Handlung zu begehen, welche mir hätte verhängnisvoll werden können. Das Bild, welches ich von der heimlich Geliebten erhielt, dient mir jetzt dazu, mich bei Selbstbefriedigung zu erregen. Ich bin sonst kerngesund; alle meine Bekannten, welche mich seit längerer Zeit nicht gesehen haben, sagen mir stets, daß ich ein blühendes Äußere habe. Und doch . . . ."

Korsettfetischisten sind meistens auch Gürtel- und vor allem Strumpfbandfetischisten, die dem „Strumpfband ihrer Liebeslust" als Symbol und Reliquie größte Verehrung zollen. Erotisch bedeutungsvoll sind „Reizstrümpfe" aller Art, von den feinsten bis weit über die Knie reichenden Florstrümpfen bis zu den kurzen wollenen Socken. Ein mir bekannter Arzt erklärte, daß für ihn, wenn eine Frau ihre Strümpfe auszöge, jeder Reiz verschwunden sei. Wie häufig dieser Fetischismus ist, dafür bietet die große Beliebtheit einen Fingerzeig, deren sich gerade die Photographien erfreuen, welche weibliche Personen darstellen, die nichts als lange schwarze Strümpfe anhaben, vielfach allerdings in Verbindung mit Schuhen. Diese beiden Fetische — Schuhe und Strümpfe — bilden für viele, wenn auch keineswegs für alle Fetischisten eine Einheit. Die sich im Kriege über alle Länder verbreitenden Wickelgamaschen gewannen durch ihre sich der Form des Unterschenkels eng anpassende Führung in kurzer Zeit für viele Frauen eine hohe fetischistische Bedeutung, nicht weniger die Ledergamaschen.

In Laienkreisen ist der „Schuhfreier" neben dem „Zopfabschneider" wohl der am meisten bekannte Typus eines Fetischisten, und in der Tat stellt er wohl die häufigste Form des Bekleidungsfetischismus dar. Es gibt keine Art von Schuhwerk und an diesem nicht eine einzige Stelle, die nicht als Fetisch höchst erregend und aufreizend wirken kann. Bald sind es die Hacken, bald die Knöchelfalten, bald die Schnürsenkel, bald der Spann und bald der Schaft, bald die Sohlen und bald die Schuhnägel, die als Fixationspunkte in Betracht kommen. Sehr viel beachtet wird die Form des Schuhes. Einige reagieren nur auf Halbschuhe, andere nur auf Reitstiefel, wieder andere auf Zug-, Stulpen-, Schaft- oder Schnürstiefel, manchen kann der Schuh nicht elegant und zierlich, manchen nicht derb und unförmig genug sein. Dieselbe sich bis zum Fetischismus steigernde Geschmacksverschiedenheit besteht hinsichtlich des Stoffes. Zeugschuhe bilden für viele einen Antifetisch, während Lackschuhe wiederum auf der Fetischseite obenan stehen; dazwischen liegen Kalb-, Rind-, Wild- und andere Ledersorten. In den Mitteilungen einer in sexuellen Dingen völlig unwissenden jungen Frau, die nach einjähriger Ehe mit einem Offizier gegen diesen die Scheidungsklage einreichte, findet sich folgende Stelle: „Meine Stiefel sollten stets schwarz sein, mit recht hohen Schäften und hohen Absätzen, außerdem mit kleinen, runden, schwarzglitzernden Knöpfchen, die er sich gern ins Gesicht drücken ließ. Strümpfe und Beinkleider sollen ebenfalls schwarz sein. Er hat es gern, wenn ich mich eng schnüre und zieht sogar selbst Gürtel und Bänder bei mir fest an. Beim Akt mußte ich stets Korsett, hohe Stiefel und Strümpfe anhaben, sonst konnte er nicht mit mir verkehren. Dabei lag er stets unten. Bevor er zu mir kam, sollte ich ihm sein Glied mit einem kleinen Riemen umschnüren und mit Eau de Cologne einreiben, dann es mit den Stiefelabsätzen treten. Für mich waren das starke Zumutungen, die ich schließlich meiner Mutter anvertraute, welche sich darüber geradezu entsetzte." Sehr deutlich tritt bei diesen Sukkumbisten die metatropische Bedeutung der Fußbekleidung hervor. Den Schuh lieben, heißt sich unterwerfen wollen, wobei das Merkwürdige ist, daß, wie im letzterwähnten Fall, der Schuhfreier förmlich einen Zwang ausübt, um zu erzielen, daß gegen ihn ein Zwang ausgeübt wird — eine der für das Liebesleben so charakteristischen sadomasochistischen Gegensatzüberwindungen.

Es gibt Fetischisten, die sich in Hotels abends heftig an den zur Reinigung herausgestellten Schuhen und Stiefeln erregen.

Einer gab an, daß er sich onanistisch betätige, wenn er ein Paar starke große Männerstiefel, am liebsten Soldatenstiefel mit Sporen, neben zierlichen Frauenschuhen vor der Zimmertür stehend betrachte; er schleiche sich im Dunkel der Nacht zu den 4 Schuhen, um sie zu streicheln, zu beriechen und zu küssen. Dieser Mann — er war seines Zeichens Geistlicher — hatte auch schon wiederholt Hausdiener bestochen, damit sie ihm gestatteten, die Schuhe der Hotelgäste früh zu säubern. Trotzdem ihm dieser ganze Zustand äußerst peinlich war, konnte er seine Stiefelleidenschaft nicht bezähmen. In Konstantinopel wurde mir in der Perastraße ein alter, sehr ernst und würdig aussehender Stiefelputzer gezeigt, der in seiner englischen Vaterstadt früher als vornehmer, reicher Mann gelebt haben sollte und vor mehreren Jahrzehnten lediglich aus dem Grunde nach der Türkei übersiedelte, um dort unerkannt und ungehindert seinem seltsamen Drang für Stiefel frönen zu können. Was die eleganten Levantinerinnen für sorgsames Glätten und Glänzen hielten, war in Wirklichkeit eine erotische Liebkosung ihres Schuhzeugs. Ein Patient von mir litt sehr unter einer Passion für hohe geschweifte Absätze. Er fuhr aus dem kleinen Orte, wo er in sehr angesehener öffentlicher Stellung lebte, monatlich einmal nach der Großstadt, suchte dort stundenlang nach den höchsten Hacken, deren er bei einer Dame ansichtig werden konnte und veranlaßte diese — es handelte sich immer um Prostituierte —, ihm den Körper so lange mit den Hacken zu bearbeiten, bis Ejakulation erfolgte. In London wurde vor einigen Jahren ein berühmter Maler ermordet, dessen ganzer Körper mit frischen Wunden und älteren Narben bedeckt war, die von Sporen herzurühren schienen. Die Nachfoschungen ergaben, daß sein letzter Besucher ein Kavallerist gewesen war. Der unglückliche Mann hatte offenbar ebenfalls der ausgedehnten Klasse der Reitstiefelfetischisten angehört. In meiner Praxis habe ich zu wiederholten Malen derartige Narben am Körper von Sporenfetischisten feststellen können. Daß aber auch auf diesem Gebiet antifetischistische Regungen vorkommen, zeigte mir vor Jahren ein Fall, zu dem ich gutachtlich zugezogen war. Ein Mann war wegen Sachbeschädigung angeklagt, weil er in einem der ersten Hotels der Hauptstadt von einem Gast ertappt wurde, wie er gelbe Lederschnürschuhe mit einem Messer zerschnitt. Überhaupt liegt scheinbar völlig grundlosen Sachbeschädigungen, beispielsweise Zerstörung bestimmter Kleidungsstoffe durch Bespritzen ätzender Säuren, viel häufiger als man annimmt ein antifetischistisches Motiv zugrunde.

Wie der Reitstiefelfetischismus von seinem eigentlichen Zielpunkt nicht nur auf den Reitersmann ausstrahlt, sondern auch auf sein Roß, und damit dem Gebiet der Zoophilie nahekommt, möge der folgende Bericht zeigen, der mir vor vielen Jahren von einem einfachen Mann aus Süddeutschland zuging. Er schreibt: „Mein Fetischismus bezieht sich auf Reitstiefel. Anderes Schuhzeug läßt mich kalt, auch die gewöhnlichen Stiefel, bei denen der Schaft aus 2 Teilen besteht. Diese Verirrung ist mir angeboren. Meine längsten Erinnerungen, die sich hierauf beziehen, gehen weit zurück. Die älteste Erinnerung ist: ich war kaum 5 Jahre alt und erinnere mich noch ganz gut, wie ich mich in unserer Schlafkammer in die hohen Stiefel meines Vaters steckte, ich hatte dabei damals schon ein unbewußtes Wollustgefühl und auch ein erigiertes Glied dabei, über dieses kam dann meine Mutter herein und sagte: „Was tust du denn?" — Dies ist mir ganz unauslöschlich im Gedächtnis haften geblieben. Einmal suchte ich nach den schon abgetragenen Rohrstiefeln meines ältesten Bruders (damals auch noch Schüler), ohne daß ich einen Anlaß dazu gehabt hätte, aus einem unbewußten Antrieb, fand sie zwar nicht, ich fragte deshalb nach den Stiefeln, meine Mutter spülte gerade und mein Vater war auch in der Küche, die Eltern sagten, was ich denn mit den alten Stiefeln wolle, was mir denn einfalle, oder so etwas Ähnliches; ich fand die Stiefel also nicht, und ließ den Gedanken wieder fallen, ich war damals vielleicht erst 7 Jahre alt. Ich glaube, ich hätte die Stiefel eben angezogen, wenn ich sie gefunden hätte.

Einmal durfte ich mir Stiefel anmessen lassen, ich freute mich und meinte, der Schuhmacher würde mir rechte Rohrstiefel machen (nach Art der Reitstiefel), er machte aber nur gewöhnliche zweinähtige Schaftstiefel, ich fühlte mich deshalb sehr enttäuscht darüber; als ganz neu erregten sie mich aber doch etwas und ich berührte sie auch mit meinem erigierten Gliede; damals war ich etwa 9 Jahre alt. Einmal, etwa $14\frac{1}{2}$ Jahr alt, sprach ich mit einem Freund von sexuellen Sachen, da sagte ich: „Du, Reitstiefel gefallen mir auch so gut"; er sagte: „Wie kommst Du denn auf einmal an Reitstiefel?" — ich sagte: „Ich weiß es nicht"; er meinte, sie gefallen ihm auch, aber man spreche doch jetzt von etwas ganz anderem, ich hielt es dann auch für eine dumme Rede von mir. In der Zukunft *äußerte ich mich dann auch nie mehr auffällig über Reitstiefel.* Einmal (etwa $15\frac{1}{2}$ Jahre alt) bekam ein älterer Bruder (Metzger) neue Reitstiefel; als es mir gelungen war, dieselben allein zu erwischen, hatte ich eine ungemeine Wollust daran, ich drückte sie fest an mich, zog sie an und onanierte darin (hatte dabei schon Samenerguß). Es gelang mir dann während der Lehrzeit nur noch einige Male die Stiefel meines Bruders zu erwischen; ich zog sie dann jedesmal an und onanierte darin, im übrigen hatte ich während der Lehrzeit sonst nie Gelegenheit mit Reitstiefeln in Berührung zu kommen, und ich wollte mir „diese dumme Idee" auch immer aus dem Kopfe schlagen.

Als ich dann *mit 17 Jahren nach Tübingen kam, da schaute ich aber trotz meiner Vorsätze erst recht auf Reitstiefel.* Die Studenten gefielen mir ganz überaus gut in den hohen Reitstiefeln. Ich hätte selbst immer sehr gerne Reitstiefel getragen, aber es hätte sich nicht geschickt, ich brauchte keine und nur so wegen diesem dummen Gefallen an Reitstiefeln welche anzuschaffen, hielt ich für noch dümmer, so gerne ich Reitstiefel gehabt hätte.

Ich suchte mir den Gefallen an Reitstiefeln immer aus dem Kopfe zu schlagen, hatte auch während des fast dreijährigen Aufenthalts in Tübingen *nie* Gelegenheit, meine Lust an Reitstiefeln zu befriedigen; nur einmal, als ich in meiner Heimat auf Besuch war, hatte ich Gelegenheit, die Stiefel eines mir bekannten Artilleristen zu erwischen. Derselbe hatte sie bei einer turnerischen Aufführung ausgezogen. Ich nahm sie, zog sie an, ging in denselben wie zum Spaß davon und onanierte darin; er hat mich zwar nachher darob ordentlich gerügt. So wie es damals war, ist es immer geblieben. Ich muß auch jetzt, wie früher, immer noch im geheimen nach Männern mit Reitstiefeln schauen, sie erscheinen mir eben in Reitstiefeln *so überaus männlich und begehrenswert.*

Mit meinem Fetischismus hängt auch meine *bestialische* Leidenschaft zusammen, die sich auf *Pferde* bezieht. Über dessen Entstehung ist mir als erstes Anzeichen folgender Fall in Erinnerung: Ich glaube ich war etwa 13 Jahre alt und ging noch in die Schule. Beim „Blättlesaustragen" kam ich einmal zum Güterbeförderer in seinen Pferdestall. Auf dem Heimweg kamen mir dann Gedanken, wie schön es wäre, wenn ich so ein Pferd berühren könnte. Besondere Unruhe machten mir diese Gelüste weiter nicht; ich vergaß sie wieder, aber wenn ich dem Güterbeförderer sein Wochenblatt brachte, kam mir noch öfters der Wunsch in den Sinn, seine Pferde streicheln und berühren zu können, fand aber kaum einmal den Mut, ein Pferd zu streicheln.

Von der Pubertät an wurde dann diese merkwürdige Liebe zu Pferden immer mehr ausgeprägt; ich hätte sie oft so gerne kosen, küssen und streicheln mögen. Ich hatte aber erstens n i e Gelegenheit, mit Pferden in Berührung zu kommen; zweitens nährte ich diesen Gedanken nie und suchte ihn zu verdrängen. Geschlechtlich träume ich seit meiner Reife öfters oder manchmal auch von Pferden, doch bei weitem nicht so viel wie von Reitstiefeln. Daß ich mit einem Pferde koitiert hätte, hat mir noch nie geträumt. Als ich schließlich über meine geistig weibliche Natur und über meinen Fetischismus Aufklärung fand, da nahm ich auch an, daß diese übergewöhnliche Liebe zu Pferden etwas Abnormes sei. Über das tatsächliche Bestehen von krankhaftem Bestialismus bei Menschen habe ich erst vor etwa $^1/_2$ Jahre einige Fälle gelesen in einem Werke von Professor Krafft-Ebing. Dies waren anscheinend aber auch moralisch minderwertige Personen, doch ich glaube, daß man mich nicht für moralisch minderwertig bezeichnen kann.

Bei Pferden liebe ich in gleicher Weise männliche und weibliche Tiere oder Wallachen. An einer Stute könnte ich mit der größten W o l l u s t einen Koitus vollziehen (dagegen lieber sterben als mit einem Menschenweibe koitieren). Ebenso würden mir Manipulationen an den männlichen Geschlechtsteilen des Pferdes die gleiche Wollust bereiten, besonders wenn ich dabei noch hohe Reitstiefel angezogen hätte.

Meine geschlechtliche Liebe zu Pferden habe ich noch n i e betätigt und glaube, daß es auch n i e soweit kommen wird: erstens habe ich noch immer soviel moralischen Halt, um mich zurückhalten zu können, zweitens fehlt mir hierzu jede Gelegenheit, drittens hält mich die Furcht, mit dem Strafgesetz in Konflikt zu geraten, ab und endlich vor allen Dingen noch die Ängstlichkeit bei Pferden selbst. Zu anderen Tieren als Pferden habe ich keine außergewöhnliche Liebe, bin zwar großer Tierfreund.

Einen besonderen Reiz übt das Reiten auf mich aus; ich glaube, daß ich nach längerem Reiten im Trab Samenerguß im Sattel bekommen würde, bis jetzt habe ich erst eine Reitstunde mitgemacht.

Meine Liebe zu Pferden wird man kaum als unmoralisch bezeichnen können, soweit ich sie sexuell nicht betätige, gilt doch das Pferd allgemein als das edelste und schönste Tier, am meisten Mitleid verdient es gewiß auch, denn es ist nur Sklave der Menschheit, Arbeit ist sein Los, Undank sein Lohn. In Geduld und Leiden ist es einzig bewundernswert, denn es l e i d e t o h n e z u k l a g e n. Es tut mir unsagbar wehe, wenn ich oft sehe, wie roh und gefühllos Pferde behandelt werden. Was mein sexuelles Begehren bei Pferden betrifft, so glaube ich, daß es mir nicht schwer fallen würde, mich von einem strafbaren Verkehr mit Pferden zurückzuhalten, erstens aus den schon gesagten Gründen, zweitens weil es mir schon genug Freude und Wonne wäre, wenn ich Pferde pflegen könnte, reiten und fahren dürfte und dabei natürlich immer flotte Reitstiefel tragen könnte.

Ich habe mir jetzt wohl selbst verschiedene Reitstiefel und auch Reithosen angeschafft, auch schon öfters Reitstiefel getragen, trotzdem ich mich dabei immer sehr genierte, es ist ja gewiß auch lächerlich, wenn so eine kommune Schreiberseele in Reitstiefeln daherkommt, aber ich w ü r d e m i c h a l s g a n z a n d e r e r K e r l f ü h l e n, w e n n i c h u n g e n i e r t f l o t t e R e i t s t i e f e l t r a g e n k ö n n t e u n d d a b e i w o m ö g l i c h n o c h L e d e r- o d e r l e d e r b e s e t z t e R e i t h o s e n.

Ich hatte früherer Zeit immer den einzigen Wunsch zur Kavallerie zu kommen, aber ich wurde ganz frei vom Militär (wegen Herzfehler) und wäre doch so ungemein gern zur Kavallerie; wie es mir dabei mit meiner armen weichen Seele gegangen wäre, weiß ich nicht, aber ich glaube, daß es schon gegangen wäre, ich glaube, daß ich nicht schmählicher behandelt worden wäre als von meinen Dienstherrschaften, und bei allem hätte ich eine nicht geringe Freude und Stolz gehabt, Kavalleriesoldat zu sein. Was mich am höchsten entzückt, ist ein schöner, strammer Reiter mit flotten Reitstiefeln und ein schönes Pferd dabei. Ich habe deshalb eine besondere V o r l i e b e für a l l e r e i t e n d e n S t ä n d e, insbesondere vor allem für Offiziere und Kavallerie, z. B. Gardekürassiere gefallen mir über alles (kenne sie zwar fast nur durch Bilder).

In Summa ist mir mein ganzes verkehrtes Wesen ein unlösbares Rätsel; warum ich so bin, das weiß ich nicht, aber das weiß ich gewiß, daß ich an meinem Zustand unschuldig bin, daß ich einfach von der rätselhaften Mutter Natur so geschaffen bin, wie ich bin. Ich bin mir oft selbst nicht klar über mich und stehe vielfach im Widerspruch mit mir selber. Auf der einen Seite möchte ich ein reines ideales Leben führen, möchte ein gebildeter und anständiger Mensch mit guten Sitten sein, möchte mit gebildeten Leuten verkehren, auf der anderen Seite ertappe ich mich oft wieder auf ganz niederen Gedanken, möchte z. B. Pferdeknecht oder Gestütsknecht sein, und die gewöhnlichsten Arbeiten bei Pferden wären mir ein Vergnügen.

Als Erklärungsversuch für meinen Fetischismus möchte ich noch erwähnen, daß mein Vater und Großvater Rotgerber waren und deshalb immer mit Leder zu tun hatten, mein Großvater war aber gegen seinen Willen Gerber und mein Vater mußte die Gerberei aufgeben, weil das Geschäft schlecht ging. — Als anderen vielleicht besseren Erklärungsversuch dachte ich schon, ob vielleicht meine Mutter in einem eventuell für Prädisposition geeigneten Moment an Reitstiefel, an ein Pferd, an einen Reiter mit Pferd oder ähnliches gedacht oder solches gesehen hat. Sei es wie es wolle, ich bin nun einmal so und kann mich nicht ändern, aber beherrschen will ich mich."

Einige Zeit nach Empfang dieses Selbstbekenntnisses erhielt ich die Nachricht, daß der Verfasser „wegen Unerfüllbarkeit seiner Liebessehnsucht" Suicid verübt hatte.

Eine Untergruppe in der Kategorie der Beinbekleidungsfetischisten bilden noch die Retroussèfetischisten, Männer, die mit Begierde darauf achten, daß eine Frau den Rock anhebt und dabei sonst bedeckte Teile erblicken läßt, elegante Stiefeletten, feine Florstrümpfe, „leichte Wolken weißer Spitzenwäsche oder gar die schillernde Seide eines farbigen Unterrocks". Bloch (Teil II, Ätiol. d. Psych. sex., S. 352) meint, daß „Paris von jeher das Paradies der Retroussèfetischisten gewesen sei". Falls dies zutrifft — im allgemeinen sind solche Mitteilungen über nationale Spezialitäten auf sexuellem Gebiet mit großer Vorsicht aufzunehmen — so dürfte es darin seinen Grund haben, daß in Paris mehr wie anderswo viele Damen die Gewohnheit haben, die Röcke bis zur halben Höhe der Waden emporzuheben, ohne daß es für anstößig gilt. Übrigens wirkt es auch auf viele Frauen fetischistisch, wenn Männer ihre Beinkleider recht hoch anziehen, namentlich beim Sitzen mit übergeschlagenen Beinen, und dabei ihr sonst größtenteils den Blicken entzogenes Schuhzeug bis zum oberen Rande mit einem Teil ihrer Strümpfe und Unterwäsche sehen lassen. Die Liebhaber des Retroussèe sind meist zugleich auch Auskleidungsfetischisten, die im Anblick des Entkleidens von Frauen ihre volle sexuelle Befriedigung finden. In einem französischen Roman ruft eine Frau einem solchen Fetischisten zu: „Was für eine ausgezeichnete Kammerfrau würdest du abgeben!" Auch von dem Bett geht ein fetischistischer Reiz aus. Damit ist nicht die alltägliche Erfahrung gemeint, daß eine im Bett liegende Person einer Person des andern Geschlechts besonders begehrenswert erscheint. Mehr in das fetischistische Gebiet schlägt es

Pelz gemeinsam mit dem für Leder, Samt und Seide als Stofffetischismus behandelt, zweifellos steht hier auch der Stoff als Anziehungsmittel voran, doch nicht so sehr, um ihn als eine ganz besondere Gruppe für sich herauszuheben, er gehört zum Kleidungsfetischismus, bei dessen verschiedenen Arten einschließlich des Wäschefetischismus neben Farbe und Form stets der Stoff eine gewisse Rolle spielt.

Von besonderem Interesse ist der Fetischismus für tierische Felle, wie Pelz und Leder insofern, als er uns das Verständnis einer sexuellen Anomalie erleichtert, die noch jetzt in das Bereich der gerichtlichen Medizin fällt und schon seit alten Zeiten zu vielen abenteuerlichen Behauptungen und abergläubischen Annahmen Anlaß gegeben hat, wie die, daß Sphinxe, Centauren und ähnliche Mischwesen aus der Vereinigung von Menschen mit Tieren hervorgegangen sein sollen.

Wenn Krafft-Ebing die Z o o p h i l i e, die von anderen auch Bestialität oder Sodomie genannt wird, im Anschluß an den Fetischismus behandelt und sie sogar direkt als T i e r f e t i s c h i s m u s bezeichnet, so scheint mir die hier zutage tretende Auffassung wesentlich mehr für sich zu haben, als die von Paul Garnier, der in seinem großen Werk „Onanisme“ die von Menschen mit Tieren vorgenommenen Geschlechtsakte lediglich als besondere Formen der Onanie wertet, da bei diesem Verkehr ausschließlich eine sinnlich periphere Reizung ohne seelische Mitbeteiligung in Betracht käme. Dies entspricht jedoch keineswegs immer den Tatsachen. Richtig ist allerdings, daß diese Akte von Personen, die viel mit Tieren zu tun haben, Hirten, Stallburschen, Kavalleristen nicht selten als Surrogathandlungen vorgenommen werden, was jedoch keineswegs gegen ihren fetischistischen Charakter spricht. So hatte ich während des Krieges einen bayrischen Feldwebel zu begutachten, der in Rumänien einer Sau beiwohnte. Die Mannschaften hatten beobachtet, wie er sich wiederholt in den Schweinestall schlich und dort einschloß. Die mißtrauischen Soldaten bohrten nun kleine Gucklöcher in die Stalltür und stellten zu ihrer Verwunderung fest, wie ihr Vorgesetzter an der Sau einen regelrechten Koitus vollzog. Auf ihre Anzeige verhaftet, gab er zu seiner Rechtfertigung an: Die h e l l e H a u t des Schweines hätte ihn immer so sehr an die z a r t e H a u t s e i n e r F r a u erinnert. Er hätte seit 2 Jahren seine Frau, an der er mit größter Liebe hing und die ihm sieben blühende Kinder geschenkt hätte, nicht mehr gesehen; um ihr die Treue zu bewahren, hätte er sich mit dem Tier eingelassen. Trotz dieser treuherzig vorgebrachten Entschuldigung, die aus einer nicht unerheblichen geistigen Schwäche des Angeschuldigten hervorging, trotz sonst musterhafter Führung im Dienst und vieler Kriegsauszeichnungen wurde der Mann von dem Kriegsgericht zu einer sehr erheblichen Freiheitsstrafe verurteilt. Die naive Art, wie dieser Angeklagte seine strafbare Handlung erklärt, findet sich bei ähnlichen Vorkommnissen auffallend häufig und ist bezeichnend für den Schwachsinn der Täter. So beantwortete ein Bauer, der eines ähnlichen Vergehens mit einer Sau bezichtigt war, die Frage des Richters, wie er denn zu solcher Untat käme, mit der kurzen Erklärung: „meine Frau war verreist"; ein anderer, von dem in Groß' Archiv (Bd. 34, S. 265) berichtet wird, brachte zu seiner Rechtfertigung vor: „die Sau sei ihm immer nachgegangen und habe ihn so rührend angesehen, darum habe er ihr den Willen getan".

Daß der übertriebenen Tierliebe vieler, namentlich alleinstehender und kinderloser Männer und Frauen ein unbewußt erotischer Charakter innewohnt, scheint mir zweifellos. Erkundigungen, die ich bei Tierärzten über das Verhalten der Tierbesitzer einzog, bestätigten mir dies im weitgehendsten Maße, namentlich erzählte mir ein Berliner Spezialarzt für Hundekrankheiten viele Beispiele von den alle Vorstellungen übersteigenden Zärtlichkeiten und Liebkosungen, mit denen manche Hundebesitzer ihre Tiere überschütten, Personen, von denen schon Wulffen im „Sexualverbrecher" sagt, daß sie ihren Dienstmädchen minderwertige Kost geben, während sie ihren Hunden Koteletts und Beefsteaks vorsetzen. Vor vielen Jahren wurde ich einmal zu einer Offiziersdame gerufen, deren Gatte soeben einem Schlaganfall erlegen war. Als ich ihr von dem Ableben ihres Mannes Kenntnis gab, sagte sie: „Ach, Herr Doktor, was ich in diesem Jahre schon habe durchmachen müssen, im April starb unser Hund, im Sommer mein Kanarienvogel und jetzt auch noch mein Mann." In einem anderen Fall ersuchte mich eine Frau um ein Zeugnis, daß es notwendig sei, daß ihr Kater in ihrem Bette schliefe; als Grund gab sie ihr Reißen an, das nur durch das warme lebende Katzenfell beseitigt würde. In Wirklichkeit lag aber sicherlich eine sexuelle Fixierung an den ungewöhnlich großen und schönen Kater vor, den sie mir vorstellte. Der Wirt und die Hausbewohner hätten auf die Entfernung des ihre Ruhe störenden Tieres gedrungen; sie würde sich trotz der herrschenden Wohnungsnot aber lieber von ihrer hübschen Wohnung, als „dem geliebten Vieh" trennen.

War es in diesem Fall von Katzenliebe zweifelhaft, ob sich die Besitzerin über den erotischen Charakter ihrer sehr heftigen Leidenschaft im klaren war, ebenso wie auch viele Damen in der schwärmerischen Zuneigung, die sie für ihre „Schoß"hündchen hegen, nicht das sinnliche Moment wahrnehmen oder nicht wahrhaben wollen, so war in einem anderen Falle, der mir unterbreitet war, das Motiv ganz offenkundig. Ein 25jähriges schönes kräftiges Mädchen ließ ihre Verlobung mit ihrem ausgezeichneten Mann, einen Architekten, zurückgehen aus Liebe zu ihrem Kanarienvogel; sie könne die Liebe zu dem Vogel nicht mit einer anderen teilen; wenn sie die weichen Federn des Tieres mit ihren Händen und Lippen berühre, verspüre sie eine sinnliche Erregung, die bis zur höchsten Befriedigung gehe. Dagegen bliebe sie bei den Liebkosungen ihres Bräutigams völlig kalt. Einen ähnlichen Fall berichtet Rohleder. Nur daß bei ihm der Gegenstand der heißen Liebe eines 30jährigen Mädchens ein männlicher Papagei war; sie ließ sich von diesem am Kopf, Kinn und Busen so lange „krabbeln", bis sie in ein Stadium höchster sexueller Erregung kam.

In der Mehrzahl der Fälle genügen die hier angeführten Betastungen nicht, um eine Entspannung herbeizuführen, es kommt vielmehr zu Akten an den Geschlechtsteilen. Man muß hier Handlungen unterscheiden, die Männer an Tieren vornehmen und die Frauen von Tieren an sich vornehmen lassen. Männliche zoophile Täter pflegen weibliche Tiere, weibliche männliche Tiere vorzuziehen. Erstere pflegen auf dem Lande, Frauen mit solchen Neigungen in der Stadt häufiger vorzukommen. Daneben kommen auch Akte von Homosexuellen mit Tieren vor; so ließ sich nach Merzbach ein homosexueller Gutsbesitzer von einer abgerichteten Dogge von hinten bespringen und per anum gebrauchen. Die häufigste Betätigungsform zoophiler Frauen ist der passive Lambitus: sie lassen von den Tieren, wobei in erster Linie Hunde in Frage kommen, ihre Genitalien cum lingua bestreichen; bei Männern ist dies seltener. Immerhin hatte ich einen Fall zu begutachten, in dem ein Schlächter sich gewohnheitsmäßig von Kälbern so lange an seinem Glied saugen ließ, bis Samenerguß erfolgte. Er brachte Vieh von auswärts nach dem Berliner Zentralviehhof und ließ dies namentlich im Zuge an sich vornehmen, bis er schließlich ertappt und vor Gericht gestellt wurde. Häufiger als orale Fälle sind solche gerichtskundig geworden, in denen Männer in die Vagina, den Anus oder die Kloake der Tiere eindrangen.

In der Fachliteratur finden sich besonders folgende Tiere angegeben, bei denen Handlungen dieser Art vorgekommen sind: P f e r d e — als dem alten Fritz eines Tages zwecks Aburteilung in Potsdam gemeldet wurde, ein Kavallerist der dortigen Garnison sei beim Geschlechtsverkehr mit einer Stute überrascht worden, schrieb er statt der erwarteten schweren Freiheitsstrafe kurz und bündig unter das Protokoll: „Versetzt das Schwein zur Infanterie" —; Kühe, bei denen meist wie bei Stuten ein Schemel angestellt wird, Ziegen (von denen es heißt, daß sie namentlich im Orient und in Italien Fremden von Kupplern auf der Straße vielfach angeboten werden), Schweine, Schafe, Hunde, die besonders oft von weiblichen Personen, die an Pruritus vulvae leiden, benutzt werden. Federtiere, wie Hühner, Enten, Gänse, Puten, Tauben werden nicht ganz selten von Männern in der Weise gemißbraucht, daß das Glied in die Kloake eingeführt wird und gleichzeitig das Tier erwürgt oder ihm der Hals abgeschnitten wird, wobei dann durch die krampfartigen Todeszuckungen des Tieres die Ejakulation befördert wird. Analoge z o o s a d i s t i s c h e Handlungen kommen auch an anderen Tieren vor und legen die Vermutung nahe, daß dem äußerst intensiven Interesse, das viele weibliche und männliche Personen am Schlachten der Tiere, an Stierkämpfen und ähnlichen Grausamkeitsakten mit Blutvergießen nehmen, wenn auch meist wohl unbewußt, sexuelle Wünsche zugrunde liegen. Thoinot erzählt in seinem „Perversions du sens génital" (S. 268) von einem Manne, der in einem Pariser Bordell sich in der Weise betätigte, daß ein Mädchen ein Kaninchen halten mußte, dem er mit einem Schnitt den Bauch aufschlitzte. Während er seine Hände in den blutüberströmten Eingeweiden des Tieres vergrub, trat Befriedigung ein. Von einem noch ungeheuerlicheren „Triolismus" wird in Groß' Archiv für Kriminalanthropologie (1903. S. 320) berichtet; ein Mann war angeklagt, weil er einen großen Hund abgerichtet hatte, seine Frau zu koitieren. Er hielt die weinende und sich heftig sträubende Frau unter Drohungen fest, entblößte ihren Leib und führte das Glied des Hundes in die Vagina. Der Hund verstand, was gewollt wurde und vollzog die Kohabitation, wobei der Mann zusah. Der Angeklagte, der diese Straftat wiederholt begangen hatte, wurde wegen „Sodomie und gewaltsamer Unzucht an seiner Ehefrau" verurteilt. Nach Mantegazza und Krauß sollen in südlichen Ländern auch Esel und Eselinnen gelegentlich als Sexualobjekte verwandt werden. Krauß erzählt auch, daß er einmal eine Chrowotin beobachtet hätte, die sich völlig entkleidet mit einem Kater abgab. Sie geriet dabei in einen überaus heftigen Orgasmus. Ob die vielen abenteuerlichen Geschichten, die von Geschlechtsverkehr zwischen Affen und Weibern und auch von Männern mit Affenweibchen in Umlauf sind, der Wahrheit entsprechen, bleibe dahingestellt. Bemerkenswert ist es jedenfalls, daß nach einer alten Sage der Peruaner die S y p h i l i s ursprünglich eine A f f e n k r a n k h e i t gewesen wäre, von denen sie durch sodomitische Akte auf den Menschen übertragen sei. Daß durch sexuelle Akte mit Tieren Krankheiten erworben werden können, wie Erysipel, Anthrax, Tetanus, ist sicherlich möglich, obwohl wir in der Literatur kaum etwas darüber finden. Die bekannteste und wohl auch häufigste Erkrankung, die Menschen durch Zärtlichkeiten, vor allem Küssen von Tieren akquirieren, ist zweifellos der Hundewurm (Echinokokkus). Ich beobachtete den Fall einer Echinokokkengeschwulst in der Leber, die später erfolgreich operiert wurde. Der Patient, ein überaus femininer Mann, war von seinem „Nero", einem männlichen Hunde, der in seinem Denken und Handeln die größte Rolle spielte, ohne daß aber ein eigentlicher Sexualverkehr stattfand, infiziert worden. Es ist natürlich auch denkbar, daß Menschen Tiere anstecken. Obwohl Fälle dieser Art nicht bekannt gewesen sind, ist ein kurzer Hinweis am Platze, weil bei manchen Völkern der seltsame Aberglaube besteht, man könne sich durch Beischlaf mit einem Tier — die Südslawen bevorzugen hierzu Hennen — von einer Geschlechtskrankheit befreien. Um die Liste der in Frage kommenden Tiere zu vervollständigen, sei noch bemerkt, daß die alten Ägypter im Rufe standen, Krokodilweibchen zu koitieren, während sich vornehme Römerinnen Favoritschlangen hielten, die sie zum Zwecke geschlechtlicher Reizung mit ins Bett nahmen. Von einer Schlangentänzerin wurde mir mitgeteilt, daß ihre leidenschaftliche Zuneigung für Schlangen nicht frei von erotischen Empfindungen sei. Auch religiöse Sodomie kennt die Geschichte der Menschheit. So erfolgte die Verehrung des heiligen Bocks im alten Ägypten seitens der Weiber durch geschlechtliche Verbindung.

Mit Recht hat Forel in seiner so überaus klaren und vorurteilslosen Behandlung dieser Fragen sich dahin ausgesprochen, daß es vom eugenetischen Standpunkt vielleicht besser sei, ein Idiot oder Schwachsinniger vergreife sich an einer Kuh, als er schwängere ein Mädchen. Jedenfalls sei die Sodomie als eine der harmlosesten Formen der pathologischen Verirrungen des Geschlechtstriebes zu beurteilen, da durch sie niemand Schaden erleide. Aus diesem Grunde hat man auch in dem letzten Entwurf zu einem deutschen Strafgesetzbuch, wie in den meisten anderen Ländern, die Unzucht zwischen Mensch und Tier straflos gelassen, ganz im Gegensatz zu früheren Zeiten, in denen man Menschen zusammen mit Tieren, beispielsweise Frauen gemeinsam mit Hunden, verbrannte, wenn zwischen ihnen „unkeusch getrieben" worden war. Mitbestimmend war dabei wohl auch die irrtümliche Auffassung, es könnten aus solchem Verkehr Nachkommen entstehen. Diese Meinung ist auch jetzt noch keineswegs ausgestorben, wie ich aus mir wiederholt unterbreiteten Anfragen ersehe. Vor einigen Jahren kursierte in Charlottenburg ein mit großer Bestimmtheit auftretendes Gerücht, es wurden sogar Name und Straße angegeben, eine Frau habe fünf Hunde zur Welt gebracht. Es ist biologisch gänzlich ausgeschlossen, daß tierischer Samen sich mit einem weiblichen Ovulum verbindet, ebenso auch, daß menschliche Spermatozoen in tierische Eier dringen.

Können ebenso wie Tiere Pflanzen zu Gegenständen geschlechtlichen Fühlens werden? Diese Frage möchte ich bejahen. Eine Brücke vom physiologischen zum pathologischen Fetischismus ist auch hier vorhanden. Sie besteht in dem nicht seltenen Blumenfetischismus. Eine Blume im Haar oder Gürtel des Weibes, im Knopfloch des Mannes, und zwar meist eine ganz bestimmte, wird für den Gesichts- und Geruchssinn zum Fetisch. Auch die Zärtlichkeit, die viele alleinstehende Frauen und feminine Männer ihren Blumen angedeihen lassen, scheint nicht immer frei von einer, wenn auch den Blumenliebhabern selbst meist verborgenen Erotik zu sein.

Daß die „Dendrophilie" sich auch auf Bäume erstrecken kann, scheint das von Bloch angeführte Beispiel des Xerxes zu lehren, welcher einer Platane in Lydien die Verehrung und die Ehren einer Frau entgegenbrachte, bei ihr wie bei einer Geliebten verweilte und sie reich mit Schmuck und anderen Geschenken versah.

Vor einigen Jahren vertraute sich mir ein Herr an, der „ein Verhältnis mit einer alten Eiche" in Machnow bei Berlin hatte. Er hatte für sie eine, wie er sagte, „abgöttische Verehrung" und drückte oft in der Dunkelheit, wenn er sich ganz sicher vor Beobachtung fühlte, sein entblößtes Glied an den „ehrwürdigen Stamm", bis Ejakulation erfolgte.

Von der Liebe zu den im Altertum als Dryaden und Najaden personifizierten Bäumen und Quellen führt nur noch ein kleiner Schritt zur erotischen Fixierung an Probionten und leblose Dinge wie Kristalle, Diamanten, Perlen und andere Edelsteine. Einen von Körber und mir beobachteten Fall von Kristallfetischismus habe ich bereits in meinen „Naturgesetzen der Liebe" ausführlicher beschrieben.

Der Fall betrifft ein junges Mädchen, welches sich in eine große, schöne Kristallschale verliebt hatte. Sie ging täglich vor das Schaufenster, hinter dem die Schale stand, um sich an ihrem Anblick zu weiden. Eines Tages war das Gefäß verschwunden, ein Käufer aus dem Auslande hatte es erworben. Dem Mädchen aber war es, als sei ihr jemand gestorben, und lange schmerzte sie eine Sehnsucht, der sie kaum Herr werden konnte. Der Fall scheint mir so merkwürdig, daß ich auch hier der brieflichen Schilderung der jungen Dame, die angibt, Menschen gegenüber anerotisch zu sein, selbst Raum geben möchte. „Schon in meiner frühesten Kindheit", schreibt sie mir, „gab ich mich den Wonnen des Kristalls hin. Wie diese Liebe in mir erwachte und wodurch, kann ich nicht sagen; ehe sie sich auf die Kristallgegenstände unseres Hauses verschlug, verleitete sie mich schon zu kühnen Träumen von Kristallpalästen, die es irgendwo auf der Erde geben mußte. Ich saß dann später stundenlang vor Bildern, die ich in Büchern gefunden, wo Grotten von Eis und phantastische Gebilde mich fesselten, und ich verlor mich in der Vorspiegelung der Spiele von Licht in den kristallenen Formationen. Der Einsatz mit Essig und Öl war eine Zeitlang für mich das Schönste, was auf dem Tische stand. Ich freute mich während des ganzen Mittagessens auf das Kompott, da es solches von Kristalltellern gab — und wenn ich es endlich vor mir hatte, konnte ich vor Aufregung nicht essen, denn es war so etwas Unfaßbares, die Brechung von all' dem Licht und dann der sonderbare Lichtrand, den die Sauce da hervorrief, wo sie den Teller berührte. — Zum Geschmack vieler Dinge, sowohl eß- wie trinkbarer, hat das Kristall immer viel beigetragen, und es gibt manches, das mir nur von Kristall genießbar wäre. — Einmal fand ich auf der Wiese an unserem Hause in ein Papier eingewickelt ein Prisma von einem Kronleuchter. Als ich das Papier aufrollte und die Sonne sich funkelnd in dem Kristall brach, wurde ich heftig erregt und masturbierte. — An einem Kronleuchter mit Kristallprismen versenkte ich mich immer wieder in die Brechungen des Lichts und ließ mich von dem Farbenspiel betören. — Ich studierte den Kronleuchter während der verschiedenen Beleuchtungen des Tages; ich wußte, wann die Sonne sich darin fangen würde, und ich unterließ es nie, um die Stunde meinen Besuch bei ihm zu machen. Das strahlende Licht, was zu allen Seiten sprühte, bereitete mir einen außerordentlichen Genuß — es war, als wenn es wie feiner Goldstaub durch mein Blut sickerte —, ich fühlte es heiß durch meinen ganzen Körper rieseln bis zur Ermattung. — Oftmals ging ich in Geschäfte und fragte nach den Preisen verschiedener Kristallschalen, Gläser, Karaffen usw., nur ein Vorwand, die verschiedenen Gegenstände in die Hand nehmen zu können, mit ihnen in Berührung zu kommen, über den Schliff streichen zu können, aber vor allem ihre Schwere zu spüren; die Schwere kostbarer Kristalle bereitet mir eine ganz besondere Freude. — Im Alter von 20 Jahren hatte ich an dem Schaufenster eines Geschäftes eine Kristallschale von außerordentlicher Schönheit entdeckt. Sie schien mir mit ganz besonders mysteriösem Schleier das vielfache Licht diskret zu verhüllen, um desto verlockender anzuziehen. Jeden Tag mußte ich einmal an dieses Fenster, das Wunder anzusehen, ich träumte von Räumen, wo sie stehen müßte, von eigenartigen Tischchen mit einer Platte aus Edelgestein als Untergestell für sie, von farbigen Seiden, auf denen sie ruhte und die sich mit ihren matten Tönen vielfach darin schmeichelten. Am liebsten aber dachte ich sie mir auf einer Platte aus dunklem Silber, einfach und ruhig, wo keine Farbe sich in ihr Farbenspiel mengen würde. Dann stellte ich sie mir in der Mitte eines Raumes auf einem hohen, schlanken Unterbau vor. Es mußte halbdunkel dort sein, an den Wänden nur einige Kerzen aus Wachsleuchtern. Ich würde dann Öl hineinschütten — ein wasserklares Öl, aber schwer und dickflüssig, daß der Schliff eigenartiges Licht flimmern und es unten in der Schale strahlen würde wie von Sternen. Dann wollte ich einen Rubin in das Öl werfen, und ich konnte mir nicht Genüge tun an den Träumen über die Wunder, die sich mir all enthüllen müßten. Ich ging in das Geschäft und fragte nach dem Preis — ich wußte im voraus, daß er unerschwinglich für mich sei —, aber ich durfte bei dieser Gelegenheit das kostbare Stück in die Hände nehmen und seine Schwere fühlen. Ich überlegte hin und her, wie ich doch noch in seinen Besitz gelangen könnte — eines Tages war die Schale aus dem Fenster verschwunden, und ich war sicher, daß sie verkauft sei; ich ging hinein und fragte nochmals nach ihr und bei der Bestätigung grämte ich mich sehr . . .“

Zu den Steinen und Metallen mit erotisch-fetischistischer Nebenwirkung gehören auch Marmor und Bronze. Man hat aus diesem Grunde auch in der Statuenliebe, dem Pygmalionismus, eine Form des Fetischismus erblicken wollen. Andere Autoren haben diese Anomalie mehr mit der Liebe zu toten Körpern, der Nekrophilie, in Beziehungen gesetzt. Beiden Triebstörungen gemeinsam ist eine gesteigerte sexuelle Reizbarkeit, die über das Lebendige hinausgehend sich auf nachgebildete und entseelte Körper erstreckt. Ich werde daher auf diese sexuellen Extravaganzen und Ekstasen im nächsten Kapitel zurückkommen, das den Hypererotismus behandelt. Hier sei nur erwähnt, daß eine ähnliche Verbindung wie vom Pelzfetischismus zur Zoophilie, von der erotischen Fixierung an Steine und Marmor zu jener seltsamen Zuneigung führt, die sich auf Bildsäulen und Leichen erstreckt.

II. KAPITEL

Hypererotismus

Die quantitativen Abweichungen des Geschlechtstriebes — Die sexualpathologische Plus- und Minusgruppe — Die innersekretorisch bedingte Stärke des Erotismus — Wo fängt das geschlechtliche Übermaß an? — Das Sexualtemperament — Sexuelle Athleten — Verhältnis der Triebrichtung zur Triebstärke — Ungleichheit der auf das eine und das andere Geschlecht gerichteten Libido bei Bisexuellen — Triebbeherrschbarkeit — Präpubische und postklimakterische Geschlechtslust — Innersekretorische Bedeutung der Prostata-Involution — Verhältnis von Libido und Potenz — Sexuelle Eindrucksfähigkeit und Ausdrucksmöglichkeit — Die „Leichenbraut" — Der Sexualrhythmus — Ebbe und Flut der sexuellen Hormonwellen — Geschlechtliche Anfechtungen — Einfluß der Nahrungs-, Genuß- und Arzneimittel auf die Triebstärke — Hormontherapie — Liebesraserei, Satyriasis, Nymphomanie und Mannstollheit — Fausts: „im Genuß verschmacht ich nach Begierde" — Polygame und monogame Form des Hypererotismus — Der Polyerotiker — Menschen mit Genitalien und Genitalien mit Menschen — Sexuelle Polypragmasie — Einfluß des Hypererotismus auf den körperlichen und seelischen Gesundheitszustand — Fall eines verheirateten Polyerotikers — Oraler Genitalverkehr — Prostituierte aus Leidenschaft — Hypererotische Gebärden — Sexuelle Überbedürftigkeit beim Weibe — Lüsternheit infolge Pruritus vulvae — Koitushalluzinationen — Die natürliche Koitusform des Menschen — Coitus a posteriori — Succubation — Sexuelle Ersatzorgane — Die Kontakttendenz erogener Zonen — Figurae veneris — Digitationen als infantilistische Betätigungsart — Differentialdiagnose zwischen Finger und Glied — Orale Betätigungsform — Cunnilinctio, Penilinctio und Anilinctio — Überwindung des Ekels als ein Hauptmerkmal der Liebe — Die monogame Form des Hypererotismus — Don Juan- und Toggenburgtypen — Liebe als Krankheit — Erotische Superfixation neurotischer Frauen während der Gravidität — Pathologische Liebe zu Prostituierten — Überflutung des Gehirns mit erotischen Rauschstoffen — Narkotische Wirkung des Andrins und Gynäcins — Sehnsucht und Eifersucht — Der gesteigerte Liebesaktivismus und -Passivismus — Geschlechtlicher Unterwerfungsdrang und sexuelle Hörigkeit — Gelähmter Geschlechtswille — Doppelselbstmord infolge sexueller Überfixation — Metatropismus und Hypererotismus — Der erotische Unterwerfungsdrang des Weibes als Wurzel ihrer früheren Entrechtung — Sadismus und Hypererotismus — Verstärkte Inkretion als Ursache des Sadismus — Die quantitative und qualitative Erklärung des Virilismus durch die innere Sekretion — Inkretorisch-verursachte Gewaltakte und Verbrechen — Sexuelle Intoxikation — Triebwiderstand und Willenswiderstand — Vergewaltigungswünsche — Physische und psychische Beugung des Geschlechtswillens — Koitus an einer Hypererotischen — Liebeskünstler — Unterdrückung sexueller Gegenwehr — Sexuelle Siegerpose — Einfluß des Alkohols, der Erschöpfung und Musik auf den sexuellen Widerstand — Sadistische Stufenleiter — Imaginärer Sadismus — Pollutionen bei Erzählung der Passionsgeschichte — Passiophilie — Beobachtungen in der Berliner Spartakuszeit — Luststeigerung durch Schadenfreude und Mitleid — Wachtraum eines Hypererotikers — Die Zotomanie — Sexueller Wortrausch — Hypererotische Schreibwut — Obszönitäten in Bedürfnisanstalten — Physiologischer und pathologischer Visionismus — Trieb zu schauen und sich zur Schau zu stellen — Fetischvoyeure — Triolisten — Wechselwirkung zwischen materieller und sexueller Gewinnsucht — Ein Voyeurroman von Barbusse — Kuppelsucht — Brachiale Sexualexzesse — Der Lustmord — Mitteilungen angeblicher Lustmörder — Plötzliche Todesfälle im sexuellen Affekt — Absoluter und relativer Hypererotismus — Anscheinende Lustmorde aus Raubgier und Eifersucht — Echte Lustmorde zur Entspannung der Geschlechtslust — Geschlechtsrausch — Sadistische Verstümmelungen — Affekttaumel Schwachsinniger — Epileptische Lusttöter — Schließen Planmäßigkeit und Erinnerungsmöglichkeit Unzurechnungsfähigkeit aus? — Lustmord und Aberglaube — Geißler und Mädchenstecher — Sexualpathologische Stereotypie — Bösartigkeit als Überkompensation von Gutartigkeit — Weiche Fanatiker — Sadisten und Spartakisten — Antifetischistischer Sadismus (Bild) — Bilderschändung — Statuostupration und Statuophilie — Sexuelle Urmotive von Bilderdiebstählen — Hyperfixierung an Personen im Film — Nekrophilie — Imbezille und hysterische Leichenschänder — Salome-Typen — Körperliche Hypererotismusformen — Der Priapismus — Erektionen ohne Mitbeteiligung des Geschlechtstriebes — Johannestrieb und Wasserstanzen — Gonorrhoische Priapismen — Aphrodisiaca — Anale Erektionswirkung — Periphere Reizung der Wollustkörperchen — Erektionen und Ejakulationen bei Erhängten und Geköpften — Erschöpfungspriapismen — Leukämische Priapismen — Toxische Priapismen — Priapismus durch Dauerreizung des Erektionszentrums — Die Polyspermie — Pollutionismus und Spermatorrhöe — Samenplethora und Samenkoller — Krankhaftigkeit unfreiwilliger Samenverluste — Tagespollutionen — Frottage — Miktions- und Defäkationsspermatorrhoe — Prostatorrhoe — Verwechslung zwischen Spermatorrhoe und „Gonorrhoea simplex" — Regurgitierender Samen — Begriff der sexuellen Überreizung.

Der im vorigen Kapitel behandelte Fetischismus leitet zu den quantitativen Abweichungen des Geschlechtstriebes über, denen wir in den beiden nächsten Kapiteln unsere Aufmerksamkeit zuwenden wollen, der ebenso umfangreichen Plus- wie Minusgruppe der Sexualfunktion, dem Hyper- und Hypoerotismus, der Libidosteigerung und der Impotenz. Auf der positiven Seite kann eine Sinneswahrnehmung eine jedes normale Maß überschreitende Leidenschaft hervorrufen, auf der negativen Seite kann eine Summe von Eigenschaften so abstoßend wirken, daß jede Lust und Fähigkeit zum sexuellen Verkehr erlischt. Freilich sind diese exogenen Ursachen für die Triebstärke nicht allein bestimmend, von ebenso hoher Bedeutung ist der endogene Faktor, der innersekretorisch bedingte Stärkegrad des Erotismus und die von ihm abhängige Reaktions- und Affekthöhe sexueller Attraktion und Aversion.

In diesem Kapitel soll zunächst von dem geschlechtlichen Übermaß die Rede sein. Um dieses als solches zu erkennen, ist es allerdings erforderlich, daß man sich darüber klar ist, was im Geschlechtsleben als Maß anzusprechen ist. In dieser Hinsicht liegt keineswegs eine Übereinstimmung der Anschauungen vor; 150 Kohabitationen im Jahr, 3 in der Woche, die dem einen Autor als zu viel erscheinen, sieht ein anderer während der Blüte des menschlichen Lebens als mäßig oder jedenfalls nicht unmäßig an. Die Triebstärke ist an und für sich sowohl unter Männern als unter Frauen ungemein verschieden, in einem Grade, daß hier nur unter noch größeren Schwierigkeiten, als sonst auf sexuellem Gebiete, die Stelle normiert werden kann, an welcher das Physiologische aufhört und das Pathologische beginnt. Es gibt Personen, die überhaupt gar kein oder nur ein ganz geringes Bedürfnis nach geschlechtlicher Betätigung haben. Mindestens ebenso häufig aber finden sich bei beiden Geschlechtern Individuen, bei denen der kaum befriedigte Trieb bald immer wieder neu erwacht; vor kurzem beklagte sich bei mir eine Frau, daß ihr Mann in den 8 Jahren ihrer Ehe, von kurzen Zwischenzeiten abgesehen, jeden Tag vier- bis fünfmal den Akt mit ihr vollziehe; in einem andern Fall berichtete mir ein unverheirateter Mann glaubwürdig, daß er während eines einzigen Jahres über tausendmal in normaler Weise koitiert habe. In einer Gerichtsverhandlung, der ich vor einiger Zeit beiwohnte, gab der Ehemann im Beisein seiner Frau an, daß sie während der Flitterwochen durchschnittlich 18 mal innerhalb 24 Stunden verkehrt hätten. Die bekannten Lebemänner und Kurtisanen der Geschichte, deren Namen zum Begriff geworden sind, wie die Casanovas, Don Juans, Phrynen und Messalinen, stehen auf dem einen Flügel, Männer wie Immanuel Kant und der Maler Menzel, von denen behauptet wird, daß sie weder die Liebe, noch den Geschlechtsverkehr kannten, und Frauen wie Cornelia Goethe, von der ihr Bruder Wolfgang sagte, daß in ihrem Wesen keine Spur von Sinnlichkeit lag, am anderen Ende. Zwischen diesen beiden Grenzen gibt es alle nur erdenklichen Gradstufen. Diese individuelle Triebstärke erhält sich dabei, von gewissen Ausnahmen und Schwankungen abgesehen, durch mehrere Jahrzehnte auf ziemlich konstanter Höhe, mit anderen Worten: frigide Männer und Frauen pflegen einen niedrigeren Grad, temperamentvolle einen höheren Grad der Libido als das ihnen zugehörige Sexualtemperament zu behalten. Die Triebrichtung als solche hat mit der Triebstärke nichts zu tun. Es können also gleichgeschlechtlich gerichtete Menschen ebenso wie Heterosexuelle ungemein leidenschaftlich sein oder einen nur schwach entwickelten Geschlechtstrieb besitzen. Handelt es sich um Bisexuelle, so pflegt gewöhnlich die Heftigkeit, mit welcher es eine Person zu dem einen oder anderen Geschlecht zieht, äußerst verschieden zu sein, die Patienten selbst drücken dies oft zahlenmäßig aus, etwa so, daß es sie zu 90 Proz. zum weiblichen und zu 10 Proz. zum männlichen Geschlecht ziehe oder umgekehrt.

Für die Frage der Triebbeherrschbarkeit ist die Untersuchung der Triebstärke im Einzelfall von erheblicher Wichtigkeit.

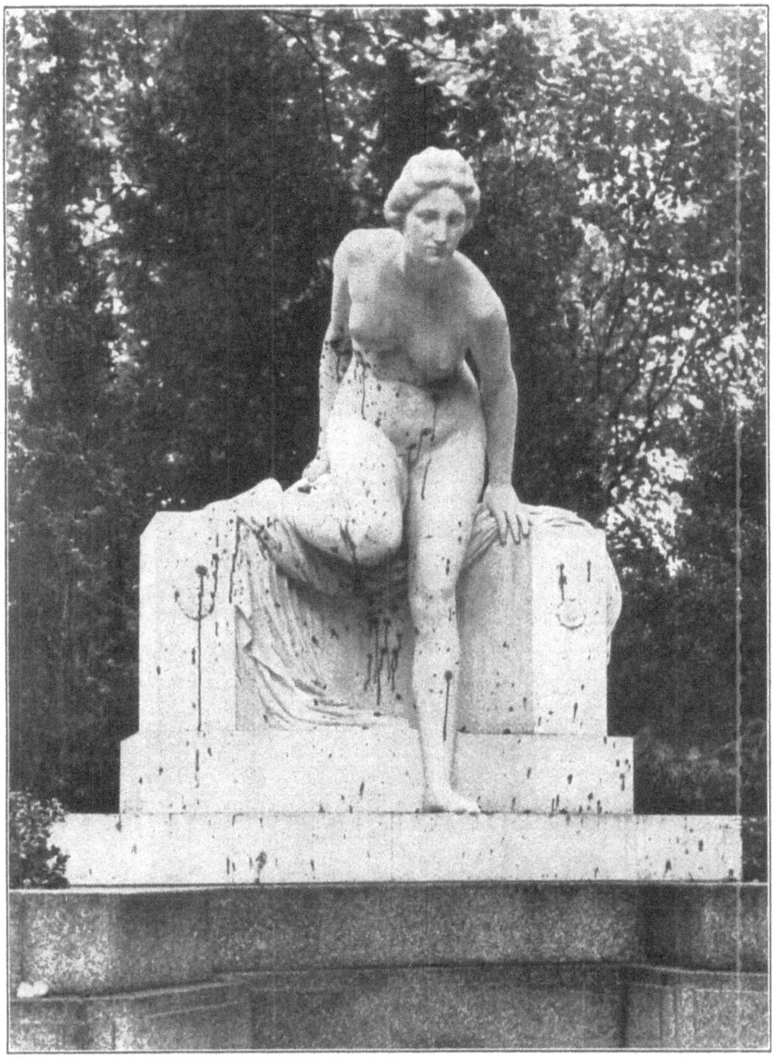

Statuenschändung durch Bespritzen mit tintenartiger ätzender Flüssigkeit aus erotischen Motiven, begangen am Nymphenbrunnen in Dresden am 15. IX. 1909; siehe S. 128.

Sicherlich spielt hier die Erotisierung der Blutflüssigkeit und der von ihr gesättigten Gehirnzentren durch die Menge inkretorischer Sexualhormone eine ausschlaggebende Rolle. Nur besitzen wir bisher kein Mittel und keine Methode, diesen Erotisierungsgrad objektiv zu messen, namentlich im Verhältnis zu dem Grade der Widerstandskräfte, ein Verhältnis, das sich naturgemäß in Berührung mit dem von dem Sexualobjekt ausgehenden Attraktionsgrad beträchtlich verändert.

Der Sachverständige vor Gericht wird nicht selten gefragt, ob in einem konkreten Falle der Geschlechtstrieb beherrschbar war (§ 51 RStGB.). Ich habe mich in solchen Fällen wiederholt bemüht, auseinanderzusetzen, daß, als der Angeklagte sich mit seinem Sexualobjekt einließ, möglicherweise nur das Bestreben bestand, sich mit dem lustbetont empfundenen Beieinandersein zu begnügen, ohne daß die Absicht einer strafbaren Handlung, der Dolus, vorlag, welchen die Staatsanwälte und Richter meist schon in der bloßen Annäherung an eine Person erblicken. Erst durch die unwillkürliche Wirkung der Nahreize könne sich die Erregung nach und nach gesteigert haben, bis dann plötzlich ein Moment gekommen sei, in dem der Verstand mehr und mehr nachließ und der Betreffende, ohne nun noch nach den Konsequenzen seiner Handlung fragen zu können, unter Ausschluß seiner freien Willensbestimmung die Tat begangen hätte, die ursprüglich nicht in seinem Plane lag, über deren Tragweite und Folgen er sich aber schließlich nicht mehr völlig klar war.

Um hier ein Beispiel anzuführen, so berichtete mir ein Mediziner von 25 Jahren: „Er sei einem Mädchen begegnet, das ihn sexuell sehr angezogen habe und sei mit ihm in seine Wohnung gegangen; dort habe er verdächtige Flecke an ihrem Körper bemerkt, die er für syphilitische gehalten habe. Er habe sich daher vor dem Koitus zurückgehalten und nur mit ihr gescherzt, sei aber nach einigen Stunden dieses Kosens so erregt geworden, daß er, trotzdem er die Ansteckungsgefahr noch erkannte, dennoch den Koitus vollzog, durch den er sich tatsächlich infizierte." Ähnliche Fälle, in denen hypererotische Männer mit Frauen verkehren, die ihnen als gonorrhoisch oder luetisch bekannt sind, sind nicht gar so selten; für die zeitweise Mächtigkeit des Geschlechtsdrangs sind diese Beispiele triftige Beweise.

Daß der Geschlechtstrieb sich auch noch nach der Lebensakme bis lange nach dem 50. Jahr auf ansehnlicher Höhe hält, gehört durchaus nicht zu den Seltenheiten. Ich habe in meiner Praxis eine große Anzahl von Frauen, besonders aus dem Witwenstande, gesehen, die noch viele Jahre nach dem Klimakterium über hochgradige sexuelle Eregungszustände Klage führten. Namentlich tritt auch bei Männern häufig eine ausgesprochene Alterslibido in die Erscheinung. So sah ich in Rom einen deutschen Maler von über 85 Jahren, der mir versicherte, daß er noch jede Woche einmal mit Mädchen den Beischlaf, wenn auch mit halbschlaffem Membrum, vollziehe. Wie viele alte Leute war er, in Übereinstimmung mit der biblischen Geschichte von König David, da dieser bei Abisag von Sunem schlief, der Meinung, daß von dem jugendlichen Körper ein magnetisches Fluidum, eine Art Jugendkraft, ausstrahle, die ihn verjünge. In einem anderen Falle suchte mich ein Greis auf, der im 72. Jahr seine erste Gonorrhoë akquiriert hatte. Krafft-Ebing hat diese Libido sexualis senilis oder postclimacterica mit dem in der Vorpubertät auftretenden Sexualverlangen zusammengestellt und beide als sexuelle Paradoxie bezeichnet. Ich halte diese Zusammenfassung für wenig glücklich. Die präpubische Geschlechtslust fällt in das Gebiet der im ersten Bande der Sexualpathologie beschriebenen Frühreife, während die postklimakterische meines Erachtens überhaupt nur dann als pathologisch angesprochen werden kann, wenn sie besonders stark auftritt.

Vor allem auch beim weiblichen Geschlecht steht es außer Frage, daß die innere Sekretion keineswegs mit der äußeren aufhört. Die Beispiele von George Elliot, die im Alter von 60 Jahren den um 30 Jahre jüngeren Mister Groß heiratete, von Ninon, in die sich drei Generationen verliebten, deren Liebe sie erwiderte, stehen nicht vereinzelt da. Ninon „verführte" — so wird verbürgt berichtet — mit 34 Jahren den Herrn v. Sévigné, mit 50 Jahren seinen Sohn, mit 76 Jahren seinen Enkel. Dieses letzte Verhältnis hatte sie kurz nach der großen Tragödie ihres Lebens, die darin bestand, daß ein junger Edelmann von Liebe zu der großen Amoureuse ergriffen wurde. Sorgfältig hatte man ihm wie einst Oedipus verborgen, daß sie seine Mutter war. Als Ninon, erschreckt über seine Leidenschaft, ihm das Geheimnis seiner Geburt enthüllte, erdolchte er sich vor ihren Augen.

Auch beim Manne hat man nach dem 5. Lebensjahrzehnt eine dem weiblichen Klimakterium [1]) entsprechende Rückbildungszeit mit Nachlassen der sexuellen Bedürfnisse konstatieren wollen. Organisch stellt sich in dieser Zeit sehr häufig eine charakteristische Vergrößerung der Prostata ein, die auf Sekretionsstauung zu beruhen oder mit ihr verbunden zu sein scheint. Sollte dies zutreffen, so würde die verminderte Absonderung des Prostatasaftes die verminderte Erregbarkeit des Sexualzentrums erklären können. Wir nehmen an, daß wahrscheinlich gerade auch in dem Sekret der Prostata, von dem Fürbringer [2]) bereits nachwies, daß es „in spezifischer Weise das in den starren Spermatozoen schlummernde Leben auszulösen vermag", eine synergetische Komponente für die als Andrin bezeichnete Substanz enthalten ist, die für die Belebung aller in der Reifezeit sich entwickelnden Sexualcharaktere von ausschlaggebender Bedeutung ist.

In sehr vielen Fällen bleibt jedoch die keineswegs immer hyper- sondern nicht selten auch hypotrophische Prostatainvolution aus und selbst dort, wo sie eintritt, sehen wir, daß sowohl Libido als Potenz von ihr oft relativ unbeeinflußt bleiben. Die Dauer

---

1) Mendel, Kurt, Die Wechseljahre des Mannes (Climacterium virile). Neurol Zentralbl. 1910, Nr. 20.

2) In der „Berliner klinischen Wochenschrift", 1886, S. 476 und in seinen „Störungen der Geschlechtsfunktionen des Mannes". Wien 1895, S. 7 ff.

dieser beiden Eigenschaften, des Mögens und Könnens, unterliegt beim männlichen Geschlecht ebenso erheblichen Schwankungen wie beim weiblichen. Loewenfeld[3]) meint auf Grund seiner Erfahrungen, daß beim Manne die Potenz zumeist zwischen dem 60. und 70. Lebensjahre, vorwaltend erst Ende der 60 erlischt, daß aber Fälle nicht selten sind, „in denen geschlechtliche Bedürfnisse und Potenz noch in den siebzigerJahren sich recht deutlich kundgeben". Ich bemerkte bereits, daß mir in der Praxis eine Anzahl Personen zwischen 70 und 80, und auch noch ältere, begegnet sind, die betonten, „daß ein schönes Weib heute noch denselben Reiz auf sie ausübe, wie ehedem". Auch hier fehlt es nicht, ebensowenig wie unter den Frauen, an historischen Beispielen berühmter Männer. So wäre an Goethe zu erinnern, der noch nach seinem 80. Lebensjahre in Liebe entbrannte. Rubens war weit in den Fünfzigern, als er 1630 Helene Fourment heiratete, die ihm in den 10 Jahren bis zu seinem Tode noch 5 Kinder gebar. Vor nicht langer Zeit wurde aus Heidelberg gemeldet, daß sich dort ein berühmter Professor der Rechte im 84. Lebensjahr mit einer „bekannten Schönheit" vermählt habe. Über einen anderen Fall berichtet die Zeitschrift f. Sexualwissenschaft (Dez. 1919): „Ein Mann, der im Januar nächsten Jahres 80 Jahr alt wird, klagt gegen seine 44jährige Ehefrau auf Ehescheidung wegen hartnäckiger Verweigerung der ehelichen Pflicht. Die Ehefrau erklärt mir in überzeugender Weise, daß der Mann, der den Eindruck eines 60 jährigen Mannes mache, in einer Weise geschlechtlich potent und bedürftig sei, daß er täglich den Beischlaf von seiner Frau verlange und trotz seines hohen Alters tatsächlich in der Lage sei, in durchaus normaler Weise den Koitus auszuführen. Die Frau verweigert die eheliche Pflicht, weil der Mann sich sonst garstig und lieblos zeigt, vor allem aber, weil sie befürchtet, von dem Manne ein Kind zu bekommen, da er sich weigere, irgendwelche Vorsichtsmaßregeln zu gebrauchen. Die Frau versichert auch, daß der Mann nie anders als in ganz normaler Weise ohne irgendwelche perverse Handlungen seinen Geschlechtstrieb zu befriedigen pflege". Nach dem, was wir über die Sonderbarkeiten fetischistischer Neigungen wissen, können so alte Personen sogar um ihrer selbst willen begehrt werden; so lebte in München vor Jahren ein junges Weib, das den Beinamen: „die Leichenbraut" führte, weil man sie nur mit ganz alten Männern sah, die meist die siebzig schon überschritten. „Andere kamen", wie sie sagte, „überhaupt nicht in Frage".

Im allgemeinen dauert allerdings die sexuelle Eindrucksfähigkeit länger an als die sexuelle Ausdrucksmöglichkeit. Das Alter, in dem die Keimzellen und das Sexualzentrum in und außer Funktion treten, beides durch den-

---

[3]) Loewenfeld, loc. cit. S. 22.

selben chemischen Reiz, welcher auch die anderen bis zur Reife nur in Vorstufen vorhandenen Sexualcharaktere erweckt und abschwächt, schwankt unter den Menschen nach Klima, Rasse, Familie, Umgebung und Lebensweise nicht unbeträchtlich. Im Durchschnitt fällt das Erwachen des Geschlechtstriebes in unserer Breite bei beiden Geschlechtern etwas vor die Mitte des zweiten Lebensjahrzehnts. Dieser Zeitpunkt ist nächst dem der Befruchtung der wichtigste im individuellen Leben, bedeutsamer vielleicht als der der Geburt, welche, streng biologisch genommen, kaum etwas anderes als ein Wechsel des Milieus ist.

Von nicht zu unterschätzender Bedeutung für die Beurteilung der Triebstärke ist der Sexualrhythmus. Periodisch beobachten wir bei Männern und Frauen eine zeitweise Zu- und Abnahme des Triebes in einem, sämtlichen anderen Funktionen des Körpers vollkommen analogen Wechsel zwischen Ruhe und Erregung. Wie der gesunde Organismus nicht längere Zeit in völliger Ruhe verharren kann, ohne daß schon nach kurzer Zeit ein unwiderstehlicher Bewegungsdrang auftritt, wie unser Herz das halbe Leben arbeitet und die andere Hälfte ruht, Gehirn und Nerven ein Drittel des Lebens schlafen und zwei Drittel wachend tätig sind, wie Nahrungsbedürfnis und Sättigungsgefühl, Lufthunger und Atempause einander ablösen, kurz, wie der rhythmische Wechsel alles im Menschen, ja alles in der Natur beherrscht, so unterliegt auch der unbeeinflußte Geschlechtstrieb dem rhythmischen Anwachsen und Schwächerwerden, bestimmt von Ebbe und Flut der Sexualhormone. Die okkasionellen Beeinflussungen der Triebstärke sind, abgesehen von der sexuellen Spannung, von der Stärke der Versuchung abhängig; wer allen erotischen Exzitationen und Attraktionen aus dem Wege gehen will, müßte sich in die Einsamkeit zurückziehen, und selbst hier liefe er noch „Gefahr", bei dem periodischen Aufwallen seines Triebes durch sexuelle Vorstellungen „angefochten" zu werden.

Anderweitige Einflüsse auf die Stärke des Triebes sind, wie einige Nahrungs-, Genuß- und Arzneimittel, nur vorübergehend und meist nur indirekt wirksam; entweder führen sie, wie der Alkohol, zu einer Verminderung der Widerstände, oder, wie einige Gewürzstoffe (Koffein), zu einer Erhöhung der allgemeinen Nervensensitivität, oder sie erregen, wie das Asparagin, die Nervi erigentes auf diuretischem Umwege. Im allgemeinen kann man sagen: je stärker der chemische Innenreiz auf das Sexualzentrum wirkt, eines um so geringeren nervösen Außenreizes bedarf es zu seiner Erregung, und umgekehrt: je geringer der erotische Chemismuseffekt, um so intensivere Außenreize sind erforderlich. Von diesem Gesichtspunkt aus kann man auch der jetzt so viel angewandten Organtherapie eine theoretische Berechtigung nicht absprechen; sie stellt gewissermaßen durch die Einführung der gleichen Produkte in die Blutbahn, welche der Körper selbst zur Erzielung der bei den behandelten Personen fehlenden Eigenschaften an das Blut abführt, eine Art moderner Homöopathie dar. Ob freilich den theoretischen Erwägungen die praktischen Resultate in geplanter Weise entsprechen, und nicht selbst dort, wo der gewünschte Erfolg eintritt, die Wirksamkeit suggestiv zu erklären ist, bleibe dahingestellt. Es ist anzunehmen, daß sich Ausfallserscheinungen mit größerer Wahrscheinlichkeit beseitigen ließen, wenn die Überpflanzung lebendigen Organgewebes derselben Spezies in solchen Fällen in Anwendung gebracht werden könnte.

Legen wir das in obigen Ausführungen über die sexuelle Bewegungskurve Gesagte als durchschnittlichen Maßstab zugrunde, so können wir als Übermaß oder Hypererotismus jenen Grad der Libido ansehen, in dem das Verlangen nach geschlechtlicher Betätigung unmittelbar oder sehr kurz nach geschehener Entspannung erwacht, im Sinne etwa des faustischen: „Und im Genuß verschmacht' ich nach Begierde.“ In der Fachliteratur finden sich für diese gesteigerte Geschlechtslust Bezeichnungen vor, die vom exakten wissenschaftlichen Standpunkt aus ziemlich überflüssig erscheinen. Dazu rechne ich auch den Ausdruck Erotomanie, der zudem von den verschiedenen Autoren keineswegs einheitlich definiert wird; so sieht Féré in ihr eine Art Andromanie, „Mannstollheit“, Jagd nach einem Gatten oder nach dem Besitz eines Individuums des anderen Geschlechts, die nach seiner Auffassung nicht selten als Nebenerscheinung der Hysterie auftrete und geeignet sei, schwere seelische Leiden mit Angstgefühlen zu verursachen, die sich bis zur Psychose steigern und zum Selbstmord führen können. Esquirol beschrieb 1838 die Erotomanie als eine Liebesraserei, die sich sowohl auf lebende Wesen als unbelebte Dinge richten könne, wobei der Erotomane völlig „zum Spielball seiner Einbildung“ herabsinke. Garnier wiederum nennt den Erotomanen „un psychique, qui plane dans les régions idéales de l'amour mystique“. Deutsche Autoren fassen die Erotomanie bald als eine allgemeine Sucht nach geschlechtlicher Betätigung, bald mehr als eine übermäßige Fixierung an eine einzige Person auf. Bei Männern hat man solche erotomanischen Zustände, namentlich wenn sie sich nicht nur auf die Leidenschaft als solche beschränken, sondern in Handlungsexzesse umgesetzt werden, auch als Satyriasis, bei Frauen als Nymphomanie bezeichnet. Die tiermenschlich, namentlich bocksartig dargestellten Satyre galten in der alten Mythologie als sehr geile Wesen, die mit Vorliebe Nymphen und Dryaden verfolgten und verführten. Die Nymphomanie leitet ihren Namen allerdings weniger direkt als indirekt von diesen antiken Nymphen ab, da ja die weiblichen kleinen Schamlippen ebenfalls Nymphen heißen und bei der Frau tatsächlich eine heftig gesteigerte Libido oft mit örtlichen Reizerscheinungen der Genitalien einhergeht. Nicht zu verwechseln mit Satyriasis und Nymphomanie ist der Priapismus und Vaginismus. Unter dem weiter unten behandelten Priapismus versteht man übermäßig häufig auftretende und lange andauernde Erektionen, die oft ganz ohne Wollustempfindung verlaufen, während der Vaginismus, auf den wir im Kapitel Sexualneurosen eingehend zurückkommen werden, einen Reflexkrampf der Scheidenmuskulatur darstellt. Stellen letztgenannte Bezeichnungen immerhin noch umschriebene Begriffe dar, so würde es sich doch aus Gründen wissenschaftlicher Klarheit empfehlen, die Ausdrücke Satyriasis, Nymphomanie und Erotomanie fallen zu lassen und dafür den zusammenfassenden Begriff des Hypererotismus einzuführen, der dann wiederum in eine Reihe von Unterabteilungen zerfallen würde.

Wir beginnen mit einer Einteilung des Hypererotismus in seine polygame und monogame Form, den Polyerotismus und die Superfixation.

Der polygame Hypererotiker lebt fast ausschließlich in der sexuellen Sphäre. Man kann sagen, daß sein Organismus und besonders seine Psyche nur Anhangsgebilde des genitalen Mittelpunktes sind, es ist so zu sagen nicht ein Mensch mit einem Geschlechtsorgan, sondern ein Geschlechtsorgan mit einem Menschen. Dementsprechend ist er unausgesetzt auf der Jagd nach Objekten einer maßlosen Libido. Er läßt nicht locker, bis er, vielfach unter allerlei Vorspiegelungen, sich die Person, welche ihn anzieht, zu eigen gemacht hat. Er übt den Geschlechtsverkehr meist jahrzehntelang täglich, oft sogar mehrmals täglich, aus. Vor einiger Zeit suchte mich ein Ehepaar auf, dessen weibliche Hälfte bittere Klage führte, daß der Mann, ein Offizier der Kavallerie, sie seit Jahren bis 8mal täglich „gebrauche“; wenn sie sich weigere, sei er wiederholt in heller Wut auf die Straße gelaufen und habe sich eine Prostituierte heraufgenommen, die er dann in ihrem Beisein koitiert hätte. Solche Männer pflegen neben der Kohabitation oder statt dieser gewöhnlich noch andere Akte vorzunehmen. An erster Stelle steht hier der aktive und passive orale Genitalverkehr, der Lambitus, zu dem es solche Leute oft förmlich zwangsmäßig hindrängt; ein Patient schreibt: „Ich habe einen derartigen Drang zum Lambitus, daß ich größte Willenskraft anwenden muß, ihn nicht bei meiner Frau zu vollführen.“ Es kommen aber auf dem Gebiete sexueller Polypragmasie auch alle anderen Abarten vor bis zu den für einen normal empfindenden Menschen kaum vorstellbaren Hinunterschlucken aller Exkrete. So hatte ich vor kurzem einen vornehmen Psychopathen zu begutachten, mit dessem stutzerhaften, überaus peniblen

Auftreten seine von zwei Zeuginnen bekundete Leidenschaft, Kot zu essen, seltsam kontrastierte.

Es ist zu bemerken, daß der organische Gesundheitszustand dieser Personen unter ihren Exzessen meist verhältnismäßig wenig leidet, abgesehen von einer ziemlich hochgradigen Sexualneurose und geschlechtlichen Infektionen, die auf die Dauer fast niemals auszubleiben pflegen.

Entspricht die auch jetzt noch viel verbreitete Ansicht, daß schwere organische Erkrankungen des Nervensystems, vor allem Rückenmarksschwindsucht und Gehirnerweichung, als Folgen sexueller Ausschweifungen auftreten können, keinesfalls den Tatsachen, so habe ich mich doch des Eindrucks nicht erwehren können, daß metaluetische Erkrankungen bei Personen häufiger sind, die ihre durch die Syphilis widerstandsunfähiger gewordenen Nerven relativ zu oft sexuellen Ekstasen aussetzen. Die berufliche Leistungsfähigkeit der Hypererotiker ist fast immer herabgemindert, trotzdem es sich oft um recht talentierte, namentlich künstlerisch befähigte Leute handelt. Viele von ihnen neigen außer zu den sexuellen auch noch zu anderen Extravaganzen, wie zu Aufregungen im Glücksspiel und Rauschmitteln aller Art. Häufig kommt es bei Polyerotikern zu schweren, gesellschaftlichen Konflikten, beispielsweise glauben mehrere Frauen, gleichzeitig von ihnen geliebt zu werden oder Anrechte auf sie zu haben, wodurch dann oft zwischen den Beteiligten erbitterte Eifersuchtsdramen entstehen. Es fällt dies um so mehr ins Gewicht, wenn hypererotische Männer verheiratet sind. So suchte mich einmal eine Frau in folgender Angelegenheit auf. Ihr Mann, der Sohn eines sehr reichen Fabrikanten, hatte sie gegen sehr heftigen Widerstand seiner Eltern als ganz armes Fabrikmädchen aus leidenschaftlicher Liebe geheiratet, als sie 18 Jahre alt war. In vier Jahren gebar sie ihm vier Söhne. Dann erkrankte sie an einem Unterleibsleiden, was eine starke geschlechtliche Abkühlung auf Seiten des Mannes zur Folge hatte. Sie litt sehr unter der Vernachlässigung des Gatten, bis sich eines Tages herausstellte, daß er in einer von der seinigen nur wenige Minuten entfernten Wohnung noch eine zweite Frau unterhielt, die von ihm ebenfalls 3 Kinder hatte. Er hatte dieser die Ehe versprochen. Es kam nun zur Ehescheidung, in deren Verlauf es ans Licht kam, daß beide Frauen Schicksalsgenossinnen waren, indem die stärkste augenblickliche Zuneigung des Mannes einem dritten Weibe galt, das auch schon zwei Kinder von ihm besaß. Für sämtliche Kinder sorgte der Vater, der es sich allerdings wirtschaftlich leisten konnte, mit gleicher großer Opferwilligkeit. Der Grund, der die Frau zu mir führte, war übrigens zunächst nicht dieser eheliche Zwiespalt, sondern das Schicksal und die Zukunft ihrer Kinder. Diese führten, obwohl erst im Alter von 14 bis 18 Jahren, sämtlich schon ein reges sexuelles Leben; die beiden ältesten und der jüngste hatten feste Freundinnen, der jüngste war zur Zeit gonorrhoisch infiziert. Der vorjüngste, ein sehr femininer Jüngling, unterhielt mit einem gleichaltrigen und gleichgearteten Freund homosexuelle Beziehungen.

Beim weiblichen Geschlecht kommen analoge Zustände gesteigerter geschlechtlicher Reizbarkeit ebenfalls sehr häufig vor. Handelt es sich um Mädchen aus minderbemittelten oder zerrütteten Familien, so verfallen diese fast stets binnen kurzem der Prostitution, der auch Mädchen aus besseren Ständen nicht entgehen, wenn eine ungezügelte Libido sie polygam zur Auskostung möglichst vieler Männer drängt. Mehr als eine Dame der vornehmen Gesellschaft suchte mich im Laufe der Jahre auf, deren Tochter auf dieser Grundlage der Prostitution anheimgefallen war, so vor kürzem eine geistig hochbedeutende Frau, die sich vergeblich die größte Mühe gegeben hatte, ihr Kind aus einem Hamburger Bordell zu befreien, in dessen erotischer Atmosphäre sie behauptete, sich ausschließlich wohlfühlen zu können. Andere nymphomanische Frauen geben sich auf der Straße wahllos und widerstandslos jedem Manne hin, der sie begehrt. Vor einiger Zeit konsultierte mich ein Geschäftsmann wegen seiner Schwägerin, eines wohlgestalteten jüdischen Mädchens, die in einer kleinen Stadt verschiedentlich beim Nachstellen von Urlaubern überrascht wurde. „Einem Soldaten mit Sporenstiefeln gegenüber fühle ich mich machtlos“ sagte sie selbst. Die eingehende Untersuchung ergab bei dieser Patientin einen hohen Grad von Schwachsinn; sie hatte keine Ahnung, ob und mit welchen Staaten Deutschland im Kriege lebte, und vernachlässigte sich völlig in ihrer Kleidung und Frisur. Imbezille Züge von allerdings sehr verschiedener Stärke findet man bei vielen hypererotischen Männern und Frauen der polygamen Gruppe, während die monogam überfixierten sehr selten schwachsinnig, dagegen oft hysterisch, stark neuropathisch oder manisch sind.

Während der echte Exhibitionismus, von dem im letzten Kapitel dieses Bandes die Rede sein wird, bei Frauen verhältnismäßig selten ist, findet man bei solchen, die an diesen hypererotischen Zuständen leiden, manchmal den Drang, durch unzüchtige Gebärden, wie Entblößung der Geschlechtsteile, Zeigen der Mammae, des Gesäßes, wetzende oder bauchtanzartige Hüftbewegungen, schnelles Hin- und Herfahren mit der Zunge an der Oberlippe, sogenanntes Züngeln, Männer anzulocken. Dazu gesellen sich oft zotige Redensarten. Krafft-Ebings Bemerkung, daß die Akte der Lüsternheit nicht selten durch periphere Juckreize bei Pruritus vulvae, Oxyuren oder Pediculi pubis hervorgerufen werden, entspricht auch meinen Erfahrungen. Daß sexuelle Überbedürftigkeit beim Weibe oft aber auch nur auf bloßer Hemmungslosigkeit beruht, lehren die historischen Beispiele aus dem Altertum, wie das der

Messalina, welche den Beinamen „invicta" erhielt, als sie sich „aus den Umarmungen von 14 jungen Athleten erhob" oder das der Cleopatra, von der Marcus Antonius an seinen Arzt Soranus schreibt, sie habe in einem Prostitutionshaus mi 106 Männern verkehrt. Ähnlich rühmte sich mir gegenüber 1917 ein Weib in Lodz (Polen), daß an einem einzigen Tage „zwei kriegsstarke Züge" mit ihr den Geschlechtsverkehr vollzogen hätten. Dem Beispiel einer Cleopatra, Agrippina, Livia und Poppaea folgten die römischen Damen, wenn sie sich bei den Festen der Bona Dea, des Priapus und den Saturnusfesten an sexuellen Exzessen nicht genug tun konnten. Auch der Bericht von Herodot, daß die Cheopspyramide mit dem Gelde erbaut worden sei, „welches die Tochter dieses Königs von ihren Liebhabern für unzählige Male wiederholte Hingabe ihres Körpers erworben hatte", gehört in dieses Kapitel und ist zugleich bezeichnend für den Wandel der Anschauungen und Sitten auf diesem Gebiet.

In seltenen Fällen kann ein unbefriedigter Hypererotismus sich bei Frauen bis zu Koitushalluzinationen steigern. Fast immer sind es höchst hysterische Frauen, die sich in brünstiger Ekstase förmlich begattet glauben, dabei gerät ihr Uterus in Wallungen und Zuckungen und stößt wie bei regulärem Verkehr auch tatsächlich Schleim unter orgastischen Sensationen aus. Im Schlaf und Rausch, in hypnotischen und narkotischen Zuständen kommen solche Paroxysmen vor. Sie haben nicht selten zu objektiv falschen Beschuldigungen unsittlicher Berührungen oder gar Vergewaltigungen gegenüber Ärzten, Vorgesetzten oder anderen Personen geführt, so daß erfahrene Praktiker geraten haben, hysterische Frauen möglichst nicht ohne Gegenwart von Zeugen zu hypnotisieren oder narkotisieren. Oft werden auch perverse Akte behauptet. Tatsächlich spielen die von den Alten als „figurae veneris" vielfach auch bildlich dargestellten Absonderlichkeiten bei den meisten Hypererotikern eine große Rolle. Ich will einige kurze Belege aus der Ehescheidungspraxis geben; in dem einen Fall reichte eine Dame aus der Berliner Hofgesellschaft kurz vor dem Kriege folgende Schilderung der von ihrem Gatten an sie gestellten sexuellen Anforderungen ein:

„Mein Schamgefühl hat es mir bisher nicht erlaubt, auf den perversen Geschlechtstrieb meines Mannes, welcher der Hauptscheidungsgrund für mich ist, einzugehen. Ein Aufrechterhalten der Ehe ist mir als gesunde Frau nicht möglich, da ich eine unüberwindliche Abneigung und Ekel vor den unnormalen Neigungen meines Mannes empfinde, einen Widerwillen, der sich im Laufe der Jahre bis zur Unleidlichkeit steigerte. Mein Mann verlangte schon gleich in der ersten Zeit unserer Ehe, daß ich beim Baden ihm sein Glied einseifen solle, angeblich, um ihm den Verkehr mit mir reizvoller zu gestalten. Er äußerte sich voller Mißfallen, daß ich keine Spiegel im Schlafzimmer anbringen wollte, welche es ihm ermöglichten, seinen Verkehr mit mir zu beobachten. Er rückte dann den allein vorhandenen Toilettenspiegel so an das Bett, daß er unsere beiden Körper darin sehen konnte. Er wunderte sich, daß ich keinen Reiz darin fände. Er fragte mich öfter, ob ich nicht eine Bekannte mitbringen könnte, da ein Verkehr zu dritt viel reizvoller wäre, da sich dann die Freundin durch Lecken meiner Geschlechtsteile beteiligen könnte. Wohl seine größte Befriedigung war, wenn er mir befahl, Namen von Herren zu nennen, und zwar in dem Augenblick, wo sein Verkehr mit mir den Höhepunkt erreicht hatte. War ich ihm hierin nicht zu Willen, so wurden seine Bewegungen so stürmisch, daß er mir heftige Schmerzen verursachte. Er verlangte auch öfter, daß ich während des Verkehrs sein Glied küssen solle, stand auch, vollkommen entkleidet, im Stadium der höchsten Erregtheit vor mir und wollte, ich solle sein Glied bewundern. Er hat auch öfter einen Verkehr verlangt, indem er meinen Geschlechtsteil küßte und wollte, daß ich gleichzeitig sein Glied in den Mund nehmen solle. Selbst im täglichen Leben war seine Unterhaltung voller Zoten. Er verlangte auch von mir Schilderungen unanständiger Art, weil ihn dies in Erregung versetze. Vor Bilderläden, wo nackte Frauenkörper zu sehen waren, ging er mit Absicht öfter vorüber, um sie zu betrachten und sich zu erregen. Es wird wohl verstanden werden können, daß ich Mittel und Wege so manchesmal ersonnen habe, um diesem Verkehr zu entgehen. So schützte ich meine Periode vor oder blieb länger als erforderlich auf der Toilette, nur um mich diesen fortwährenden Zumutungen und Quälereien, die für mich nichts als eine Marter waren, zu entziehen. Erst allmählich wurde mir klar, daß die Ansinnen meines Mannes, gleichviel ob sie, wie ich annehme, auf krankhaften Neigungen beruhen oder nicht, für mich eine Erniedrigung und Demütigung bedeuteten, die ich bei meiner Abstammung und meinem Stande als höchst schimpflich empfinden mußte. Jetzt ist bei mir der Ekel vor den geschilderten Handlungen ein solcher, daß mir die Rückkehr zu meinem Manne eine physische und seelische Unmöglichkeit ist. Daß mein Mann, wie ich lange hoffte, sich darin ändert, halte ich nicht für möglich, nehme vielmehr an, daß auch seine erste Gattin aus dem gleichen Grunde wie ich die eheliche Gemeinschaft nicht aufrechterhalten konnte."

Bedauerlicherweise enthüllen uns ja die Ehescheidungsakten, seit im Jahre 1900 in unbegreiflicher Verkennung der Ehe als Liebesgemeinschaft die Bestimmung aufgehoben wurde, daß „unüberwindliche Abneigung" als Scheidungsgrund unter gewissen Voraussetzungen genügen konnte, in geradezu zynischer Weise Einzelheiten des Ehelebens, die früher schamhaft verschwiegen wurden, während jetzt der eine Ehepartner den anderen in der Hervorholung solcher Bettgeheimnisse zu übertrumpfen sucht, erstens, um ein Auseinanderkommen auch wirklich zu erreichen und zweitens, um dem anderen Teil die größere Verschuldung zuzuschieben. Wie in dem eben erwähnten Fall sich die Frau über den Mann beschwert, so in dem folgenden der Mann über die Frau. Das Nähere ist aus dem erforderten Gutachten ersichtlich:

Bei mir erschien vom 8. Mai bis zum 13. Mai täglich Herr M. F., um ein fachärztliches Gutachten zu verlangen und mir das Material dafür zu unterbreiten. Er machte folgende Angaben:

Er lebe nach einer nur sechswöchentlichen Ehegemeinschaft von seiner Frau getrennt, und habe sowohl Ehescheidung als Eheanfechtung beantragt. Der Grund der Trennung liege — und zwar ausschließlich — darin, daß seine Frau einen übermäßigen perversen Geschlechtsverkehr von ihm verlange, daß sie verständigen Vorstellungen nicht zugänglich sei, daß sie bei der Weigerung des Ehemannes, die geforderten maßlosen geschlechtlichen Leistungen zu vollziehen, in Wut gerate, und ihn durch Drohung und Gewalt dazu nötige, und schließlich, daß er durch diese übermäßigen geschlechtlichen Anforderungen seitens seiner Frau in seiner Gesundheit in hohem Maße gefährdet werde.

In bezug auf ärztlich und gutachtlich wesentliche Einzelheiten ergibt sich folgendes: F. ist ein in sexueller Hinsicht durchaus normal gerichteter und empfindender Mann, nicht etwa von herabgemindertem oder aufgehobenem Triebleben. Aber er ist von dezenter Empfindung und natürlicher Schamhaftigkeit und empfindet die an ihn seitens der Frau gerichteten geschlechtlichen Zumutungen als um so unwürdiger und peinlicher, als er schon im reifen Alter, 48 Jahre, steht, Vater von zwei erwachsenen Kindern erster Ehe ist, und durch das jeder verständigen Änderung unzugängliche geschlechtliche Verhalten seiner Frau völlig des Gefühls der Achtung und Wertschätzung für diese beraubt wird und mit Abneigung, ja Abscheu erfüllt wird. Nur mit Selbstüberwindung war er fähig, Einzelheiten über die von seiner Frau geforderten geschlechtlichen Leistungen anzugeben. Danach hat diese Frau — eine Frau von 43 Jahren — die Eigenschaften einer außerordentlichen sexuellen Erregbarkeit und sexuellen Begierde, ohne aber durch die natürliche Art der Befriedigung, wie ihr Mann sagt, selbst bei stundenlanger Triebbetätigung „fertig zu werden", d. h. zu derjenigen physiologischen Entspannung des Drüsen- und Blutgefäßtätigkeit der Geschlechtsorgane zu gelangen, welche sonst Ziel und Erfolg der Geschlechtsbetätigung ist. Wenn der Ehemann nach anstrengender Tagesarbeit sich zur Ruhe begebe, beginne die Frau ihn durch alle möglichen Praktiken sexuell zu reizen, wobei sie selbst von körperlicher Agressivität, ja vor der Reizung seines Genitale per os nicht zurückschrecke; sie zwinge ihn zu stundenlangem natürlichen Verkehr; ist derselbe dem Ehemanne durch mehrfache Samenverluste unmöglich geworden, so fordere sie mehrstündige digitale Betätigung des Ehemannes an ihrem Genitale, bis ihm „die Arme lahm werden". Und dann versuche sie aufs neue mit allen Mitteln, selbst mit den schamlosesten, auch ihn sexuell wieder zu erregen. Auf die Müdigkeit und das natürliche Ruhebedürfnis des Mannes nehme sie nicht die geringste Rücksicht; tatsächlich sei der Ehemann während der sechs Wochen des ehelichen Zusammenlebens allnächtlich höchstens eine Stunde zum Schlafen gekommen, da die Frau ihn durch sexuelle Manipulationen am Einschlafen immer wieder zu verhindern wußte, so daß er morgens müde und matt von starken Samenverlusten zu einer anstrengenden Tätigkeit ging, während die Frau dann bis in den Mittag hinein schlief. Wenn ihr Mann ihr die geschlechtlichen Leistungen verweigert hatte, so habe sie sich auf ihn gewälzt, habe ihn nicht einschlafen lassen und wider Willen versucht, ihn sexuell zu reizen. Verständigungen, Vorhaltungen bei Tage war sie ganz unzugänglich, sei in heftigen Zorn geraten, habe die Befriedigung der von ihr gestellten geschlechtlichen Ansprüche als ihr gutes eheliches Recht erklärt und mehrmals sogar mit Selbstmordversuchen gedroht. Einen Versuch des Ehemannes, durch Einrichtung eines besonderen Schlafzimmers für sich allein, seine Nachtruhe und Nerven zu retten, habe sie dadurch vereitelt, daß sie den Schlüssel dazu entwendete. So war ihm bloß die völlige Trennung übrig geblieben.

Soweit die Angaben des Herrn F. Tatsächlich bietet dieser einen Zustand nicht unerheblicher Nervosität dar, der durch die ehelichen Konflikte ausgelöst sein dürfte; ein Zeichen dafür, wie tief diese Konflikte gegangen sein müssen. Wenn die Angaben des Herrn F. auf Wahrheit beruhen, woran zu zweifeln kein Grund vorliegt, so muß gutachtlich allerdings gesagt werden, daß nach ärztlichem Ermessen die Aufrechterhaltung der Ehegemeinschaft ohne weiteren Schaden für den Ehemann undurchführbar ist. Es liegt mir fern, über das nicht rein ärztliche Moment ein Urteil abzugeben, aber aus meiner an Zahl weit größeren Praxis umgekehrt gelagerter Fälle, in welchen die Frau wegen sexuell perverser Praktiken und Anforderungen des Mannes die Ehescheidung oder Anfechtung begehrte, kann ich annehmen, daß von seiten des Gerichtes in solchen Fällen die Ehegemeinschaft als unstattbar erachtet wurde, obwohl diesen Fällen ein entscheidendes Moment fehlte, welches dem hier vorliegenden Falle in hohem Grade zukommt, nämlich die Möglichkeit grundsätzlicher Gefährdung und Schädigung des Ehemannes durch den ungewöhnlichen Hypererotismus der Frau. Daß diese Möglichkeit gegeben ist und sich bei längerer Ehegemeinschaft sicherlich bald realisieren würde, daran ist nach meinem fachärztlichen Ermessen nicht der leiseste Zweifel. Ständige Behinderung an der notwendigen Nachtruhe und allnächtliche mehrfache Samenverluste müssen für das Nervensystem und die allgemeine körperliche Konstitution eines Mannes in diesem Alter zweifellos von verhängnisvollen Folgen sein. Diese Folgen würden sich schon nach einigen Monaten in Symptomen allgemeiner Erschöpfung und hochgradiger nervöser Überreiztheit mit Arbeitsunfähigkeit zeigen.

Vom ärztlichen Standpunkt komme ich zu der Überzeugung, daß unter Voraussetzung der Richtigkeit der Angaben des Herrn F. die Aufrechterhaltung der Ehe infolge des unbezähmbaren Hypererotismus der Ehefrau und seiner Erscheinungsformen eine unausbleibliche schwere Schädigung der Gesundheit und Arbeitsfähigkeit des Ehemannes hervorrufen würde.

Im Zusammenhang hiermit sei einiges über gewisse sexuelle Entspannungsformen gesagt, die insofern auch in das Gebiet des Hypererotismus fallen, als sie Exzesse sind, die von der gewöhnlichen Beischlafsform abweichen. Sie, wie es meist geschieht, als „Perversitäten" oder „Raffinements" aufzufassen, entspricht nicht ihrem eigentlichen Wesen, das vielmehr oft unter psychologischer Zwangshaftigkeit steht. Für den praktischen Sexualpathologen haben diese Besonderheiten auch darum Bedeutung, weil von Ehefrauen nicht selten die Frage aufgeworfen wird, wie sie sich solchem Begehren ihrer Männer gegenüber verhalten sollen. In Ehescheidungsfällen wird vielfach dem Ansinnen der Gatten, in anderer als der gebräuchlichen Form zu koitieren, eine sie schwer belastende Auslegung gegeben.

Wenn wir von geringfügigen Abweichungen der Kohabitation [1]), wie etwa der seitlichen Lage, absehen, so sind zunächst drei von der Norm abweichende Arten zu nennen, die unsere Aufmerksamkeit beanspruchen: Der Coitus a posteriori, die Sukkubation und der Coitus in statione. Der Coitus interruptus und prolongatus ist hier nicht zu nennen, der sich zwar auch von dem normalen Beischlafsverlauf unterscheidet, aber nicht in der Stellung, sondern nur durch künstliche Unterbrechungen der natürlichen Ausführung. Ob diese allerdings die natürliche Form ist, ist vielfach in Zweifel gezogen. Bekanntlich sind die Menschen nahezu die einzigen Geschöpfe, die den Beischlaf Bauch an Bauch vollziehen, in einer Körperstellung, die für recht viele, namentlich fette und ungeschickte Personen, die Technik des Aktes erschwert, so daß viele damit gar nicht zu Rande kommen. Für Menschen, deren Trieb ohnehin von der Norm abweicht und die daher dem Koitus an sich mit Scheu und Ängstlichkeit gegenüberstehen, wird die Situation dadurch keinesfalls erleichtert. Im Gegensatz zum Menschen verkehren fast sämtliche Säugetiere in der Weise, daß der männliche Partner den weiblichen von hinten besteigt, und sobald er Halt gewonnen hat, sein Glied in die so äußerst bequem zugängliche, sichtbare und in dieser Stellung meist etwas klaffende Vagina einführt. Es wird nun behauptet, und wie mir scheint, nicht mit Unrecht, daß diese Form „ritu bestiarum" auch für den Menschen diejenige ist, die dem genitalen und allgemeinen Körperbau beider Geschlechter am meisten entspricht. Vor vielen Jahren kam mir ein ganz gelehrtes Werk eines Arztes namens

[1]) Man kann vier Grundformen unterscheiden: Coitus superior, inferior, anterior und posterior.

Klotz in die Hand, das ausschließlich über diesen Gegenstand handelte und viele Beweise dafür beibrachte, daß die Menschen „falsch koitieren“; sogar die Länge der weiblichen Haare, an denen sich die Männer festhalten sollen, wurde „herangezogen“. Mag hier auch manches übertrieben sein, so sind sicherlich die der Moraltheologie entstammenden Vorurteile, nach denen diese Akte ganz besonders zu verpönen sind, nicht richtig. Ich habe wiederholt Ehepaaren, die verzweifelt zu mir kamen, weil sie nicht mit dem Koitus zurechtkommen konnten, geraten, zunächst in dieser Stellung die Defloration und die ersten Beiwohnungen vorzunehmen, und mit diesem Vorschlag Erfolge erzielt. Im Widerstreit zwischen falscher Scham und ehelichem Glück sollte die Entscheidung nicht schwer fallen. Zweifelsohne gibt es aber auch Männer, namentlich sind es Gesäßfetischisten, die dieser Form überhaupt den Vorzug geben, ja sogar solche, die von der Zwangsvorstellung beherrscht sind, das Weib in dieser Weise zu benutzen. Hier scheint oft eine sadistische Wurzel in Frage zu kommen.

In einem Ehescheidungsfall, zu dem ich zugezogen wurde, behauptete eine Frau, ihr Mann habe vom Beginn der Ehe an mit ihr nur „von hinten“ verkehren wollen, sie sagte aus, er habe sogar immer wieder versucht, in ihren After einzudringen und dies auch teilweise zuwege gebracht. Der Mann bestritt dies auf das entschiedenste. Lediglich die Vagina sei das Ziel seiner Wünsche gewesen, die er allerdings a posteriori zu erreichen suchte, weil er aus Erfahrung wußte, wie viel „bequemer und angenehmer“ dies sei. Es stellte sich schließlich heraus, daß seitens der Frau lokale Gefühlstäuschungen vorlagen, die übrigens in dem ganzen vaginalen, perinealen und analen Bereich bei den flechtwerkartig anastomosierenden Neuronen der zahlreich hier verstreuten Nervenendkörperchen nicht zu den Seltenheiten gehören.

Noch häufiger wie der obenerwähnten liegt der nun zu besprechenden Abart ein psychologisches, über bloße Willkür hinausgehendes Bedürfnis zugrunde: der Inkubation des Weibes und der Sukkubation des Mannes. Ich habe bereits an früherer Stelle dieses Werkes (im Kapitel Metatropismus) darauf hingewiesen, daß der mehr oder weniger starke Trieb, in dieser Weise zu verkehren, aus einer intersexuellen Konstitution hervorgeht, beim Manne aus einer femininen, beim Weibe aus einer virilen Komponente.

Es gibt drei Unterformen, in denen dieser Akt vorgenommen wird, entweder, und das scheint das weitgehendste Stadium der Aggressionsinversion zu sein, beide Partner liegen, die Frau oben, der Mann unten, oder beide sitzen, die Frau auf dem Schoß des Mannes membrun eius in vagina sua habens, dies geschicht vielfach, beispielsweise auf Bänken in Parks, um möglichst unmerklich des Geschlechtsgenusses zu pflegen, ohne ausgesprochenen Sukkubationsdrang des Mannes, während die dritte Unterform, bei welcher der Mann sich liegend, die Frau sitzend verhält, sozusagen auf ihm reitet, hinsichtlich ihrer Wesensart zwischen den beiden anderen Untergruppen steht, indem der Grad der triebhaften Aggressionsinversion nicht ganz so groß wie bei der ersten, jedoch bedeutend größer wie bei der dritten Unterform zu sein pflegt.

Dem Charakter dieser letzteren nähert sich eine weitere Abart des normalen Beischlafsaktes, der Coitus in statione. Man kann von diesem wohl sagen, daß er im allgemeinen „mehr der Not gehorchend als dem eigenen Triebe“ vollzogen wird, wenngleich ganz vereinzelt auch Individuen anzutreffen sind, die eine ausgesprochene Neigung für ihn haben, wie man gelegentlich auch Menschen findet, die eine heftige Vorliebe haben, den Geschlechtsverkehr nicht in geschlossenen Räumen, sondern „in Gottes freier Natur“, vor allem in Wäldern und auf Feldern vorzunehmen. Der Akt im Stehen ist bei der niederen Prostitution sehr verbreitet, weil er den geringsten Aufwand von Ort und Zeit verlangt; eine Stütze zum Anlehnen des Rückens, Mauer, Wand, Baum ist leicht gefunden, ohne daß ein zeitraubender Weg zu machen ist. Auch ist die Prostituierte im Freien, wo sie schließlich Hilfe rufen kann, relativ weniger gefährdet als in ihrer Behausung. Die gewohnheitsmäßige häufige Ausführung des Verkehrs in mangelnder und ohne folgende Ruhelage stellt an das Nervensystem beider Geschlechter stärkere Anforderungen als der in Rückenlage vollzogene Beischlaf.

Fallen die bisher genannten Abarten der Kohabitation vom e u g e n i s c h e n Gesichtspunkt insofern nicht sehr ins Gewicht, weil die männlichen Keimzellen immerhin an die Stelle spediert werden, wo sie ihre Aufgabe der Eibefruchtung noch zu erfüllen vermögen, so gilt diese Voraussetzung nicht für die folgenden ebenfalls weit verbreiteten Verkehrsformen. Hier treten andere erogene Zonen und Organe an die Stelle der Genitalapparate, und zwar nicht präliminierend, sondern als vollbefriedigende Äquivalente für einen oder beide Partner. Als solche sexuellen Ersatzorgane kommen für den Mann im wesentlichen der Finger und die Zunge in Betracht, für die Frau neben der Hohlhand die Mundhöhle, sowie das Cavum rectale, intermammale und axillare. Diese Stellen sind für ihren Gebrauch bzw. Mißbrauch nicht allein nur durch ihre dem Penis und der Vagina ähnelnde Gestalt prädestiniert, sondern vor allem durch ihren Reichtum an feinempfindenden Nervenkörperchen. Es besteht bei vielen Personen eine i n s t i n k t i v e Neigung, diese e r o g e n e n Stellen miteinander in Kontakt zu bringen, seien es die identischen, wie Mund mit Mund, Lippe auf Lippe, lingua an lingua, Hand in Hand, oder seien es die nicht korrespondierenden Reizstellen, wobei die Kontakttendenz die Tastkörperchen hauptsächlich auf die Genitalien hinlenkt. Solange diese Oberflächenstrebungen nur präludierend zu dem Koitus selbst drängende Vorstufen sind, wird man in ihnen etwas rein Physiologisches zu sehen haben, anders aber, wenn diese Akte als v o l l a u s r e i c h e n d e r bis zur Ejakulation weitergeführter E r s a t z benutzt werden. In solchen Fällen sind sie meist ein psychisch bedingtes Zeichen nicht durchgeführter seelischer Geschlechtsempfindung. Wir sind jedenfalls nicht berechtigt, die (von den Alten als figurae Veneris bezeichneten) Akte, welche namentlich von einigen indischen und griechischen Autoren mit großem Ernst ausführlich behandelt sind, als von jedermann beliebig wählbare Willkürakte oder gar als Obszönitäten schlechthin anzusehen, vielmehr müssen wir sie auf psychologische Sonderzustände zurückführen, deren motorischer Ausdruck sie sind, womit allerdings nicht gesagt werden soll, daß ihre willkürliche Unterdrückung nicht in den meisten Fällen möglich ist. Andererseits gehört aber auch ihre instinktwidrig gewollte Vornahme beispielsweise im Verkehr mit sogenannten Halbjungfrauen, die darauf aus sind, wenigstens ihr Hymen bis zur Brautnacht dem rechtmäßigen Deflorator zu reservieren, nicht zu den Seltenheiten.

Was zunächst die Digitationen betrifft, so finden sie sich als vollbefriedigender Akt in der Mehrzahl der Fälle nur bei solchen Erwachsenen vor, die mehr oder weniger infantilistisches Gepräge an sich tragen.

Ich hatte wiederholt Gelegenheit, Ehepaare zu sehen, die berichteten, daß sie in langjähriger Ehe niemals den Vollakt ausgeführt haben, sondern sich lediglich dadurch befriedigten, daß der Mann mit den Fingern an den Genitalien der Frau spielte, auch den Finger in die Vagina einführte, und die Frau in dieser Weise an- und aufregte, bis sie dann bei ihm masturbierte. Einen eigentlichen Grund für diese Befriedigungsform wußten beide nicht anzugeben. Scheu vor Schwängerung schien nicht vorzuliegen, dagegen war der Mann leicht schwachsinnig und auch die Frau sehr kindhaft. In einem anderen Falle sah ich bei einem Mann, der in ähnlicher Weise sich nur mit Prostituierten zu betätigen pflegte, einen Primäraffekt an der Endphalanx des Zeigefingers. Vielfach findet sich auch ein starker Drang, ebensowohl aktiv wie passiv allerdings, und zwar nicht nur im homosexuellen, sondern auch im heterosexuellen Verkehr, die Finger mit der Analgegend in Berührung zu bringen. Selbst das tiefe Einbohren eines oder zweier Finger durch den Sphincter ani hindurch gehört nicht zu den Seltenheiten. Es kommt vor, daß hier eine Differentialdiagnose zwischen Membrum und Hand gestellt werden muß. So tauchte diese Frage in einem Gerichtsfalle auf, in welchem ich als Sachverständiger zu tun hatte. Der eine Angeklagte behauptete, er hätte zwei Finger in den Anus des anderen gebohrt, während dieser aussagte, er wäre im Schlafe cum membro paedidiziert worden. Dieses Moment war von ausschlaggebender Bedeutung, weil der Gebrauch der Hand straflos, der des Gliedes strafbar gewesen wäre.

Eine ganz besonders hohe Bedeutung beanspruchen die oralen Betätigungsformen. Hier ist zuerst die Cunnilinctio zu nennen, die rhythmische Bestreichung der Klitoris und anderer Wollustregionen der Vulva und Vagina mittels der lingua des Mannes oder auch der eines virilen Weibes. Neben fetischistischen Momenten scheint hier ein metatropischer Unterwürfigkeitsdrang (Submissionismus) eine Rolle zu spielen, doch ist die letzte Ursache dieser Form der sexuellen Entspannung keineswegs geklärt. Wie ich aus Ehescheidungsprozessen ersehen habe, empfinden viele Frauen die Zumutung und Ausübung dieses Aktes als Herabwürdigung ihrer Person, während es andererseits viele Frauen gibt, namentlich unter den Prostituierten, die diesen Akt, nachdem sie ihn einmal kennen gelernt, stark begehren; sicher ist, daß er bei vielen Frauen einen vollen Orgasmus mit Schleimausstoßung, sogar während längerer Cunnilinction zu wiederholten Malen, auslöst. Ich wurde wiederholt von Frauen konsultiert, die niemals bei der Kohabitation, dagegen immer ganz leicht beim Lambitus ad orgasmum kamen.

Ebenso häufig wie der cum ore hominis ist der cum ore feminae vorgenommene Akt, bei dem allerdings mehr die Tastkörperchen der Lippen als der Zunge beteiligt sind. Bei dieser auch vielfach zwischen Männern untereinander vorkommenden Verkehrsform ist es fraglich, ob die Einführung des Gliedes in die Mundhöhle mehr eine aktive oder passive Handlung darstellt. Erst kürzlich setzte ein Urning, der ausschließlich in dieser Weise verkehrte, eingehend vor Gericht auseinander, daß er in diesem Verkehr einen Ausdruck seines Feminismus erblicke; er würde es, wie er meinte, bei weitem vorziehen, den Phallus des von ihm begehrten Mannes in eine Vagina aufzunehmen. Nur in Ermangelung dieser ließe er sich usque ad eiaculationem in os koitieren. Zweifellos konkurrieren beim Coitus oralis tatsächlich positive und negative Anlässe miteinander, unter den negativen Momenten steht häufig genitale Frigidität, unter den positiven der erogene Charakter der in Frage kommenden Schleimhäute voran. Auch der wechselseitige, im Volksmund nach der Zahl 69 benannte Lambitus, bei dem die Lagerung so gewählt wird, daß gleichzeitig Os und Genitale beider Personen in Berührung kommen, ist ein nicht nur in Prostituiertenkreisen ausgeführter Verkehr, dem man nicht mit bloßer sittlicher Entrüstung gerecht wird.

Der Lambitus anderer erogener Zonen ist nicht nur ein im Sexualleben der Tiere häufiges Vorkommnis, namentlich auch an solchen Stellen, die Sekrete absondern, welche nach allgemeiner Vorstellung objektiv abstoßend sind. Gerade diese spontane Ausschaltung und Überwindung aller Ekelempfindungen beweist das Vorhandensein eines vom Willen unabhängigen Gefühls. Ist doch selbst die Analzone sowohl beim Manne wie beim Weibe keineswegs selten das Ziel der nicht nur mit Tast-, sondern auch mit Geschmackswärzchen reichlich versehenen apex linguae. Es sei erwähnt, daß diese Region des Weibes auch für das Membrum virile durchaus kein noli me tangere ist. Die Annahme, daß die Paedicatio mulieris nur aus prophylaktischen Gründen, zur Verhütung der Schwangerschaft, vorgenommen wird, entspricht nicht den Tatsachen, ebensowenig die Vermutung, daß es sich hier um eine Kaliberfrage handelt, vielmehr liegen meist tiefere Gründe, die in das Gebiet des Hypererotismus und Sadismus fallen, vor. Daß auch die passive Pädikation des Mannes durch die Frau begehrt wird, hätte ich für wenig wahrscheinlich gehalten, wenn mich nicht ein Fall eines besseren belehrte, in dem ein Patient, ein sehr femininer Transvestit, den nahezu unwiderstehlichen Drang in die Tat umgesetzt hatte, sich von seiner ziemlich männlich gearteten Frau mittels eines umgegürteten Godmichés pädizieren zu lassen.

Die monogame Form des Hypererotismus hat mit der polygamen das sexuelle Übermaß gemeinsam, unterscheidet sich aber sonst wesentlich von ihr. Bei der polygamen Form erstreckt sich die gesteigerte Libido auf den Typus, bei der monogamen auf das Individuum. Schwerer noch wie bei dem polygamen lassen sich bei dem monogamen Hypererotismus die Grenzen zwischen physiologischen und pathologischen Fällen ziehen. Es kann natürlich nicht davon die Rede sein, selbst heftige Fälle von Verliebtheit als krankhaft anzusehen, wie es einige ausländische Autoren getan haben, die die Liebe schlechthin als Krankheit bezeichnet haben, zweifellos gibt es aber Fälle, in denen die Fixierung einer Person an eine andere so sehr alles Maß und alle Gegenargumente überschreitet, daß die Breite des noch einigermaßen normalen als nicht mehr innegehalten angesehen werden muß.

Greifen wir Beispiele aus dem Leben heraus, zunächst eines, das an die Flucht der letzten Kronprinzessin von Sachsen erinnert, die seiner Zeit so großes Aufsehen in der

Welt erregte. Eine Dame meiner Praxis von lebhaftem Temperament ist mit einem etwas brutalen, dem Alkohol stark ergebenen Manne verheiratet, den sie kaum noch mag, während er sie immer noch heiß begehrt. Aus der Ehe sind vier Kinder hervorgegangen. Mit dem fünften geht sie schwanger. Da wird für die ältesten Söhne ein Erzieher angenommen, ein sprachenkundiger Ausländer, von ungewöhnlich rassigem Aussehen und freundlich ruhigem Wesen. Vom ersten Tage an steht die Frau völlig im Banne dieses Lehrers, dessen Nähe für sie ein nicht mehr zu überwindendes Bedürfnis wurde. Der Gatte, dem diese Leidenschaft nicht entgehen konnte, will den Hauslehrer entfernen. Die Frau schwankt keinen Augenblick zwischen Mann und Liebhaber, sie flieht mit ihm, läßt alles im Stich, Kinder, Häuslichkeit, gesellschaftliche Stellung, scheut nicht das Aufsehen und die Schande und bleibt bei dem Hauslehrer, seinen kärglichen Verdienst durch mühselige Anfertigung von Handarbeiten mehrend. Wie vermutlich bei der oben erwähnten Louise von Toscana liegt hier eine erotische Superfixation auf neurotischer durch die Gravidität beeinflußter Grundlage vor, gefördert wohl auch durch die antifetischistische Einstellung gegen den Alkoholismus des Ehemannes.

Beim männlichen Geschlecht kommen S u p e r f i x a t i o n e n von ebenso starker Intensität nicht weniger häufig vor. Einer der gewöhnlichsten Fälle ist der folgende: Ein Jüngling im Anfang oder der Mitte der Zwanzig, wohlgeraten, aber von neuropathischer Konstitution, hat ein Mädchen kennen gelernt, das ihn ungemein fesselt; es steht im Stande tief unter, im Alter oft über ihm, ist gar eine Prostituierte. Er kann nicht von ihm lassen. Sein Leben bekommt eine völlige Wendung. Er hat keinen anderen Gedanken als diese Frau, lebt völlig in ihr, opfert ihr alles, was er besitzt, Einwendungen der Freunde, Bitten der Eltern prallen an ihm ab; vor die Wahl gestellt, im väterlichen Hause sorgenfrei oder mit dem Mädchen sorgenvoll zu leben, besinnt er sich nicht einen Moment und nimmt alle äußeren Schwierigkeiten um der Geliebten willen auf sich. Mehr als ein junger Mann aus guter Familie ist durch pathologische Liebe zu einer Prostituierten zum Zuhälter geworden.

Da diese Überfixierung meistens von der Umgebung, Eltern, Ehehälfte und auch Ärzten nicht in ihrer eigentlichen Wesenheit als das erkannt wird, was es ist, nämlich in der Grundlage als eine spontane Überfüllung und Überflutung des Gehirns mit erotischen Reizstoffen infolge übermäßiger Reizwirkung, vielmehr angenommen wird, daß es sich um eine der Willkür unterworfene Abkehr oder Untreue handelt, empfiehlt es sich, über Vorgang und Wesen einer heftigen Liebesleidenschaft in ihrer Entstehung und Entwicklung ein klares Bild zu geben. Zunächst stellen sich alle Sinnesorgane zielstrebig auf den Ausgangspunkt der lustbetonten Eindrücke ein. Da die ganze Körperoberfläche physiologisch ein Sinnesorgan ist, ausgestattet mit Milliarden Empfangsstationen von eigenartiger Empfindlichkeit, gibt es kaum eine Partie unserer Peripherie, von der aus diese sexuelle Reizung nicht erfolgen könnte. In den meisten Fällen steht bei dem Menschen das Auge an führender Stelle. Bald mehr von der ganzen Persönlichkeit, bald mehr von irgendeinem ihrer Teile gefesselt, entdeckt die Sehsphäre immer neue Reize, bei jeder Stellung und Bewegung des Objektes, jeder Veränderung durch hinzutretende Kleidungs- und Schmuckstücke, bewußt und unbewußt prüfend, ob sie eine Bereicherung oder Verminderung der inneren Sinneswahrnehmung zur Folge haben. Mit nicht minder großem Lustgefühl wie das Auge den Anblick, nimmt das Gehör die Stimme der geliebten Person auf. Ihr Klang kann so sympathisch empfunden werden, daß nicht selten über dem Wohllaut des Organs der Inhalt der Worte vernachlässigt wird. Auch andere von dem Objekt ausgehende Geräusche, sein Schritt, selbst Dissonanzen, wie sein Schnarchen, werden von Liebenden nicht selten als Harmonien perzipiert. Der Geruchsinn steht dem Gesicht und Gehör wenig nach. Hypererotische berühren nicht selten stark ausscheidende Körperstellen mit ihren Händen, ziehen den anhaftenden Duft ein, sich an Gerüchen förmlich berauschend, die andere als unangenehm abstoßen. Nicht bloß im Tierreich, sondern auch bei einem großen Teil der Menschheit spielt das Beschnüffeln und Beriechen als „olfaktorischer Kuß" neben dem „taktilen" im Liebesleben eine hervorragende Rolle. Am stärksten von allen Sinnesorganen wird der Hautsinn erotisch positiv gereizt. Stets aufs neue sucht der Verliebte die feinen Nervenendkörperchen seiner Hautpapillen mit der Oberfläche des geliebten Menschen in Kontakt zu setzen, streichelt die Wangen, fährt über die Haare, drückt die Hände, strebt danach, mit seiner an Tastwärzchen besonders reichen Lippenschleimhaut die des anderen zu berühren und hat das Bedürfnis, durch Umschlingung einen möglichst großen Hautbezirk der fesselnden Person mit sich in unmittelbaren Kontakt zu bringen. Von den sensorischen Nerven springt die sexuelle Erregung reflektorisch auf die vasomotorischen Nerven über. Diese Affizierung des Blutkreislaufes durch die Liebe ist so in die Augen springend, daß frühere Beobachter den Sitz der Liebe in das Zentrum der Zirkulation, in das Herz, verlegten. Wenn die Dichter schreiben: „errötend folgt er ihren Spuren" oder „mit klopfendem Herzen lauscht er auf ihre Schritte", so sind das im wissenschaftlichen Idiom Zirkulationsveränderungen und Kongestionserscheinungen auf nervös-vasomotorischer Basis, welche auch in einem allgemeinen auf Hauthyperämie beruhenden Wohlbehagen, sowie in der Blutfüllung der corpora cavernosa beim Manne und Weibe zum Ausdruck gelangen. Diese Mitbeteiligung des Herzens tritt aber auch in den schweren Herzbeklemmungen und Angstzuständen in Erscheinung, die sich bei ungestillter Liebessehnsucht höchst qualvoll bemerkbar machen. Auch die anderen Organe des Körpers werden, wenn auch nicht so offensichtlich, unter Nerveneinfluß von der Liebe affiziert. Für einen exakten Physiologen verlohnte es sich wohl der Mühe, stark Verliebte, und zwar sowohl glücklich wie unglücklich Liebende, körperlich zu untersuchen, nicht bloß psychologisch-experimentell, sondern auch unter Zuhilfenahme der physikalisch-chemischen Analyse, um festzustellen, wie der Verdauungsapparat (beispielsweise die Salzsäureausscheidung), der Respirationstraktus (Zahl, Tiefe der In- und Exspirationen, Atmungskoeffizient), die Nierentätigkeit (Harnuntersuchung), die Zusammensetzung des Blutes von dieser so fühlbaren Nervenalteration beeinflußt werden. Es ist durchaus nicht ausgeschlossen, daß feinere Untersuchungsmethoden (vielleicht im Verfolg der Abderhaldenschen Abbauversuche) uns später einmal Reaktionen finden lassen, die uns ermöglichen, die Diagnose „Liebe" schwach oder stark positiv objektiv zu stellen. Die durch den Hautsinn hervorgerufenen Lustempfindungen, welche am leichtesten und stärksten vasomotorische Reflexe im Körper auslösen, bilden gewöhnlich die Übergangsstelle, an der die Beherrschungskraft und Widerstandsfähigkeit der sich aus den Gefühlswahrnehmungen in Bewegungen und Handlungen umsetzenden Triebe am häufigsten nachläßt.

Mit den körperlichen verbinden sich bei der erotischen Fixation eine ganze Reihe geistiger Sensationen, von denen die wichtigsten folgende sind: Vermissen die Sinnesorgane nur kurze Zeit, etwa einige Tage, ja oft nur Stunden, die sie so stark lusterregenden und befriedigenden Impressionen, so stellen sich bei dem Liebenden Depressionen des nervösen Zentralorgans ein, wie sie ganz ähnlich bei der Entziehung narkotischer Reizmittel, etwa des Morphiums, beobachtet werden. Die Sehnsucht ist in der Tat ein der Morphiumsucht verwandter Zustand des Nervensystems. Hier wie dort handelt es sich um Defektempfindungen im inneren Chemismus.

Wir dürften kaum fehlgehen, wenn wir uns die Wirkung des Andrins und Gynäcins ganz ähnlich wie die eines Opiats vorstellen, eines sich im Organismus bildenden, fein differenzierten Narkotikums, daß je nach seiner adäquaten oder inadäquaten Zersetzung beruhigend wirkt oder Unbehagen und Unruhe hervorruft. Das Unlustgefühl bei der Entbehrung macht oft erst die große echte Liebe manifest; es können hier bei gewaltsamer Trennung furchtbare Zustände grenzenloser Leere, namenlosen Jammers und verzweiflungsvollsten Verlangens eintreten, welche das ganze Seelenleben in Mitleidenschaft ziehen und nicht selten zum völligen Lebensüberdruß führen. Dieses heftige Sehnen ist ein wesentlicher Unterschied der echten Liebe von dem gewöhnlichen Geschlechtstrieb, bei dem mit dem eigentlichen sexuellen Akt die Sehnsucht nach der Person zumeist erloschen ist.

Mit dem Drang, eine leidenschaftlich geliebte Person zu sehen, zu hören und zu fühlen, ist gewöhnlich der Wunsch verknüpft, diese Genüsse allein zu besitzen, ein Wunsch, der sich bei Nichtbefriedigung und Zweifel in dem starken seelischen Affekt der Eifersucht äußert. In höheren Graden — unsere Tagespresse berichtet ja immer wieder von solchen Fällen — führt diese Leidenschaft, und zwar „Leiden"—„schaft" im Ursinn des Wortes, namentlich bei jüngeren, nicht ganz selten aber auch bei älteren Leuten, zur Körperverletzung und Tötung des geliebten Objekts und der eigenen Person. Zu diesen beiden mehr negativen Gefühlen — der Sehnsucht und Eifersucht — gesellen sich zwei positive Empfindungen, die jedoch, wie die meisten positiven, weniger stark in das Bewußtsein dringen, als die negativen. Das eine ist das große geistige Interesse für die geliebte Person, zu deren Besten man alles mögliche tun möchte. Zur echten Liebe gehört die Opferwilligkeit des Werbenden. Hierzu kommt dann noch die große Steigerung und Erhebung der eigenen Persönlichkeit durch die Liebe, deren bloßes Vorhandensein die höchsten Seiten des menschlichen Empfindens zum Ertönen bringt. Aus den Entzückungen und Seligkeiten einer großen Liebe strömt dem Nervensystem ein Reichtum an Kräften zu, aus dem mit erhöhter Harmonie und Lebenslust auch eine vermehrte Lust am Schaffen und Gestalten quillt. Auf der Kehrseite beeinträchtigt aber auch die unglückliche Liebe in stärkstem Grade die Leistungsfähigkeit und Lebensfreudigkeit. Wer dem Menschen seine Liebe raubt, verstümmelt ihn.

Das Übermaß sexueller Leidenschaft führt auf der aggressiven Seite zu einem gesteigerten Aktivismus, nach der entgegengesetzten Richtung zu einem so hohen Grad von Passivismus, Abhängigkeit und Unterwürfigkeit, daß ein Individuum zu einem willenlosen Werkzeug in der Hand der von ihm geliebten Person werden kann. Man hat in solchen keineswegs seltenen Fällen von geschlechtlicher Hörigkeit gesprochen. Ich kann mich hier nicht der Meinung von Krafft-Ebing anschließen, der die sexuelle Hörigkeit in das Gebiet des Masochismus rechnet, habe vielmehr die Überzeugung gewonnen, daß es sich hier im wesentlichen um einen quantitativen Exzeß handelt, bei dem die Hingabe an das geliebte Wesen zu einem völligen Aufgeben der eigenen und gänzlichem Aufgehen in die fremde Persönlichkeit führt. Man hat bei diesen starken Fixationen vielfach an suggestive oder hypnotische Einflüsse gedacht und in manchen Kriminalfällen, in denen eine Person Verbrechen auf Befehl einer anderen ausführte, Erteilung von Suggestionen angenommen, während in Wirklichkeit nur sexuelle Hörigkeit vorlag.

Ich habe mich wiederholt in solchen Fällen gutachtlich äußern müssen; einer der markantesten war der Fall eines Bankdefraudanten, der, selbst ganz feminin, ganz im Bann eines energischen Vollmannes stand, zu dessen gefügigem Instrument er wurde. Noch als beide nebeneinander auf der Anklagebank saßen, konnte man beobachten, wie der jugendliche „Stehler" machtlos und widerstandslos am Munde seines „Hehlers" hing. Einen ganz ähnlichen Fall hatte ich kürzlich auch zwischen zwei Frauen zu begutachten, von denen die eine auf Befehl der anderen Lebensmitteldiebstähle begangen hatte. In extremer Weise trat diese Hörigkeit auch bei jener jungen Frau zutage, die, den besten Gesellschaftsklassen entstammend, sich mit ihrem jungen Gatten in ihren allervertrautesten Geschlechtsbeziehungen vor zahlenden Gästen zur Schau stellte. Als bei der wegen Erregung öffentlichen Ärgernisses stattfindenden Verhandlung der Gerichtsvorsitzende die Angeklagte bei ihrer Vernehmung fragte, wie sie denn dazu gekommen sei, sich als vornehme Dame in dieser schamlosen Weise den Augen Fremder preiszugeben, entgegnete sie: „aus Liebe zu meinem Mann" und verharrte bei dieser Erklärung, auch als ihr Gatte, der Hauptangeklagte, herausgeführt wurde, um jede Rücksichtnahme auf ihn auszuschalten. Offenbar lag sexualpsychologisch bei beiden Partnern ein hypererotischer Komplex vor, bei dem Manne eine zum Sadismus neigende sexuelle Aktivitätssteigerung, bei der Frau eine fast an Schwachsinn grenzende Passivität, die ihren Geschlechtswillen nahezu lähmte.

Meist setzt solche suggestive Beeinflußbarkeit eine mehr oder weniger bewußte erotische Unterwürfigkeit voraus, ebenso wie letztere den Rapport und die Beeinflußbarkeit ungemein erleichtert, doch sind beide Erscheinungen seelischer Unfreiheit keineswegs als identisch zu erachten. Besonders häufig kommt es vor, daß Zuhälter auf Prostituierte so stark im Sinne einer Willenslähmung wirken, daß diese völlig „Wachs in ihrer Hand" sind. So werden Beischlafsdiebstähle oft genau nach den Anweisungen des „Gebieters" ausgeführt. Am häufigsten finden wir sexuelle Hörige unter Frauen, und zwar im Verhältnis zum Manne, doch gibt es auch genug Männer, die der ebenso geliebten wie gefürchteten Gattin „aufs Wort gehorchen", auch hypersexuelle Frauen und Männer untereinander stehen oft im Hörigkeitsverhältnis. So begingen kürzlich zwei Frauen einen Doppelselbstmord, von denen die jüngere, eine Schauspielerin von 20 Jahren, ganz und gar im Banne der älteren, einer sehr virilen Urninde von 45 Jahren, stand. Diese, eine waghalsige Spekulantin, wie man sie unter dieser Gruppe häufig findet, hatte schwere geschäftliche Verluste gehabt und wurde noch dazu von einem Strafverfahren bedroht, so daß sie den Entschluß faßte, sich zu erschießen. Als die Freundin von dieser Absicht erfuhr, erklärte sie, daß sie eine Loslösung von der Geliebten nicht ertragen würde und quälte diese so lange, bis sie mit der gemeinsamen Tötung einverstanden war. Dieser Fall steht nicht vereinzelt da, nach meiner Erfahrung will es mir vielmehr scheinen, daß unter den Gründen der Doppelselbstmorde sexuelle Überfixation an erster Stelle steht.

Wie komplizierte, für einen Laien schwer verständliche Beziehungen hier oftmals vorliegen, möge das folgende Ehescheidungsgutachten zeigen, das ich mit meinem Kollegen Kronfeld erstattete. Die von uns vorgenommene Klärung des Falles führte zur

Wiederherstellung und völligen Harmonisierung der durch das Dazwischentreten einer männlichen Frau stark gefährdeten Ehe.

Frau Anna M., 35 Jahre alt, steht seit 10. November in unserer ärztlichen Beobachtung. Sie wünscht von uns ein Gutachten über ihren seelischen Zustand und ihre geschlechtlichen Neigungen, welches sie zur Aufklärung der von ihrem Gatten in ihrer Ehescheidung erhobenen Anschuldigungen eines ehewidrigen Verhaltens im Sinne des § 1568 BGB. verwenden will. Dies Gutachten stützt sich auf die Aussagen und die Beobachtung der Untersuchten, sowie auf Aussagen der Zeugin in der Ehescheidungssache Fräulein Eleonore A. Die Mutter von Frau M. ist nervös, leidet an Migräne und Magenkrämpfen, eine Schwester der Mutter leidet seit 30 Jahren an Hypochondrie. Sonstige Zeichen nervöser Belastung bestehen nicht. Die Untersuchte erlitt als Kind eine Alkoholvergiftung, war stets ein sehr zartes Kind, und litt vom 5. bis zum 9. Jahre an verschiedenartigen nervösen Zuständen. So berichtet sie von Zuständen von hysterischer sog. Mikropsie und Hyperakusis — alle Gegenstände des Gesichtsfeldes werden winzig klein, alle Geräusche durchdringend laut — mit großer Angst aus jener Zeit. Sie litt ferner als Kind an Sprechen und nächtlichem Umherlaufen im Schlaf mit geschlossenen Augen; einmal wurde sie in einem solchen Zustande außerhalb des Hauses auf der Düne, ein anderesmal auf dem Balkon gefunden. Sie war sehr reizbar, schreckhaft, litt an Alpdrücken, an Kauen an den Fingernägeln, vor allem aber — was bis heutigen Tages unverändert bestehen geblieben ist — war sie mondsüchtig. Während der Vollmondnächte tritt erhöhte Mattigkeit, völlige Schlaflosigkeit und starke Herabsetzung der Leistungsfähigkeit und Widerstandskraft ein, die bis zur völligen Willenlosigkeit gehen kann.

Sonst ist aus der Vorgeschichte der Untersuchten Krankhaftes nicht zu berichten. Die Untersuchte ist eine weiche, sensitive, beeindruckbare, Suggestionen zugängliche Frau von starkem Phantasieleben, intensiven und labilen Gefühlen, großer Willensschwäche und Haltbedürftigkeit. Sie ist in jeder Hinsicht eine passive Natur und zeigt alle Vorzüge und Schwächen einer solchen.

Diese Eigenarten ihres Charakters machen sich auch geltend in der Ausgestaltung ihres Liebes- und Ehelebens. Sexuell früh erregbar, aber ohne jegliche Kenntnis der geschlechtlichen Beziehungen, schwelgte das junge Mädchen in phantastischen Vorstellungen, in denen sie die Unterjochte oder Sklavin eines grausamen Königs war. Von irgendwelcher homosexueller Neigung ist aber in dem Triebleben der Untersuchten von Anbeginn an nichts nachzuweisen. 1909 verheiratete sie sich: die Ehe war anfangs glücklich; die Untersuchte hatte zwei Kinder. Über ihre Ehe gibt sie an: gerade ein etwas harter und brutaler Zug ihres Mannes sei es gewesen, der sie gewissermaßen in seinen Bann gebracht habe. Im Laufe der Ehe jedoch hätte sie unter dem Mangel an Zartsinn seitens ihres Gatten oftmals gelitten; ihr großes Bedürfnis nach Zärtlichkeiten sei ganz unbefriedigt geblieben; dafür hätte ihr Mann ihre Sinnlichkeit in einer Weise geweckt, die ihr ursprünglich ganz fern gelegen habe. Die Art, wie er das getan habe, entspricht vollständig derjenigen, welche später die Zeugin Fräulein A. angewendet hat. Trotz dieser leichten Wolken am ehelichen Horizont blieb die Ehe eine glückliche. Die Untersuchte vertraute ihrem Manne in allen Dingen blindlings; sie stand so sehr — ihrem ganzen passiven und beeinflußbaren Wesen entsprechend — in dem Bann des Mannes, daß sie ohne jedes Zaudern und Überlegen alles tat und hinnahm, was ihr Mann sagte. Zuweilen gab sie sich zwar über die Stärke ihrer inneren Abhängigkeit von ihrem Gatten Rechenschaft, aber ohne die Macht und den Wunsch, das zu ändern. Im Gegenteil erwuchs ihr aus dieser Unterwürfigkeit ein besonderer Reiz.

Im März 1916 kam der Gatte nach Warschau; dort blieb er mit einer Unterbrechung von zwei Tagen bis zum Juni 1917. Inzwischen lernte die Untersuchte im April 1917 das Fräulein A. kennen. Diese machte durch ihre gesamte geistige und menschlich interessante und überlegene Persönlichkeit einen großen Eindruck auf die ziemlich vereinsamte Frau. Es tat letzterer wohl, daß Fräulein A. sich in einer ihr ungewohnten Weise freundschaftlich näherte und sich ihrer annahm. Sie glaubte bei Fräulein A., und wohl mit Recht, eine tiefere Zuneigung zu ihr zu bemerken, ohne diese aber im mindesten für erotisch zu halten. Anfangs Mai trennte sie sich von Fräulein A. wie von einer neuen, sehr wertvollen Freundin, um nach Hause zurückzukehren. Noch war ihrerseits nicht der leiseste erotische Beiklang in dieser Freundschaft; und dementsprechend war — bis auf einen Kuß — auch nicht das leiseste vorgekommen, was erotisch deutbar wäre oder von ihr hätte erotisch aufgefaßt werden können. Dies ändert sich, als Fräulein A., einer gemeinsamen Verabredung zufolge, Ende Mai 1917 auf etwa 14 Tage nach Berlin kam und ihre neue Freundin hier aufsuchte. Die verhaltene Zärtlichkeit Fräulein A.s erschien der Untersuchten etwas merkwürdig, weckte aber noch keinerlei Verdacht. Da begab es sich, daß Fräulein A. eines Abends ihre Zärtlichkeit auch körperlich in überschwenglicher Weise ausdrückte, und es kam zu einer Berührung geschlechtlicher Art, deren sich die Untersuchte durch Fräulein A. ausgesetzt sah. Die Untersuchte empfand natürlich geschlechtlich nicht das Geringste; andererseits taten ihr die Zärtlichkeiten und die Hingabe, die sie nicht gewohnt war, wohl; demgegenüber war sie sich des Gewagten und Peinlichen der Situation nicht voll bewußt; andererseits war ihr selbst jetzt noch nicht ganz klar, daß Fräulein A. in geschlechtlicher Hinsicht abnorm empfindend war und es sich um eine Art von geschlechtlicher Hingabe handelte. In dem Ansturm der verschiedenartigsten Gefühlsregungen vermochte die willensschwache Frau sich weder über sich selbst noch über ihre Freundin klar zu werden; sie kam überhaupt gar nicht darauf, dieser Freundin, die sie als weitaus stärkere und beherrschende Persönlichkeit empfand, irgendwelchen Widerstand entgegenzusetzen. So paradox dies erscheint, so ist es deshalb nicht weniger glaubhaft, daß sie die Umarmungen ihrer Freundin duldete aus Scheu, diese durch Weigerung zu verletzen. Erst nach der Abreise ihrer Freundin wurde sie sich allmählich klar darüber, daß es sich um bloße Freundschaft doch wohl nicht gehandelt haben könnte. Zwar trat ihr die geschlechtliche Seite ihrer Beziehung noch nicht klar ins Bewußtsein, wohl aber die erotische Färbung der Gefühle Fräulein A.s für sie. Sie selber stand in ihrem eigenen Gefühlsleben der Sache so harmlos gegenüber, daß sie ihrem Gatten ganz offen von ihren Erlebnissen mit Fräulein A. erzählte und hinzufügte, diese Freundschaft sei erotisch geworden. Ein weiterer persönlicher Verkehr mit Fräulein A. trat dann nicht mehr ein. Wichtig ist wohl noch, daß jene erotische Beziehung Ende Mai 1917 in die Vollmondszeit fällt, von deren Einfluß auf das Nervensystem und die Willenskraft der Untersuchten schon die Rede war.

Der Gutachter in dieser Angelegenheit hat folgende Fragen zu entscheiden:

1. Handelte die Untersuchte bei diesen geschlechtlichen Beziehungen mit freier Willensbestimmung oder nicht?
2. Handelte sie aus einem perversen geschlechtlichen Triebleben?
3. War sie sich des geschlechtlichen und damit ehrwidrigen Charakters bei ihrem Verhalten voll bewußt?

Diese erste dieser Fragen beantworten wir folgendermaßen: Zweifellos ist die Untersuchte im allgemeinen völlig zurechnungsfähig. Sie ist aber eine psychopathische Persönlichkeit von haltloser Willensschwäche, außerordentlich gesteigerter Beeinflußbarkeit und überwucherndem Gefühlsleben. Zudem ist sie mondsüchtig. Für Handlungen, welche sie unter dem Einfluß eines andern begeht, insbesondere, wenn dies keine planmäßigen, überlegten Handlungen sind, sondern mehr ein Ausdruck ihres Gefühlslebens, und wenn diese Handlungen mehr in einem Dulden als in einem Tun bestehen, wie im vorliegenden Falle, läßt sich eine weitgehende Herabsetzung und Einschränkung der eigenen freien Willensbestimmung durch die psychopathische Artung denken. Hinzu kommt der Einfluß des Vollmondes, der bei dazu disponierten Menschen immer in einer Steigerung der nervösen Erregbarkeit und einer Einengung des Bewußtseins besteht. Wir neigen also dazu, anzunehmen, daß der Untersuchten bei der in Frage stehenden Angelegenheit die freie Willensbestimmung in erheblichem Umfang gefehlt hat.

Die zweite Frage wurde schon durch die bisherige Darstellung des Falles genügend beantwortet. Von einem perversen geschlechtlichen Triebleben der Untersuchten im Sinne einer geschlechtlichen Übererregbarkeit oder homosexueller Veranlagung im allgemeinen ist nicht das Geringste nachweisbar. Die Untersuchte stand in jener, infolge ihrer langen Vereinsamung und Trennung vom Gatten sowie der Vollmondstage sehr kritischen Zeit, besonders unter dem Einfluß ihrer labilen, von außen her bestimmten Gefühlserregbarkeit; sie stand ferner gleichsam völlig im Banne der dominierenden Persönlichkeit ihrer neuen Freundin — wie dies ihrer ganzen willensschwachen Artung entsprach. Lediglich aus dieser Situation ist jene geschlechtliche Episode herausgewachsen. Derartige Fälle von „H ö r i g k e i t" sind in der Fachliteratur mehrfach beschrieben, ohne daß bei ihnen auch nur im geringsten ein perverses geschlechtliches Fühlen in Frage kam. So wurde noch in diesem Jahre der forensische Fall einer jungen Dame beschrieben, welche sich in völliger Hörigkeit von einem französischen Kriegsgefangenen befand, den sie auf sein Geheiß acht Monate in ihrem Zimmer versteckt hielt und von dem sie sich willenlos in der perversesten Weise geschlechtlich mißbrauchen ließ; und dabei wurde gerichtsärztlicherseits festgestellt, daß die Betreffende geschlechtlich überhaupt frigide war und gar nichts empfand (Zeitschr. f. Med.-Beamte, 1919). Der vorliegende Fall ist in seiner psychologischen Struktur dem zitierten völlig analog. Nicht ein perverses Triebleben, sondern krankhafte Willensschwäche und gesteigerte suggestible Beeinflußbarkeit sind die seelischen Grundlagen für das Verhalten der Untersuchten.

Damit ist auch die gutachtliche Beantwortung der d r i t t e n Frage gegeben. Nach unserer Überzeugung war sich Frau M. eines geschlechtlichen Charakters jener in Rede stehenden Handlung z u r Z e i t d e r s e l b e n noch nicht bewußt. Erst hinterher sind ihr Zweifel im Hinblick auf sie gekommen. Zur Zeit der Handlung befand sie sich in einem Widerstreit mannigfachster Gefühle, die über sie hereinbrachen, als sie gerade besonders wenig widerstandsfähig war. Der Grundzug derselben war eine warme, freundschaftliche Bewunderung und Hingabe an Fräulein A. Erst die Handlungsweise dieser Freundin stürzte sie in jene Zweifel über die Art ihrer Neigung zu ihr, die sich dann zu der Überzeugung verdichteten, es handle sich um eine erotische Freundschaft. Daß die Untersuchte zur Zeit jener geschlechtlichen Beziehung tatsächlich nicht gewußt haben k a n n, daß es sich um einen Geschlechtsakt handele, dafür lassen sich auch neben ihrer glaubhaften Darstellung ihres inneren Erlebens noch allgemeine medizinische Erfahrungen geltend machen. Wir finden gerade bei Frauen nicht selten, daß sich ihnen die Grenzen des Sexuellen und des allgemein Affektiven bis zur Unkenntlichkeit verwischen. Gefühle der Freundschaft und Zuneigung entladen sich bei ihnen in stürmischen körperlichen Zärtlichkeiten und Liebkosungen, die manchmal jedes Maß überschreiten, ohne daß diese Liebkosungen den Betreffenden als geschlechtlich oder erotisch bedingt ins Bewußtsein kämen. Im normalen Leben finden wir dies häufig bei den sogenannten Pensionsfreundschaften junger Mädchen. Wohl liegt derartigen stürmischen körperlichen Äußerungen objektiv ein erotisches Gefühl zugrunde, aber die betreffende Person gibt sich keine Rechenschaft darüber, sie weiß es nicht; und noch weniger braucht sich diejenige Person darüber klar zu sein, die von derartigen Zärtlichkeiten bloß passiv betroffen wird. Ganz Ähnliches findet sich zuweilen auch in bezug auf eigentliche geschlechtliche Handlungen: so onanieren junge Mädchen lange, bevor sie vom Wesen der Geschlechtlichkeit auch nur eine Ahnung haben, unter allen möglichen ungeschlechtlichen Vorstellungen erregender Art. Auch die Untersuchte gibt von sich ein ähnliches Stadium an. Somit kommen wir auch hinsichtlich der dritten Frage zu der Überzeugung, daß der Untersuchten zur Zeit jenes Ereignisses d a s B e w u ß t s e i n d e r G e s c h l e c h t l i c h k e i t i h r e s H a n d e l n s o d e r E r d u l d e n s g e f e h l t h a t.

Der geschlechtshörige Mensch sucht oft zielstrebig nach einem tyrannischen und empfindet es allmählich immer lustbetonter, wenn er unter der Fuchtel des Stärkeren steht, von ihm gedemütigt und geknechtet wird. Es kommen hier alle jene merkwürdigen Praktiken der Erniedrigung vor bis zur Nachahmung eines tierischen Wesens und leblosen Gegenstandes, die ich in dem letzten Kapitel des zweiten Bandes unter der Bezeichnung Metatropismus beschrieben habe, doch ist es ein wichtiger Unterschied, ob diese Handlungen von einer Frau einem Manne gegenüber oder von einem Manne gegenüber einem Weibe begangen werden. Liegt in letzterem Falle vor allem eine Aggressionsinversion vor, indem der an sich überlegene Mann nicht der aktive, sondern der leidende Teil sein will, so verbleibt das sich unterwerfende Weib in der ihm eigenen passiven Triebrichtung, nur daß diese exzessiv ausartet und damit in das Gebiet des Hypererotismus fällt.

Aus unendlich vielen psychologischen und soziologischen Tatsachen läßt sich der Beweis erbringen, daß der Goethesche Satz: „Dienen lerne beizeiten das Weib nach seiner Bestimmung“ oft in Verbindung mit dem Shakespeareschen Wort: „Sie liebte mich, weil ich Gefahr bestand“, sich von den ältesten bis in die neuesten Zeiten als Leitmotiv durch die Geschichte der Frauenliebe zieht. In dieser erotischen Unterwerfungslust wurzelte auch die frühere wirtschaftliche, gesellschaftliche und politische Entrechtung des Weibes. Erst die letzten Jahrzehnte haben hier Wandel geschaffen, und deutlich läßt sich die Wechselwirkung verfolgen, in der die Anschauungen über eine größere Sexualfreiheit des Weibes mit der Erlangung ihrer Gleichberechtigung auf allen Gebieten stehen. Dennoch besteht das Naturgesetz unverändert zu Recht, daß dem Weibe als der passiven Empfängerin und Trägerin männlicher Keimzellen eine ungleich größere organische Abhängigkeit vom anderen Geschlecht innewohnt als dem Manne.

Ist demnach die dem Weibe eigenste Form des Hypererotismus die Steigerung dieses Grundtriebes, so haben wir als analoge Erscheinung beim Manne umgekehrt einen sich bis zur sadistischen Gewalttätigkeit erhebenden Überschuß von Aktivismus anzusehen. Zunächst kommt es hier auf das Quantum, dann auf das Quale an. Beides kann in pathologischer Gestaltung nur durch Rückverfolgung auf physiologische Vorstadien begriffen werden.

Im Besitzergreifen des Weibes durch den Mann, wie in der Begattung selbst, liegt an und für sich eine gewisse Heftigkeit, die sich im Fassen, Umschlingen und festen Andrücken des geliebten Körpers äußert, im Hineindrängen in die Öffnungen seines Körpers, vor allem die erst zu sprengende Scheidenöffnung, im Einsenken der Hände in die Haut des Partners, das sich bis zum Kneifen und Kratzen steigert, schließlich in dem nicht nur bei sehr vielen Tieren, sondern auch beim Menschen noch in Resten nachweisbaren Liebesbiß: alles das und mehr sind Anzeichen psychophysiologischer Machtgelüste, die nur zu leicht einen grausamen sadistisch tyrannischen Charakter annehmen. Es ist keineswegs nötig, hier mit Lombroso atavistische

Akte als Erklärung anzuziehen, womöglich gar bis zu den Protozoen zurückkehren, die ihren Partner aus Liebe verschlingen und verzehren, es genügt vielmehr vollkommen die Begründung der Erscheinung, die dahin geht, mit Robert Müller die Ursache des Sadismus „in einer ungewöhnlichen Verstärkung der inneren Sekretion“ zu suchen, hervorgerufen durch eine übermächtige Beeindruckung des Sensoriums. Krafft-Ebing spricht hier mit vollem Recht von einer „Weckung seelischer Dispositionen aus ihrer Latenz durch äußere Anlässe, die für den Normalen bedeutungslos und affektlos verlaufen“. Im logischen Verlauf dieser Gedankengänge erklärt Krafft-Ebing geradezu, daß das sadistische Empfinden immer angeboren sei, es könne im Leben nicht erworben, sondern nur geweckt werden. Schrenck-Notzing und Binet nehmen dagegen auch hier zufällige Assoziationen in der Jugend an unter Ausschaltung der sexuellen Konstitution.

Diese aber ist, wie wir nach dem gegenwärtigen Stande der Sexualwissenschaft annehmen müssen, in erster Linie von der Beschaffenheit der Geschlechtsdrüsen abhängig, durch deren innersekretorischen Anteil nicht nur die Sättigung des Zentralnervensystems mit erotisierenden Substanzen und damit der Grad der Libido bestimmt wird, sondern je nach dem Absonderungsverhältnis von Andrin und Gynäcin auch die mehr aktiv aggressiv männliche oder passiv rezeptiv weibliche Eigenart des Geschlechtstriebs. Wir haben demnach aus doppeltem Grunde quantitativ und qualitativ in dem sogenannten Sadismus einen verstärkten endogen und zwar inkretorisch verursachten Virilismus anzunehmen.

Wulffen geht noch einen sehr beträchtlichen Schritt weiter. Er glaubt, daß fast alle gewaltsamen Eingriffe in die Rechtsgüter eines Menschen, also fast alle Verbrechen, mit Störungen der inneren Sekretion zusammenhängen. Er gelangt infolgedessen zu einer Anschauung, die sicherlich einiges für sich hat, in ihrer Verallgemeinerung aber kaum zutreffen dürfte, jedenfalls eines überzeugenden Beweises ermangelt, daß nämlich alle Gewaltakte, körperliche Züchtigungen, Demütigungen, Mißhandlungen, Grausamkeiten im Krieg und Frieden, ja sogar Beleidigungen, Erpressungen, Eigentumsvergehen, Brandstiftungen, Sachbeschädigungen, Tierquälereien, ebenso aber auch ihre Verfolgungen und Bestrafungen letzten Endes im Sadismus wurzeln. Indem er die Wirkung der Sexualhormone auf das Nervensystem mit der des Alkohols vergleicht, sagt Wulffen wörtlich: „Wird die Sexualspannung, wie wir in der Biologie gesehen haben, durch eine „innere Sekretion“ hervorgerufen, so kann diese auf die individuelle latente Kriminalität wie eine Intoxikation wirken. Es handelt sich dann um ganz dasselbe psychophysiologische Ereignis wie bei der Alkoholvergiftung, nämlich um erleichterte Bewegungsauslösungen, um verstärkte Willensantriebe und andererseits um eine Hemmung der psychischen Leistungen. Ähnliche Intoxikationen finden ja auch bei der Lungentuberkulose und wahrscheinlich auch bei der Epilepsie statt. Die menschliche Kriminalität ist also mit als Folge der sexuellen, von den Keimdrüsen ausgehenden Intoxikation aufzufassen. Und wenn der vielgeschmähte Lombroso das Verbrechen in Ursache und Wirkung mit der Epilepsie verglich, so war er, von einer gewissen Überspannung dieser Meinung abgesehen, in seinem genialen Instinkte der Wahrheit vielleicht näher, als mancher seiner Widersacher zu begreifen imstande war."

Es will uns scheinen, als ob die Überspannung, die hier Wulffen bei Lombroso hinsichtlich der Epilepsie konstatiert, bei ihm selbst in bezug auf den Sadismus als kriminellen Faktor vorhanden ist. Daß letzten Endes alle Eigenschaften und Strebungen sämtlicher Geschöpfe einschließlich des Menschen sexuelle Wurzeln haben, ist für philosophierende Theoretiker sicherlich von Belang, nicht in gleichem Maße für den Praktiker, der, will er sich nicht ins Ungemessene verlieren, den Begriff des Geschlechtlichen nicht gar zu weit über das erotische Bewußtsein ausdehnen darf. Immerhin ist für das volle Verständnis des Sexualpathologischen die Kenntnis des Physiologischen nicht nur phänomenologisch, sondern auch ontogenetisch und phylogenetisch von Wert. So mußten wir uns, um den sadistischen Hypererotismus zu begreifen, erinnern, daß im Wesen des sexuellen Angriffs an sich schon etwas Gewalttätiges liegt. Ist doch die erste Eroberung jedes Weibes geradezu mit einer physiologischen Körperverletzung, der Durchbohrung des Hymens, verknüpft, und stellt doch auch jede weitere Kohabitation einen mehr oder weniger energischen Einbruch in eine Körperhöhle dar, wie auch die Stoßbewegungen beim Beischlaf bis zu einem gewissen Grade den Charakter eines tätlichen Angriffs tragen. Frauen zu rauben und gewaltsam zu entjungfern, war in alten Zeiten gang und gäbe. Die Hochzeitsreise soll ein Rest dieser vormaligen Entführungssitte sein. Auch alte Redewendungen, wie, man könnte jemanden vor Liebe umbringen, man hat jemanden zum Fressen lieb, legen von verwandten Urinstinkten Zeugnis ab.

Im Tierreich sind Gewaltakte im Liebesleben gleichfalls sehr verbreitet. Wenn der Hahn die Henne tritt, bearbeitet er oft mit heftigen Schnabelhieben ihren Kopf und Kamm, und der Kater gräbt beim Bespringen der Katze seine Zähne oft tief in ihren Nacken hinein, ja Insekten neigen vielfach dazu, ihre Weibchen im Liebesrausch zu vernichten.

„Wie ein Wahnsinniger, schreibt Bölsche, stürzt sich der Frosch auf ein beliebiges Froschweib, er packt es mit solcher Gewalt um den Leib, daß es nicht selten daran stirbt; ein Karpfen wird beritten, daß die Schuppen fliegen."

Durch alle diese Beobachtungen hat man sich veranlaßt gesehen, im Sadismus eine Art Atavismus zu erblicken, einen Rückschlag in primitivere Zeiten und Zustände. Überwunden sind diese sexuellen Grausamkeits- und Roheitsinstinkte vor allem durch die Entwicklung von Hemmungs- und Sublimierungsmechanismen. Die Wirksamkeit dieser antierotischen Faktoren hängt jedoch nicht nur von ihrer eigenen Stärke, sondern ebenso sehr von dem Grade der Erotisierung selber ab. Die Triebe stoßen nicht nur auf einen Willenswiderstand, vielmehr, und zwar oft in noch höherem Grade, der Wille auf einen Triebwiderstand. Hinzu kommt, daß viele Männer sich bewußt sind, wie anziehend ihre Brutalitäten auf Frauen wirken. Es gibt da eine im Kriege viel belächelte Geschichte, die, wenn sie nicht wahr ist, sicherlich von einem guten Psychologen herrührt. Es wären in vielen Ortschaften die Frauen und Mädchen angewiesen, sich während des Durchzugs der Feinde nicht blicken zu lassen, da sie sonst vergewaltigt werden könnten; die Bewohnerinnen hätten sich dann auch hinter Türen und Fenstern versteckt gehalten, seien aber, als die letzten feindlichen Truppen die Stadt verlassen hätten, ganz enttäuscht mit dem Rufe hervorgestürzt: „Wo bleibt die Vergewaltigung?"

Eine 25jährige Gerichtspraxis hat mir gezeigt, daß keiner Angabe auf sexuellem Gebiete ein größeres Mißtrauen entgegengebracht zu werden verdient, als der von unendlich vielen, namentlich auch geschwängerten Mädchen vorgebrachten, sie seien vergewaltigt oder genotzüchtigt worden. Schon der Einwand, sie seien durch Verführung widerstandslos oder willenlos gemacht worden, ist stets mit einer gewissen Vorsicht aufzunehmen. Wirkliche Sachkenner sind sich darüber einig, daß eine Entjungferung oder Schwängerung durch Anwendung bloßer physischer Gewalt ungemein schwierig, wenn nicht gar unmöglich ist, ausgenommen die Fälle, in denen das Weib von anderen an Armen und Beinen gehalten oder, wie es in dem letzten Kriege öfter vorgekommen sein soll, auf einer Unterlage angebunden wurde. Die Phantasie neigt häufig dazu, sich solche Vorfälle grausig auszumalen und verhältnismäßig geringfügige Angriffe allmählich in schwere Eingriffe zu verwandeln. Gerade auf geschlechtlichem Gebiet wachsen oft die Gerüchte durch Übertreibung ins Ungeheuerliche, und man ist bei Nachprüfung überrascht, aus wie geringem Anlaß sich höchst umfangreiche Geschichten entwickeln. Auch die Behauptungen vieler junger Mädchen, sie seien im Schlaf überfallen und vergewaltigt worden, verdienen selten Glauben, ebensowenig die keineswegs seltene Behauptung junger Männer, es sei an ihnen, während sie schliefen, ein coitus in anum vollzogen worden, sie wären erst aufgewacht, als eine Ejakulation in recto erfolgte. Während des Feldzuges wurden mir von Kriegsgerichten mehrere Fälle zur Äußerung unterbreitet, in denen Soldaten fest dabei blieben, sie seien in solcher Weise, während sie fest schliefen, von Vorgesetzten oder Kameraden gemißbraucht worden. In Wirklichkeit war zwar dem Vorgang meist ein alkoholischer Exzeß voraufgegangen, doch lag keinesfalls eine Bewußtlosigkeit vor; die Ausführung des analen Verkehrs setzt stets auch von der Seite der Passiven einen gewissen Grad von Bereitwilligkeit voraus. Aussichtsvoller jedenfalls wie physische sind psychische Zwangsmittel, als welche hauptsächlich in Betracht kommen die Beugung und Ausschaltung des sexuellen Willens durch Hypnose, durch Wachsuggestionen, Drohungen und Betäubungen, vor allem durch die Alkohol- und Chloroformnarkose.

Vor einer Reihe von Jahren wurde ich in einem Fall zu Rate gezogen, in dem sich ein Arzt in der Hypnose an einer Patientin vergangen hatte, ein wiederholt in der Literatur berichtetes Vorkommnis. Die Patientin war eine verheiratete Frau, die an hochgradiger, reizbarer Nervenschwäche und hysterischen „Krämpfen“ litt. Sie hatte, wie die Hysterischen so oft, zu ihrem Arzt ein „unbegrenztes“ Vertrauen, seine Stimme übe auf sie einen so beruhigenden Einfluß aus, allerdings ermüdete sie auch dabei, und zwar so, daß, wenn der Arzt lange mit ihr gesprochen hätte, ihr fast die Augen zufielen. Wegen verschiedener Neuralgien, Kardialgie und Schlaflosigkeit wurde von dem Arzt eine hypnotische Kur begonnen. Die Patientin war ein unübertreffliches Medium. Ein bloßes Senken der emporgehobenen Hand des Arztes bewirkte bei ihr schnellen Augenlidschluß. In dem gerichtlichen Verfahren, welches auf Veranlassung des Ehegatten gegen den Arzt eingeleitet wurde, legte dieser ein volles Geständnis ab, indem er die erteilten Suggestionen, denen die Frau völlig automatisch nachgab, wie folgt schilderte: er hätte ihr befohlen, sie solle ihre Röcke heben, sich niederlegen, die Beine spreizen, sein Membrum hervorholen, es in ihre Vagina einführen, dann solle sie beim Koitus solange Mitbewegungen vollziehen, bis beiderseits Orgasmus eintrat, der bei ihr wie im Wachkoitus erfolgte. Die Frau wurde gravid. Der impotente Gatte, der schon längere Zeit gegen den Arzt Verdacht hegte, wandte sich an einen Detektiv, der das Paar überführte. Der Arzt gab an, die Frau „aus therapeutischen Gründen“ koitiert zu haben; sie hätte mit ihrem Manne sehr unglücklich gelebt, ihre Depression sei schließlich so hochgradig geworden, daß sie ihrem Leben ein Ende hätte bereiten wollen; durch den Geschlechtsverkehr mit ihm sei sie körperlich und seelisch genesen. Der Angeschuldigte wurde nach § 176, Ziffer 1 des RStrGB., der denjenigen bedroht, welcher eine „in einem willenlosen oder bewußtlosen Zustande befindliche oder geisteskranke Frauensperson zum außerehelichen Beischlaf mißbraucht“, mit 1 Jahr Zuchthaus bestraft.

Können wir in solchen Fällen von Willensbeugung schon von Hypererotismus reden? Ich möchte diese Frage verneinen. Im allgemeinen handelt es sich hier mehr um eine hemmungslose Ausnutzung sich darbietender Gelegenheiten, als um eine abnorm gesteigerte Libido. Von dieser würde erst gesprochen werden können, wenn sich jemand gewohnheitsmäßig durch hypnotische Manipulationen gefügige Werkzeuge seiner Lust verschafft. Hierzu bedarf es für gewisse Sexualtypen allerdings keiner künstlichen Einschläferungsmethoden, es genügen methodische Wachsuggestionen, Willenserschöpfungen durch Bitten und Betteln, oder allerlei Überraschungskünste, Einschüchterungen, Vorspiegelungen, alles Mittel, die, mit genügender Geschicklichkeit angewandt, ihre Wirkung auf den größeren Teil des weiblichen Geschlechts selten verfehlen. Hier begegnen wir den Liebeskünstlern vom Typus Casanovas, deren Gedanken- und Empfindungssphäre ausschließlich von sexuellen Vorstellungen erfüllt ist, denen sie in ausschweifender Weise nachgeben.

Von Bedeutung für das Verständnis des Hypererotismus ist allerdings, daß viele Männer, um überhaupt zur Erektion zu gelangen, einen Widerstand überwinden müssen. Der hauptsächlichste Reiz liegt für sie in der Beseitigung und Unterdrückung der Gegenwehr, ohne welche sich, wie sie zu sagen pflegen, der Akt für sie kaum von der Verrichtung anderer intimer Bedürfnisse und Entleerungen unterschiede. Es ist das Verhängnis vieler Ehen, daß

Frauen, die in stiller Bescheidenheit und Hingebung ihren Männern jederzeit zur Verfügung sind, gerade wegen dieser steten Bereitschaft nicht begehrt werden, weil der betreffende Mann sich eben nur in der Pose des sexuellen Siegers oder Helden gefällt.

Um Gegenmotive zu besiegen, ist eins der gewöhnlichsten Mittel im Geschlechtsleben die Betäubung der Willenszentren, wofür in Europa in erster Linie der Alkohol in Betracht kommt, anderswo die landesüblichen Berauschungsmittel. Die Rauschmittel steigern nicht sowohl den Geschlechtstrieb selbst, sondern entfalten ihre folgenschwere Wirksamkeit auf die abwägende Überlegung, die Kritik, die das Narkotikum mehr oder weniger ausschaltet, so daß die wesentlichste Hemmung gegenüber sexuellen Antrieben in Wegfall kommt. In meinen Schriften „Alkohol und Geschlechtsleben“ und „Die Gurgel von Berlin“ habe ich mich über diesen verhängnisvollen Zusammenhang eingehend verbreitet. Ganz ähnlich schwächt auch die Erschöpfung die Widerstandsfähigkeit ab, beispielsweise die durch das Tanzen hervorgerufene Ermüdung, wobei aber auch noch die durch die Berührung der Körper angehäufte Vorlust und der erotische Einfluß der Musik das ihrige tun. Von sehr vielen unehelich geschwängerten Mädchen, auch von vielen der Prostitution Anheimgefallenen kann man immer wieder die gleiche Ätiologie ihres Schicksals hören: ihr durch Alkohol und Musik umnebelter Verstand habe nicht mehr die Kraft besessen, sich den immer heftiger werdenden Liebkosungen zu widersetzen. Differentialdiagnostisch ist oft die Entscheidung schwierig, ob für das Zustandekommen eines Geschlechtsaktes mehr ein Übermaß der Libido oder ein allzu geringes Maß von Widerstandsfähigkeit verantwortlich zu machen war.

Eine gesteigerte Libido im sadistischen Sinne werden wir überall da anzunehmen haben, wo die Neigung besteht, einem Weibe mit dem Akt körperliche Mißhandlungen oder Schmerzen beizubringen. Es führt hier eine ganz allmähliche Stufenleiter vom Bißkuß, Kneifen, Würgen, Kratzen, allzu starkem Anpressen bis zu direkten Körperverletzungen leichterer und schwererer Art, wie Stichen mit Nadeln und Lanzetten, Einschnitten mit Messern, Beibringung von Brand- und anderen Wunden, bis zum sogenannten Lustmord und sexueller Anthropophagie.

In sehr vielen, ja man kann wohl sagen in den weitaus meisten Fällen bleibt es bei einem Vorstellungssadismus (sadisme imaginaire). Bloße Phantasien von Grausamkeitsakten oder auch deren Anblick lösen hierbei sexuelle Empfindungen aus, die sich bis zu Erektionen und Ejakulationen steigern können. Ich habe eine Anzahl von Personen zu sehen Gelegenheit gehabt, die berichteten, daß in der Schule bereits die Erzählung der Passionsgeschichte Christi bei ihnen unwillkürliche Genitalerregungen und Pollutionen hervorgerufen hätte, die sie sich nicht erklären konnten. Andere empfanden Ähnliches beim Lesen der Heeresberichte oder bei Schilderung der Metzeleien, wie Krieg und Revolution sie so mannigfach mit sich bringen. Das Berauschen an diesen Schauergeschichten führt nur zu leicht zu Übertreibungen, wobei beispielsweise im Handumdrehen aus einem auf der Flucht getöteten Schutzmann sechzig an die Wand gestellte und grausam hingeschlachtete Schutzleute werden. Es finden sich dann auch stets Leute, die erregten Gruppen ausführlich den Vorfall in allen Einzelheiten ausmalen, den sie selbst mit eigenen Augen angesehen haben wollen. Ich habe solches in den Berliner Revolutionszeiten oft miterlebt.

Als vor einiger Zeit im Osten Berlins große Spartakusunruhen stattfanden, bei denen in schweren Straßenkämpfen viele Hunderte meist unschuldiger Männer und Frauen ihr Leben ließen, suchte mich eine Witwe auf, deren einziger Sohn von einem Besuch bei mir — ich beobachtete ihn wegen einer seltsamen im Dämmerzustande begangenen Straftat — nicht heimgekehrt war. Ich begleitete die Frau nach dem Leichenschauhaus, wo wir unter vielen Hunderten zum Teil zerrissenen und entsetzlich verstümmelten Leichen — auch solche mit durchschnittener Kehle befanden sich darunter — auch ihren durch Kopfschuß getöteten Sohn fanden. In der Schauhalle zog vor den noch nicht festgestellten Toten eine ununterbrochene Menschenreihe, meist aus Frauen bestehend, vorüber. Ein mir bekannter Wärter machte mich auf Mädchen aufmerksam, die sich seit mehreren Tagen immer wieder an das Ende der Reihe angestellt hätten, weil sie sich offenbar nicht von dem Anblick der völlig entblößt daliegenden Männer, meist Matrosen, Soldaten und Spartakisten, trennen konnten; ihr Auge sei meist starr auf die durch Hämorrhagien und die beginnende Verwesung erheblich vergrößerten Geschlechtsteile der Leute gerichtet gewesen. Für den Kenner unterlag es keinem Zweifel, daß hier in hohem Grade sexuelle Motive mit im Spiele waren. Einen ähnlichen Gesichtsausdruck habe ich in Madrid und Sevilla bei den Frauen gesehen, wenn sie mit leidenschaftlicher Gier die Gefahren verfolgten, denen sich die Stierkämpfer aussetzten. Als ich vor vielen Jahren der Hinrichtung eines Raubmörders beiwohnte, stand neben mir die Gattin des Staatsanwalts, die der überaus entsetzlichen Exekution — der Delinquent schrie und wehrte sich gegen die ihn aufs Schafott schleppenden Henkersknechte mit Händen und Füßen — mit jagendem Atem und stöhnenden Lauten folgte, die einen geradezu brünstigen Eindruck machten. Als das Fallbeil den Kopf abschlug, benahm sie sich wie eine Frau im Orgasmus.

Ob hier sadistische oder masochistische Empfindungen vorherrschen, mehr Lust an der Ausübung oder Erduldung der Grausamkeiten, Sympathie mit dem Henker oder Gehenkten, Schadenfreude oder Mitleid, oder beides vereint, läßt sich ohne genauere Analysierung der lustheischenden Frauen nicht beurteilen. Die sadistischen Phantasien tragen gewöhnlich den Charakter von Zwangsvorstellungen, die sich von vielen anderen Zwangsvorstellungen allerdings insofern wesentlich unterscheiden, als sie deutlicher von erotischen Empfindungen begleitet sind; gemeinsam mit ihnen haben sie dagegen, daß sie nur ganz ausnahmsweise in Handlungen übergehen, wovor sich die Patienten oft ganz besonders fürchten. „Könnte es nicht vorkommen, daß sich unsere Gedanken eines Tages in die Wirklichkeit umsetzen, und wir dann Taten begehen, die uns und andere in Gefahr bringen?“ — das ist eine oft von Vorstellungssadisten aufgeworfene Frage, die für die weitaus größere Mehrzahl der Fälle glücklicherweise verneint werden kann.

Von der Idee bis zu ihrer Ausführung ist noch ein sehr weiter Weg, der selten zu Ende gegangen wird, nicht allein wegen in Wirksamkeit tretender Gegenvorstellungen, sondern weil für den Hypererotiker eine ganze Reihe von Vor- und Zwischenstufen in Betracht kommen, die bereits eine gewisse Befriedigung gewähren.

Um den sexuellen Wachtraum zu verstärken, bedient sich der Hypererotiker vor allem dreier Mittel: der Rede, der Schrift und des Bildes. Der so ungemein verbreitete Drang, sich in mehr oder weniger versteckter Form von Liebesgeschichten und geschlechtlichen Vorgängen zu unterhalten, steigert sich bei manchen Personen zu einer wahren Sucht, unanständige Worte zu gebrauchen und unflätige Zoten zu erzählen. Es gibt Leute, und zwar sind es meist solche, die, abgesehen vom Erotischen, sehr zurückhaltend und feinfühlend sind, für welche das Aussprechen gemeiner Ausdrücke eine Vorbedingung sexueller Erregung ist. Ich wurde einmal von einer Frau konsultiert, die in geschlechtlicher Ekstase ihren Gatten, einen sehr dezenten und seriösen Gelehrten, bestürmte, ihr obszönste Worte zuzurufen. Vielfach besteht bei dem Sprecher dieser sexuelle Wortrausch noch stärker als bei dem Hörer. Ich hatte einige Fälle zu begutachten, in denen Männer wegen Beleidigung angeklagt waren, weil sie Frauen auf der Straße die verpöntesten Bezeichnungen für die männlichen und weiblichen Geschlechtsteile und den Geschlechtsakt zugerufen hatten. Die eingehende Untersuchung ergab, daß es sich hier meist um exhibitionistische Äquivalente handelte.

In einer größeren Stadt Ostdeutschlands fanden sich in den Schultaschen der Schülerinnen der 1. Klasse einer höheren Lehranstalt Jahre hindurch kleine weiße Zettel, auf denen ganz obszöne Worte und Sätze wie „f.... ist das schönste auf der Welt" geschrieben waren. Alle Bemühungen, den Täter dieses groben Unfugs zu ermitteln, erwiesen sich als vergeblich. Da stellte sich eines Tages heraus, daß der Klassenlehrer, welcher sich am meisten an den Nachforschungen beteiligt hatte und über diese Vorgänge am empörtesten schien, selbst der Schuldige war. Die Untersuchung seines Geisteszustandes ergab einen erblich stark belasteten schweren Neuropathen, der an vielen Zwangsvorstellungen und Zwangstrieben litt, unter denen sich auch der befand, Mädchen durch diese Laszivitäten zu erschrecken. Trotzdem mehrere Sachverständige übereinstimmend einen krankhaften Zustand bekundeten, der, wenn auch keinen Ausschluß, so doch starke Verminderung der freien Willensbestimmung bedingte, wurde der im Fach sonst sehr tüchtige Lehrer nicht nur seines Amtes ohne Pension entsetzt, sondern erhielt außerdem eine recht erhebliche Freiheitsstrafe.

Über einen ähnlichen Fall unterrichtet folgendes Schreiben, das mir ein Justizrat in M. sandte:

„In einer Strafsache, in der am 8. Februar in E. Termin ansteht, bitte ich ergebenst um Ihre Ansicht. Der Angeklagte, ein verheirateter Mann von 35 Jahren, hat im vorigen Herbst an ein dreizehnjähriges Mädchen einen Brief geschrieben, in dem er diese auffordert, „es mit ihm französisch zu machen". Der Brief lautet etwa folgendermaßen:

'Mein liebes Dickchen! Du kommst nun bald aus der Schule, und da kann man Dir schon etwas lernen. Hast Du schon einmal von geschlechtlichem Verkehr gehört, speziell dem französischen. Dieser Verkehr ist für das Mädchen ganz ungefährlich. Der Mann leckt am Geschlechtsteil des Mädchens, bis der höchste Akt, die Wollust, kommt. Für das Mädchen ist das ein h i m m l i s c h e s Gefühl. Also wenn Du einverstanden bist, so komme morgen Nachmittag 4 Uhr an die verlängerte .... straße, Ecke .... allee. Wenn Du nicht allein kommen willst, so bringe eine Freundin mit, die muß aber verschwiegen sein.' Diesen Brief hat der Angeklagte durch seine eigene zehnjährige Tochter dem dreizehnjährigen Mädchen in der Schule übergeben lassen. Er ist deshalb wegen versuchter Verleitung eines Kindes zur Duldung unzüchtiger Handlungen unter Anklage gestellt worden.

Auf meine Frage erklärte er mir, er könne keine Erklärung dafür geben, wie er zu dem Brief gekommen sei.

In dem Ermittelungsverfahren hat eine Frau bekundet, sie habe öfters gesehen, wie der Angeklagte in seinem Garten in der Laube die Hose aufgeknöpft und am Geschlechtsteil herumhantiert habe, so daß sie es habe sehen müssen. Das habe er öfters getan, wenn sie von ihrem Fenster aus nach dem Garten gesehen habe.

Der Angeklagte erklärt, er habe einen sehr starken Geschlechtstrieb. Wenn er als Reisender in Hotels gekommen sei, so habe er öfters beim Eintritt des Zimmermädchens diesem ohne weiteres seinen Geschlechtsteil gezeigt.

Ich wäre Ihnen für eine baldige kurze Auskunft sehr dankbar, ob nach Ihrer Ansicht hier eine abnorme Veranlagung, die strafmildernd in Betracht kommt, vorliegt, und in welchen Werken ich etwas darüber finden kann."

In einem weiteren Fall, den ich zu begutachten hatte, waren von einem Mann aus besten Ständen an vornehme Damen Zettel verteilt worden, auf denen geschrieben stand: „Empfehle mich Frauen, deren Mann krank ist oder verreist, sowie ledigen Damen — garantiert ohne Folgen."

Diese Beispiele führen uns zu jener s c h r i f t l i c h e n Ausdrucksform sexueller Hyperästhesie, die Bloch als Erotographomanie, Merzbach als Pornographomanie bezeichnet. Bloch erblickt in dieser Neigung nur eine besondere Abart der Onanie, während die Fälle, die ich von dieser Störung beobachten konnte, mir durchweg einen hypererotischen Eindruck von meist exhibitionistischer Färbung machten. Diese Anomalie zu kennen, ist darum von Wichtigkeit, weil Unwissende in solchen schriftlichen Dokumenten nicht selten Beweisstücke erster Ordnung sehen; die aus gesteigerter Erotik hervorgegangenen Aufzeichnungen sind ihren Schreibern häufig genug zum Verhängnis geworden, indem man ihre Beteuerungen, der Inhalt ihrer Briefe und Tagebücher beruhe auf freier Erfindung, für unglaubhaft hielt. Einer der von mir beobachteten hierhergehörigen Fälle betraf einen Bildhauer von hohen künstlerischen Qualitäten, der sich unmittelbar, nachdem er auf Grund derartiger Selbstbekenntnisse verurteilt war, das Leben nahm. Die Richter waren nicht davon zu überzeugen, daß es sich bei seinen schriftlichen „Geständnissen" in Wirklichkeit nur um sexuelle Phantasiegebilde handelte. Die Briefe, welche zur Anklage führten, waren von der Wirtin, bei der der Künstler wohnte, in seiner Rocktasche gefunden, gelesen und der Polizei übergeben worden. Der Schreiber schilderte ausführlich strafbare Handlungen, die er mit Kadetten vorgenommen haben wollte; „erinnerst Du dich noch, lieber Kurt,“ hieß es beispielsweise, „wie Du in meinem Bette lagst, und ich meinen Arm um Deinen süßen Körper schlang“. Er fuhr dann fort, alle möglichen Geschlechtsakte in Einzelheiten zu schildern. Die Briefe erreichten ihre Adressaten niemals, auch bekundeten die als Zeugen geladenen Kadetten, daß der Angeklagte nur leichte Liebkosungen an ihnen ausgeübt habe; auf Antrag des Staatsanwaltes wurde aber ihre Vereidigung wegen Verdacht der Mitschuld abgelehnt.

Orte, an denen sich die erotische Schreib- und Zeichenwut ganz besonders stark breit macht, sind die Bedürfnisanstalten. Die Gewohnheit, an diesen einsamen Stätten seiner geheimsten politischen und sexuellen Gesinnung Ausdruck zu verleihen, ist uralt. Es gibt kein Land in der Welt, in dem man nicht diesen primitiven Erzeugnissen begegnete, die (ganz abgesehen von ihrem künstlerischen Wert oder — was das häufigere ist — Unwert) tiefe Einblicke in sonst verhüllte seelische Regungen gestatten und daher für den unbefangenen Forscher ein nicht zu unterschätzendes Material darstellen. Uns interessiert hier vor allem, daß es Personen gibt, bei denen dieser Drang, Wände mit phallischen und andern sexuellen Symbolen zu versehen, mit einer fast unbezähmbaren Heftigkeit auftritt. Manche geben sich dieser Sucht auch im stillen Kämmerlein hin. Vor einigen Jahren erlitt ein Gelehrter einen Schlaganfall an seinem Schreibtisch, während er mit bunten Farben Beischlafsakte zeichnete, von denen man Tausende selbstverfertigter Abbildungen in seinen Schubfächern fand. Der Mann, der als Muster keuscher Zurückhaltung galt, so daß niemand in seiner Nähe sexuelle Fragen zu berühren wagte, hatte auf einen Zettel, der auf einer seiner Zeichenmappen lag, geschrieben, daß er sich während seines ganzen Lebens nie einer anderen Geschlechtsbetätigung als der Selbstbefriedigung, dieser aber in exzessiver Weise hingegeben hätte; wenn er allein gewesen sei, hätte s t e t s eine seiner Hände mit seinen Genitalien gespielt.

Es ist noch zu erwähnen, daß hypererotische Zustände zu ihrer Auswirkung keineswegs die Anwesenheit einer z w e i t e n Person zur Voraussetzung haben, sondern daß es sich mindestens ebenso häufig um s o l i t ä r e A u s s c h w e i f u n g e n handelt. Ich habe im Kapitel Ipsation bereits kurz darauf hingewiesen; bei beiden Geschlechtern kommen hier gelegentlich Fälle vor, die jede Vorstellung des Möglichen weit übertreffen. Einen der ungeheuerlichsten Fälle dieser Art finden wir bei Hammond erwähnt: Ein Schäfer begann im 15. Lebensjahr zu onanieren, und zwar durchschnittlich 15mal am Tage. Oft kam es dabei vor, daß infolge der exzessiven Reizungen statt des Spermas sich schließlich Blut entleerte. Bis zu seinem 26. Lebensjahr bediente er sich bei der Onanie nur der Hände. Dann gelangte er dazu, sich Holzstäbchen in die Harnröhre einzuführen. Er tat dies sehr oft und zwar 16 Jahre lang, bis die Harnröhre ganz schwielig und gefühllos geworden war. Gegen den normalen Geschlechtsverkehr hatte Patient eine unüberwindliche Abneigung. Er war sehr niedergeschlagen, vernachlässigte jede Arbeit und beschäftigte sich fast ausschließlich damit, wie er seinen Geschlechtsdrang befriedigen könne. Eines Tages begann er damit, mit einem kleinen Messer einen kleinen Einschnitt in die Eichel zu machen. Diese Operation rief eine wollüstige Erregung mit Samenerguß hervor. Von nun ab wiederholte er regelmäßig diese Einschnitte und zwar mit gleichem Erfolg. Nachdem der Patient diese Selbstverstümmelung an die 1000mal ausgeführt hatte, zeigte sich sein Penis von der Spitze bis zur Wurzel in zwei gleiche Teile geteilt. Blutungen stillte er dadurch, daß er das Glied durch ein Band fest umschnürte. Nach völliger Durchtrennung des Penis verschaffte er sich weitere geschlechtliche Erregungen und Samenergüsse dadurch, daß er die Ausstoßungsgänge der Ductus ejaculatori mit Holzstäbchen rieb. Nachdem er diese Manipulation wieder etwa 10 Jahre ausgeführt hatte, passierte es ihm, daß ihm ein Holzstäbchen in die Harnblase entglitt. Der große Schmerz, der sich darauf einstellte, veranlaßte ihn endlich, einen Arzt aufzusuchen, der die Laparotomie ausführte und das Holzstäbchen entfernte, welches seit 3 Monaten in der Blase lag. Drei Monate später starb der Patient. Es unterliegt wohl keinem Zweifel, daß es sich hier, wie bei vielen anderen exzessiven Ipsationsfällen um Symptome einer schweren psychopathischen Veränderung und zwar meist um Zwangszustände hochgradig debiler Hysteriker handelt.

Es gibt nun aber auch viele Hypererotiker unter beiden Geschlechtern, die weniger Neigung haben, das Obszöne selbst in Rede, Schrift oder Bild von sich zu geben, als es auf sich wirken zu lassen, mit anderen Worten, die ein Bedürfnis haben, Pornographisches zu hören, zu lesen, zu sehen oder zu sammeln. Zielstrebig fahnden sie nach diesen Dingen und finden sie; es ist ein Fehlschluß, und zwar ein oft gezogener, daß von der Lektüre oder dem Bilde an und für sich eine modifizierende Wirkung ausgeht; allen diesen Erzeugnissen kommt, gleichviel ob sie aktiv produziert oder passiv konsumiert werden, nie eine primäre, sondern immer nur eine sekundäre Bedeutung zu. Ich kannte Erotobibliophilen, die nahezu ihr ganzes Vermögen in erotischer Literatur anlegten, andere, die nicht vor Diebstählen zurückschreckten, um sich in den Besitz geschlechtlich erregender Bücher und Bilder zu setzen.

Der erotische Sammeltrieb ist innerlich dem sexuellen Schautrieb nahe verwandt. Auch hier gibt es, wie bei den letzterwähnten und fast allen sexuellen Anomalien, ein Gegenstück aktiver Richtung, den Zeigetrieb. Dieser darf aber nicht ohne weiteres dem Exhibitionismus gleichgesetzt werden, der nur eine ganz bestimmte, und zwar besonders zwangsmäßige und pathologische Abart des Zeigetriebes ist, der viel gewöhnlicher und umfangreicher ist. Dem Trieb, sich zur Schau zu stellen, entspricht der Schautrieb, der in zahllosen Varianten auftritt. Haben jene Personen den Wunsch, gesehen zu werden, so legt der echte Voyeur („Spanner") gerade Wert darauf, daß man ihn beim Betrachten diskreter Vorgänge nicht sieht, ja er wünscht vielfach, daß der Beobachtete überhaupt nicht merkt und ahnt, daß stille Zeugen bei seinen geheimsten Verrichtungen zugegen sind.

Auch der Visionismus hat, wie jede sexuelle Anomalie, einen physiologischen Ausgangspunkt. Fast jeder Mensch ist unwillkürlich und unbewußt Fetischvoyeur, indem er, sobald die Gelegenheit dazu gegeben ist, beispielsweise auf der Straße, unausgesetzt Jagd macht auf Eigenschaften und Dinge, die Lustgefühle in ihm zu erwecken geeignet sind; namentlich geschieht dies, wenn er allein ist. Eine Steigerung dieser physiologischen Visionisten sind die pathologischen. Sie sind allerdings nicht nur gekennzeichnet durch die Intensität ihrer Schaulust, sondern durch das dem Voyeur eigentümliche Vorgehen und das Beherrschende ihres Triebes. Ein Mann meiner Praxis ließ zehn halbwüchsige Mädchen mit aufgerafften Röcken so lange vor sich auf und abgehen, bis bei ihm Samenerguß eintrat.

Es gibt zwei Hauptgruppen unten den Voyeuren, von denen die eine nur zur Erregung und Befriedigung gelangt, wenn sie sich völlig im Verborgenen hält, während die andere, zu denen vor allem die Triolisten gehören, den Drang haben, sich selbst mit zur Schau zu stellen. Hier tritt der Schau- und Zeigetrieb verbunden auf. Zwischen beiden Gruppen stehen als Übergang Personen, die weder unsichtbare Zuschauer noch aktiv Mitbeteiligte sind, sondern den hauptsächlichsten Lustgewinn aus dem Anblick obszöner und lasziver Szenen ziehen, denen sie als Beobachter beiwohnen. Hierzu gehören die Besucher der Tableaux vivants und ähnlicher Veranstaltungen, wie sie nicht etwa nur in Neapel und Paris, wohin sexuelle Reiseberichte sie mit Vorliebe verlegen, sondern in fast allen Großstädten vorhanden sind. So existierte in Berlin vor dem Kriege ein hauptsächlich aus Artisten und Zuhältern bestehender Klub Roland, der auf der Bühne nicht mehr zu überbietende Nuditäten vorführte. Schon stundenlang vor Beginn der Vorstellung fanden sich die Habitués dieser Darbietungen ein, um sich die ersten Sitzreihen zu sichern, von denen sie in hochgradigster erotischer Spannung die teils in natura, teils mit künstlichen Genitalien vollzogenen Sexualakte verfolgten. Ein anderer hierher gehöriger Fall aus letzter Zeit erregte besonderes Aufsehen, weil es sich um ein jung verheiratetes Ehepaar, einen Offizier mit seiner Gattin, handelte, die sich in ihrer Wohnung vor einem zahlreichen Publikum, Damen und Herren, in allen ihren Liebesakten zur Schau stellten. Es scheint, als ob nicht ausschließlich materielle, sondern auch sexuelle Gewinnsucht diesem Vorgehen zugrunde lag, sei es im Sinne eines sadistisch gefärbten Hypererotismus, um das geschlechtshörige Weib bloßzustellen, sei es in dem unbewußt metatropischen Empfinden eigener Demütigung.

Die echten Voyeure bohren mit Vorliebe Löcher in die Wände und Türen von Aborten, Gastzimmern, Nebenräumen von Schlafzimmern, durch die sie heimlich Liebespaare belauschen und alle

Vorgänge belauern, die dem Geschlechtsgenuß im weitesten Sinn gewidmet sind, auch andere intime Handlungen, wie Entkleidungsszenen, Harnentleerungen und Defäkationen in Augenschein nehmen, ohne daß die Beobachteten eine Ahnung haben, wie jede ihrer Regungen und Bewegungen verfolgt wird. Würden die Belauerten etwas bemerken, wäre der Reiz für den Beschauer verschwunden. Wir besitzen einen hochkünstlerischen Roman von Barbusse „Die Hölle", in dem das Voyeurtum in überaus plastischer Weise geschildert wird. Von den vielen hierhergehörigen Fällen, die ich in meiner Praxis kennen zu lernen Gelegenheit hatte, seien einige hervorgehoben: Ein Arzt, sehr beschäftigter Spezialist für Geschlechtskrankheiten, konsultierte mich, weil er den unwiderstehlichen Drang verspürte, öffentliche Klosetts aufzusuchen, um durch feine Löcher, die fast stets schon von anderen Voyeuren gebohrt waren, zuzusehen, was in dem benachbarten Abort vorging; besonders erregte es ihn, wenn die nichtsahnenden Insassen sich in onanistischer Weise an ihren Genitalien zu schaffen machten, was übrigens nach übereinstimmenden Mitteilungen von Voyeuren in öffentlichen Aborten sehr häufig vorkommen soll. Das Merkwürdigste an dem Fall ist, daß diesem Mann, der beruflich jeden Tag so viele Membra zu sehen Gelegenheit hatte, nur der außerberufliche Phallusanblick erregte. In einem anderen Fall warf ein Patient ungebrauchte Präservativs über die Zwischenwand in ein Nachbarklosett und lag nun auf der Lauer, um zu sehen, was der Finder mit dem Gegenstand begann; am meisten regte es ihn auf, wenn die Person das Präservativ über ihr eigenes Glied streifte. Ein anderer Fall, mit dem ich forensisch zu tun hatte, spielte sich folgendermaßen ab: in einigen der vornehmsten Berliner Hotels erhielten während geraumer Zeit junge Ehepaare mit Schreibmaschine geschriebene Briefe, in denen mit allen Einzelheiten Vorgänge höchst delikater Natur geschildert waren, die sich zwischen den Gatten einige Abende vorher abgespielt hatten. Mehrere der sehr empörten Adressaten wandten sich an die Hoteldirektoren, welche die Polizei verständigten. Trotz größter Mühe gelang es dieser nicht, den Täter zu ermitteln, bis eines Nachts ein Gast, als er unerwaret im Nachtgewand sein Zimmer verließ, zwischen den Doppeltüren einen kleinen Mann mit schwarzer Larve und schwarzem Trikot eingeklemmt vorfand, den er mit festem Griff packte. Der Mann wurde verhaftet und durchsucht, wobei man in seinen Taschen Bohrinstrumente fand, die sofort den Verdacht erweckten, daß man den heimlichen Briefschreiber erwischt hätte. Die Annahme bestätigte sich. In dem anschließenden Gerichtsverfahren wegen Beleidigung gab der erblich sehr belastete, etwa 40 Jahre alte Mann an, daß er sich immer nur durch den Anblick sexueller Akte, niemals durch eigene Ausübung solcher befriedigt habe.

In fast allen Großstädten finden sich Lieblingsplätze für Voyeure, beispielsweise unter Brückenbogen an Kanälen und Flüssen oder Parks, an denen sich allmählich zwischen ihnen und der niederen Prostitution eigenartige Verbindungen herstellen; sie holen ihnen sogenannte Freier heran, Soldaten, Matrosen, Arbeiter, Schüler, denen sie das Angebot machen, sie wollen für sie einen Koitus bei einem hübschen Mädchen bezahlen, wenn man ihnen dafür gestatte, zuzusehen. Es scheint, als ob dieses Anerbieten viel häufiger angenommen als zurückgewiesen wird. Gefürchteter sind die Voyeure, die sich an Liebespaare in Parks heranschleichen, um sie zu überraschen und zu erschrecken. Nicht selten bedienen sie sich dabei plötzlich aufflammender Taschenlaternen. Der Anblick des sich bewegenden Gesäßes, des hinein- und herausgehenden Membrums, das Behorchen des ächzenden Mannes und der stöhnenden Frau, alles dies versetzt viele Voyeure („Spannemänner“, wie sie sich in Berlin selber nennen) in hypererotische Ekstase.

Es ist naheliegend, daß Lustgefühl an der Lust anderer, der Drang, sexuellen Akten leichteren oder stärkeren Grades beizuwohnen, Veranlassung gibt, solche zielstrebig herbeizuführen, womit die Neigung zu jenen erotischen Vereinbarungen gegeben ist, die man gemeiniglich als Kuppelei bezeichnet. Wenn wir von der in der Rechtspflege einzig dastehenden Merkwürdigkeit absehen, daß hier die Beihilfe zu einer an und für sich straffreien Handlung unter Strafe gestellt wird, so ist vom sexualwissenschaftlichen Standpunkt aus zu betonen, daß, vorausgesetzt, daß keine pekuniäre Ausbeutung des Geschlechtsverkehrs dritter, und auch keine gesundheitliche Schädigung stattfindet, nichts angeführt werden könne, was eine Erleichterung und Förderung geschlechtlicher Beziehungen als Crimen im landläufigen Sinne einer Benachteiligung erscheinen läßt. In vielen Fällen ließe sich eher das Gegenteil behaupten. Uns interessiert hier vor allem, daß die gewohnheitsmäßige Kuppelei vielfach als eine triebhafte Neigung von pathologischer Färbung auftritt. Namentlich kommt dies bei weiblichen Personen vor.

So schrieb mir eine Dame, die sich zwecks Eheberatung an mich wandte: „Ich streichle sehr gern Menschen, die mir sympathisch sind, und kann sie ohne Widerwillen küssen und liebkosen — doch sobald sie mehr von mir begehren, steigt ein mir selbst ganz unerklärliches Gefühl des Entsetzens und Widerwillens in mir auf, und ich bin ganz fassungslos, daß meine Liebkosungen gemein aufgefaßt worden sind, so, als ob ich für mich Geschlechtslust gesucht hätte. Ist das Hyperästhesie? Dann müßte mir doch aber zwischen andern Menschen geschlechtlicher Verkehr unsauber und entsetzlich vorkommen. Das ist absolut nicht der Fall, im Gegenteil freue ich mich wie ein König, wenn ich zwei Menschen, die sich lieb haben, zusammengebracht habe, oder ihnen Gelegenheit geben kann, sich ungestört zu sehen (ein Bekannter von mir bezeichnet das als „Kuppeltrieb“). Es ist gewissermaßen eine seelische Wollust für mich, zu wissen: Du hast zwei Menschen ein paar Stunden ungestörten Glückes verschafft. Oft richte ich in meiner Phantasie wundervolle, phantastische Gemächer ein für Liebespaare, die darin träumen und genießen sollen — aber der Gedanke, mich selbst mit einem Manne darin zu denken, käme mir verrückt vor. Kann es wohl sein, daß man eine glühende Seele und einen eiskalten Körper hat?“

Ein noch viel markanteres Beispiel von Kuppelsucht bietet der folgende Fall:

Vor längerer Zeit konsultierte mich eine Dame aus einer rheinischen Großstadt. Sie sei seit Jahren verheiratet. Bald nach der Eheschließung sei der Mann mit folgendem

Ansinnen an sie herangetreten, dem sie auf sein heftiges Bitten und Betteln nach langem Sträuben nachgegeben hätte: Ihr Mann lade einen seiner auswärtigen Geschäftsfreunde zum Abendessen ein. Sie müsse diesen in leichtem, verführerischen Gewande empfangen und ihren Mann entschuldigen, er sei durch ein dringendes Telegramm nach außerhalb abberufen. — Nach reichlichem Mahl, bei dem auf guten, alten Moselwein besonderer Nachdruck gelegt würde, spiele sie dem Gast etwas auf dem Klavier vor und mache ihm dann „Avancen". Alles dies schrieb ihr der Gemahl im einzelnen vor, der in Wirklichkeit nicht verreist, sondern aus einem dunklen Nebenzimmer durch eine in der Türritze geschickt angebrachte Spalte die ganze Szene genau verfolgte. Die Hauptsache sei, daß der Fremde nicht die geringste Ahnung davon haben dürfe. Allmählich würden beide Teile zärtlich, und schließlich käme es auf einem vor dem geheimen Beobachter stehenden Divan zum Koitus. Unmittelbar müsse dann die anscheinend beunruhigte Frau den Gast bitten, jetzt aber sofort zu gehen, es sei spät geworden, und möglicherweise könne ihr Mann doch noch heimkommen. Kaum ist die Haustür hinter dem Geschäftsfreund ins Schloß gefallen, so stürzt der Mann aus dem Versteck hervor, um nun selbst in leidenschaftlicher Zärtlichkeit mit seiner Frau den Verkehr zu vollziehen. Aus dieser Ehe ist ein 15jähriger Sohn hervorgegangen. Lasse sie sich auf das von ihrem Manne geforderte Verfahren ein, erzählt die Dame, so sei ihr Gatte — ein wohlhabender Geschäftsmann — „der beste Mann von der Welt", täte sie es nicht, hätte sie „die Hölle auf Erden". Die Frau, die seelisch sehr leidet, wollte von mir wissen, ob das Vorgehen ihres Mannes, hinter dessen Rücken sie zu mir käme, auf Krankheit beruhe, und ob es wahr sei, daß, wenn es zur Scheidung käme, die allerdings für sie als fromme Katholikin kaum möglich sei, sie als Ehebrecherin für den schuldigen Teil erklärt werden könne, was ihr Mann ihr gedroht hätte. Die erstere Frage mußte bejaht, die zweite verneint werden.

Alle bereits angeführten Sexualexzesse unterscheiden sich von der Gruppe, der wir jetzt unsere Aufmerksamkeit zuwenden wollen, dadurch, daß während bei den bisherigen der sexuelle Widerstand im wesentlichen psychisch überwunden wurde, dies bei den nunmehr zu erörternden durch physisch-brachiale Willensbeugung geschieht. Wir wiesen bereits darauf hin, daß im Tierreich ein derartiges Vorgehen als Regel sehr weit verbreitet ist, und vieles spricht dafür, — wir erinnern nur an die ursprüngliche Form der Raubehe —, daß auch im menschlichen Liebesleben die Besitzergreifung des Weibes durch den Mann anfänglich das körperliche Übergewicht den Ausschlag gab. Auch jetzt noch kann die Überwindung eines gewissen, wenngleich oft nur scheinbaren Widerstandes des Weibes als naturgemäßer Zustand erachtet werden; ich habe in meiner Praxis viele Männer gesehen, deren Potenz um so schwächer wurde, je mehr man ihnen entgegenkam, und die ihren Ehefrauen gegenüber aus diesem Grunde fast völlig versagten. Je mehr sich dagegen eine Frau sträubte, um so mehr steigerte sich ihre Aggression und Potenz. Bei manchen traten dann Anfälle von Liebesraserei auf, die leidenschaftlichen Wut-, Gier- und Zornausbrüchen um so ähnlicher sind, als es sich hier wie dort um die stärksten motorischen Entladungen eines Affekttaumels handelt. Ich hatte vor kurzem in einem Fall ein Gutachten abzugeben, in dem ein Soldat in einem geschlechtlichen Erregungszustand einer Frau mit seinem Seitengewehr sehr schwere Hiebe versetzte, so daß er selbst glaubte, sie getötet zu haben; die Frau kam schließlich mit dem Leben davon. Mit diesem Fall, der anfänglich als Lustmord aufgefaßt wurde, hatte es folgende Bewandtnis: Der Angeklagte hatte nach zweijährigem Aufenthalt an der Front Heimatsurlaub erhalten. Er hatte zweiundeinenhalben Tag auf der Bahn gelegen, seit 24 Stunden kaum noch etwas gegessen, als er Berlin erreichte, um sich hier bis zum nächsten Morgen auszuruhen und dann nach seinem noch einige Stunden entfernten Heimatsort zu fahren. In der Nähe des Bahnhofs geriet der nicht nur hinsichtlich seiner Ernährung, sondern auch sexuell gänzlich ausgehungerte Mann in eine Animierkneipe, in der ihm die weibliche Bedienung fast seine ganze Barschaft für mehrere Flaschen schlechten Wein abnahm. Die Wirtin, die ihm am meisten gefiel, spielte ihm an den Genitalien. Als er dann aber mit ihr, in ein anderes Zimmer gehend, den Beischlaf ausüben wollte, weigerte sie sich, wie dies in derartigen „Nepp"lokalen häufig ist. Da schlug er ihr blindlings mit seiner Waffe über den Schädel; offenbar hatte sein total erschöpfter, noch dazu von Alkohol gelähmter Verstand nicht mehr die Kraft, den durch die geschlechtlichen Erregungen nach zweijähriger Abstinenz aufgestachelten Drang einfach niederzudrücken; so kam er zu der nicht bloß impulsiven, sondern explosiven Tat, die ihm trotz aller von uns Sachverständigen vorgebrachten Argumente eine schwere Freiheitsstrafe zutrug.

Dieser Fall ging wie viele ähnliche namentlich an Prostituierten vorgenommene Totschlagsfälle unter der Bezeichnung Lustmord durch die Presse, auch das Gericht sah ihn zunächst als solchen an; die meisten Fälle von Lustmord stellen sich bei näherer Betrachtung und Nachforschung als auf anderen als sexuellen Lustmotiven beruhend heraus. Nicht selten handelt es sich um unbeabsichtigte Tötungen; so versicherten die Knabenmörder Heider und Ritter, die ich zu beobachten Gelegenheit hatte, daß sie keineswegs, als sie sich mit ihren Opfern einließen, geplant hätten, sie ums Leben zu bringen. Während sie sich an ihnen vergingen, hätten die Knaben sich heftig gesträubt und geschrien. Dadurch hätten sich zu der geschlechtlichen Erregung Zorn- und Angstaffekte gesellt, die ihnen die Überlegung genommen und sie fast reflektorisch bewogen hätten, die Gefahr der Entdeckung abzuwenden und dem Geschlechtsdrang eine mit Gewalt herbeigeführte Entladung zu verschaffen; dabei hätten sie ihnen den Hals so fest gewürgt, daß der Erstickungstod eintrat. Auch die Zerstückelung der Leiche, wie sie in diesen und vielen ähnlichen Fällen vorgenommen wurde, wäre nicht zum Zwecke geschlechtlicher Lust erfolgt, sondern hätte lediglich dazu gedient, den toten Körper leichter beiseite zu schaffen und die Spur zu verdecken. Diese Angaben, wie sie fast gleichlautend auch der mir ebenfalls persönlich bekannte Mörder der kleinen Lucie Berlin machte, klingen keinesfalls unglaubwürdig und dürften sicherlich oft den Tatsachen entsprechen. In einem anderen Fall war ein Mädchen, dessen Identität nicht festgestellt werden konnte, — es meldete sich niemand, der sie vermißte —, in der Kajüte eines Flußdampfers von Schiffern, die mit ihr den Geschlechtsakt vollzogen hatten, getötet worden. Sie hatten darauf den Körper der Toten in einen Sack gebunden und in die Spree geworfen. Auch hier wurde Lustmord angenommen. Die Verhandlung, der ich als Gutachter beiwohnte, ergab aber, daß es sich auch hier um einen unvorhergesehenen Unglücksfall handelte; das Mädchen war herzleidend und war anscheinend durch die nacheinander erfolgten Kohabitionen so stark mitgenommen, daß sie von einer Herzlähmung betroffen wurde, als ihr ein sehr brutaler und robuster Schiffer, dem sie nicht ohne weiteres zu Willen war, den Mund zudrückte.

Derartige Todesfälle im sexuellen Affekt gehören keineswegs zu den Seltenheiten, namentlich beim männlichen Geschlecht. Dr. Lipa Bey in Kairo hat eine große Reihe hierhergehöriger Fälle zusammengestellt. Ein Fall, der viel Aufsehen machte und in seinem Verlauf typisch war, trug sich vor einigen Jahren in einer großen deutschen Hafenstadt zu und betraf den König eines nordischen Staates. Wie mir der Kollege, welcher den unbekannten Toten zuerst sah, berichtete, hat sich dieser Fall wie folgt abgespielt: Der alte König hatte ohne Begleitung sein Hotel verlassen, vorgeblich, um vor dem Schlafengehen noch etwas frische Luft zu schöpfen. In Wirklichkeit begab er sich in ein Bordell, um dem seit alters verbundenen Götterpaar Bacchus und Venus zu huldigen. Mitten im Kosen bemerkten die Freudenmädchen, daß der schweigsame Greis völlig verstummt war. Eine Herzlähmung hatte sein Leben beendet. Damit es nicht hieße, er sei im Bordell gestorben, trugen sie den Unbekannten, der keine Ausweispapiere bei sich trug, auf die Straße, setzten ihn auf eine Bordschwelle und lehnten ihn an eine Laterne. Hier lasen ihn Schutzleute auf und beförderten ihn in das Hafenkrankenhaus, wo er im Totenkeller zwischen andern eingelieferten Leichen Platz fand. Inzwischen wartete die Umgebung des Königs im Hotel vergebens auf seine Wiederkehr; man machte sich auf den Weg, ihn zu suchen, bis man ihn schließlich am andern Vormittage unter den unbekannten Toten der Straße entdeckte.

In den meisten Fällen, in denen der Tod beim Beischlaf erfolgt, liegt Arteriosklerose oder Endokarditis vor; die heftigen Schwankungen der Blutfülle und des Gefäßtonus führen ein Platzen der rigiden Arterienwandungen (Apoplexie) oder ein Losreißen und Fortschleudern endarteritischer Gewebsstücke (Embolie) herbei. Der Tod tritt also nicht durch einen absoluten, sondern nur durch einen relativen Hypererotismus ein, indem der in seiner Elastizität infolge Verkalkung beeinträchtigte Körper sich nicht mehr der sexuellen Durchschnittserregung gewachsen zeigte. Die genaue Kenntnis solcher Fälle ist für den Sachverständigen nötig, um in der Differentialdiagnose bei Verdacht gewaltsamer Todesherbeiführung einer Person durch die Schuld einer anderen Berücksichtigung zu finden.

Neben Kindern und Jugendlichen sind es besonders häufig weibliche Prostituierte, die in oder nach Geschlechtsakten ermordet werden, während männliche Prostituierte nicht selten ihrerseits die Personen töten, von denen sie begehrt wurden. Hier handelt es sich aber auch meist nicht um Morde zwecks sexueller Luststeigerung, sondern um Raubmorde, die durch das intime zeugenlose Beisammensein so ungemein begünstigt werden!

Ich habe mich zu dieser Frage in meinem Buch „Die Homosexualität des Mannes und des Weibes" (Seite 873 u. f.) eingehend geäußert und verweise hinsichtlich der verschiedenen hier in Frage kommenden Motive namentlich auf die Darlegungen, die ich in einem Mordprozeß abgab, zu dem ich von seiten der Staatsanwaltschaft in Trier geladen war; ich führte aus: „Morde im Zusammenhang mit einer Chantage erscheinen zunächst unwahrscheinlich, da mit der Tötung die sonst immer noch vorhandene Aussicht, Geld aus dem Opfer herauszupressen, schwindet. Es liegen jedoch eine ganze Reihe derartiger Fälle vor. Ich habe mit Bezug auf die heutige Verhandlung die vorhandene Literatur durchstudiert und könnte ca. 20 hierhergehörige Fälle anführen. Allein in Berlin sind in den letzten Jahren von homosexuell Veranlagten getötet: ein Butterhändler E., ein Kaufmann L., einer namens B., ein Militärinvalide R., ein französischer Kammerdiener Gaudin; in Paris wurde im Februar d. J. ein Schriftsteller namens Paul B. von zwei Burschen ermordet, mit denen er homosexuell verkehrt hatte. Die Motive, die bei diesen und ähnlichen Verbrechen in Frage kommen, sind folgende: Entweder handelt es sich um einen Raubmord; der Chanteur bringt sein Opfer, das ihm gutwillig nichts mehr geben will, um. Aus diesem Grunde tötete beispielsweise der Italiener Arcangeli in Triest den homosexuellen Kunsthistoriker Joh. Joach. Winckelmann. Ein anderes, selteneres Motiv, das nach Sachlage des vorliegenden Falles auch hier nicht vollkommen ausschaltet, ist die Furcht des Chanteurs, der Erpreßte könne ihn der Staatsanwaltschaft übergeben. Zeugen der Bluttat sind bei dem geheimen Charakter der sich zwischen dem Erpresser und dem Erpreßten abspielenden Vorgänge kaum vorhanden oder zu fürchten. Daher ist die Wahrscheinlichkeit größer, daß die Tötung eher ungesühnt bleibt als eine Körperverletzung. In Wirklichkeit werden auch die Mörder alleinwohnender Homosexueller fast nie ausfindig gemacht. Ein drittes Motiv ist Rache, im Falle der Erpreßte jede weitere Zuwendung ablehnt. Ein viertes Motiv war die Ausführung einer, weil einmal ausgesprochenen, oft fast autosuggestiv wirkenden Drohung. Im allgemeinen setzen zwar die Chanteure ihre noch so bestimmt vorgebrachten Einschüchterungsversuche nicht in die Tat um, doch kommt auch das Gegenteil vor. So erhielt beispielsweise vor einigen Jahren ein Stockholmer V. von einem Berliner Chanteur, mit dem er in geschlechtlichen Beziehungen gestanden hatte, eine ihm in Aussicht gestellte Höllenmaschine tatsächlich zugesandt. Daß ein Chanteur sein Opfer im Affekt, in einer Aufwallung von Jähzorn oder Wut tötet, ist nicht sehr wahrscheinlich, da sich gerade diese Verbrecher, der ganzen Art ihres Vorgehens entsprechend, dadurch auszeichnen, daß sie wohlüberlegt vorgehen. Wortwechsel zwischen Chanteuren und ihren Opfern spielen sich gewöhnlich äußerlich verhältnismäßig ruhig ab, mehr nach Art eines gegenseitigen Feilschens. Jeder sucht dem andern durch scheinbare Kaltblütigkeit und Unerschrockenheit zu imponieren. Eher würde ich es für möglich halten, daß die Tötung fahrlässig erfolgte, indem der Forderer dem Geldgeber den Revolver zur Einschüchterung vorhielt und dabei etwa sagte: „Wenn du mich jetzt im Stich läßt, mir das Verlangte nicht gibst, dann knalle ich dich nieder", und die Waffe dann losging. Für letztere Möglichkeit würde die Behauptung B.s sprechen, daß er mit der Handhabung der Browningpistole nicht Bescheid gewußt haben will, sowie die Aussage eines Zeugen, daß der Angeklagte sich über den Leichnam gebeugt und weinend gerufen hätte: „Fredi, du bist doch nicht tot?" Die schwierige Entscheidung, ob und welche von den Straftaten, die ich als Sachverständiger nach meiner Erfahrung und psychologischen Kenntnis der hier in Frage kommenden Verhältnisse für möglich halte, im Falle B. tatsächlich vorliegt, diese Entscheidung wird der Gerichtshof auf Grund der Beweisaufnahme zu fällen haben."

Es gibt auch Verbrechen, die teils als Lustmord, teilweise aber auch als Raubmord zu beurteilen sind. Beispielsweise kommt es vor, daß jemand in sexueller Raserei sein Opfer umbringt und es hinterher beraubt. Eine andere Mordart, die zweifellos meist in das Gebiet des Hypererotismus fällt, gleichwohl aber nicht als Lust-, sondern eher als Unlustmord anzusehen ist, ist der Mord aus Eifersucht, aus Rache und verschmähter Liebe. Auch hier habe ich eine ganze Reihe einschlägiger Fälle persönlich zu beobachten und zu begutachten Gelegenheit gehabt. Als echten Lustmord bezeichnet Wulffen im „Sexualverbrecher" nur einen solchen, in dem das Motiv zur Tötungshandlung in einem entarteten Geschlechtstrieb liegt. Genauer wäre es zu sagen, in dem die Geschlechtslust durch die körperliche Verletzung oder Tötung einer Person befriedigt oder entspannt wird. Da diese Handlung meist im hochgradigen Affekt vorgenommen wird, fehlt ihr gewöhnlich die Überlegung als Voraussetzung des Mordes (§ 211 RStGB.); ihrer ganzen psychologischen Beschaffenheit nach kennzeichnet sich die Tat vielmehr als eine nicht von vornherein geplante, sondern als eine in geschlechtlicher Raserei, wenn nicht gar im geschlechtlichen Rausch verübte, so daß sie objektiv als Totschlag angesehen werden muß (§ 212 RStGB.). Von wesentlicher Bedeutung sind bei einem als Lustmord zu bezeichnenden Verbrechen die Art der Verletzungen; in erster Linie kommen hier Verstümmelungen der Geschlechtsteile, wie Herausschneiden derselben in Frage, dann Aufschlitzen des Leibes, Herausreißen der Eingeweide, Hineinstoßen von Stöcken, Schirmen und anderen Gegenständen in Scheide und After, Abreißen der Haare, Abtrennen der Brüste, Zudrücken des Halses. Mit Recht betont Wulffen an Hand zahlreicher von ihm analysierter Lustmordfälle, daß die bloße Koitushandlung mit der ihr physiologisch innewohnenden Wollust und Gewalttätigkeit als solche im Täter sadistische Gefühle auslösen kann, die zur Tötung des Opfers führen. Besonders gilt dies für degenerativ schwachsinnige Menschen mit schwacher Potenz, wobei es ebenso oft Wut über eigenen Erektionsmangel, als Zorn über Widersetzlichkeit des Opfers — beiden Vorgängen gemeinsam ist Erschwerung der Aktausführung und des Lustgewinns — sein kann, die den verhängnisvollen Affekttaumel auslösen. So bekundete nach Wulffen der für geisteskrank erklärte Lustmörder, Lederarbeiter Paul Dietrich, wenn er auf einsamem Wege mit Frauenspersonen zusammentreffe, gerate er in große Aufregung. Sein Herz fange an so stark zu klopfen, daß er kaum noch zu atmen und klar zu denken vermöge; er bekomme reichlichen Schweißausbruch und fliegende Hitze, und dieser Zustand steigere sich selbst bis zur vollkommenen Bewußtlosigkeit, wenn ihm bei Erreichung seines Zwecks, nämlich des Geschlechtsaktes, irgendwelcher Widerstand geleistet werde;

in solchem Falle kehre seine Besinnung erst dann wieder, wenn seine Opfer tot vor ihm lägen.

Beim eigentlichen Lustmord tritt die Tötung an Stelle des Koitus. Es findet also überhaupt kein Geschlechtsverkehr statt, vielmehr ruft das Zerschneiden und Zerfetzen des Körpers, das Bauchaufschlitzen und Wühlen in den Eingeweiden, das Herausschneiden und Mitnehmen der Schamteile, das Würgen des Halses und Aussaugen des Blutes sexuelle Lust hervor; diese entsetzlichen Grausamkeiten, die alles übertreffen, was von Menschen sonst an furchtbaren Gewaltakten selbst im Banne der Kriegspsychose verübt wird, bilden sozusagen pathologische Äquivalente des Koitus.

Die größere Anzahl der Lustmörder sind, wie Jack der Bauchaufschlitzer, der von 1887 bis 1889 in einer Londoner Vorstadt nachweislich zum mindesten 11 Frauen in unmenschlichster Weise verstümmelte, trotz der Zahl und Verwegenheit ihrer Untaten nie ergriffen worden, was um so erstaunlicher ist, als diejenigen, deren Beobachtung ausführbar war, den Beweis erbrachten, daß es nur schwere Psychopathen waren, die solcher Verbrechen fähig sind. So gibt Lombroso von Verzeni, einem vierfachen Lustmörder, der, wie mehrere andere, sogar Fleischteile seiner Opfer röstete und verzehrte, folgende Schilderung: „Verzeni war mikrozephal, hatte einen asymmetrischen Schädel, enorm entwickelte Kieferknochen, schielte, war bartlos, ein Hoden fehlte, einer war atrophisch.“ — Offenbar lag also auch hier wieder eine schwere innersekretorische Normabweichung vor. — „Zwei Onkel sind Kretins, ein dritter mikrozephal. Der Vater leidet an Hypochondria pellagrosa, ein Vetter ist Gewohnheitsdieb. Die ganze Familie ist schmutzig geizig, aber sehr bigott.“ Wulffen hebt als bezeichnend hervor, daß Lustmörder die Leiche der Ermordeten in derselben entblößten Lage liegen zu lassen pflegen, in der sie den Tötungsakt ausführten. Dies trifft wohl für die meisten Fälle zu; wenn aber der Autor meint, daß dieses gefühls- und rücksichtslose Benehmen ebenfalls „für den furchtbaren sexuellen Sadismus spreche, weil offenbar der Anblick der zerfetzten Leiche noch Wollustempfindungen auslöse“, so dürfte dies schwerlich richtig sein; es ist eher anzunehmen, daß der Täter, nachdem er in sinnlosem Blutrausch das Attentat verübt, davonrennt, ohne sich Zeit zu lassen oder den Gedanken zu haben, die Blößen und beigebrachten Wunden zu verdecken. Eher als das Liegenlassen könnte noch das gleichfalls häufige, von Lustmördern vorgenommene, Zerstückeln der Leiche mit räumlicher Zerstreuung an verschiedenen Stellen als nachwirkender Sadismus aufgefaßt werden, doch ist auch hier in den meisten Fällen das wahrscheinlichere Motiv die Absicht, die Wiedererkennung des Toten zu verhindern. Mit Recht sagt ein auf diesem Gebiet so kompetenter Jurist, wie Staatsanwalt Wulffen: „Es ist klar, daß die Lustmörder und Lusttöter alle mehr oder minder psychopathisch sind.“ Viele von ihnen wurden trotzdem hingerichtet, so Vacher, der in Frankreich im Alter von 25 bis 28 Jahren (1894—97) nicht weniger als 11 Lustmorde verübte. Der medizinische Sachverständige hatte gemeint: „Vachers Verbrechen seien die eines antisozialen, blutdürstigen und sadistischen Menschen, der auf Grund früheren Irreseins und nicht erfolgter Bestrafung einen Freibrief für die Begehung seiner scheußlichen Taten zu besitzen glaubte“, ein Gutachten, das, wie so viele, mehr von moralistischem als psychologisch-psychiatrischem Geiste erfüllt ist. Ganz ähnlich lag es bei dem Lustmörder Menesclou, den drei Psychiater für geistig gesund erklärten. Nach seiner Hinrichtung erwiesen sich die beiden Stirnlappen seines Gehirns, die erste und zweite Schläfenwindung sowie ein Teil der Occipitalwindungen krankhaft verändert. Epileptiker war auch der 22jährige Buchdrucker Paul Mirow, der sich 1907 wegen Epilepsie in der Irrenanstalt Herzberge befand, als er sich selbst bezichtigte, ein halbes Jahr vor seiner Einlieferung an einem Tage hintereinander drei kleine Mädchen mit Messerstichen schwer verletzt zu haben, von denen eins starb. Man schenkte seiner Selbstbeschuldigung anfangs keinen Glauben, überzeugte sich aber schließlich doch von der Zuverlässigkeit seiner Angaben, als er sie mit einer Menge nur ihm, den Angehörigen der Kinder und der Polizei bekannten Einzelheiten belegte. Der Fall lehrt, wie viele andere, daß die beiden Hauptmomente, welche von Richtern häufig gegenüber behaupteter Geistesstörung geltend gemacht werden, Planmäßigkeit und Erinnerungsmöglichkeit keinesfalls Krankhaftigkeit ausschließen. Der Gegensatz, der sich hier so oft zwischen Juristen und Medizinern auftut, trat besonders deutlich in dem Fall des epileptischen Lustmörders Tessnow zutage, der trotz der Entlastungsgutachten zahlreicher Psychiater zum Tode verurteilt wurde, aber nicht hingerichtet werden konnte, weil er, gerade als er zum Richtblock geführt werden sollte, einen epileptischen Anfall hatte. Ich habe Tessnow nicht persönlich kennen gelernt, aber mit verschiedenen Kollegen eingehend gesprochen, welche zu dem Fall zugezogen waren und fest davon durchdrungen waren, daß die Todesstrafe in Wirklichkeit wegen schwerer Krankheit erkannt worden war, ein in der Justizgeschichte aller Länder leider nur allzu häufiger Fall. Gelegentlich scheint bei schwachsinnigen Menschen hier auch der sexuelle Aberglaube eine nicht unwesentliche Rolle zu spielen. So wurde im Mai 1896 in Dresden ein 19jähriger Bursche ermordet aufgefunden, dem die Geschlechtsteile fehlten. Der Täter wurde in einem 29jährigen Töpfergesellen ermittelt, der als unzurechnungsfähig begutachtet wurde. Der Mörder gab an, er sei impotent und hätte gehört, man könne geschlechtlich leistungsfähig werden, wenn man den Hoden eines Menschen verzehre, ein Volksglaube, der übrigens im Hinblick auf die in jener Zeit gerade auftauchende und viel besprochene Lehre Brown Sequards, die als wissenschaftlicher Beginn nicht nur der Organtherapie, sondern auch der Lehre von der inneren Sekretion anzusehen ist, nicht ohne Interesse ist.

Fassen wir, was bisher ärztlicherseits über den Lustmord gefunden und beobachtet ist, zusammen, so dürfte feststehen, daß diese schrecklichsten Auswüchse sexueller Leidenschaft zu jenen Geschlechtsakten gehören, die kaum jemals, ja man kann wohl sagen, niemals von Geistesgesunden begangen werden. Alle bisher von wirklich sachverständiger Seite untersuchten Lustmörder waren Psychopathen auf schwerer degenerativer Grundlage, und zwar hauptsächlich Epileptiker oder hochgradig Verblödete. Den kranken Gehirnen dieser Personen entsprangen diese wilden Grausamkeiten, und es entsteht im Einzelfall lediglich die Frage, ob diese hereditär Belasteten ihren pathologischen Impulsen genügend Hemmungen entgegenzusetzen in der Lage sind. In der weitaus großen Mehrzahl der Fälle dürfte diese Frage zu verneinen sein, so daß diese Sexualverbrecher nicht in Gefängnisse und Zuchthäuser, geschweige denn auf das Schaffot gehören, sondern im Hinblick auf ihre zweifellose Gemeingefährlichkeit in Asyle für geisteskranke Verbrecher, wie solche zum Besten dieser unglücklichen Menschen und der vor ihnen zu schützenden Menschheit bereits in England und mehreren anderen Ländern, teilweise auch in Deutschland, vorhanden sind. Im Lunatik Asylum zu Broadmore, unweit Reading, wo Englands großer Dichter Oskar Wilde, auch um einer Sexualanomalie halber, die Tretmühle trat, sah ich in einem hoch umfriedigten Garten eine nicht geringe Zahl solcher Mörder sich ergehen.

Die Schwere des hypererotischen Eingriffs ist bis zu einem Grade doch keineswegs völlig von der Stärke der Hemmungen abhängig, und so finden sich viele psychopathische Sadisten, die ihren Opfern statt tödlicher Verwundungen nur mehr oder weniger hochgradige Verletzungen beibringen, wie Brandwunden, Kratzwunden, Bißwunden, Stichwunden, oder dadurch ihrer grausamen Gier Ausdruck geben, daß sie Personen fesseln, anbinden, anketten oder ihnen Strafen auferlegen, sie demütigen, knechten, beschimpfen, stoßen, schlagen, einsperren. Auch hier ist wieder, wie im Sexualpathologischen überhaupt, die relative Stereotypie bemerkenswert. So wird es kaum je vorkommen, daß ein Messerstecher schlägt, oder ein Geißler sticht. Es scheint, als ob der sadistische Drang immer wieder in ein motorisches Geleise einspringt, das er sich erstmalig zu seiner Auslösung und Entspannung gebahnt hat. Einige Autoren fassen fast jeden Rechtsbruch als sadistisch auf. Unseres Erachtens fällt aber nur ein mit sexueller Lust verknüpftes Verbrechen in das Gebiet des Sadismus, wobei allerdings zuzugeben ist, daß es sadistische Neigungen und Strebungen gibt, die nicht als erotisch erkannt ins Bewußtsein dringen. Der Mensch ist nicht nur Geschlechtswesen, sondern hat den noch heftigeren egoistischen Trieb der Selbsterhaltung, der in gewaltsamen Abwehrinstinkten und Besitzergreifungen zum Ausdruck kommt, die sich ebenfalls ins Krankhafte steigern können. Jede Grausamkeit Sadismus, jede Unterwerfung Masochismus, jede Zuneigung Erotismus zu nennen ist eine Verallgemeinerung, die nicht dazu beiträgt, auf sexuellem Gebiet Klarheit zu schaffen, sondern eher verdunkelnd wirkt.

Unrichtig ist auch die vielfach verbreitete Annahme, daß es sich bei den eigentlichen Sadisten außerhalb der Geschlechtssphäre um brutale Kraftnaturen handelt, um „wilde Bestien mit vertiertem Gesichtsausdruck", wie die Phantasie der Zeitungsreporter sie darzustellen pflegt; im Gegenteil, oft sind es Personen, die eher als Schwächlinge und Weichlinge zu bezeichnen sind, nicht selten auffällig gutmütige, solide, fromme Menschen, denen „niemand solche Untat zugetraut haben würde". Man ist versucht, hier nach der einen oder anderen Seite eine Überkompensation anzunehmen, sei es, daß ein Bestreben vorliegt, die sexuellen Grausamkeitsinstinkte durch übertriebene Güte außerhalb des Geschlechtlichen auszugleichen oder ein Bemühen, die peinlich empfundene Weichheit durch einen Überschuß von Härte wettzumachen. Vielfach folgt auch der Gewalttätigkeit tiefes Mitleid mit den mißhandelten Objekten, das dann zu Zärtlichkeiten und Liebkosungen an ihnen Anlaß gibt.

Ganz denselben Kontrast wie bei sexuellen, habe ich auch bei Verübern politischer und religiöser Gewalttätigkeiten beobachten können, die man treffend als „weiche Fanatiker" bezeichnet hat. Während der Spartakuszeit hatte ich einige jüngere und ältere Männer zu begutachten, die an der Eroberung von Zeitungsgebäuden mit Waffengewalt tätigen Anteil genommen hatten. Ich hatte kaum jemals verträumtere und sanftere Menschen gesehen; Stimme, Gesichtszüge, Bewegungen verrieten dem Kenner deutlich die feminine Komponente ihrer Wesenheit; unwillkürlich erinnerte ich mich des Anarchisten Koschemann, der mehrere Jahrzehnte zuvor einem Berliner Polizeidirektor eine Höllenmaschine übersandte und uns alle durch sein mädchenhaftes Aussehen und Gebaren vor Gericht in Erstaunen versetzte. Seltsamer und nur dem Tiefenpsychologen, vor allem dem Sexualpsychologen begreiflicher Widerspruch!

Der sadistische Drang kann sich auch auf tote Gegenstände, Abbildungen, Statuen, Kleidungsstücke und andere für menschlichen Gebrauch bestimmte Dinge erstrecken (s. Tafel II, S. 82). Hier kombiniert sich gewöhnlich der Zerstörungstrieb mit antifetischistischen Vorstellungen, die ihn auslösen. Es fallen in dieses Gebiet nicht wenige Fälle befremdlicher Sachbeschädigung und Beleidigung, begangen von Personen, die beispielsweise Lackstiefeletten in Hotels mit dem Messer zerstechen, in Betten, die zum Sonnen ausgelegt sind, Löcher schneiden, helle Damengewänder zum Entsetzen ihrer Trägerinnen mit Säuren oder Tinte bespritzen, anspeien oder anderweitig besudeln. Vor einigen Jahren wurde ein achtzehnjähriger Töpfergeselle ertappt, als er den hellfarbigen Abendmantel einer Dame mit Ruß bewarf; zu der Gerichtsverhandlung waren nicht weniger als 25 Damen geladen, deren Garderobenstücke kurz vorher in ganz der gleichen Weise zugerichtet waren. Der Täter gab die Berußung zwar nur in dem einen Falle zu, bei dem er überrascht war, wurde aber dennoch zu einem halben Jahre Gefängnis verurteilt.

In dieses Gebiet gehören auch die Attentate auf Bildwerke aus erotischen Motiven. Zu ihrem Zustandekommen vereinigen sich meist antifetischistische mit sadistischen Regungen, die sexuelle Unlustvorstellung mit dem Drang ihrer gewaltsamen Beseitigung. Auch hier bedarf es zum richtigen Verständnis der negativen Sexualwirkung der Kenntnis des positiven Gegenstücks. So steht der Bilderschändung und dem Bilderhaß die Bildersucht und der meist positiv durch Zuneigung, gelegentlich auch negativ durch Abneigung, motivierte Bilderraub gegenüber, der Statuostupration, die unter dem Namen Pygmalionismus (Pygmalion verliebte sich in die von ihm gemeißelte Galathea) bekannt ist, die Statuophilie gegenüber. Allerdings erschöpft sich das Wesen des Pygmalionismus nicht sowohl in der Statuenliebe als solcher, als vielmehr in der künstlichen und gelegentlich auch künstlerischen Verfertigung einer der inneren Triebrichtung entsprechenden Ge-

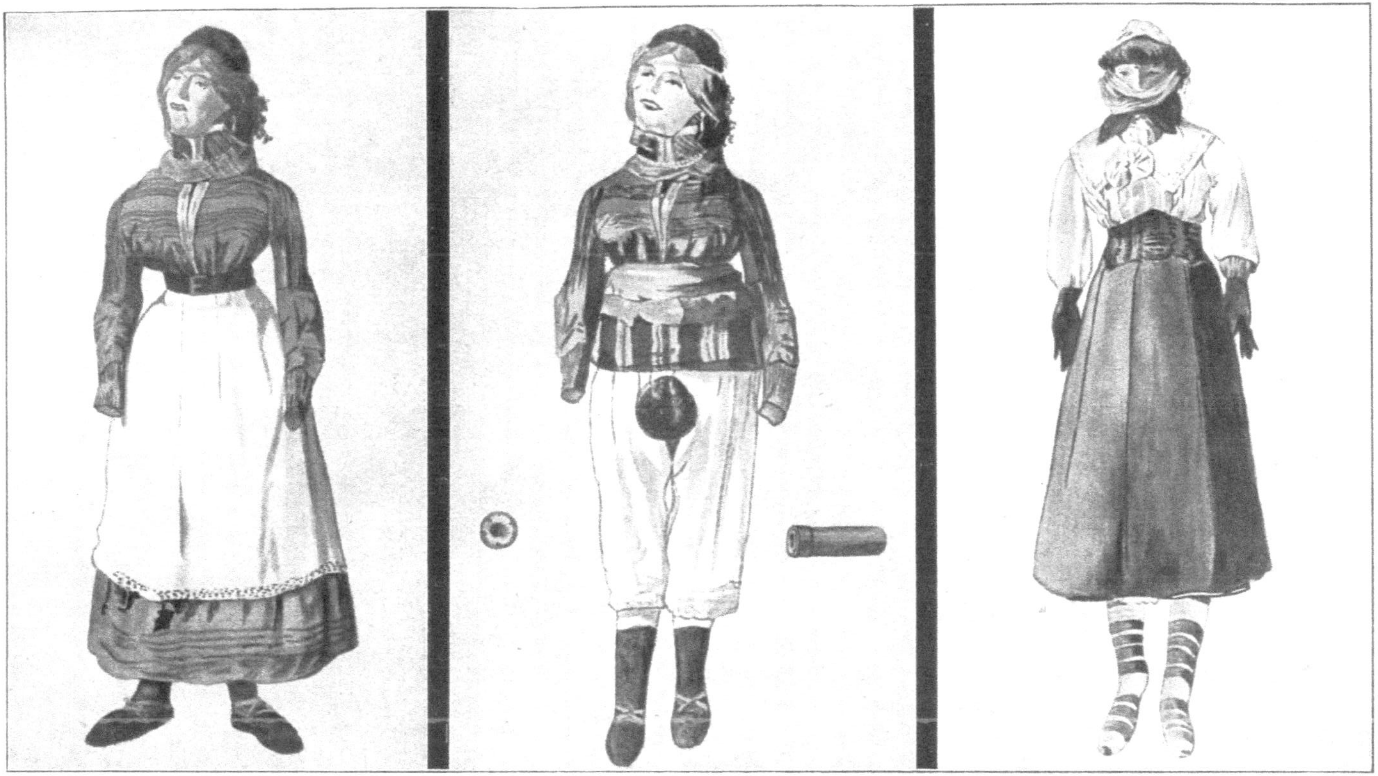

Lebensgroße Puppe, die sich ein Gefangener als Weibersatz anfertigte (siehe S. 129).

stalt, deren Anblick und Berührung, die sich bis zu „beischlafsähnlichen Akten“ steigert, dann der seelischen und körperlichen Entspannung dient. Primitive Menschen und Völker bedienen sich hier wesentlich primitiverer Nachbildungen, als das kunstsinnige und kunstfertige Volk der Hellenen. Als Beispiel bringe ich Abbildungen von einer Puppe, die sich ein Gefangener als Weib-Ersatz anfertigte (Tafel III). Bei solchem Surrogatverkehr von Hypererotismus zu sprechen, sind wir zwar nur bis zu einem gewissen Grade berechtigt, immerhin in dem gleichen Grade, in welchem Krafft-Ebing dies von solchen Personen tut, denen Statuen zum Objekt orgastischer Lust geworden sind, sei es, daß Männer und Frauen sie umarmten oder sich an ihren Genitalien zu schaffen machten (so wurde erst kürzlich wieder in einem Museum eine Dame der besten Gesellschaftskreise betroffen, wie sie von antiken Statuen die Epheublätter löste, um den aus Marmor oder Gips gebildeten Geschlechtsteil mit Küssen zu bedecken) oder daß sie gegenteils aus Liebeshaß die Geschlechtsteile mit Säuren oder Farben begossen oder abschlugen.

Hervorgerufen wird die hypererotische Erregung meist nicht nur durch die Menschenähnlichkeit allein, sondern durch besondere Eigenschaften des Bildwerkes, wie seine Farbe oder Temperatur, beispielsweise beim Marmor, ähnlich wie Nekrophile sich beim Leichnam durch die kühle Haut angezogen fühlen, oder es wirken einzelne Stellen als Fetische oder Antifetische, etwa die Brüste oder Genitalien, die dann mit Vorliebe der Zerstörung anheimfallen oder Zärtlichkeiten ausgesetzt sind. Viele Bilderdiebstähle wurzeln, ebenso wie Attentate auf Bilder, letzten Endes bewußt oder unbewußt in sexuellen Urmotiven. Das dürfte auch für die beiden aufsehenerregendsten Vorgänge dieser Richtung innerhalb der letzten Jahrzehnte gelten, dem Diebstahl von Leonardos Mona Lisa aus dem Pariser Louvre und dem Attentat auf Rembrandts Nachtwache in Amsterdam. In beiden Fällen scheinen erotomanische Affektzustände mitwirksam gewesen zu sein.

In den letzten Jahren beansprucht auch die kinematographische Nachbildung in dieser Beziehung berücksichtigt zu werden. Die Reizwirkung wird im Laufbild durch die Bewegung des Körpers wesentlich erhöht. Wenn auch die seelische Lustempfindung, welche eine der Geschmacksrichtung des Betreffenden entsprechende Person hervorruft, nicht ohne weiteres als hypererotisch bezeichnet werden kann, so gibt es doch Fälle, in denen Typen eine überaus heftige, sich bis zur Erektion und spontanen Ejakulation steigernde Libido verursachen können. Es sind mir eine ganze Reihe von Fällen bekannt geworden, in denen namentlich weibliche Personen Abend für Abend ein Lichtspielhaus aufsuchten, um sich an dem Anblick eines bestimmten Mannes sexuell zu erregen, dessen Realität Tausende von Meilen entfernt irgendwo im Ausland weilte, so daß die Wahrscheinlichkeit, ihm selbst jemals im Leben zu begegnen, äußerst gering war. Erst vor kurzem hatte ich Gelegenheit, bei einem Jüngling einen derartigen Fall von Hyperfixierung an eine amerikanische Filmdiva zu beobachten, deren Anblick zu ausgesprochenen hysterischen Exaltationen Anlaß gab.

Selbst der Tote ist noch bei gewissen Naturen imstande, geschlechtliche Empfindungen wachzurufen. Der alte Satz: „Der Tod ist ein Bruder des Schlafs", gewinnt hier insofern eine Bedeutung, als eine Leiche, ähnlich wie ein schlafender Mensch — ich habe mehr als einen Schlaffetischisten kennen gelernt, für den nur ein schlummerndes Wesen sexuelle Bedeutung hatte — Vorstellungen und Empfindungen zu bewirken vermag, die mehr oder minder bewußt letzten Endes erotischer Natur sind. Eine der grausigsten sexuellen Anomalien, die Nekrophilie, dürfte hierin begründet sein, wobei im wesentlichen auch wieder fetischistische Momente, die namentlich von der Farbe und Beschaffenheit der Haut, aber auch von einzelnen Körperpartien wie den Brüsten und Genitalien ausgehen, in Betracht kommen; die anatomischen Präpariersäle spielen in dieser Hinsicht eine nicht unbeträchtliche Rolle, ebenso wie die Leichenschauhäuser. Neben dem Fetischismus scheint gelegentlich auch der sadistische Drang insofern beteiligt zu sein, als bei disponierten Individuen eine Gedankenassoziation zwischen Tod und Tötung hin- und herschießt.

Durch die Kriminalgeschichte ziehen sich eine Anzahl grauenhafter Schilderungen, nach denen Leichenschänder tote Frauen und Mädchen aus ihren Gräbern herausholten und fürchterlich verstümmelten, indem sie ihre Leiber aufschlitzten, die Eingeweide herausrissen und die Geschlechtsteile herausschnitten. Am bekanntesten wurde der Fall des französischen Sergeanten Bertrand, der zuerst 1849 in der Union médicale beschrieben, von Krafft-Ebing übernommen wurde. Dieser sexualpathologisch in der Tat höchst bemerkenswerte Mensch hat in der Jugend täglich 7 bis 8 mal onaniert, wobei ihn schon frühzeitig die phantastische Annahme erregte, er habe nackte Mädchenleichen bei sich, die er schändete. Die meisten Nekrophilen finden in solchen Phantasievorstellungen ihr Genüge. Bertrand aber begann nach einiger Zeit Tierkadaver zu zerstückeln. Beim Herausreißen der Eingeweide onanierte er. Er fing sich dann lebendige Hunde und riß ihnen, nachdem er sie getötet hatte, die Eingeweide heraus. Später grub er verschiedene Frauenleichen aus und zerstückelte sie in entsetzlicher Weise und kam endlich bei der Leiche eines jungen Mädchens zu unzüchtigen Handlungen. „Ich kann nicht beschreiben, was ich in jener Stunde fühlte. Aber alles, was ich bei einer lebenden Frau genossen habe, ist im Vergleiche dazu gar nichts. Ich küßte das Weib auf alle Stellen des Körpers, preßte sie an mein Herz, als ob ich sie zerdrücken wollte, kurz ich tat alles mit ihr, was ein leidenschaftlicher Liebhaber mit seiner Liebsten tun kann. Nachdem ich mich ungefähr eine Viertelstunde an dem Körper berauscht hatte, schnitt ich ihn in Stücke und riß aus ihm wie aus den anderen Opfern meiner Leidenschaft die Eingeweide heraus." Er schändete auf solche Art ein große Anzahl von weiblichen Leichen. Eines Tages wurde er auf dem Friedhofe verwundet und so entdeckt. Das Kriegsgericht verurteilte ihn zu einem Jahr Kerker.

Handelt es sich bei derartigen Fällen eigentlicher Leichenschändung meist um schwere Psychopathen von imbezillem Typus, so findet man, daß die leichteren Fälle, die weniger in das Gebiet eigentlicher Nekrostupratio als bloßer Nekrophilie gehören, mehr bei exaltierten Hysterikern. Sind es dort meist Leichen unbekannter Personen, die ausgegraben werden, so sind es hier gewöhnlich die körperlichen Überreste im Leben bekannter, oft geliebter oder gar aus Eifersucht und Liebeshaß getöteter Personen, die mit Zärtlichkeiten überschüttet werden. Solche Fälle sind verschiedentlich auch in der Dichtkunst dargestellt worden. Wir erinnern an Romeo und Julia oder an Don José, der sich über die erdolchte Geliebte mit den Worten stürzt: „Ja! ich habe sie getötet! Carmen, du mein angebetet Weib, mein Leben!" und vor allem als besonders typisch an „Salome", der Oskar Wilde, als sie auf silberner Schüssel vom Henker das Haupt des Jochanaan erhält, die Worte in den Mund legt: „Ach, Jochanaan! Du wolltest mich deinen Mund nicht küssen lassen, nun, ich werde ihn jetzt küssen. Ich werde ihn mit meinen Zähnen beißen, wie man eine reife Frucht beißt." Und sie tut es zum Entsetzen selbst des abgebrühten Lüstlings Herodes.

Ebensowenig wie der rein seelische läßt der körperliche Hypererotismus einen Rückschluß auf die allgemeinen Körperkräfte eines Individuums zu. Es ist irrtümlich, anzunehmen, wie es noch vielfach geschieht, daß häufige langdauernde Erektionen ein Zeichen gesteigerter Libido oder hervorragender sexueller Stärke seien, im Gegenteil, Athleten sind wie Riesen oft impotent, und blutarme, schwindsüchtige, sieche Menschen oft überpotent. Im übrigen sind auch hier wieder zwischen seelischem und körperlichem Hypererotismus die Grenzen schwer scharf zu ziehen, in einer großen Anzahl der Fälle geht beides zusammen, immerhin heben sich einige Vorgänge an den Geschlechtsorganen so merkbar als ein körperliches Zuviel ab, daß sie eine besondere Berücksichtigung und Besprechung erfordern. Vor allem gehören hierzu das durchschnittliche Maß weit übersteigende Erektionen und Ejakulationen, vornehmlich der Tenesmus penis, gewöhnlich Priapismus genannt, und die ziemlich vielgestaltige Polyspermie, soweit sie als ungewollter Samenabgang in Form des Pollutionismus und der Spermatorrhoe in die Erscheinung tritt.

Es ist durchaus nicht immer — wie bereits in meinem Buch vom Wesen der Liebe eingehend dargelegt wurde — der direkt vom Gehirn ausgehende, durch adäquate Außenreize in Bewegung gesetzte Geschlechtstrieb, welcher die Anschwellung der Genitalien und die Samenausstoßung bewirkt, es können vielmehr die hierzu erforderlichen Vorbedingungen auch durch ganz andere Faktoren bewirkt werden, welche mit dem wirklichen Liebes- und Vereinigungstrieb nichts zu schaffen haben.

Dies beruht darauf, daß das Zentrum, welches zu der Erweiterung der männlichen und weiblichen Corpora cavernosa führt, ebenso wie das unmittelbar darüber gelegene Zentrum der rhythmischen Muskelkontraktionen, welche unter dem Gefühl des Orgasmus die Ausstoßung des Samens beim Manne und des Zervikalpfropfens beim Weibe bewerkstelligen, ihren Sitz nicht im Gehirn, sondern, wie die klinischen Erfahrungen an Rückenmarkkranken und die Experimente von Brachet, Cayrade, meinem Lehrer Goltz und anderen[5]) bewiesen, im Rückenmark haben, und zwar dürfte das Erektionszentrum im Sakral-, das Ejakulationszentrum im Lumbalsegment liegen. Dieses intermediäre Zentrum, in dem die vom Geschlechtstrieb und den Geschlechtsteilen ausgehenden Neurone sich verknüpfen, kann sowohl vom Zentrum als von der Peripherie in Aktion gesetzt, der Strom dorthin, von innen und von außen, von jeder Stelle oberhalb und unterhalb hineingeleitet werden.

Dabei ist es praktisch ohne wesentliche Bedeutung, ob die Ganglienzellen, welche diese Reflexe beherrschen, im untersten Teil des Rückenmarkes (Konus und Epikonus) selbst liegen, dessen Integrität für das Zustandekommen der Erektion und Ejakulation, wie viele Schußverletzungen im Kriege klar bewiesen, jedenfalls eine conditio sine qua non ist, oder ob, wofür neuerdings L. R. Müller auf Grund von Tierversuchen und Beobachtungen am Menschen eingetreten ist, das eigentliche Reflexzentrum der Genitalorgane im Beckengeflecht des Sympathikus liegt, dessen Äste sich im Endstück des Markes mit den Ausläufern der höher gelegenen Partien des Zentralnervensystems treffen.

Ich komme auf die hier in Frage kommenden Innervationsverhältnisse noch im Zusammenhang zurück; hier möchte ich zunächst nur eine Reihe von Beispielen anführen, welche dartun, daß die Genitalreflexe in vielen Fällen auch dann funktionieren, wenn von einer Mitbeteiligung des Geschlechtstriebes gar nicht die Rede sein kann. So übt die zwischen dem 60. und 70. Lebensjahre so häufig als Alterserscheinung auftretende Vergrößerung der Vorsteherdrüse (Prostatahypertrophie) einen peripheren Reiz auf die Nervi erigentes aus. Es stellen sich bei den alten Männern langvermißte Erektionen ein, welche sie als ein Wiedererwachen ihres Geschlechtstriebes („Johannistrieb") begrüßen, ein Irrtum, der sie nicht selten veranlaßt, zum Mißbehagen ihrer erwachsenen Kinder und Enkel eine neue Ehe einzugehen. Ein anderes Paradigma sind die Erektionen, welche im Beginn einer gonorrhoischen Infektion auftreten. Die sich entwickelnde Entzündung reizt reflektorisch die zum Rückenmark ziehenden Nervenbahnen. In Unkentnis des drohenden Leidens fassen die jungen Leute die Tumeszenzen als geschlechtliche Erregung auf, der sie häufig genug nachgeben, um so Infektionskeime weiterzutragen. Auch die Gliedschwellungen, mit welchen sehr viele Männer in den Morgenstunden erwachen, haben nichts mit dem Geschlechtstrieb zu tun, sondern sind größtenteils durch die Druckreizung der gefüllten Harnblase bedingt. Vor längerer Zeit suchte mich einmal ein verheirateter Invertierter auf, der sechs Kinder hatte, das siebente stand zu erwarten. Ich fragte den Mann, wie ihm dies möglich gewesen wäre. Er verhielt sich dem Weibe gegenüber rein psychisch gänzlich negativ. „Das ist doch sehr einfach," bemerkte er nicht ohne einen gewissen Stolz, „ich benutze stets meine Früherektionen." Diese Kinder verdankten also nicht dem Geschlechtstriebe, sondern der gefüllten Harnblase des Vaters ihr Leben. Auch das Renommee, welches einige Nahrungs- und Arzneimittel, wie Sellerie, Spargel, auch die Kanthariden, in bezug auf die Förderung der geschlechtlichen Potenz genießen, ist nur ihrem diuretischen und blasenreizenden Einfluß zuzuschreiben, als dessen indirekte Nebenwirkung der Genitalreflex anzusehen ist. Viele „Aphrodisiaca" sind nur „Diuretica". Ähnlich wirken bis zu einem gewissen Grade auch die alkoholischen Getränke, welche vielfach im Volke als den Geschlechtstrieb aufstachelnd angenommen werden. Es kommt hier allerdings als Hauptsache in Betracht, daß der Alkohol gleichzeitig die Kraft der Gegenvorstellungen, der Kritik, herabsetzt, während er andererseits die feine psychische und sensorische Empfindsamkeit und Reaktionsfähigkeit vermindert. Bei Blasenleiden, wie Blasensteinen, Vesikaltumoren, auch nach Blasenoperationen ist ebenso wie nach opera-

[5]) J. L. Brachet, Recherches expériment. sur les fonctions du systeme nerveux gangl. Bruxelles 1834. S. 250. — J. Cayrade, Recherches int. et experiment. sur les mouvements reflexes. Paris 1864, S. 45. — Fr. Goltz mit Freudberg, Pflügers Arch. 8, 460, 1874. — Sehr eingehend ist die Innervation der Genitalorgane auch von Langley und Anders bearbeitet worden; ihre Untersuchungen sind veröffentlicht im Journal of Physiologie 18, 67 (1895); 19, gl; 20, 372 (1896); näheres im nächsten Kapitel Impotenz.

tiven Eingriffen am Skrotum und Penis, besonders häufig nach der Phimosenoperation, ein reflektorischer, vom Geschlechtstrieb völlig unabhängiger Priapismus eine häufige Erscheinung. Einen hierher gehörigen Fall aus meiner Praxis will ich kurz erwähnen. Ein Patient litt an einem hochsitzenden Darmkarzinom, das durch die Blase perforiert war, so daß sich häufig mit dem Urin vermischt Fäzes durch die Harnröhre entleerten; in einer Nacht erwachte der Patient mit einer starken Erektion bei schmerzhaftestem Innendruck im Penis und völliger Harnverhaltung. Beim Katheterisieren stieß ich auf eine harte Resistenz, die sich schließlich als ein Kirschkern erwies, welcher vom Darm durch die Blase in die Urethra gelangt war. Mit der Ausstoßung des Fremdkörpers verschwand sogleich die Erektion.

Wie die Schleimhaut der Harnwege, so übt auch die des benachbarten Mastdarms, die beide entwicklungsgeschichtlich denselben Ursprung in der Kloake haben, einen reflektorischen Reiz auf die Nervi pudendi und erigentes aus. Die zur Erektion führende Mastdarmreizung tritt bei Kindern beispielsweise häufig infolge von Wurmparasiten auf und gibt nicht selten zu Masturbationen die erste Veranlassung; auch digitale Manipulationen an der Analgegend, Hämorrhoiden, die Rektalmassage der Prostata, auch Schläge auf das Gesäß können reflektorisch eine partielle oder totale Tumeszenz bewirken. Die Überfüllung der Ductus ejaculatorii, in erster Linie der Samenbläschen, mit Genitaldrüsensekret, bewirkt zunächst ebenfalls einen analogen Reflexvorgang, der zu Erektionen und Ausstoßungen des Ejakulats in Form von Pollutionen führt. Wie die Ovulation und Menstruation des Weibes geht auch die Pollution des Mannes zumeist ohne ursächliche Beteiligung des Gehirns und Geschlechtstriebes vor sich. Die Pollutionsträume, welche für die innerliche Richtung des Geschlechtstriebes von diagnostischer Bedeutung sind, sind sekundäre Folge- und Begleiterscheinungen, nicht der primäre Ausgang der Pollutionen. Die periphere Reizung der Nervi erigentes kann endlich auch, und das ist besonders häufig und wesentlich, von der Oberhaut des Gliedes und ihrer Adnexe, vor allem den Pubes aus erfolgen. Die Papillarkörper sind in dieser Region mit so zahlreichen und empfindsamen Nervenendkörperchen versehen, wie in keinem anderen Hautgebiet.

Die relative Unabhängigkeit des zerebralen Geschlechtszentrums vom Geschlechtsapparat ist auch daraus ersichtlich, daß der Geschlechtstrieb vollkommen erhalten sein kann, auch wenn durch Funktionsunfähigkeit des Rückenmarkzentrums infolge pathologischer Veränderungen, anatomischer Störungen und Zerstörungen die geschlechtsorganische Erregung, Befriedigung und Fortpflanzungsmöglichkeit ausgeschlossen ist. So finden wir bei Tabikern oder anderen Rückenmarksleidenden, bei denen die Reflexstelle in unreparierbarer Weise außer Betrieb gesetzt ist. oft eine fast unverminderte Geschlechtslust.

Ein Fall von spinalem Priapismus mit gesteigerter libidinöser Erregbarkeit, den ich beobachtete, ist der folgende: Dr. G., Chemiker, 45 Jahre alt, Tripper vor 11 Jahren, kinderlos, verheiratet seit 7 Jahren. In den letzten Jahren recht nervös, labiler Stimmung, abgespannt, zugleich geschlechtlich reizbarer, sehr leicht entstehende langdauernde Erektionen. Wegen Zunahme dieser Beschwerden kommt er zum Arzt, „da er die Unmöglichkeit einsieht, in diesem Zustand seiner Frau treu zu bleiben", und da ihn die gesteigerte geschlechtliche Erregbarkeit nervös mache. Wir stellten fest: Lichtstarre, entrundete und sehr miotische Pupillen. Fazialisdifferenz, rechts stärkere Innervation. Leichte, aber deutliche spastische Parese beider Beine; hypertonische Oberschenkelmuskulatur, spastische Knie- und Achillesreflexe, Babinski bds +, rechts deutlicher. Am Arm Trizepssehnenrefl. rechts stärker, bds. spastisch. Spasmen der Armmuskulatur. Sonst kein Befund, insbesondere nichts an Blaseninnervation; Sprache frei. Psychisch völlige Intaktheit. WaR. ganz schwach positiv. Wir fassen den an sich nicht restlos geklärten Fall als luetische Myelitis auf, die unter dem Bilde einer spastischen Parese verläuft, aber keine rein motorische Systemerkrankung gezeitigt hat, sondern auch Störungen in anderen Rückenmarksanteilen. Zu diesen rechnen wir auch die gesteigerte erektive Erregbarkeit und den Priapismus, als spinale Reizsymptome. Diese bringen eine Steigerung der Libido und libidinösen Erregbarkeit sekundär mit sich. Sowohl der Hypererotismus als die Impotenz sind oft die ersten Symptome einer Rückenmarkserkrankung. Wiederholt haben wir solche bei Personen entdeckt, die lediglich aus sexualpathologischen Gründen zu uns kamen. Es ist ein schwerwiegender Kunstfehler, in irgendeinem Falle quantitativer Triebstörung den Rückenmarksbefund zu vernachlässigen.

Um das Bild von der Unabhängigkeit zwischen Geschlechtstrieb und Geschlechtserregung zu vervollständigen, sei endlich noch erwähnt, daß auch durch die Reizung der Leitungsbahnen zwischen Gehirn und Rückenmarkszentrum an jedem beliebigen Punkte ihres Verlaufes eine Samenentleerung erfolgen kann. Diesen Nachweis für den Menschen zu erbringen, ist schwierig, wir besitzen aber, abgesehen von Tierexperimenten (das älteste hier zu nennende Experiment ist das von Segala, welcher fand, daß Ausbohrung des Rückenmarkes beim Meerschweinchen Erektion und Ejakulation bewirkt; publiziert in den Untersuchungen zur Physiol. und Pathologie von Friedrich und Nasse, Bonn 1835) einige sichere Anhaltspunkte: das sind die Beobachtungen, welche man an Erhängten und Geköpften (vgl. die 1898 in Berlin von A. Götz publizierte Inaug.-Dissertation „Über Erektion und Ejakulation bei Erhängten", in welcher sich auch die ältere Literatur angegeben findet) gemacht hat, in deren Bekleidungsstücken frische Ejakulate gefunden wurden. Ähnliche Wahrnehmungen wurden auch bei einigen Fällen von Genickbrüchen und Frakturen der Wirbelsäule gemacht.

Von weiteren Ursachen priapistischer Steifung seien noch genannt Insektenstiche, namentlich Skorpionenstiche, Polypenbildungen in der Urethra, sowie Thrombose der Corpora cavernosa. Teils auf Blutstauung, teils auf Fäulniserscheinungen beruht die meist nur relative, gelegentlich aber absolute Vergrößerung des Membrum, die man vielfach einige Stunden nach Eintritt des Todes beobachtet. Die bei Erhängten vorkommenden Erektionen, bei denen sich meist nur in der Fossa navicularis, am Praeputium und Skrotum ein dünnflüssiges, der Prostata entstammendes Ejakulat vorfindet, wenig häufig ein dickeres spermatozoenhaltiges, stellen jedoch nur Ausnahmeerscheinungen dar. So habe ich bei einer nicht ganz geringen Anzahl Erhängter, die ich im Laufe meiner 25jährigen Praxis gesehen habe, in keinem Falle Erektionen oder Ejakulationen feststellen können.

Auch bei starken Erschöpfungszuständen, verbunden mit Schlaflosigkeit, oder sehr unruhigem Schlafe, beispielsweise auf langer Eisenbahnfahrt, sind Priapismen beobachtet worden; ferner als ein sehr charakteristisches, sicherlich wohl mit cavernösen Blutungen zusammenhängendes Symptom bei der Leukämie. Nach Bestrahlung der Milz und des Penis sah man diesen leukämischen Priapismus meist deutlich zurückgehen. Eine andere Allgemeinerkrankung, bei der Priapismus öfter vorkommt, ist die Epilepsie, ferner Tuberkulose und Nierenentzündung. In allen diesen Fällen dürften wohl toxische Einwirkungen auf das Erektionszentrum eine wesentliche Rolle spielen, ebenso wie bei den nach Haschisch und einigen anderen Stoffen auftretenden Priapismen.

Bemerkenswert sind langdauernde Steifheiten des Gliedes bei kleinen Kindern von einem halben bis zu einem Jahr. Es suchten mich wiederholt Eltern auf, die diese Veränderungen bei Säuglingen wahrgenommen hatten und sich darüber beunruhigten. Die Dauerreizung des Erektionszentrums, als welche wir den Priapismus anzusehen haben, wird aber nicht nur aufsteigend durch periphere und spinale Irritamente herbeigeführt, sondern kann auch vom Cerebrum herabsteigend ausgelöst werden. Hierfür sei folgendes Beispiel angeführt:

Der uns von Geheimrat K. überwiesene 62jährige Wirkl. Geh. Ober-Reg.-Rat Dr. R. leidet seit etwa 15 Jahren an quälenden, dauernden Erektionen, die sich allnächtlich unmittelbar nach dem Schlafengehen einstellen, die ganze Nacht über anhalten, den Schlaf fast völlig verhindern. Tagsüber fehlen dieselben völlig. Sie gehen nicht mit irgendwelchen sexuellen Vorstellungen einher, auch nicht mit psychischen Erscheinungen irgendwelcher anderen Art. Die früher durchaus normale Libido ist seit Jahren eine sehr geringe. Pat., dem diese Störung seines Schlafes ebenso schädlich erscheint, wie ihm die Erektionen an sich quälend sind, hat alles mögliche versucht, um sich von ihnen zu befreien. Seine Aufmerksamkeit war jede Nacht mit gesteigerter Ängstlichkeit auf diese Erektionen gerichtet. Er versuchte, sie durch häufiges Urinieren zu bekämpfen. In der Tat ließen sie nach dem Urinieren für eine kurze Zeit nach. Die Folge war ein gesteigerter Harndrang, der gleichsam gezüchtet wurde und — wie die Erektionen — nur nachts bestand. Sodann unterzog er sich allen möglichen lokalen therapeutischen Prozeduren: Dammfaradisation, kalten Packungen der Geschlechtsgegend, Blutentnahmen aus der Vena dorsalis penis, Hochfrequenzbehandlung der Geschlechtsgegend, Röntgenbestrahlung — zum Teil bei den größten Autoritäten. Die Folge war, daß seine Aufmerksamkeit immer stärker lokal fixiert wurde und die reizbare Empfindlichkeit der ganzen Genitalgegend aufs Stärkste anwuchs. Die priapistischen Symptome aber nahmen eher zu. So lernte ich den Pat. kennen. Der Befund war folgender: leichte, allgemeine Arteriosklerose (Blutdruck 150 mm Hg), keine Vergrößerung der Prostata, keine pathologischen Befunde im Urogenitaltraktus, insbesondere keine Stein- oder Konkrementbildung. Allgemeine funktionelle Neurose, insbesondere auf vasomotorischem Gebiet, leichter Sympathizismus. Wichtig ist noch, daß keinerlei chronische Nieren- oder Blasenveränderungen bestanden. Für die Therapie war sofort klar, daß es verfehlt gewesen wäre, weitere lokale Maßnahmen zu treffen. Es wurde eine Allgemeinbehandlung der Neurose — unter Vermeidung aller Polypragmasie — eingeleitet; zugleich wurde, gegen den gesteigerten Splanchnikustonus, Atropin in kleinsten Mengen und kleine Mengen Brom und Jod versucht. Die Besserung war nach Ablauf von etwa vier Wochen eine sehr beträchtliche und hat seitdem im Laufe mehrerer Monate noch erheblich zugenommen: Pat. schläft allnächtlich 6 Stunden, ohne von Erektionen belästigt zu werden; der Urindrang hat nachgelassen. Epikrise: Der Priapismus dieses Falles ist das Hauptsymptom einer funktionellen Splanchnikusneurose und allgemeinen vasoneurotischen Konstitution, aber überlagert von starken psychogenen Einflüssen, die zum Teil durch die lokalen Maßnahmen direkt gezüchtet worden waren. Die auslösende Ursache des Priapismus kann bei alledem in lokalen Veränderungen, die vielleicht mit einer arteriosklerotischen Kreislaufstörung im Prostatagebiet bestanden, aber leichtesten Grades und nicht nachweisbar waren, gelegen haben.

Priapismen dauern oft Stunden, ja es sind selbst solche festgestellt, die Tage, selbst Jahre fortbestanden. Diese lange Spannung und Zerrung wird um so schmerzhafter und quälender, je länger sie andauert, und bringt die Patienten in hellste Verzweiflung. Wollustgefühle fehlen meist, trotzdem entleeren sich gelegentlich Sekrete der Keim- und Genitaldrüsen, dann und wann aber auch Blut und blutiger Harn bei großer Hitze des Gliedes. Zum Koitus besteht meist kein Verlangen, wird er dennoch vorgenommen, so ist seine Ausführung bis zum Ende von Schmerzen begleitet und ohne Wollustgefühl. Abschwellung des Giedes tritt weder durch den Koitus noch durch irgendwelche andere Maßnahmen von seiten des Patienten ein, beispielsweise wird durch Einstechen in den Penis die Blutstauung nie behoben. Im allgemeinen wird der Priapismus sogar durch Kohabitation verschlimmert. In der Literatur sind Fälle beschrieben, in denen Priapismusattacken unmittelbar post coitum auftraten. Solche Vorkommnisse wurden mir auch verschiedentlich von Homosexuellen berichtet, die unter Ausnutzung der mechanischen Vorbedingung den Beischlaf bei diesem Leiden ohne Lustempfindung vollzogen. Manchmal sind an der Erektion nur die Corpora cavernosa des Membrum beteiligt, häufiger aber auch die Schwellkörper der Harnröhre und Glans. Der an und für sich große Schmerz wird oft noch durch Harnverhaltung gesteigert. Meist muß schließlich zu narkotischen Mitteln gegriffen werden, unter denen sich am ehesten noch Morphium als nützlich erweist, in anderen Fällen kann nur durch einen chirurgischen Eingriff Hilfe geschaffen werden, besonders dann, wenn Fremdkörper und Neubildungen als auslösende Momente in Frage kommen.

Von nicht minder hoher praktischer Bedeutung wie die Erektionssteigerungen sind die der Ejakulation, die Polyspermie; von den freiwilligen Samenabgängen, die stets psychisch mit bedingt sind, war bereits die Rede, vor allem in dem Kapitel Ipsation. Völlig anders zu bewerten sind die unfreiwilligen, meist unerwünschten Samenabgänge, die in das Gebiet des Pollutionismus und der Spermatorrhoe fallen. Die Pollutionen (die Bezeichnung rührt von polluere = quellen her) finden bei gesteiftem Gliede meist nachts, gelegentlich auch am Tage statt; die Spermatorrhoe (oder Samendiarrhoe) dagegen gewöhnlich bei schlaffem Membrum fast immer am Tage und nur selten nachts. Zwischen beiden stehen Ergüsse bei halbschlaffem Penis, wie sie sich beispielsweise beim Reiten, Radfahren oder bei reizbaren Personen im Gedränge ereignen. Einige Autoren, besonders fast alle Vertreter der Anschauung, daß der sexuelle Verkehr für den Menschen entbehrlich sei, erklären die Pollutionen für einen physiologischen, normalen Zustand, er stelle ein natürliches Ventil, eine periodische Abstoßung von Keimzellen dar, die der Eiabstoßung beim Weibe, der Ovulation mit der sie begleitenden Prägravidität (Menstruation) gleichzusetzen sei. Andere halten jeden unfreiwilligen Samenabgang für einen pathologischen Vorgang. Wir halten dafür, daß auch hier wie so oft die Wahrheit zwischen den anscheinenden Gegensätzen liegt, und die Entscheidung der Krankhaftigkeit von verschiedenen Voraussetzungen abhängig ist. So ist beispielsweise ein unfreiwilliger Samenabgang bei sexuell abstinenten Menschen natürlich ganz anders zu beurteilen, als bei Personen, die regelmäßig geschlechtlich verkehren. Meist ist mit der stoßweisen Ausstoßung des Samens ein erotischer Traum verbunden, bei dem es nicht feststeht, ob er die Ursache, oder, was ich für wahrscheinlicher halte, eine reflektorische Folge der Samenstauung und Ausstoßung ist. Alte Autoren sprachen hier von Samenplethora. Dieser Zustand äußert sich zunächst in häufigen Erektionen, auch im wachen Zustande, geschlechtlichen Vorstellungen und nicht unbeträchtlicher Unruhe. Wegen hinzutretender sowohl libidinöser als allgemeiner Heftigkeit hat man volkstümlich solche Fälle auch Samenkoller (vgl. die ähnliche Wortbildung Tropenkoller) genannt. Im Schlafe, wenn die Hemmungen und Gegenvorstellungen aufgehoben sind, führt die Samenplethora zu erotischen Träumen, die wie sexuelle Erlebnisse wirken und schließlich wie diese auch zur Zusammenziehung der Samenbläschen führen. Fast jeder gesunde Mensch, der sich nicht anderweitig geschlechtlich betätigt, hat von Zeit zu Zeit Pollutionen, wenn auch in sehr verschiedenen Abständen. Ihr erstes Auftreten erfolgt bald nach Bildung des Samens und beeindruckt oft ähnlich wie die erste Menstruation unvorbereitete junge Menschen erschreckend. Es empfiehlt sich daher, was oft verabsäumt wird, daß die Eltern ihre Kinder, und zwar spätestens bereits im elften Jahre, über den Eintritt dieser natürlichen Vorgänge unterrichten.

Die Häufigkeit der Pollutionen ist ebenso wie ihr erstes Auftreten abhängig von verschiedenen individuellen Faktoren, vor allem auch von der Lebensweise. Wie oft jemand eine Pollution haben kann, ohne daß sie seiner Gesundheit Abbruch tut, läßt sich schwer zahlenmäßig ausdrücken. Während der eine abstinent lebende Mensch nur alle 4 Wochen oder seltener von Samenergießungen heimgesucht wird, kommen solche bei anderen alle

Wochen, ja sogar mehrmals die Woche vor. Nicht selten bleiben auch diese Pollutionen mehrere Wochen oder Tage aus, um dann 2 oder 3 mal oder noch öfter kurz hintereinander aufzutreten. Hinsichtlich der Anzahl der Pollutionen kann das individuelle Maß im allgemeinen als nicht überschritten angesehen werden, wenn die Ergüsse weder subjektive noch objektive Störungen hinterlassen, oder ihnen gar ein Gefühl der Befriedigung und Erleichterung folgt. Durchschnittlich kann man sagen, schwanken bei enthaltsamen Personen die Pollutions-Intervalle zwischen 10 bis 30 Tagen. Von manchen werden zeitweise Pollutionen als förderlich zur Beseitigung ihrer nervösen Spannungen angesehen; doch sind sowohl für die günstige, als ungünstige Selbstbeurteilung der Pollutionen autosuggestive und hypochondrische Momente fast stets mitwirksam. Donner zitiert einen alten Arzt aus dem Jahre 1784, der von sich berichtet, daß er alle 4 Wochen von Beschwerden geplagt gewesen sei, die im ganzen Körper herumzogen, bis er dann durch eine Pollution davon befreit worden sei. Dies habe er sich gemerkt und sei dann jedesmal den Beschwerden zuvorgekommen durch ein Verfahren, das er als „cito, tuto et jucunde" bezeichnet.

Nicht selten aber kommt es auch vor, daß Pollutionen am anderen Tage eine große Mattigkeit und Abgeschlagenheit hinterlassen mit Verminderung der Arbeitsfähigkeit. Wenn angegeben wird, hiermit sei bewiesen, daß diese Beschwerden dann eintreten, wenn die Pollutionen häufiger sind, als dies der Eigenart der Patienten entspricht, so ist dies nur bedingt zutreffend; meist pflegt es sich um an und für sich neuropathische Personen zu handeln, deren reizbares Nervensystem ungünstig auf die nächtlichen Samenausstoßungen reagiert. Auf krankhafter Hyperästhesie beruhen auch diejenigen Pollutionen, die durch geringe äußere Einflüsse, volle Blase, volle Därme, zu weiches Bett usw. veranlaßt werden.

Es gibt Fälle, in denen die Pollutionen jede Nacht, ja sogar jede Nacht mehrmals auftreten. Mit der Zeit pflegen dabei die Erektionen nachzulassen. Diese Samenverluste treten fast ohne Empfindungen auf, und erst am Morgen oder bei zufälligem Erwachen findet man die Spuren, welche der Erguß in der Bettwäsche zurückgelassen hat. Solche Schlafpollutionen scheinen vielfach ohne erotische Träume zu verlaufen; wenigstens fehlt sowohl die Erinnerung an den Erguß, als an einen Begleittraum. Sie schwächen die Patienten in erheblichem Maße und führen oft zu Kreuzschmerzen, großer Müdigkeit, Herzbeschwerden, nervösem Asthma, starken seelischen Depressionen und hochgradiger Reizbarkeit; sie gehören eigentlich in das Kapitel der sexuellen Neurasthenie, auf derem Boden diese Samenverluste erwachsen und die sie gleichzeitig vermehren.

Seltener, aber noch im höheren Grade ein Zeichen reizbarer Schwäche sind die am Tage oft aus ganz geringfügigen Anlässen sich einstellenden Pollutionen. Sie kommen bei leichten äußeren Reibungen und Erschütterungen vor, beispielsweise beim Druck des Sattels oder einer anderen Unterlage, nicht selten auch unter psychischen Einflüssen wie beim Anblick adäquater Fetische. So hatte ich einen Patienten, der Samenergüsse bekam, wenn er Damen mit hohen Stiefeln sah, die die Beine übereinandergeschlagen hatten. Gewöhnlich geben die Patienten an, daß solche Pollutionen ohne jede Berührung eintreten. Es findet aber doch meist ein mehr oder weniger willkürliches Zusammendrücken der Oberschenkel statt, welches ein Hervorquellen des Samens bewirkt. In den letzten Jahren habe ich wiederholt Fälle gesehen, in denen Patienten über Pollutionen klagten, von denen sie im Gedränge der elektrischen Bahn betroffen wurden. So suchte mich ein katholischer Geistlicher auf, der mir mitteilte, daß er früher nur ganz selten Erektionen und Pollutionen gehabt hätte. Seit durch die Kriegs- und Revolutionsverhältnisse die Bahnen so stark überfüllt seien, sei es häufig vorgekommen, daß weibliche Gesäße unwillkürlich in die Nähe seiner Genitalien gekommen wären, so daß er nun an zahlreichen Pollutionen litte. Wer die nicht unerhebliche Gruppe der Frotteure kennt, wird freilich die Angabe der Unwillkürlichkeit oft mit einem Fragezeichen versehen dürfen. Höchst eigenartig sind die Pollutionen, die sich bei manchen Menschen infolge von Argstzuständen einstellen. Gewöhnlich setzen diese schon in früher Jugend ein bei irgendeiner schreckhaften Erregung und wiederholen sich später dann unter ähnlichen Umständen. Wohl aus fast allen Angst- und Schreckpollutionisten entwickeln sich mit der Zeit metatropische Masochisten.

Ganz anders zu bewerten als die Pollutionen sind jene Samenflüsse, die dadurch gekennzeichnet sind, daß sie ohne Steifheit des Gliedes und ohne geschlechtliche Gedanken und vorhergehende Erregungen vorkommen. Vor allem beobachtet man sie im Anschluß an die Harn- und Kotentleerung, offenbar dadurch, daß der Druck der Bauchpresse seinen Einfluß auf die gleichzeitig ungemein reizbaren Samenbläschen und Samenkanälchen erstreckt. Die Miktions- und Defäkations-Spermatorrhoe tritt viel bei Leuten auf, die vorher an nächtlichen und täglichen Pollutionen gelitten haben, kommt aber auch ebenso oft ohne diese vor, namentlich bei Personen, die durch schwere, akute oder chronische Allgemeinerkrankungen geschwächt sind. Die Spermatorrhoe führt ihren Namen oft zu Unrecht, weil es sich meist nur um eine Prostatorrhoe handelt. Der Abgang von etwas Prostatasaft ist ein ungemein häufiges Vorkommnis bei allen möglichen Vorgängen, wie bei Geschlechtserregungen Verlobter oder beim Anblick die Libido reizender Bilder. Man hat wirkliche Spermatorrhoe in Zweifel gezogen und angenommen, daß es sich beispielsweise nach der Urinoder Kotentleerung immer nur um Absonderungen von Prostatasaft handelt. Doch haben die mikroskopischen Untersuchungen gezeigt, daß, wenn auch nur selten, Samenfädchen gleichfalls in dem Ausfluß enthalten sind. Sicherlich kommen aber gerade hinsichtlich der Spermatorrhoe oft Fehldiagnosen vor. So wurde mir vor einiger Zeit von einem Kollegen ein Soldat überwiesen, der angeblich an ununterbrochenem Samenfluß seit 10 Jahren litt. Die mikroskopische Untersuchung, deren Unterlassung in solchen Fällen ein erheblicher Fehler ist, ergab, daß es sich um eine chronische Urethritis nicht gonorrhoischer Natur handelte, die sogenannte Gonorrhoea simplex.

Besonders häufig findet man den Samenfluß bei hartem Stuhl. Früher glaubte man, daß die harte Kotmasse bei ihrem Durchgang von dem Inhalt der Samenbläschen etwas mit herauspresse. Dieses ist aber sehr unwahrscheinlich, da die Samenblasen zwischen Mastdarm und Harnblase sehr beweglich angeordnet sind und leicht einem Druck ausweichen können. Außerdem findet man den Samenfluß auch mindestens so häufig, wenn nicht noch häufiger, ohne starken Druck der Bauchpresse, als mit diesem. Nicht selten entweicht Samen unmittelbar nach dem Urinieren; hier ziehen sich im Anschluß an die Harnblase die Samenbläschen zusammen und lassen eine größere oder kleinere Menge Samenflüssigkeit heraustreten, welche durch die zu schlaffen Samenkanälchen nicht zurückgehalten wird und daher mit dem Urin abgeht. Es kommt aber auch vor, daß der Samen nicht nur in Verbindung mit der Stuhl- oder Urinentleerung abgeht, sondern beim Husten, beim Heben schwerer Gegenstände und anderen Tätigkeiten, welche einen Druck auf die Bauchdecke ausüben. Während die Pollution unter krampfhaftem Zusammenziehen der Urogenitalmuskeln und stoßweiser Entleerung des Samens vor sich geht, wobei gleichzeitig der Inhalt der Prostata und der urethralen Drüsen mit abgesondert wird, handelt es sich bei der Spermatorrhoe lediglich um ein atonisches Heraussträufeln. Der kontinuierliche Samenfluß, von dem die Alten so viel fabelten, ist mit Sicherheit nicht festgestellt worden. Bei den vielen sonstigen Ausflüssen aus der Harnröhre könnte ein solcher nur durch das Mikroskop festgestellt werden, worüber sich aber in der Literatur keine zweifellos gesicherten Bekundungen finden. Auch die Spermatorrhoe wird in ihrer Bedeutung ebenso wie die Pollutionen vielfach überschätzt, wenngleich immerhin nicht in Abrede zu stellen ist, daß sie in höheren Graden auch wohl schwächend auf das Gesamtnervensystem wirken dürfte. Eine besondere Form des Samenflusses findet sich bei hinten sitzenden Verengerungen der Urethra, bei denen es vorkommt, daß der aus den Samenbläschen herausgeschleuderte Samen in die Harnblase regurgitiert wird und dann allmählich mit dem Harn abfließt. Ein ähnlicher Vorgang wird auch von einigen absichtlich herbeigeführt, die, um eine Befruchtung bei dem Beischlaf zu verhüten, kurz vor dem Samenerguß das Glied an der Wurzel zusammendrücken.

Man kann sagen, daß die Pollutionen mehr auf allgemeinen Ursachen, die Spermatorrhoe mehr auf örtlichen Störungen beruhen. Beide weisen insofern einen Circulus vitiosus auf, als der Samenverlust auf das allgemeine Befinden schwächend und das geschwächte Nervensystem auf die Samenverluste fördernd einwirkt. Einige Schriftsteller neigen dazu, die Samenverluste mehr als Ursache nervöser Störungen anzusehen, während andere sie umgekehrt mehr als eine Folge nervöser Erkrankungen betrachten. Sicher ist, daß die Entstehung und die Wirkung aller genitalen Störungen zum großen Teil davon abhängt, ob von Haus aus ein stabiles Nervensystem oder eine neuropathische Veranlagung vorhanden ist. Daneben sind es aber oft kleine lokale Veränderungen, Entzündungen und Reizungen, welche die Samenverluste aller Art, vor allem auch die noch zu besprechende Ejaculatio praecox, fördern. Diese Colliculitis seminalis kann sowohl durch sexuelle Exzesse wie übermäßige Onanie, Coitus interruptus, sexuellen Abusus überhaupt, sowie durch Tripper hervorgerufen werden, und so darf man wohl sagen, daß, wenn auch auf Umwegen, diese Leiden nicht ganz selten zu Samenflüssen führen. Teils handelt es sich um eine übermäßige Reizung der peripheren Endigungen der Geschlechtsnerven, teils um eine überstarke Reizung der reflektorischen Gehirn- und Rückenmarkszentren. Der alte Begriff der sexuellen Überreizung hat in dieser Hinsicht manches für sich, wenn er auch wissenschaftlich nicht so umgrenzt ist, wie das neuere Krankheitsbild der sexuellen Neurasthenie, der reizbaren Nervenschwäche auf Grund inadäquater Sexualität. Wir werden in einem besonderen Kapitel dieses ganze Gebiet zusammenfassen und dort dann auch die örtlichen Sexualneurosen behandeln, unter denen die Ejaculatio praecox, der wider Willen zu früh eintretende Samenerguß, an Häufigkeit und Wichtigkeit an erster Stelle steht.

Die Behandlung des Hypererotismus muß eine symptomatische und kausale sein. Erstere wurzelt in sexueller Hygiene und Prophylaxe, darf aber auch medikamentöse und psychische Sedativa nicht außer acht lassen. Die ätiologische Therapie setzt an den Inkreten an; sie darf in schwerwiegendsten Fällen nicht vor ihrer Entfernung aus dem Organismus mittels operativer Eingriffe (Ektomie der Testikel) zurückschrecken, ohne sich zu verhehlen, daß wie in dem Kapitel Geschlechtsdrüsenausfall dargelegt, ein völliges Erlöschen der Libido durch Beseitigung der Hoden, ebensowenig wie durch ihren angeborenen Mangel gewährleistet ist. Nicht nur aus diesem Grunde, sondern auch weil ich glaube, daß eine zweite Person, und sei es selbst ein Arzt oder Richter, aus rein menschlichen Gründen nicht so weit gehen darf, habe ich meinerseits noch niemals zur Kastration geraten, muß aber streng wahrheitsgemäß bekunden, daß die Hypererotiker, welche freiwillig diesen Weg gegangen sind, und ihre Zahl ist größer, als man gewöhnlich glaubt, mir nahezu übereinstimmend berichtet haben, daß sie diesen Schritt nicht bereut und wenn auch kein völliges Verschwinden, so doch ein so erhebliches Nachlassen ihrer Leidenschaft bemerkt haben, daß ihnen die Beherrschung ihres Geschlechtstriebes, soweit solche überhaupt noch in Frage kam, wesentlich leichter fiel, als vor der Operation.

III. KAPITEL

Impotenz

Der sexuelle Potenzmechanismus — Die vierfache Genitalinnervation — Einige allgemeine Betrachtungen über Fortpflanzungsfähigkeit — Adoptierungsgutachten — Einteilungen der Impotenz — Die Impotentia coeundi et generandi — Zerebrale Erotisierung — Eheanfechtung wegen Aspermatismus und Anandrinismus — Organische und funktionelle Impotenz — Absolute und relative Impotenz, matrimoniale Impotenz — Unsere Vierteilung in impotentia **cerebralis,** spinalis, genitalis und germinalis — Sexuelle Appetitlosigkeit — Antierotische Wirkung der Ermüdungsstoffe und Toxine — Flucht vor sexuellen Anfechtungen in die Einsamkeit — Depotenzierende Wirkung des Alkohols — Morphinistische Impotenz — Einfluß von Kokain, Kaffee, Blei und Nikotin auf die Potenz — Impotenz infolge akuter und chronischer Krankheiten — Gemütsverfassung und Sexualität — Anerotismus des Weibes — Impotenz infolge von Triebanomalien — Impotenzen auf antifetischistischer Grundlage — Ehewiederherstellungsgutachten bei temporärer Impotenz — Autosuggestive Impotenz — Hemmungsimpotenzen — Die mangelhafte Geschlechtsempfindung des Mannes und des Weibes — Warum bleibt das Lustgefühl beim Weibe häufiger aus als beim Manne? — Anorgasmus und Frigidität — Verschiedenheit der männlichen und weiblichen Lustkurve — Kalte Frauen — Relative und absolute Frigidität — Der individualistische Charakter des Sexualreflexes — Stimmung des Nervensystems — Lustvortäuschung im Geschlechtsverkehr — Ejaculatio praecox — Die **spinale** Impotenz — Die sexuellen Zentren im Rückenmark und Sympathikus — Die sensorische Leitung im nervus pudendus — Die motorische Leitung in den nervi erigentes — Die Unabhängigkeit des Erektions- und Ejakulationsvorgangs vom Willen — Der komplizierte Blutgefäß- und Muskelapparat des Gliedes — Ausfallserscheinungen bei Schuß durch das Lendenmark und ihre allmähliche Rückbildung — Tabische Impotenz — Fall von Impotenz bei multipler Sklerose — Gutachten über Ehebruchsbilligung eines impotenten Gatten — Psychogene Bedingtheit der „nervösen" Impotenz — Die **genitale** Impotenz — Penisdefekte — Beischlafs- und Zeugungsfähigkeit von Hermaphroditen — Abnorme Kleinheit und Größe des Penis — Verdoppelung des Penis (Diphallus) — Kohabitationserschwerung durch Hypospadie und Epispadie — Bedeutung der Phimose — Die wirkliche und angebliche Verkürzung des Vorhautbändchens — Behinderung des Koitus durch Paraphimose — Penisschüsse — Fraktur und Luxation des Penis — Der geschundene und abgerissene Penis — Abschnürungen des Penis — Fremdkörper in der Harnröhre — Erfrierungen und Verbrennungen des Gliedes — Herpes progenitalis — Die Kavernitis — Chorda penis — Die plastische Induration des Penis — Ossifikationsprozesse im Glied — Die Fourniersche Krankheit — Ödematöse, variköse und elefantiastische Verdickungen des Gliedes — Impotenz durch Kondylome, Geschwüre und Geschwülste des Penis — Penishörner — Einschlüpfen des Penis — Beischlafsfähigkeit weiblicher Hermaphroditen — Membranöser Vulvaverschluß — Narbige Scheidenverwachsungen — Atresia vulvae — Neubildungen an der Scham — Depotenzierende Wirkung der Hottentottenschürze — Pruritus vulvae — Scheidenstenose — Das abnorm dicke resistente Hymen — Die zweite Verschlußmembran — Scheidendefekt — Falsche Scheiden — Doppelscheide — Kohabitation in den vorgefallenen Muttermund — Beischlafsunfähigkeit wegen schmerzhafter Entzündung in den Adnexen — Die **germinale** Impotenz — Das Drüsengemenge im Ejakulat — Die Aufgabe der Samenbläschen — Bedeutung des Prostatasaftes — Aspermie und Azoospermie — Ejaculatio disjuncta — Samenlosigkeit auf Grund nicht produzierter oder nicht sezernierter Samenfädchen — Kausalverhältnis zwischen psychosexopathologischer und generativer Konstitution — Beischlafs- und Zeugungsfähigkeit der Eunuchen — Doppelseitige Nebenhodenentzündung als häufigste Ursache der Azoospermie — Trippersterilität — Notwendigkeit der Samenuntersuchung bei strittiger Vaterschaft — Künstliche Befruchtung durch Hodenpunktat — Samenlosigkeit bei Erschöpfungszuständen — Quantitative und qualitative Keimverderbnis durch Alkohol — Zeitsterilisation mittels Röntgenstrahlen — Nekrospermie — Oligospermie — Asthenischer und mißbildeter Samen — Spermaschädliche Stoffe — Verfahren zur Gewinnung einwandfreien Spermas — Samenblasengelee — Rot, grün und gelb gefärbter Samen — Ejakulationsloser Koitus — Aspermie nach wiederholten Koitusakten — Organische Behinderungen des Samenaustritts — Schmerzen beim Orgasmus — Spermaturie — Die germinale Impotenz der Frau — Eiermangel — Unwegsamkeit der Leitungswege — Geschlechtskrankheiten als häufigste Ursache der weiblichen Unfruchtbarkeit — Verkümmerungen der Gebärmutter — Der fötale, infantile und pubeszente Uterus — Nachentwicklung der Gebärmutter — Empfängnisunfähigkeit — Muttermundstenosen — Impotentia concipiendi, gestandi und parturiendi.

Der sexuelle Potenzmechanismus mit seinen verschiedenen Kreuzungsstellen im Gehirn, Rückenmark, Sympathikusgeflecht und an der Peripherie, mit seinen Vorstellungs- und Hemmungsbahnen einerseits, den neuropsychischen Leitungsbahnen und dem inneren Chemismus andererseits stellt einen so komplizierten Apparat dar, daß es eigentlich Wunder nimmt, daß ein auf so viel Vorbedingungen und Unversehrtheiten beruhendes Instrument nicht noch häufiger Betriebsstörungen erleidet, als es in Wirklichkeit der Fall ist. Jedenfalls muß der Arzt, welcher das weite Gebiet der Impotenz beherrschen will, ebensosehr Gynäkologe als Androloge, ebensosehr Psychiater und Neurologe als Venereologe und Urologe sein, vor allem muß er sich aber die Sexualbiologie und Sexualpathologie in allen Teilen zu eigen gemacht haben.

Es erschien uns erforderlich, diesem Kapitel eine Übersicht der sexuellen Nervenbahnen nach dem neuesten Stande der Wissenschaft voranzuschicken, die als Grundlage für das Verständnis der Potenzstörungen beim Manne wie Weibe unerläßlich sind. Wir folgen dabei einer zusammenfassenden Darstellung, die in unserem Institut für Sexualwissenschaft von Dr. Kurt Friedländer ausgearbeitet wurde.

Wenn als das beherrschende Grundprinzip sexualpathologischer Störungen in dem vorliegenden Werke die innere Sekretion der Blutdrüsen im allgemeinen, und die der Keimdrüsen im besonderen angenommen wurde, so dürfen wir doch, wenn wir uns mit der Erektion und Ejakulation des Mannes und den beim

Weibe entsprechenden Erscheinungen befassen, nicht die Anatomie und Physiologie der Innervation dieser Vorgänge vernachlässigen. Es ist hinreichend bekannt, daß eine große Zahl von Störungen der Potenz beim Manne, durch die Erkrankungen der Nerven und ihrer Bahnen im Rückenmark und Gehirn oder aber durch direkte Schädigung der Genitalzentren hervorgerufen, ein absolut eindeutiges Bild geben, ohne daß wir es nötig haben, auf die innere Sekretion zurückzugreifen oder komplizierte psychische Alterationen zu supponieren. Wenn wir die Innervation der Sexualvorgänge beim Weibe studiert haben, so werden wir gewiß manchen Fall von Impotenz der Frau, besonders wenn wir immer wieder analoge männliche Potenzstörungen heranziehen, mit Schädigungen der Nervenbahnen erklären können. Diese Störungen werden sich, wie eine einfache Überlegung sagt, in der weiblichen Ejakulation, im weiblichen Orgasmus bemerkbar machen, sei es, daß die Nerven, die den Orgasmus vermitteln, geschädigt sind, sei es, daß die Erektion der Clitoris fortfällt und damit die Möglichkeit, durch Summation adäquater Reize die Entspannung herbeizuführen. Die Libido, im wesentlichen ein Produkt der inneren Sekretion, kann dabei völlig erhalten sein. Die Genitalien haben eine vierfache Innervation: 1. sensibel, 2. motorisch, 3. sympathisch, 4. parasympathisch (siehe Tafel IV).

Innervation der männlichen und weiblichen Potenz.

Für die Innervation der Beckenorgane, speziell der Genitalien, kommt der Plexus lumbosacralis in Betracht, der motorische und sensible Fasern enthält. Er setzt sich zusammen aus den 5 Lumbal-, den 5 Sakral- und den Coccygealnerven. Man trennt ihn in einen Plexus lumbalis und Plexus pudendalis. (Der Plexus sacralis fällt für unsere Betrachtungen nicht so sehr ins Gewicht.) Aus dem Pl. lumbalis (aus L. 1—4) entspringt der N. ileoinguinalis, der zum Samenstrang zieht und die Haut des Hodensackes und die großen Labien versorgt. (Nn. scrotales — labiales antt.) und der N. genitofemoralis (aus L. 1—2). Dieser teilt sich in den N. spermaticus ext. und N. lumboinguinalis. N. spermaticus ext. geht durch den Leistenkanal in den Hodensack und hat motorische Fasern für den M. cremaster und die Tunica dartos, sensible Fasern für das Skrotum, für die großen Labien beim Weibe, und geht mit dem sympathischen Pl. spermaticus int. enge Verbindungen ein. Der N. lumboinguinalis zieht zur Haut der vorderen inneren Fläche des Oberschenkels und versorgt so eine wichtige erogene Zone mit sensiblen Fasern.

Der Pl. pudendalis stammt hauptsächlich aus dem 3. bis 4. Sakralsegment und enthält die für die Genitalien wichtigsten Nerven. Aus ihm entspringen die Nn. haemorrhoidales medii und vesicales inff., sie sind beim Weibe stärker ausgebildet, versorgen die Harnblase und den Fundus uteri. Einzelne Zweige ziehen als Nn. vaginales zur Scheide. Sie verbinden sich mit den Nn. haemorrhoidales des sympathischen Geflechtes.

Der bedeutendste Nerv aus dem Pl. pudendalis ist der N. pudendus communis, der zum größten Teil aus S 3, zum kleinen Teil aus S 4 stammt. Er teilt sich in den a) N. haemorrhoidalis inf. zur Haut der Analgegend und zum Sphincter ani ext. b) N. perinei, er innerviert den M. ischio- und bulbocavernosus, die Haut des Dammes, die hintere Partie des Skrotums, bzw. Labia majora (Nn. scrotales-labiales postt.). Ferner innerviert er mit einzelnen Fäden die Schleimhaut des oberen Harnröhrenteiles. Der Endzweig des N. pudendus innerviert als N. dorsalis penis (clitoridis) die Eichel, die Vorhaut, die

Potenzinnervation

(nach einem im Institut für Sexualwissenschaft von Dr. Kurt Friedländer entworfenen Schema).

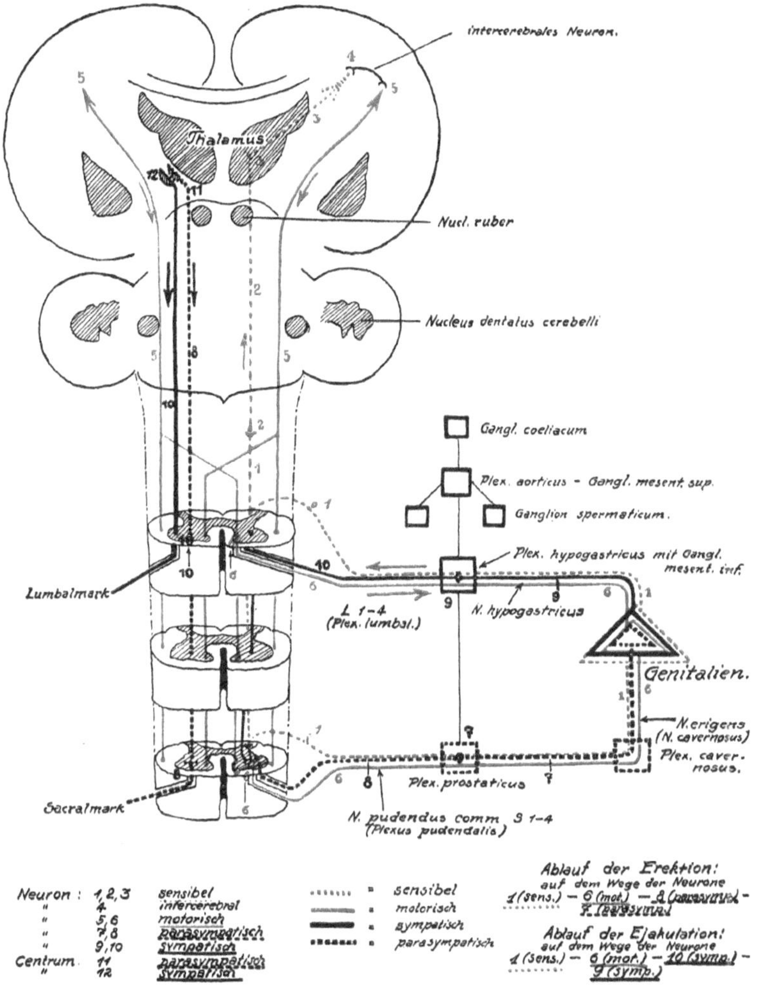

Dieses Schema dient zur übersichtlicheren Veranschaulichung der auf S. 144 bis 155 ausführlich gegebenen Erläuterungen.

Schwellkörper von Penis und Klitoris und den vorderen Teil der Harnröhrenschleimhaut. Außerdem gibt er einen motorischen Zweig zum M. transversus perinei prof. ab. Die sich aus dem Pl. lumbosacralis bildenden Spinalnerven enthalten motorische und sensible Fasern. Kurz vor ihrem Eintritt ins Rückenmark findet die Trennung statt. Wir wollen zuerst die sensible Bahn in ihrem ganzen Verlaufe verfolgen. Die sensible Faser beginnt in besonderen Apparaten der Haut, Schleimhaut (Meißnersche Tastkörperchen, Krausesche Genitalkörper) und Muskeln und zieht zu ihrem Zellkörper der Ganglienzelle im Spinalganglion. Von dort tritt ihre Faser durch die hintere Wurzel ins Rückenmark. Die hinteren Wurzeln können topographisch und auf Grund ihrer Entwicklung unterschieden werden in 1. mediale, welche in die Hinterstränge eintreten, und 2. laterale, feinere Bündel, die in die Randzone, bzw. in die Spitze der Hintersäule gelangen. Alle Hinterwurzelfasern erscheinen als zentrale Äste T-förmig geteilter Nervenfortsätze von Zellen der Spinalganglien, die ihre peripheren Äste zur Haut, Schleimhaut und zu den Muskeln entsenden. Die zentralen Äste der Spinalganglienfortsätze erfahren innerhalb des Hinterstranges eine weitere Teilung, und zwar in einen feineren kürzeren, absteigenden und einen gröberen, längeren, aufsteigenden Ast, beide geben Kollateralen an die graue Substanz ab. Die langen Hinterwurzelfaseräste, die in den Burdachschen und Gollschen Strängen hinaufsteigen, ziehen weiter zentralwärts und erreichen die Gollschen und Burdachschen Kerne im verlängerten Mark. Zu den Gollschen Kernen gelangen dabei Äste von Wurzelfasern, die dem Sakralmark, Lendenmark und unteren Brustmark angehören, also in der Hauptsache die uns hier interessierenden Bahnen. Damit endet das periphere sensible Neuron.

Die Zellen der Gollschen und Burdachschen Kerne dienen aufsteigenden Achsenzylindern zum Ursprung, die in die mediale Schleife übergehen und im Thalamus endigen. Zwei aufsteigende Leitungssysteme sind zu unterscheiden. Von den Gollschen Kernen bildet das eine Leitungssystem den oberen, längeren Teil der oberen Kreuzung (Decussatio lemniscorum), nimmt im dorsalen Abschnitt der Olivenzwischenschicht Platz und bildet weiter den medialen Teil des medialen Lemniskus, mit welchem der ventrale Teil des Thalamus erreicht wird. Das zweite Leitungssystem geht von den Burdachschen Kernen aus zur oberen Kreuzung (Decussatio lemniscorum), deren unteren, kürzeren Abschnitt sie bilden, lagern sich dann im ventralen Teil der Olivenzwischenschicht dicht über den Pyramiden und erzeugen den äußeren Teil des medialen Lemniskus. Auch diese Fasern ziehen zum ventralen Teil des Sehhügels. Bei beiden Leitungssystemen endet hier das zweite Neuron. Aus den Ganglien des ventralen Thalamusabschnittes entspringen die thalamokortikalen Fasern, die durch den oberen Teil des hinteren Schenkels der inneren Kapsel mit dem Stabkranz zum Scheitellappen und zur hinteren Zentralwindung verlaufen (Flechsigs Körperfühlsphäre) und in den kleinen Rindenzellen dort ihre Aufzweigung finden. Mit diesem Neuron endet die sensible Bahn.

Durch Assoziationsfasern, die von den kleinen Rindenzellen zu den Riesenpyramidenzellen ziehen, ist eine Verbindung zwischen aufsteigendem und absteigendem Leitungssystem hergestellt.

In den Riesenpyramidenzellen der vorderen Zentralwindung und der ersten bis zweiten Stirnwindung beginnt die motorische Bahn, das zentrale motorische Neuron. Die Neuriten der Pyramidenzellen ziehen nach Aufnahme von Myelinscheiden mit dem Stabkranz zur Gegend des hinteren Drittels vom hinteren Schenkel der inneren Kapsel hinab durch den Fuß des Hirnschenkels, durch den basalen Teil der Brücke zur Pyramide der entsprechenden Seite, wo eine teilweise Kreuzung stattfindet. Der ungekreuzte Teil zieht als Pyramidenseitenstrangbahn, Fasciculus cerebrospinalis lat., der gekreuzte als Pyramidenvorderstrangbahn — Fasciculus cerebrospinalis ant. — abwärts. Die laterale Pyramidenbahn geht bis ins Sakralmark, die ventrale verliert sich in der oberen Rückenmarkshälfte, Die motorischen Fasern für die Genitalorgane verlaufen also ungekreuzt im Fasciculus cerebrospinalis lat. Die Endfasern beider Pyramidenbahnen gelangen zu Ganglienzellen der Vordersäulen, in denen das periphere motorische Neuron des cerebrospinalen Leitungssystems beginnt. Gleich nach dem Austritt aus den vorderen Wurzeln vereinigen sich die motorischen Fasern mit den sensiblen und ziehen als gemischte Nerven zu den Erfolgsorganen. Ich möchte kurz erwähnen, daß eine Reihe von motorischen Bahnen in subkortikalen Ganglien und in bestimmten Kernen des Gehirnstammes unterbrochen werden. Fasern aus der motorischen Rindenzone werden im medialen Kern des Thalamus und im roten Haubenkern umgeschaltet und gehen als Tractus rubrospinalis gekreuzt nach abwärts. Seine Elemente nehmen Beziehungen zu den vorderen Säulenzellen, bzw. vorderen Wurzeln. Andere Fasersysteme gehen von den Zentralwindungen durch die innere Kapsel zu den Zellen des vorderen Vierhügelganglions, werden dort umgeschaltet und setzen sich in absteigenden Bahnen des medioventralen Vorderstrangfeldes fort.

Den Hauptanteil an der Innervation der Genitalien und der Erektion und Ejakulation des Mannes und den beim Weibe analogen Vorgängen hat das vegetative Nervensystem, bei dem wir zwei große Gruppen unterscheiden, das sympathische und das parasympathische (früher autonome) System (Langley-Anderson). Beim parasympathischen System unterscheiden wir eine kranial-bulbäre und eine sakrale Gruppe. Die sympathischen Fasern setzen sich vom mittleren Teil des Rückenmarkes durch die weißen Rami communicantes in den Thorakalnerven und den 4—5 ersten Lumbalnerven mit dem Grenzstrang, mit dem Gangl. cervicale. sup. und inf. und Gangl. stellatum in Verbindung und schließen sich durch die grauen Rami communicantes den Spinalnerven an.

Die parasympathischen Fasern entspringen aus dem Mittelhirn, dem verlängerten Mark und dem sakralen Teil des Rückenmarks. Eine Teilung durch anatomische Präparation ist nicht ausführbar. Wir verdanken eine Differenzierung dieser beiden Systeme pharmakologischen Untersuchungen, die speziell durch die Arbeiten von Meyer und Gottlieb wesentlich gefördert wurden. Das sympathische System und das parasympathische (kranial-bulbär-sakrale autonome) stehen in einem physiologischen, funktionellen und pharmakologischen Gegensatz. Die Nervenfaser zwischen Zentralnervensystem und Ganglienzellen heißt präganglionäre Faser, die von den Nervenzellen des Ganglions ausgehende postganglionäre Faser. Fast ausnahmslos wird die vegetative Faser außerhalb des Rückenmarks nur an einer Stelle unterbrochen. Aus den Zellen des eingeschalteten Ganglions entspringt ein neuer Achsenzylinder, der nunmehr ohne Zwischenschaltung von Zellen bis zur Peripherie verläuft (Langley). Gemeinsam ist beiden Systemen ihre Reaktion auf Nikotin. Die Umschaltstelle von der prä- in die postganglionäre Faser wird nach einer anfänglichen Reizwirkung gelähmt, so daß damit der Übergang zum postganglionären Neuron blockiert ist. Die meisten Organe besitzen eine doppelte, vegetative Innervation, vom sympathischen und vom parasympathischen System aus, diese Innervation ist fast stets eine antagonistische. Die sympathischen Endapparate werden elektiv erregt durch Gifte der Adrenalingruppe; auf das parasympathische System wirkt es nicht. Die autonomen Endapparate reagieren mit Erregung auf Gifte der Cholingruppe, mit Lähmung auf Gifte der Atropingruppe (Atropin, Muskarin, Pilokarpin, Physostigmin). Atropin vereitelt den Erfolg der Reizung lediglich autonom fördernder Nerven (Fröhlich und Löwi). (Die schweißtreibenden Nerven bilden eine Ausnahme und sollen hier nicht näher besprochen werden.) Die Nitrite sind Mittel zur elektiven Unterbrechung autonomer hemmender Nervenimpulse.

Nach anderen neueren Anschauungen wird immermehr auf das Zusammenwirken von autonomem und sympathischem System hingewiesen. Es soll kein Antagonismus zwischen diesen beiden Systemen bestehen, vielmehr erhöht sich bei Reizzuständen des Sympathikus auch gleichzeitig mehr oder weniger der Tonus im autonomen System (Hofbauer). Diese wichtige, unsere frühere Anschauung umstoßende Lehre soll hier nicht näher kritisch beleuchtet und bewertet werden. Ein kurzer Hinweis mag genügen. Die antagonistische Reaktion des Sympathikus und Parasympathikus auf jene Gifte braucht ja nicht einen unvereinbaren Gegensatz zu der Tatsache zu bilden, daß Reizzustände des einen Systems auch im anderen eine Tonussteigerung zur Folge haben kann. Man hat die klinisch beobachtbaren funktionellen Reizzustände dieser Systeme ebenfalls in „vagotonische" und „sympathicotonische" trennen wollen (Eppinger, Heß); allein obwohl diese Trennung für die einzelnen Symptome derartiger Reizzustände restlos möglich ist, und obwohl sich Fälle mit rein vagotonischen oder rein sympathicotonischen Syndromen nicht selten finden, so ist doch in der Regel bei funktionellen Reizzuständen zu beobachten, daß beide Systeme in ihrem Tonus alteriert sind.

Durch die pharmakologische Differenzierung ist uns die anatomische Kenntnis dieser beiden Gruppen des vegetativen Systems in großen Zügen erst ermöglicht, in den feinsten Einzelheiten ist dies vorläufig noch nicht möglich, da sich sympathische und parasympathische Fasern vielfach innig durchflechten und eine funktionelle Unterscheidung unmöglich machen. Im allgemeinen nimmt man an, daß das vegetative System sich nur aus zentrifugalen Bahnen zusammensetzt, wenn auch klinische und experimentelle Erfahrungen darauf hinweisen, daß dem Sympathicus viscero-sensible, also zentripetal-leitende Fasern beigemengt sein müssen (L. R. Müller). Auch im vegetativen Nervensystem verlassen die visceromotorischen Bahnen das Rückenmark durch die vorderen Wurzeln, die viscerosensiblen Fasern durch die hinteren Wurzeln. Wir wollen, da wir es mit einem zum mindesten in der überwiegenden Masse zentrifugalen System zu tun haben, auch in der Besprechung diese Funktionsrichtung berücksichtigen und mit dem im Gehirn gelegenen Neuron beginnen. Eckhard verfolgte den Verlauf der Nn. erigentes bis ins Gehirn und Rückenmark und fand bei Reizung der Pons und der Crura cerebri bei Eintritt in das Großhirn Erektion, durch Reizung des Kleinhirns trat keine Erektion auf. Diese Befunde haben im gewissen Sinne eine Bestätigung erfahren durch die Untersuchungen von Lichtenstern und Aschner.

Lichtenstern beobachtete nach elektrischer Reizung des Hypothalamus anhaltende Blasenkontraktionen. Der Reiz wird der Blase auf dem Wege der Nn. erigentes mitgeteilt, die Austrittsstelle im Rückenmark ist zwischen S 2—3. Eine Einwirkung auf Uterustuben oder Samenstränge ist nicht beobachtet. Dieses Zentrum im Hypothalamus funktioniert selbständig, der Reiz ist wirksam, auch wenn die Großhirnhemisphären entfernt sind.

Unabhängig von Lichtenstern hat besonders Aschner seine Untersuchungen über die Physiologie des Zwischenhirnes angestellt. Die autonomen und sympathischen Fasern als cerebrale Vertretung der Eingeweidefunktionen erstrecken sich nicht nur bis zum 4. Ventrikel, sondern noch weiter cranialwärts bis zum Boden des 3. Ventrikels. Verletzung des Zwischenhirnbodens erzeugt hochgradige Genitalatrophie, im Hoden Zugrundegehen der spermatogenen Elemente, in den Ovarien Hemmung der Follikelreifung. Wir haben nach Aschner an der bezeichneten Stelle des Zwischenhirnes im Hypothalamus ein cerebrales Zentrum des Sympathikus zu sehen, und zwar das bis jetzt am weitesten kranialwärts beobachtete.

Das Vorhandensein eines lebenswichtigen, vegetativen Zentralorganes im Zwischenhirn wird durch die Beobachtung Leschkes nahegelegt, daß die leiseste Berührung der Zwischenhirnbasis mit einem in schwache Suprareninlösung (1 : 10 000) getauchten Tupferendes den augenblicklichen Tod des Versuchstieres herbeiführt. Suprarenin ist das spezifische Reizmittel für den Sympathikus.

Karplus und Kreidl glauben ebenfalls im Zwischenhirn ein Zentrum für den Sympathikus, speziell für den Halssympathikus gefunden zu haben. „Es scheint berechtigt anzunehmen, daß bei Carnivoren und beim Affen (Macacus) im Zwischenhirn ein von der Rinde unabhängiger, zentraler Mechanismus für den Halssympathikus gelegen ist, und daß ein wesentlicher Anteil dieses Zentralapparates im Hypothalamus liegt." Die Erregung zieht von der erwähnten Stelle durch den gleichseitigen Hirnschenkel, kreuzt weiter spinalwärts, die Seite zum Teil und wird schließlich durch die beiden Halssympathici zu den Augen geleitet.

Da wir weiter kranialwärts bis jetzt die vegetativen Fasern mit exakter Sicherheit nicht verfolgen können, so nehmen wir im Hypothalamus den Beginn des ersten Neurons an, und zwar nicht nur für den Halssympathikus, sondern ganz allgemein für das gesamte vegetative System. Die Fasern ziehen dann durch die Crura cerebri, durch die Pons, durch das verlängerte Mark in das Rückenmark und treten in verschiedener Höhe aus dem Mittelhirn und dem Mark in die vorderen Wurzeln. Vorher endet das erste Neuron in bestimmten sympathischen Kernen, von denen aus das zweite vegetative Neuron beginnt. Und zwar haben wir in der Höhe des oberen Lendenmarkes die Ganglienzellen des Nucleus sympath. lat. sup. in der Spitze des Seitenhornes. Diese Zellgruppe erstreckt sich vom Zervikalsegment 8 bis Lumbal 3.

Der Nucleus sympath. lat. inf. liegt im Winkel von Hinterhorn und Seitenhorn und erstreckt sich vom 2. bis 5. Sakralsegment.

Der Nucleus sympath. medial. im medialen Teil des Vorderhornes befindet sich vom 4. Lumbalsegment bis 5. Sakralsegment. Eine Differenzierung dieser Ganglienzellen in sympathische und parasympathische durchzuführen, ist bis jetzt nicht gelungen. Die Zellen im unteren Sakralmark, die Zellen des Intermediolateraltraktus, heben sich besonders deutlich von der Umgebung ab. Sie stehen den Funktionen von Blase, Mastdarm und Genitalien vor. Die periphere Endigung des 1. Neurons ist ein feinmaschiger Kork, der die multipolare Zelle des 2. Neurons umhüllt.

Nachdem die vegetativen Neuriten durch die vorderen Wurzeln das Rückenmark verlassen haben, erfahren die Fasern noch einmal in extramedullär gelegenen Ganglienzellen eine Umschaltung, um dann als 3. Neuron zu den Erfolgsorganen zu ziehen.

Alle Ganglienzellen des vegetativen Systems senden zahlreiche Fortsätze nach allen Richtungen aus, in den Ganglienknoten des Grenzstranges im Ganglion stellatum und in den prävertebralen Ganglien, Ganglion solare und Ganglion mesent. inf. finden sich Ganglienzellen, die lange Dendriten strahlenförmig nach allen Seiten ausstrecken. Im Pl. prostaticus und cavernosus und in anderen den Organen unmittelbar anliegenden Geflechten finden sich hauptsächlich solche Zellen, deren intrakapsuläre Dendriten sich hakenförmig abbiegen. Der Grundtyp aller Zellen des vegetativen Systems ist derselbe, nur die Dendriten gestalten sich je nach der Funktion des Organes etwas verschieden. Beim Menschen hat die sympathische Ganglienzelle meist nur einen Kern, beim Kaninchen meist zwei.

Es kann in diesem Zusammenhang nicht unsere Aufgabe sein, die Anatomie des gesamten vegetativen Nervensystems zu besprechen, sondern wir wollen uns auf die Nerven beschränken, die für die Innervation der Potenz wichtig sind, d. i. der Beckenteil des Sympathikus und die sakralautonomen Nervenfasern.

Der Beckenteil des Sympathikus beherrscht die glatten Muskeln und Blutgefäße der Haut der Anogenitalgegend, des Penis und der Vagina. Der Pl. hypogastricus ist ein breiter Nervenstrang, paarig angelegt, bildet die Fortsetzung des unpaarigen Pl. aorticus (mit dem Gangl. mes. sup.). In ihm ist das Gangl. mesent. inf. eingeschaltet, an der Wurzel der Art. mesent. inf. gelegen, das seine präganglionären Fasern mit dem Pl. lumbalis aus den vorderen Wurzeln des 1. bis 4. Lumbalsegmentes erhält. und seine postganglionären Fasern zum Kolon und in Gestalt der Nn. hypogastrici zur Blase, insbesondere deren Sphinkter sendet, ferner zum Uterus, den Tuben und der Vagina. (Landois.)

Die Spermatikalganglien, im Gebiete der Art. mesent. inf. gelegen, sind Umschaltstellen für sympathische Fasern, die zum Fundus uteri, zu den Tuben und Ovarien ziehen, beim Manne zu Hoden und Nebenhoden.

Bei der Frau entspringen aus dem Pl. hypogastricus der Pl. uterovaginalis, zwischen den Blättern des Lig. latum liegend, versorgt Gebärmutterhals und oberen Teil der Vagina, und der Pl. vesicovaginalis mit Nervenfasern zum unteren Teil der Scheide.

Es ist nicht mit Sicherheit zu sagen, ob diese beiden zuletztgenannten Plexus nur sympathische Fasern enthalten; wahrscheinlich sind sie sehr stark mit parasympathischen Fasern durchmischt.

Die sakralautonomen, parasympathischen Fasern, in ihrer Gesamtheit als N. pelvicus bezeichnet, stammen in der Hauptsache aus dem 1. bis 4. Sakralsegment und sind dem Pl. pudendalis beigemischt, die Wurzel der Nn. erigentes (Eckhard) im speziellen verläßt mit dem 2. bis 3. Sakralnerven das Rückenmark. Von den Sakralnerven ziehen feine Stränge zum Pl. prostaticus, Pl. vesicoseminalis (2. bis 4. Sakralnerven), Pl. ductus deferentialis und Pl. cavernosus, und gehen dann über in die Nn. cavernosi.

Bei der Frau ist wohl das Frankenhäusersche Ganglion cervicale, das im parametranen Bindegewebe über dem Scheidengewölbe an den Seiten der Cervix uteri gelegen ist, dem parasympathischen System zuzuzählen. Ebenso enthält der Pl. cavernosus, der mit der Art. pudenda communis durch das Lig. triangulare urethrae zur Klitoris zieht und sich in die Corp. cavernosa einsenkt, sakralautonome Fasern. Nach Jung sind in der Vagina einzelne Ganglienzellen gefunden worden, in der Klitoris sind reichlich Ganglienzellen vorhanden, die Frage nach der Existenz von Ganglienzellen im Uterus ist noch nicht geklärt.

Um noch einmal kurz zusammenzufassen, der spinale Pl. lumbosacralis versorgt die Genitalien mit motorischen und sensiblen Fasern, der N. hypogastricus liefert die sympathischen, der N. pelvicus die parasympathischen Fasern für die Geschlechtsteile.

Welches ist die Funktion dieser Nerven, wie müssen sie in funktioneller Hinsicht wirken, wenn bei dem Individuum, sei es Mann, sei es Weib, die Vorgänge ausgelöst werden sollen, die einen Koitus und eine Zeugung ermöglichen, das heißt Erektion und Ejakulation?

Die Erektion beim Manne, das ist die Blutfülle der Schwellkörper des Penis und die Steifung des Gliedes, bei der Frau die Hyperämie der Corp. cavernosa, der Klitoris und des Vestibulum vaginae kommt zustande durch Reizung der Nn. erigentes, die gefäßerweiternde Fasern führen.

Wir müssen drei Entstehungsmöglichkeiten für die Erektion berücksichtigen: 1. rein psychisch, dies setzt eine Verbindung des Gehirnes mit dem N. erigens voraus, gegeben durch die Existenz von Fasern, die das Rückenmark im obersten Lumbalmark verlassen. Da wir, wie wir noch sehen werden, das spinale Zentrum für die Erektion in das untere Sakralmark verlegen müssen, so wird die psychisch bedingte Erektion durch Zerstörung des Markes unterhalb des obersten Lumbalsegmentes nicht gestört. Die Tierexperimente L. R. Müllers (Zeitschr. f. Nervenheilk. 30) sind in diesem Sinne zu deuten, es kommt bei diesen Tieren, denen der untere Rückenmarksabschnitt herausgenommen ist, zur psychisch bedingten Erektion bei Annäherung einer läufigen Hündin. Die Ausübung des Koitus ist bei männlichen Tieren durch die Lähmung der hinteren Extremitäten rein mechanisch behindert.

Wird auch der oberste Teil des Lendenmarkes entfernt, dann ist keine Erektion mehr möglich. Auch wenn bei Tabikern das Erektionsvermögen auffällig lange erhalten bleiben kann, so müssen wir an ein Intaktsein dieser Nervenfasern denken, die vom oberen Lendenmark direkt zum N. erigens ziehen.

Eine Tatsache ist es, daß zuweilen während des Entstehens von Querschnittserkrankungen, hauptsächlich wenn diese im Hals- oder oberen Brustmark liegen, eine dauernde Erektion des männlichen Gliedes beobachtet wird. Dieselbe ist wohl durch Reizung der Fasern an der Querschnittsstelle bedingt, wohl niemals kommt es dabei zu einer vollständig ausgebildeten Erektion, wie auch die leichte Steifung des Gliedes nicht mit einem Wollustgefühl verbunden ist. Hierher gehört auch die Erektion bei Erhängten.

Der zweite Entstehungsmodus ist die reflektorisch bedingte Erektion. Die Reflexbahn verläuft von der Glans penis (bzw. clitoridis) durch den N. dorsalis penis (clitoridis), N. pudend. comm. durch die hintere Wurzel des 3. Sakralsegmentes. Von dort springt der Reflex mittels intramedullärer Kollateralen auf die entsprechenden sympathischen Kerne im Sakralmark und verläßt dann durch die vordere Wurzel, dem 2. bis 3. Sakralnerven beigemischt, als N. erigens das Mark.

Die Auslösbarkeit dieses Reflexes ist an die Intaktheit des 2. bis 3. Sakralsegmentes gebunden. Es kann eine Erektion nur rein mechanisch ausgelöst werden, wenn auch eine Durchtrennung des Rückenmarks oberhalb dieser Sakralsegmente, die eben besprochene psychisch bedingte Erektion unmöglich machen. Wir erinnern an die diesbezüglichen Experimente Müllers, der männliche Hund verhielt sich bei der Annäherung einer läufigen Hündin absolut ruhig, dagegen konnte durch Friktion des Penis Erektion ausgelöst werden.

Die dritte Entstehungsmöglichkeit der Erektion ist die „automatische“, sie ist vom Rückenmark unabhängig, ihr Zustandekommen ist auch bei Zerstörung aller in Frage kommenden spinalen Abschnitte möglich. Diese Art der Erektion ist vom Füllungszustand der Samenbläschen und der Harnblase abhängig (morgendliche Erektion beim Erwachen). Es ist meines Wissens bis jetzt nicht bekannt und kaum darauf geachtet worden, ob wir auch beim Weibe morgens eine Blutüberfüllung der Klitoris und des Scheidenvorhofes vorfinden; aber ähnliche Zustände sind sicher als wahrscheinlich anzunehmen. Das Zentrum hierfür ist in den Ganglienzellen des Pl. hypogastricus zu suchen. Auch bei Unterbrechung ihrer spinalen Verbindungen ist noch Erektion möglich, allerdings bei erloschener Sensibilität.

Es ist nicht nötig, eine besondere Erklärung für den Erektionsmechanismus der Klitoris zu suchen. Die Vorgänge sind die gleichen wie beim Manne, wie ja auch die Innervationsverhältnisse sich beim Mann und Weib im Prinzip nicht unterscheiden.

Diese drei verschiedenartig bedingten Erektionsmöglichkeiten klären manchen Widerspruch in der Literatur, geben wohl auch eine Erklärung dafür, daß L. R. Müller ein selbständiges Erektionszentrum, nur außerhalb des Markes annahm.

Wir müssen das spinale Erektionszentrum in der Höhe des zweiten bis dritten Sakralsegmentes suchen, sowohl Tierexperimente, als auch die klinische und pathologisch-anatomische Beobachtung speziell bei Querschnittserkrankungen und Tabes dorsalis veranlassen uns dazu (Balint und Benedict, Peukert). Auf das Vorhandensein von höher gelegenen Genitalzentren komme ich später zurück.

Wenn wir von der Ejakulation sprechen, so wollen wir vorläufig nur die Vorgänge beim Manne betrachten. Wir haben hier unter Ejakulation die Hinausbeförderung der Keimprodukte zu verstehen, die durch Summation der Reize auf der Höhe des Aktes unter Wollustgefühl einhergeht und eine Entspannung des gesamten Körpers herbeiführt.

Die Ejakulation zerfällt in zwei Phasen (Bumke):

1. eine Kontraktion der glatten Muskulatur des Vas. deferens, der Samenblasen und der Prostata, dies ist eine Funktion des sympathischen Systems; 2. die eigentliche Ejakulation, das Herausschleudern des Samens aus der Pars prostatica der Harnröhre ist eine Funktion quergestreifter Muskeln, der Mm. ischio- und bulbocavernosi.

Die Frage nach dem Sitz des spinalen Ejakulationszentrums ist nicht einheitlich beantwortet. Nach den einen Autoren ist es im oberen Lumbalmark zu suchen, andere nehmen seine Lage im Sakralmark an, dicht oberhalb des Erektionszentrums. Tierexperimente und die klinische Beobachtung sprechen mehr für den Sitz im Sakralmark.

Sehr lehrreich ist dafür der Fall von Bernhard: Sturz eines Patienten auf das Gesäß. Blasenmastdarmfunktion gestört. Erektion kurz nach dem Unfall vorhanden, auch Koitus möglich, es findet auch eine Samenentleerung statt, was für eine Intaktheit der sympathischen Innervation spricht, doch der sezernierte Samen bleibt in dem hinteren Teil der Harnröhre zurück und fließt erst post cohabitationem langsam und tropfenweise aus der Urethra ab. Pl. lumbalis und Pl. ischiadicus ist unversehrt. Die durch das Trauma gesetzte Läsion muß unterhalb der Lendenanschwellung gelegen sein, jedenfalls aber oberhalb der Funktionen für die Erektion. Gestört war die Funktion für den M. bulbocavernos, den N. dorsalis penis und Nn. scrotales post. Das Erektionszentrum war nicht alteriert, sicher dagegen das spinale Ejakulationszentrum. Dieser Fall ist gleichzeitig ein gutes Beispiel für die Trennbarkeit von Ejakulations- und Erektionszentrum; wenn wir die Lage des Erektionszentrums im 2.—3. Sakralsegment annehmen, so entspricht die Lage des Ejakulationszentrums dem 2. Sakralsegment. L. R. Müller nimmt das Zentrum für die Ejakulation im oberen Lumbalmark an. Der Reflexbogen beginnt in den sensiblen Endkörperchen der Glans penis, geht durch den N. dors. penis, N. pudend. comm. zu einem Spinalganglion der unteren Sakralwurzeln durch die hinteren Wurzeln ins Sakralmark, dann durch Vermittlung von Reflexkollateralen zu sympathischen Kernen im oberen Lendenmark. Er verläßt durch die vorderen Wurzeln das Rückenmark und zieht im sympathischen

Pl. hypogastricus zu den Erfolgsorganen, den Samenbläschen, dem Ductus deferens und der Prostata. Diese Annahme Müllers wird erklärt durch die erwähnten, vom oberen Lumbalmark direkt zum N. erigens ziehenden Fasern.

Die neueren Erfahrungen und Beobachtungen sprechen dafür, das Ejakulationszentrum, wie oben ausgeführt, in der Höhe des 2. Sakralsegmentes zu suchen. Der Orgasmus wird ausgelöst durch den 1. Teil der Ejakulation, den Vorgang der Drüsenentleerung. Der Durchtritt des Samenblaseninhaltes durch die engen Ductus ejaculatorii und ebenso der Durchtritt des Prostatasaftes in die Posterior erzeugen das Wollustgefühl. Diese Wollustempfindung wird durch die Medulla spinalis dem Gehirn zugeführt und ist als rein zerebraler Vorgang aufzufassen. Da aber auch noch nicht geschlechtsreife Knaben ohne Ejakulation Orgasmus haben können, so ist nicht der Durchtritt der Samenflüssigkeit für das Wollustgefühl verantwortlich zu machen, sondern die Kontraktion der glatten Muskulatur von Samenblasen, Ductus deferens und Prostata. So ist bei manchen Rückenmarksaffektionen (Konus-Affektionen, Tab. dors.) der Samenerguß nicht mehr von Wollustgefühl begleitet, ebenso bei Erschöpfungszuständen, Fieber sowie unter Einfluß narkotischer Mittel. Speziell bei Tab. dors. ist hauptsächlich Abnahme der Libido und des Orgasmus zu verzeichnen, während das Erektions- und Ejakulationsvermögen auffällig lange erhalten bleiben kann. Es kann sich also in einem derartigen Falle bei intaktem Erektions- und Ejakulationszentrum um elektive Zerstörung von Fasern handeln, die in den Hintersträngen bestimmte sensible Eindrücke von der Pars post. und der glatten Muskulatur zur Körperfühlssphäre leiten, um dort durch Assoziationsbahnen uns als Wollustgefühl bewußt zu werden.

Die der männlichen Ejakulation analogen Vorgänge bei der Frau erfordern eine gesonderte Besprechung, denn es besteht vornehmlich darin ein Unterschied, daß bei der weiblichen Ejakulation keine Keimprodukte nach außen abgesondert werden. Beim menschlichen Weibe steht ja überhaupt die Ovulation, die Abstoßung eines reifen Eies, in keinem ursächlichen Zusammenhang mit dem Koitus, während bei sehr vielen Tieren, besonders den während eines Jahres nur ein oder wenige Male brünstigen, die Ovulation direkt im Anschluß an die Begattung erfolgt.

Die Beobachtungen und Erfahrungen über die weibliche Ejakulation sind überhaupt noch recht widerspruchsvoll. Vielfach wird noch angenommen, das Feuchtwerden der Geschlechtsteile, die Sekretion der Bartholinischen Drüsen sei schon die Ejakulation, das ist falsch. Diese Drüsenentleerung ist nur ein vorbereitender Vorgang, um die Einführung des Gliedes in die Scheide zu erleichtern und die Friktionen an der Vaginalwand schmerzlos zu gestalten.

Wir haben hier eine Erscheinung, die völlig analog der Sekretion der Speichel- und Magensaftdrüsen ist und durch die Pawlowschen Versuche Bedeutung erlangt hat. Schon beim bloßen Vorzeigen der Nahrung werden durch einen psychisch bedingten Reflex diese Drüsen zur Sekretion angeregt. So auch die Bartholinischen Drüsen beim Weibe. Die bloße, auch unterbewußte Vorstellung des Koitus kann genügen, um diese Drüsen in Tätigkeit zu setzen. Noch eine Analogie ist wichtig. Das Zentrum für die Speicheldrüsen ist verschieden stark reizbar, je nachdem das Versuchstier satt oder hungrig ist, „es ist abhängig vom verschiedenen Bestande des Blutes beim hungrigen oder satten Tiere" (Pawlow). Auch die Bartholinischen Drüsen reagieren leichter mit Sekretion bei einer „geschlechtshungrigen" Frau, als bei einer Frau, die geschlechtlich gesättigt ist.

Wir haben gesehen, daß die männliche Ejakulation in zwei Phasen zerfällt, der Kontraktion der glatten Muskulatur, einer Funktion des sympathischen Systems, und einer Funktion quergestreifter Muskeln, der Mm. ischio- und bulbocavernosi, die den Samen nach außen befördern. Bis auf die Hinausschleuderung der Keimprodukte haben wir diese Vorgänge auch beim Weibe. Auch bei der Frau haben wir als zweite Phase, wenn auch oft nur in sehr abgeschwächter Form, eine Kontraktion der Mm. bulbo- und ischiocavernosi, ja zuweilen eine Zusammenziehung der gesamten Beckenbodenmuskulatur, die wohl hauptsächlich den Sinn haben soll, ein Wiederhinausfließen des Samens zu verhindern.

Ebenfalls spielt bei der Frau auf der Höhe des Aktes die erste Phase, die Kontraktion der glatten Muskulatur eine bedeutende Rolle. Es kontrahieren sich die Tuben und die Uterusmuskulatur. Dies ist eine Funktion des vegetativen Nervensystems.

Wir sind über den Anteil des sympathischen und parasympathischen Nervensystems durch die Untersuchungen von Basch, Hoffmann und Fellner unterrichtet. Die Versuche hatten folgendes Ergebnis: 1. Die Nn. hypogastrici sind die motorischen Nerven für die Längsmuskulatur und die hemmenden für die Ringmuskulatur der Zervix. Sie sind auch die motorischen Nerven für die Ringmuskulatur des Corpus uteri und die hemmenden für die Längsmuskulatur. Die Nn. hypogastrici gehören dem sympathischen System an.

2. Die Nn. erigentes (parasympathisch) sind die motorischen Nerven für die Ringmuskulatur und die hemmenden für die Längsmuskulatur der Zervix, sie enthalten motorische Fasern für die Längsmuskulatur des Corpus und hemmende für die Ringmuskulatur.

Die Innervation durch den Sympathicus und den Parasympathicus ist also eine antagonistische.

Diese eigentümlichen, gekreuzten Innervationsverhältnisse sind entwicklungsgeschichtlich aus dem Verlauf der Muskelfasern zu erklären. Nach Hoffmann und Bayer scheint ein Teil der Längsmuskulatur des Uterus in die Ringmuskulatur der Zervix überzugehen. Die gleichen antagonistischen Innervationsverhältnisse zeigt die Vagina. Dort ist der N. erigens der motorische Nerv für die Längsmuskulatur der Vagina und der hemmende für die Ringmuskulatur. Der N. hypogastricus ist der motorische Nerv für die Ringmuskulatur und der hemmende für die Längsmuskulatur.

Die motorischen und hemmenden Nerveneinflüsse, die auf die Zervixmuskulatur wirken und der Uterusmuskulatur entgegengesetzt sind, haben nach Fellner den Sinn, daß sich bei der Kontraktion der Längsmuskulatur des Korpus das Orificium int. (Sphinkter int.) schließt und gewissermaßen eine Barriere bildet.

Beim Manne wird durch die Kontraktion der glatten Muskulatur der Orgasmus ausgelöst, d. h. durch den ersten Teil der Ejakulation, den wir als eine Funktion des vegetativen Nervensystems kennen gelernt hatten.

O. Adlers Fall I, wo die Patientin angab, daß „der eingeführte Finger auf der Höhe des Orgasmus leichte Zusammenziehungen des ganzen Scheideninnern empfindet", illustriert diese Vorgänge deutlich. Wir können mit O. Adler darin übereinstimmen, daß der muskulöse Apparat die erste und bedeutendste Rolle bei der Erzeugung des höchsten Wollustkitzels spielt. „Orgasmus, d. h. die Akme der Libido, das höchste Wollustgefühl, ist physiologisch identisch mit Kontraktion der Geschlechtsmuskulatur — das Fehlen, Ausbleiben dieser höchsten Empfindung ist zugleich ein Ausbleiben ihrer Zusammenziehung." Ich möchte betonen, daß nur die Kontraktion der glatten Muskulatur für das Zustandekommen des Orgasmus verantwortlich zu machen ist, nicht die der quergestreiften Muskulatur, die der zweiten Phase der Ejakulation entspricht. Die hier in Aktion tretenden Muskeln sind an und für sich viel schmächtiger und geringer entwickelt als beim Manne, sie können willkürlich kontrahiert werden, ohne eine Spur von Wollustgefühl auszulösen. Wenn wir uns klar gemacht haben, daß der Orgasmus an die Kontraktion der glatten Muskulatur gebunden ist, so ist noch ein Wort zu sagen über die Reize, die zum Orgasmus führen. Es gibt wohl keine Stelle des Körpers, die nicht bei einzelnen Individuen zu einer erogenen Zone werden kann, von der dann der Orgasmus ausgelöst werden kann, sei es, daß nur die Reizung dieser Stelle die höchste Wollust erzielen kann, sei es, daß dieser Ort die Auslösung erleichtert. Die Glans clitoridis und das Vestibulum der Scheide sind allerdings die bevorzugten Stellen, an denen dann noch individuell verschiedene Reizpunkte lustverstärkend wirksam sind.

Unter Berücksichtigung des vorher Gesagten würde der Geschlechtsakt beim Weibe sich etwa folgendermaßen abspielen:

Durch Reizung an der Clitoris und am Scheideneingang und durch sinnliche Vorstellungen — psychisch — werden Nervenimpulse ausgelöst, die zu motorischen und vasomotorischen Vorgängen führen. In der ersten Phase des Aktes herrscht der N. erigens vor. Durch seine vasodilatatorische Wirkung werden die Gefäße des Uterus, das kavernöse Gewebe der Vagina und die Corp. cavernosa der Klitoris strotzend mit arteriellem Blute gefüllt, die motorischen Fasern des Erigens bringen die Längsmuskulatur des Korpus zur Kontraktion, und die hemmenden Fasern erschlaffen die Ringmuskulatur. Das Gewebe des Korpus und die Zervix werden durch die Hyperämie sukkulent. Der N. hypogastricus beschränkt sich in dieser Phase auf eine Vasokonstriktion, um die Abfuhr des venösen Blutes zu verhindern. Allmählich läßt die Wirkung des Erigens nach, die Kontraktion der Längsmuskulatur des Korpus und der Ringmuskulatur der Zervix hört auf, die Wirkung des Hypogastrikus setzt ein. Die Ringmuskulatur der Zervix erschlafft, die Ringmuskulatur des Korpus und der Tuben kontrahiert sich, dadurch klafft das Orificium int. und ext., der Zervikalkanal bildet eine offene Höhle, der ganze Uterus tritt tiefer, die Möglichkeit ist gegeben, daß das Sperma direkt in die Zervix hineingeschleudert wird. Durch die Kontraktion der Ringmuskulatur des Korpus werden die Schleimdrüsen der Uterusmucosa ausgepreßt und der Schleim herausgeschleudert — die eigentliche weibliche Ejakulation — zur Neutralisierung des sauren Vaginalsekretes. Die Menge des ausgepreßten Uterinschleimes wechselt von einer geringeren Sekretion bis zu einem profuseren Erguß. Die Stärke des Wollustempfindens steht aber nicht in einem direkten Verhältnis zur Stärke der Absonderung.

Ähnlich wie bei tabischen Männern ist auch das Verhalten des Orgasmus bei tabischen Frauen, nur daß hier Libido und Voluptas meist schon von Beginn der Erkrankung an schwächer oder nur wenig entwickelt sind, im Gegensatz zum Manne. Die Kontraktion der Ringmuskulatur von Tuben und Korpus wird nicht empfunden. Damit hängt auch die absolute Schmerzlosigkeit des Geburtsverlaufes zusammen, die für Tabes fast typisch ist. Die Menstruation ist meist regelmäßig.

Wenn über den Sitz der spinalen Genitalzentren im großen und ganzen Klarheit herrscht, so sind die Anschauungen über eine zerebrale Lokalisation der Genitalzentren noch nicht aus dem Stadium der Hypothese herausgekommen. Alle Funde und Befunde halten einer sachlichen Kritik nicht stand. Gall war der Erste, der versucht hat, für die sexuellen Funktionen ein Zentrum im Kleinhirn anzunehmen, und zwar hat er die Stärke des Geschlechtstriebes in Vergleich gesetzt zur Größe des Kleinhirns. Der männliche Geschlechtstrieb ist lebhafter, das Kleinhirn des Mannes ist umfangreicher. Moebius bemühte sich, die Gallsche Hypothese zu stützen, während Flourens (zitiert bei Ellinger) als Erster ihr mit Experimenten entgegentrat. Hähne mit zerstörtem Kleinhirn hatten Libido, nur konnten sie infolge der Störung des Gleichgewichtes sich nicht auf dem Rücken der Hennen halten.

Rieger führt gegen Galls Lehre von der Lokalisation des Geschlechtstriebes im Kleinhirn und gegen Moebius' Verteidigung eine heftige, weit über das Ziel hinausschießende Polemik. Seine scharfen Angriffe gegen die ganze Organotherapie, die nach seiner Ansicht in die Dreckapotheke gehöre, muten uns heute veraltet an.

Luciani, der bekannte Kleinhirnforscher, hat sich auch mit diesen Problemen beschäftigt, nur stehen seine Experimente im direkten Gegensatz zur Gallschen Lehre. „In der Geschichte meiner am Kleinhirn operierten Hunde kommen so häufig Episoden von Liebesszenen um so geilerer, groteskerer Art vor, je weniger meinen Hunden das Belegen und meinen Hündinnen das Belegtwerden glückte, daß man sich ernstlich fragen dürfte, ob der cerebellare Ausfall nicht etwa — vielleicht auf indirektem Wege — eine gewisse Zügellosigkeit der fleischlichen Genüsse herbeiführt. Auch waren die Liebesverhältnisse nicht ohne Folgen; im Gegenteil, Schwangerschaften, Geburten und Wochenbett folgten einander so häufig, daß mein Laboratorium in ein Gebärhaus verwandelt zu sein schien." Die Eingriffe am Kleinhirn haben also keine Störung im Sinne einer Abschwächung oder Aufhebung der Libido gehabt, eher wäre eine gewisse Zunahme zu verzeichnen. Der Pathologe Serres glaubt, der Wurm stehe in Beziehung zum Geschlechtstrieb.

Ceni exstirpierte jungen und erwachsenen Hähnen eine Großhirnhälfte, danach sollen Rückbildungserscheinungen an den Genitalien eingetreten, und bei ausgewachsenen Tieren soll der sexuelle Instinkt geschwunden sein. Wichtige Beiträge zu dieser Frage liefert der Goltzsche großhirnlose Hund. Weder um Tiere noch um Menschen bekümmerte sich diese Hündin. Einen ihn berührenden Hund beachtete sie gar nicht. Der Geschlechtstrieb schien völlig zu fehlen; auch die äußeren Zeichen der Brunst konnten in der langen Beobachtungszeit von anderthalb Jahren an dieser Hündin ohne Großhirn nicht wahrgenommen werden. Danach glaubt Goltz ein Genitalzentrum im Großhirn annehmen zu dürfen. Nach Krafft-Ebing lassen die nahen Beziehungen, in welchen Sexualleben und Geruchsinn zueinander stehen, vermuten, daß die sexuelle und Olfaktoriussphäre in der Hirnrinde einander räumlich nahe und durch Assoziationsbahnen verknüpft sind. Das Zustandekommen des Wollustgefühles stellt eine psychische Leistung des Bewußtseinsorganes dar.

Der entscheidende Faktor ist ein zerebraler Vorgang (kortikaler), das spinale Ejakulationszentrum kann überaus anspruchsfähig sein (gewisse Zustände von reizbarer Schwäche auf Grund von Neurasthenie), ohne daß der ejakulatorische Akt von einem Wollustgefühl begleitet zu sein braucht. Die Möglichkeit des Eintretens und die Intensität des Wollustgefühles ist abhängig von Grad und Art der Anspruchsfähigkeit des kortikalen Zentrums. Bei der Frau ist nicht nur die Libido, sondern auch die Erregbarkeit des kortikalen Wollustzentrums zur Zeit der Menses größer. Der Zustand der Anspruchsfähigkeit des kortikalen Zentrums erklärt auch den Einfluß psychischer Vorstellungen im Sinne einer Verstärkung oder Herabminderung des Wollustgefühles. Erfahrungsgemäß spricht das Ejakulationszentrum des Weibes ab origine weniger leicht an als das des Mannes, seine Funktion entwickelt sich erst allmählich durch den sexuellen Verkehr. Soweit Krafft-Ebing.

Ferrier vermutet den Sitz des Sexualzentrums auf Grund von Experimenten an Affen im Gyrus fusiformis und lingualis im Anschluß an den Uncus. Pussep hat durch Reizung einer kleinen Stelle hinter dem Sulcus cruciatus Erektion und Ejakulation, durch Exstirpation Verschwinden der Libido beim Hunde erzeugt. Bechterew konnte Reizwirkungen und Hemmungswirkungen auf die Scheidenbewegung vom Gyrus sigmoideus aus auslösen. Bei Rindenreizung speziell bei Nagern erzielte er Uteruskontraktionen. Bei Reizung des hinteren Teils des Gyrus sigmoideus trat Spannung und Größenzunahme des Penis ein. Bei Zerstörung dieser Zentra im Gyrus sigmoideus war keine Libido mehr beim Hunde vorhanden, bei Beschädigungen in anderen Hirngebieten blieb der Geschlechtstrieb erhalten. Vallentin-Spiegelberg verlegen das übergeordnete Zentrum für alle Funktionen des Uterus in das Kleinhirn, Kilian und Schlesinger vermuten dasselbe in der Medulla oblongata, Frankenhäuser im Kleinhirn und Medulla oblongata. Die letztgenannten Autoren verzichten auf eine genauere Lokalisation.

Es spricht nicht für die Beweiskräftigkeit der Experimente, daß jeder Forscher an einer anderen Stelle des Groß- oder Kleinhirns das vielgesuchte, zentrale Sexualzentrum gefunden haben will. Alle diese Versuche halten einer exakten Kritik nicht stand und können auch anders gedeutet werden. Daß die Goltzsche Hündin keine sexuellen Instinkte zeigte, ist bei der Zerstörung sämtlicher Assoziationsbahnen nicht verwunderlich. Wenn auch die Erscheinungen der Brunst ausblieben, so ist dies auf eine Läsion des sympathischen Zentrums am Boden des 3. Ventrikels zurückzuführen. Müller und Dahl glauben nicht an ein umschriebenes Zentrum für die Erektion und Ejakulation im Gehirn, ebenso nicht für den Geschlechtstrieb. „Die Libido ist ebensowenig wie die Angst und der Schrecken oder die Freude auf eine bestimmte Stelle des Gehirns, auf ein Zentrum zu lokalisieren; sie ergreift das ganze Zentralnervensystem. Alle Stimmungen und damit auch die Geschlechtslust sind ein Produkt von Assoziationen. Unerläßlich notwendig zur Auslösung der Geschlechtslust ist es aber, daß das Zentralnervensystem unter dem Einfluß der inneren Sekretion der Geschlechtsdrüse steht. Erst unter der Einwirkung dieser inneren Sekrete ist das Großhirn imstande, auf Grund von Assoziationen mit einer geschlechtslustigen Stimmung zu reagieren."

Letztere Auffassung deckt sich im wesentlichen mit unseren auf Grund klinischer Erfahrungen gewonnenen Anschauungen.

Bevor wir nun eine Einteilung der verschiedenen Formen von Impotenz aufstellen, mögen uns einige Betrachtungen allgemeiner Art gestattet sein. Was die Natur vielen im Übermaß gewährt, hält sie anderen Sterblichen vor, ohne nach des Einzelnen Wünschen und Wollen zu fragen. So sehen wir auf der einen Seite zahlreiche Menschen mit stärkstem Liebeshunger, mit einem Übermaß von Zeugungskraft und Zeugungslust ihr Dasein verbringen, während andere leidenschaftslos, oder von Sehnsucht nach versagter Leistungsfähigkeit erfüllt, dahinleben. Wie manches Ehepaar in glänzender äußerer Lage erstrebt vergeblich die Geburt eines Kindes, während viel ärmere Personen — der Ausdruck Proletarier leitet sich ja von dem Wort proles = Nachkommenschaft ab — eine ganze Schar von Knaben und Mädchen ihr eigen nennen, die sie kaum zu ernähren imstande sind! Erst vor kurzem suchte mich ein Ehepaar auf, das aus Wladiwostok nach Berlin gekommen war, um hier eine künstliche Befruchtung vornehmen zu lassen. Der Mann 42 und die Frau 36 Jahre alt, waren seit 12 Jahren verheiratet. Die Ehe war bis auf das fehlende Kind vollkommen zufriedenstellend. Um die Ehe fruchtbar zu gestalten, waren bereits eine große Anzahl von Kuren vorgenommen, so hatte die Frau viele Badeorte aufgesucht, deren Quellen im meist unbegründeten Rufe stehen, die weibliche Sterilität zu beheben; auch einer klimatischen Kur in Ägypten hatte sie sich zu diesem Zwecke unterzogen. Die eingehende innere Untersuchung ergab bei der Frau etwas hypotrophische, aber sonst völlig gesunde, fortpflanzungsfähige Sexualorgane; beim Mann dagegen völlige Azoospermie in einem sehr reichlichen Ejakulat, das ausschließlich der Prostata und den auxiliären Geschlechtsdrüsen entstammte. Die Ursache dieses Mangels jeglicher Samenfäden lag in doppelseitiger Nebenhodenentzündung auf gonorrhoischer Grundlage, die, wie nur widerstrebend zugegeben wurde, im 16. Lebensjahr bestanden hatte. Wiederholt hatten ihnen Verwandte und Ärzte nahegelegt, ein fremdes Kind zu adoptieren; dazu konnte sich die Frau aber nicht entschließen, wie sich meiner Erfahrung nach überhaupt die vollen mütterlichen Instinkte nur in Ausnahmefällen auf nicht selbst empfangene, getragene und geborene Kinder erstrecken. Damit soll aber nicht bestritten werden, daß es auch Sonderfälle gibt, in denen kinderlose Eheleute durch Annahme fremder Kinder Zustände nervöser Verstimmtheit und Gereiztheit zum Schwinden bringen können, die ihnen vorher viel zu schaffen machten. Ich habe mich davon wiederholt überzeugen können, wenn ich durch ärztliche Atteste zu erwirken suchte, daß das meines Erachtens überhaupt unnötig spät angesetzte Adoptionsalter von 50 Jahren herabgesetzt werden sollte. Ich führe ein hierher gehöriges Gutachten als Beispiel an:

„Ich bin ersucht worden, ein Sachverständigengutachten abzugeben, ob bei dem bisher kinderlosen Ehepaar Robert B. und Frau Hedwig, geb. R. aus K. noch eine leibliche Nachkommenschaft zu erwarten ist.

Herr B. ist 45 Jahre, seine Frau Hedwig $39^1/_2$ Jahr. Beide sind seit 8 Jahren verheiratet. Beide sind beruflich als Dentisten gemeinsam tätig. Ihre Ehe beruhte von vornherein mehr auf Kameradschaftlichkeit, als auf geschlechtlicher Anziehung und Neigung. Herr B. hat von Natur sehr geringe sexuelle Bedürfnisse, bis zu seiner Ehe im 38. Jahre hat er nur zweimal versucht, den Geschlechtsverkehr zu vollziehen, und zwar erst auf ärztlichen Rat. Die Versuche scheiterten aber völlig; es kam überhaupt zu keiner Erektion. In der Ehe selbst fand anfangs ein sehr seltener Verkehr statt. Herr B. empfand jedoch im Akt kein Lustgefühl, sondern Schmerzen; es stellte sich dabei Angstschweiß ein, darauf tiefe seelische Depressionen, so daß seit etwa 2 Jahren überhaupt nicht mehr ein Sexualverkehr versucht bzw. unternommen wurde. Die weitere gewissenhafte Untersuchung und Erforschung ergab, daß bei Herrn B. zweifellos ein Fall von geschlechtlicher Impotenz vorliegt. Dieses Leiden hat aber nicht gehindert, daß das Zusammenleben der Gatten, die durch ein starkes geistiges Band verbunden sind, gleichwohl ein recht glückliches geworden ist. Nicht nur der gleiche Beruf, sondern auch dieselbe Lebens- und Weltanschauung, die gemeinsame Freude an der Natur, an der Musik, sowie viele ähnliche Ab- und Zuneigungen fesseln sie aneinander und geben ihnen ein starkes Gefühl der Zusammengehörigkeit.

Unter der Impotenz des Mannes leidet Frau B. nicht, weil auch bei ihr die geschlechtlichen Bedürfnisse vollkommen fehlen. Der Mangel jeglicher Libido scheint bei ihr organisch bedingt zu sein, denn die Unterleibsuntersuchung ergibt eine Verkümmerung der Gebärmutter und der Eierstöcke, die auf einer infantilen Stufe zurückgeblieben sind. Frau B. ist die Tochter eines Zahntechnikers, dessen Beruf sie, ebenso wie 2 Brüder und 2 Schwestern, ausübt. Die Schwestern sind ebenfalls kinderlos. Auch die einzige Schwester des Herrn B., die 13 Jahre verheiratet ist, hat keine Kinder. Diese Schwester ist von Jugend auf skrofulös, während der Vater, ebenso wie fünf seiner Brüder, an Tuberkulose verstorben ist. Es ist daher auch nach den Verhältnissen der Vererbung begreiflich, daß Herr B. voraussichtlich der letzte seines Stammes bleiben wird. Herr und Frau B. haben nun den sehnlichsten Wunsch, ein Kind anzunehmen, dessen Pflege und Erziehung sie sich widmen wollen, und das ihren Namen führen soll. Dieser Wunsch ist besonders stark, seit Herr B. im Felde war. Er kämpfte an der Ostfront, von wo er vorläufig zwar entlassen wurde, jedoch mit dem Bemerken, daß er später wieder eingezogen werden kann. Die Voraussetzung zur Erfüllung bzw. Bewilligung dieses Wunsches ist nun, daß bei dem Ehepaar B. keine Kinder mehr zu erwarten sind. Auf Grund der ärztlichen Untersuchung ist die Aussicht auf Nachkommen zu verneinen. Die Wahrscheinlichkeit, daß ein Ehepaar von 50 Jahren, dem ja das Gesetz ohne weiteres die Adoption gestattet, noch ein Kind erzeugt, ist jedenfalls größer als die Wahrscheinlichkeit, daß im Falle B. noch ein Kind geboren wird. Ich halte dies sowohl aus psychischen als körperlichen Ursachen für ausgeschlossen. Daher sollte dem ideal gesinnten Ehepaar die Aufziehung eines angenommenen Kindes gewährt werden."

Das Gericht folgte dem Gutachten und trug so, wie mir spätere Beobachtungen zeigten, wesentlich zum Glücke dreier Menschen, nicht nur des Adoptivvaters B. und seiner Frau, sondern auch des angenommenen Kindes, dessen leiblicher Vater im Kriege gefallen war, bei.

In früheren Zeiten galten sowohl Beischlafsunfähigkeit als Unfruchtbarkeit allgemein als Schande, ein Standpunkt, der in vielen Gegenden, und zwar nicht nur in orientalischen, auch jetzt noch nicht als überwunden angesehen werden kann. Ich erinnere mich namentlich aus den früheren Jahren meiner Praxis vieler Beispiele, in denen Ehemänner Verspottungen ihrer Arbeitskollegen und anderer Personen ausgesetzt waren, weil ihre Ehe unfruchtbar geblieben war. Vielfach übertrugen sie dann ihren Ärger darüber auf ihre Ehefrauen, und mehr als eine hat sich zu uns geflüchtet, die deswegen von ihrem Manne schwer mißhandelt worden war. Man war in Laienkreisen nur zu sehr geneigt, die Schuld einer unfruchtbaren Ehe ohne weiteres dem Weibe zuzumessen. In manchen Ländern des Ostens gilt noch heute eine kinderlose Ehe nach einiger Zeit ohne weiteres als nicht geschlossen, in anderen zum mindesten als Scheidungsgrund. Tatsächlich liegt aber in der Mehrzahl der Fälle „die Schuld“, von der im allgemeinen natürlich nur objektiv die Rede sein kann, auf seiten des Mannes. Unter 150 kinderlosen Ehen, die ich in meiner Spezialpraxis zusammenstellte, war 36 mal die Unfruchtbarkeit bedingt durch Azoospermie des Mannes auf Grundlage gonorrhoischer Erkrankung, 14 mal lagen andere organische Genitalveränderungen, darunter 5 mal Kryptorchismus und 3 mal Varikozele (Krampfaderbruch), mit der merkwürdig oft Azoospermie verbunden ist, vor, 32 mal war die Impotenz psychisch bedingt, in der Mehrzahl der Fälle durch Homosexualität, 3 mal war der Mann schwerer Alkoholist, 2 mal Morphinist. Diesen 82 Fällen, in denen die Ursache der Kinderlosigkeit auf seiten des Mannes lag, standen 48 Fälle gegenüber, in denen die Frau der verursachende Teil war. 27 mal waren organische Unterleibsleiden, namentlich schwere Gebärmutter-Katarrhe oder Eileiterentzündungen, meist auf gonorrhoischer Basis vorhanden, 4 mal bestand Vaginismus, 17 mal waren die Frauen psychosexuell abweichend. Allerdings dürfte das zu meiner Beobachtung gelangende Material andere Zahlen aufweisen, als sie etwa eine Statistik steriler Ehen in einer Frauenklinik ergeben würde. In 19 unter 150 Fällen war es nicht möglich, eine Ursache der Unfruchtbarkeit festzustellen, da weder das männliche Ejakulat noch die weibliche Funktion irgendwelche Abweichungen von der Norm zeigten. Es sind aus der Geschichte und aus der praktischen Erfahrung genügend Fälle bekannt, in denen zwei Personen verheiratet waren, deren Fruchtbarkeit und Zeugungsfähigkeit durch Geburten, die kurz vor oder nach ihrer Ehe stattfanden, für jeden von beiden auch durch die Ähnlichkeitsprobe sichergestellt war, und die gleichwohl zusammen unfruchtbar waren. Solche Fälle zeigen nicht nur, daß es neben der angeborenen auch eine erworbene und vorübergehende Unfruchtbarkeit gibt, sondern legen auch den Gedanken nahe, daß es auch auf eine gewisse Harmonie beider, an sich fruchtbarer Ehehälften, ankommt. Hier ist noch mancherlei unklar, während das Gebiet der Impotenz im allgemeinen bereits als wissenschaftlich ziemlich gut durchforscht angesehen werden kann.

Unter den früheren Einteilungen der Impotenz verdient ihre alte Trennung in Beischlafs- und Zeugungsunfähigkeit, die Impotentia coeundi und generandi immer noch an erster Stelle genannt zu werden. Diese Unterscheidung ist aber keine scharfe. Richtig ist, daß viele Personen beischlafsunfähig sind, die zeugungsfähig sind, und daß viele Beischlafsfähigkeit besitzen, die zeugungsunfähig sind. Häufig ist aber auch das eine durch das andere bedingt. Vor allem finden wir verkümmerte Geschlechtsdrüsen, denen sowohl die äußere als die innere Sekretion fehlt. Die Folge für die Träger solcher Gonaden ist nicht nur Fortpflanzungsunmöglichkeit, sondern oft auch das Ausbleiben zerebraler Erotisierung, also psychische Impotenz. Von vielen von mir beobachteten Fällen, in denen Aspermatismus und Anandrinismus, äußerer und innerer Sekretausfall verbunden vorkommen, will ich an Hand eines Ehescheidungsgutachtens ein typisches Beispiel herausgreifen:

„Ich bin ersucht worden, in meiner Eigenschaft als medizinischer Sachverständiger für Sexualpathologie ein Gutachten abzugeben über die Beischlafsfähigkeit des Herrn Dr. R. L., geboren am 4. 10. 1889 zu Berlin. Anlaß dieses Gutachtens war die Absicht der Ehefrau, Frau Dr. L. geb. N.-B., ihre Ehe aus § 1331 BGB. wegen Beischlafsunfähigkeit ihres Gemahls anzufechten, die ihr bei Eingehung der Ehe nicht bekannt gewesen war.

Dr. L. ist das einzige Kind gesunder Eltern, doch sind in den Familien beider Eltern geistige Erkrankungen vorgekommen. Seine eigene geistige Entwicklung war normal, er gehörte stets zu den besseren Schülern (besondere Befähigung für Mathematik) und machte im Jahre 1908 die Abgangsprüfung mit $18^1/_2$ Jahren. Auch die Studentenzeit verlief ohne Besonderheiten, nur hielt sich L. vom geschlechtlichen Verkehr mit dem Weibe fern, und zwar seiner Ansicht nach, weil er „bei Prostituierten die Ansteckungsgefahr, bei anderen Mädchen die Schwängerung fürchtete". Das Bedenken, Geschlechtsverkehr nicht vollziehen zu können, ist dem Exploranden nie gekommen. Als Knabe bevorzugte er stille Spiele (Baukasten). Onanie übte er als Schüler kurze Zeit mäßig und zwar nicht aus aktivem Drang, sondern lediglich passiv durch Verführung von Mitschülern.

Im Alter von 22 Jahren lernte L. in einem Sanatorium im Harz seine spätere, damals $19^1/_2$ Jahre alte Ehefrau kennen, mit der er sich nach kurzer Bekanntschaft anfangs heimlich, später öffentlich verlobte. Der Grund der Verlobung war in erster Linie geistige Übereinstimmung. Am 30. Mai 1914 fand die Hochzeit statt. Erst einige Tage später erfolgte der erste Beischlafsversuch, der negativ ausfiel. Ebenso weitere Versuche, die in längeren Abständen (alle Monate etwa einmal) erfolgten. Nach elfmonatlicher Ehe, in der Explorand sehr angestrengt beruflich tätig war, erfolgte seine Einziehung. Nach halbjährigem Aufenthalt im Felde Versetzung zur Militärverwaltung. Dazwischen dreitägiger mit Besorgungen ausgefüllter Aufenthalt in der Heimat ohne Beischlafsversuch. Juli 16 und Juli 17 je 14tägiger Urlaub in Berlin mit je 2 negativen Versuchen, den Beischlaf zu vollziehen. Es erfolgte immer nur eine halbe Steifigkeit des Gliedes, die zum Eindringen in die Vagina nicht ausreichte, und kein Erguß. Ende Mai 1918 Dienstreise nach Berlin. Während dieses dreitägigen Aufenthaltes erklärte Frau Dr. L. ihrem Gatten, daß, wenn der Beischlaf nicht regulär erfolgen könne und mit einer Schwangerschaft (beides sei ärztlicherseits als für ihren Gesundheitszustand förderlich erachtet worden) nicht gerechnet werden könne, sie die Auflösung der Ehe betreiben müsse. Hierauf erklärte Explorand, daß nach seinem körperlichen Zustand mit dauernder Beischlafsunfähigkeit und Kinderlosigkeit gerechnet werden müsse. Darauf leitete Frau Dr. L. die Auflösung der Ehe ein. Die eingehende körperliche und psychische Untersuchung ergibt folgendes: Explorand ist 1.80 m groß, 150 Pfund schwer, Muskulatur mäßig entwickelt, Hüften des sonst schlanken Mannes relativ breit, Fettpolster gering, nur verhältnismäßig in der Brustgegend stärker entwickelt, Stimme an sich nicht auffallend hoch, doch bei Ausbildung zur Singstimme bemerkenswert hochzutreibendes Falsett. Bartbehaarung über der Oberlippe und am Kinn gering, sonst normale Körperbehaarung. Die körperliche Leistungsfähigkeit ist mäßig, die geistige Regsamkeit dagegen sehr groß, ebenso Intelligenz tadellos. Geschlechtstrieb in der Richtung normal, in der Stärke gering. Die inneren Organe, mit Ausnahme eines Herzklappenfehlers, gesund. Militärisch hauptsächlich aus diesem Grunde dauernd garnisondienstfähig. Die Geschlechtsorgane zeigen folgenden Befund: Hodensackwülste beiderseits ohne Inhalt. Leistenkanal geschlossen. Hoden auch per rectum nicht nachweisbar, dagegen ziemlich große Prostata. Samenbläschen nicht tastbar. Penis im schlaffen Zustand ca. 3, im erigierten ca. 8 cm. Dann und wann entleerten sich aus der Fossa navicularis einige Tropfen Flüssigkeit, deren Untersuchung ergab, daß Spermatozoen nicht darin enthalten sind. Es handelt sich nur um ein Sekret der Prostata und anderer Drüsen der Geschlechtskanäle. Nach der Entleerung, die meist unfreiwillig erfolgte, ein Gefühl der Abspannung und Erschöpfung, sowie Ekels vor der Unsauberkeit bei dem sonst sehr peniblen Exploranden. Ein eigentliches Lustgefühl ist außer einem leichten Kitzelgefühl nicht wahrgenommen worden.

Gutachten. Es handelt sich bei Dr. L. um eine Störung der äußeren und inneren Sekretion, bedingt durch eine organische Unterentwicklung der Geschlechtsdrüsen. An der normalen Stelle im Hodenbehälter finden sich solche überhaupt nicht vor; sollten sie irgendwo in der Bauchhöhle versteckt liegen, so muß aus den Ausfallserscheinungen gefolgert werden, daß sie völlig verkümmert sind. Infolge Mangels sexueller Inkrete und Exkrete besteht:

a) eine Impotentia generandi (Zeugungsunfähigkeit), da in dem nach außen entleerten Sekret Samenzellen überhaupt nicht vorhanden sind (Aspermie).

b) eine Impotentia coeundi (Beischlafsunfähigkeit), da in dem nach innen sich absondernden Sekret die Stoffe fehlen, welche eine volle Ausbildung der sekundären Geschlechtscharaktere und auch des Geschlechtstriebes bewirken (Anandrinismus).

Die Eigenart des Leidens bringt es mit sich, daß die Erkenntnis seiner Folgen erst allmählich sowohl dem Ehemann als der Ehefrau bewußt wurden.

Im gewöhnlichen Sprachgebrauch versteht man unter Beischlafsunfähigkeit Erektionsunfähigkeit; diese stellt denjenigen Zustand dar, der meist kurzweg als Impotenz bezeichnet wird. Die Erektionsunfähigkeit kann organisch bedingt sein, und zwar organisch peripher, spinal und zentral, je nachdem die Genitalorgane, das Rückenmark oder das Gehirn der Ort sind, in denen sich depotenzierende Prozesse etabliert und dadurch diejenigen Bahnen außer Betrieb gesetzt haben, welche in ihrem weiten Verlauf vom Gehirn durch das Rückenmark bis zu den Nervenendorganen für die Erektion notwendig sind. Die Erektionsimpotenz kann aber auch bei anscheinend organischer Unversehrtheit nur funktioneller Natur sein. Wir werden sie als eine Unterform der Sexual-Neurasthenie dann anzusehen haben, wenn weder eine körperliche noch eine seelische Ursache für sie nachweisbar ist. Die seelische Impotenz, welche wohl die verbreitetste Form darstellt, sowohl beim männlichen Geschlecht als beim weiblichen, wo sie sich allerdings nicht so sichtlich ausdrückt, ist durch Abweichungen des Geschlechtstriebes oder durch psychische Hemmungen bedingt, die sich in mannigfachster Weise, bald schwerer, bald leichter ins Gewicht fallend, von völliger Triebumkehrung und gänzlichem Triebmangel bis zu bloßen Autosuggestionen Geltung verschaffen. Während die organische Impotenz fast stets eine absolute ist, ist die nervöse und vor allem seelische Form gewöhnlich nur eine relative Impotenz, das will sagen, daß sie nur bestimmten Personen gegenüber vorhanden ist, oder richtiger, daß die Potenz nur unter ganz bestimmten Voraussetzungen besteht. Im Grunde genommen ist jeder Mensch nur relativ potent und damit zugleich auch relativ impotent, denn eine absolute Potenz allen Menschen gegenüber, ob männlich oder weiblich, alt oder jung, existiert überhaupt nicht; vielmehr ist die Potenz um so eingeengter, je höher differenziert ein Mensch und seine Liebe ist.

Ist demnach auch die Einteilung der Impotenz in die absolute und relative wie die übrigen nur eine sehr unvollkommene, so hat sie auf der einen Seite doch auch wie die anderen manches für sich. So ist eine keineswegs seltene und recht verhängnisvolle Form der relativen Impotenz die matrimoniale oder eheliche, die darin besteht, daß ein Mann innerhalb der Ehe den Verkehr zu vollziehen nicht imstande ist, während er es außerhalb vermag. Ich bin häufig von Eheleuten in solchen Fällen um Rat gefragt worden, die ungemein eigenartige psychische Verknüpfungen zur Grundlage haben. Manche Männer geben die Erklärung ab, daß ihnen ihre Frau „zu hoch“ stände, um mit ihr den Verkehr vollziehen zu können; die geistige Beziehung, die sie miteinander verknüpfte, wäre dergestalt, daß der Mann es als eine Herabwürdigung des Weibes empfände, wenn er sie geschlechtlich „gebrauchte“; offenbar liegt hier teilweise eine suggestive Nachwirkung religiöser Asketik vor. Die Frauen können es gewöhnlich schwer begreifen, daß die Liebe und der Geschlechtstrieb des Mannes keineswegs immer eine Einheit bilden. Sind sie dies auch wohl bei der Frau in der Mehrzahl der Fälle vermöge ihrer monogameren Natur, so keineswegs beim Mann.

Von den vielen Fällen matrimonialer Impotenz, die ich kenne, will ich einen erwähnen, den ich gegenwärtig in Beobachtung habe. Die Ehefrau hatte mich zunächst aufgesucht, um zu erfahren, ob wohl Aussicht bestände, daß ihr Gatte sich ihr wieder zuwenden könne. Sie wolle es davon abhängig machen, ob sie aus dem Hause gehen und sich scheiden lassen, oder trotz ihrer völligen Vernachlässigung bei dem Manne verbleiben würde. Der Mann war Arzt, und auch die Frau hatte Medizin studiert. Seit Beginn der Ehe assistierte sie ihrem Mann und sprach mit ihm alle Fälle der Praxis durch. Sie standen sich kameradschaftlich außerordentlich nahe, waren außerdem Cousin und Cousine. Ein Jahr lang fand ziemlich regelmäßiger, ehelicher Verkehr statt, der aufhörte, nachdem die Frau guter Hoffnung war. Es wurde ein Kind geboren, das vermutlich infolge der Verwandtenehe taubstumm war. Von dem dritten Schwangerschaftsmonat ab hörte der Mann mit dem ehelichen Verkehr auf und war seitdem, in jetzt 15jähriger Ehe, nicht mehr fähig, den Akt auszuüben. Während des Krieges lernte er im Felde eine Krankenschwester kennen, mit der er in sexuelle Beziehungen trat. Der Verkehr wurde leicht und häufig vollzogen. Als der Mann aus dem Kriege heimkehrte, brachte er die Krankenschwester mit und veranlaßte seine Gattin, sie in das Haus mit aufzunehmen. Die Frau ging darauf ein; auf die Dauer konnte ihr das intime Verhältnis ihres Gatten zu der Krankenschwester nicht verborgen bleiben. Schweren Herzens fand sie sich damit ab und räumte schließlich sogar der Krankenschwester ihr eheliches Bett ein. Sie beklagte sich nicht über den Mann, war aber von tiefsten, seelischen Depressionen befallen. Da ich in allen Fällen ehelicher Impotenz Rücksprache mit beiden Ehepartnern für dringend erforderlich halte, ließ ich mir den Mann kommen, der berichtete, daß er seine Frau sehr hoch schätzte, aber gerade diese große Achtung, die er ihrem Wissen und Können entgegenbrächte, wäre seiner Meinung nach das Haupthindernis für die Ausübung des Beischlafes. Er wäre anderen Frauen gegenüber, die sittlich viel tiefer ständen als seine Gattin und auch viel häßlicher wären — seine Frau war eine hervorragende Schönheit — völlig potent, während er bei der Gattin gänzlich versagte. Ich schlug versuchsweise Trennung auf $^1/_2$ Jahr vor, konnte mir aber nicht verhehlen, daß bei dem tief wurzelnden, seelischen Komplex der Wiedereintritt ehelicher Beischlafsfähigkeit kaum zu erwarten war. Diese Annahme bestätigte sich.

Namentlich in Fällen, in denen der Mann wegen ehelicher Impotenz den Arzt aufsucht, ist es sehr ratsam, natürlich nur nach Einverständnis mit dem Gatten, die Hilfe der Ehefrau zu requirieren. Mit dem erforderlichen Takt, der für einen praktischen Sexualarzt unentbehrlichsten Eigenschaft, läßt sich da vieles erreichen. Es gibt Fälle von Impotenz, die sich durch nichts so leicht und schnell beseitigen lassen, als dadurch, daß die Frau dem Manne in der richtigen Weise, beispielsweise durch digitovaginale Führung, entgegenkommt.

Die Einteilung, welche sich mir im Laufe der Jahre in meiner reichlichen Erfahrung, die sich wohl auf alle Formen der Impotenz erstreckt, als die praktischste bewährt hat, will ich im folgenden zur Grundlage meiner Betrachtungen machen. Auch bei diesen Unterscheidungen sind keine scharfen Trennungsstriche möglich, die auf dem Gebiet der Impotenz überhaupt nur schwer gezogen werden können; immerhin erwiesen sie sich am geeignetsten, um die Ursache der Schwäche und damit zugleich die Wege zu ihrer Beseitigung zu ermitteln. Denn nur die ätiologische Therapie verspricht bei der Impotenz Erfolge. Die Impotenzformen, welche ich zunächst unterscheide, sind:

1. Der Geschlechtstriebausfall (**Libido deficiens**), ein bei beiden Geschlechtern in gleicher Weise verbreiteter Zustand.

2. Geschlechtslustausfall (**Orgasmus deficiens**), ein Leiden, das beim weiblichen Geschlecht häufiger vorzukommen scheint als beim männlichen.

3. Erektionsausfall; die eigentliche Impotenz des Mannes, der beim Weibe die ausbleibende Erektion der Klitoris entspricht. Wenn diese nicht vorhanden ist, treffen die Bewegungen des Penis nicht das weibliche Wollustorgan, wodurch dann auch keine Lustakme einzutreten pflegt (**Erectio deficiens**).

4. Ejakulationsausfall, unter denen bei beiden Geschlechtern hauptsächlich die **Ejaculatio deficiens** und **seiuncta** zu nennen sind.

5. Geschlechtsdrüsenausfall, eine Anomalie, die beim männlichen Geschlecht anscheinend häufiger vorkommt, als beim weiblichen (**Incretio deficiens**).

6. u. 7. Beim Weibe gesellt sich zu diesen Impotenzformen noch die Unfähigkeit, auszutragen und zu gebären, die **Impotentia gestandi et parturiendi.**

Diese Ausfallserscheinungen lassen sich nun leicht auf die vier Hauptstationen der Sexualbahnen: Gehirn, Rückenmark, Geschlechtswerkzeuge und Geschlechtsdrüsen verteilen, woraus sich dann folgende sachgemäße Einteilung der Impotenz ergibt:

I. Zerebrale Impotenz.

a) Trieblosigkeit (Anerotismus, Asexualität);

b) Lustlosigkeit (Anorgasmie).

II. Spinale Impotenz.

a) Erektionsstörungen;

b) Ejakulationsstörungen.

III. Genitale Impotenz.

a) Defekte der männlichen Geschlechtswerkzeuge, welche den Beischlaf mechanisch hindern;

b) Defekte der weiblichen Geschlechtswerkzeuge, welche
 α) die Beiwohnung
 β) die Fruchtaustragung
 γ) die Geburt

verhindern.

IV. Germinale Impotenz.

a) Männliche Sterilität;

b) Weibliche Sterilität.

Zerebrale Impotenz.

Wenden wir uns zunächst der Besprechung des Triebmangels zu, so müssen wir zunächst die Frage beantworten: „Gibt es überhaupt anerotische Menschen, Männer und Frauen, in postpubischem Alter ohne jedes Verlangen nach geschlechtlicher Betätigung?“ Es wird ja oft von jemandem behauptet, und zwar sowohl von männlichen als auch besonders von weiblichen Personen, sie hätten keinerlei sexuelle Bedürfnisse, sie seien asexuell, anerotisch oder wie man auch sagen kann „atropisch“; namentlich von Angehörigen werden nicht selten solche Ansichten vertreten. Nicht selten wird auch über Personen, deren Stand das Zölibat vorschreibt — eine vom sexualhygienischen Sandpunkt aus bio- und psychologische, naturwidrige Institution — behauptet, sie hätten keine sexuellen Regungen, und eine seit längerer Zeit durch die anti-erotisch gerichtete Literatur sich hinziehende Überlieferung geht dahin, daß die großen Philosophen Kant, Schopenhauer, Nietzsche, Leibniz, Spinoza und andere ihr Leben als Junggesellen verbracht haben, weil sie ihren Geschlechtstrieb vollkommen vergeistigt hätten. Hat man aber Gelegenheit, den Fällen auf den Grund zu gehen, so stellen sie sich in ganz anderem Lichte dar. Oft führten diese Personen ein autistisches Sexualleben, oder sie waren sexuell an Objekte fixiert, die sie wohlweislich zu verbergen verstanden, oder aber es gelang ihnen tatsächlich, ihren Trieb mit Aufbietung aller Kräfte zu unterdrücken. Auch handelt es sich häufig um Personen, deren Geschlechtstrieb an und für sich gering war, und zwar meistens auf organischer Grundlage, also um solche mit Keimdrüsen, die nur verhältnismäßig geringe Mengen erotisierender Stoffe an das Blut und Nervensystem abgeben.

Den engen Zusammenhang zwischen Triebausfall und Geschlechtsdrüsenausfall, mit anderen Worten, die Abhängigkeit des Geschlechtstriebes von der inneren Sekretion, zeigen am deutlichsten die Anorchisten und Eunuchoiden. Es wurde jedoch bereits in dem ersten Kapitel der Sexualpathologie, in dem von diesen Personen ausführlicher die Rede ist, berichtet, daß Fälle beobachtet worden sind, wo selbst bei völligem Keimdrüsenmangel ein mehr oder weniger starkes Geschlechtsbegehren vorhanden war, was auf die Beteiligung anderer endokriner Drüsen bei der Lieferung libidogener Substanzen für das Blut schließen läßt. Zweifellos kommt es auch häufig vor, daß die erotisierende Sekretion der Keimdrüsen stark durch psychische und somatische Einflüsse eingeschränkt wird. So wirken beispielsweise starke seelische Erregungen und Erschütterungen, große körperliche Anstrengungen durch die in den Muskeln und im Blut sich bildenden Ermüdungsstoffe anti-erotisch, ganz ähnlich wie gewisse Toxine, seien es von außen eingeführte wie Alkohol oder Morphium, oder durch krankhafte Störungen, beispielsweise im Verlauf von Fieber, Urämie, Cholämie, Kachexie, Diabetes usw. entstehende Beimischungen. Lehrreich waren hier die Erfahrungen im Weltkriege, aus denen hervorging, daß die Aufregungen und Lebensgefahren die geschlechtlichen Gedanken lange Zeit zum Schweigen brachten. Ich sah allerdings in meiner kriegsgerichtlichen Gutachtertätigkeit auch gegenteilige Fälle, in denen plötzlich im stärksten Trommelfeuer sexuelle Erregungszustände auftraten, die zu homosexuellen Handlungen führten. Auch der Mangel adäquater Eindrücke setzt naturgemäß den geschlechtlichen Drang herab, wie es ja von jeher ein Mittel zur Triebbeherrschung war, als Eremit, Mönch (von μόναχος = allein) oder Nonne in Klöstern oder Einsiedeleien sexuellen Anfechtungen aus dem Wege zu gehen. Freilich erweist sich hier oft wieder der Tätigkeitsmangel der erotischen Aufspeicherung förderlich.

Krafft-Ebing schreibt einmal: „Geistig angestrengte Tätigkeit (angestrengtes Studium, körperliche Anstrengung, Gemütsverstimmungen, sexuelle Enthaltsamkeit) sind der Erregung des Sexualtriebs entschieden abträglich.“ Bloch erklärt die Impotenz der Gelehrten und Künstler während der Periode starken geistigen Schaffens aus dem Gesetz der sexuellen Äquivalente, indem die aktive Sexualität außer Funktion tritt, weil sie in die latente Form der geistigen Produktion umgesetzt wird. Solche Wechselbeziehungen zwischen den oberen Hirn- und unteren Hodenhemisphären, Zeugungs- und Überzeugungskraft nahmen auch die Alten an. Doch dürfte sich dieser Potenznachlaß geistiger Schwerarbeiter, der übrigens keineswegs als allgemeine Regel zu gelten hat, letzten Endes weniger durch geistige Sublimierung als durch simple Psychasthenie, Ermüdung des Gehirns erklären, infolge chemischer Abbauprozesse, oft sicherlich auch durch Triebanomalien, vor denen sich die Betroffenen in die Arbeit flüchten.

Behauptungen, daß gewisse geistige Tätigkeiten, beispielsweise die Beschäftigung mit der Mathematik und Philosophie besonders dazu angetan sein sollen, die Libido zu unterdrücken, und daß infolgedessen bedeutende Mathematiker und Philosophen gewöhnlich impotent seien, dürften in dieser Fassung, Deutung und Allgemeinheit kaum den Tatsachen entsprechen.

Es scheint, als ob fast alle Abweichungen in der Blutzusammensetzung die Erotinbildung beeinflussen. Eine große Anzahl von giftigen Stoffen, Medikamenten, Genußmitteln und Gasen erweisen sich so als depotenzierend. Der Einfluß geistiger Getränke auf die Potenz ist zweifellos. Bei kleineren Mengen tritt zwar vielfach zunächst eine anscheinende Steigerung des Geschlechtstriebes auf, indem der Alkohol die Hemmungen und die Urteilsfähigkeit in höherem Grade herabsetzt als den Trieb selbst. So erklärt es sich, daß, wie namentlich Forel immer wieder betont hat, sehr viele Geschlechtskrankheiten unter dem Einfluß kleinerer Alkoholmengen erworben werden, ebenso wie der Kuppler Alkohol auch sehr häufig die entscheidende Rolle bei dem ersten außerehelichen Verkehr weiblicher Personen spielt. Dieses Plasmagift erweist sich auch insofern als verhängnisvoll, als die alkoholisierten Keimzellen im Sinne der als Blastophthorie bezeichneten Keimschädigung höchst degenerativ auf die Nachkommenschaft wirken. Bei stärkerem Grade von Alkoholismus tritt, und zwar sowohl im akuten als im chronischen Alkoholismus — Rausch und Delirium — eine sich bald bis zur Impotenz erstreckende Herabsetzung des sexuellen Triebes und Vermögens auf.

Georg Hirth spricht deshalb von einer Impotentia alcoholica. Er schreibt: „Vor allem keinen Alkohol, namentlich nicht als Mittel zur Erzielung von Erektionen. In der Jugend braucht der Mensch keine derartigen Reizmittel und im Alter geht es ihm leicht wie dem Pförtner in Shakespeares ‚Macbeth', der den Trank einen Doppelzüngler bei der Unzucht nennt: Er treibt das Verlangen und vertreibt das Erlangen."

Ganz ähnlich wie der Alkoholismus wirkt der Morphinismus auf die Potenz. Auch hier kann nach kleinen Dosen eine vorübergehende Erhöhung der geschlechtlichen Erregbarkeit eintreten, aber eine ausgedehnte Erfahrung hat mir gezeigt, daß stärkere Morphinisten fast immer impotent werden, und zwar bezieht sich dies auch auf die Fortpflanzungsfähigkeit, allerdings hauptsächlich beim männlichen Geschlecht. Ich sah einige morphinistische Frauen, die in rascher Wiederholung schwanger wurden. Die depotenzierende Wirkung des Morphiums ist nicht nur rein psychisch zu erklären, sondern auch durch Lähmung der Nervi erigentes, und dadurch, daß die Drüsensekretion der Testikel und Prostata stockt. Nach Erlenmeyer beginnt die Impotenz erst bei 1 g täglich, bei längerer Gewöhnung auch schon darunter; nach meiner Erfahrung ist dies individuell sehr verschieden. Im allgemeinen kehrt mit der Heilung des Morphinismus auch die Potenz wieder. Sehr stark setzt Morphium ebenso wie Opium entgegen vielfacher Annahme auch die orgastische Empfindung herab. Letzteres gilt auch vom Brom. Ähnlich wie Morphium wirkt das seit einigen Jahren leider als narkotisches Mittel stark grassierende Kokain. Ich habe viele Kokainisten zu beobachten Gelegenheit gehabt, die über völligen Verlust der Geschlechtslust und Beischlafsfähigkeit klagten. Dupoy (Comptes rend. de la société de biologie 1868, Nr. 27) will auch häufiges Vorkommen von Impotenz bei Männern beobachtet haben, welche große Mengen von starkem Kaffee, täglich 5—6 Tassen, trinken. Die Potenz kehrte wieder, wenn der Kaffeegenuß ausgesetzt wurde, während die Impotenz von neuem eintrat, wenn wieder größere Kaffeemengen genossen wurden. Bis zu einem gewissen Grade scheint auch Arsenik die Potenz zu vermindern, wobei festgestellt ist, daß nach Aussetzen des Mittels die Potenz bald wieder eintritt. Nach Kohlenoxydvergiftungen, Schwefel-Kohlenstoff-Vergiftungen sowie Rauchvergiftungen ist Impotenz wiederholt beobachtet worden. Ganz besonders sind hier aber noch zwei Gifte zu nennen: Blei und Nikotin. Nach chronischer Bleivergiftung ist oft schon im Anfangsstadium Impotenz wahrgenommen worden, was bei den schweren Allgemeinschädigungen dieses Giftes nicht Wunder nimmt. Aber auch das Nikotin ist hinsichtlich der geschlechtlichen Funktion nicht unbedenklich. Goncourt schreibt (zitiert nach Bloch, Sexualleben S. 470): „Zwischen dem Tabak und dem Weibe herrscht ein Antagonismus. Der Geschmack an dem einen verdirbt den an dem andern."

Ich halte es für ganz sicher, daß starke Zigarettenraucher, weniger Zigarrenraucher, durchaus nicht selten hinsichtlich ihrer Potenz Schaden erleiden. Es kommen Fälle vor, in denen eine Wiederherstellung der Potenz nur durch Aufgeben des Zigarettengenusses ermöglicht werden konnte. Allen diesen Störungen ist gemeinsam, daß toxische Veränderungen in der Zusammensetzung des Blutes der sexuellen Hormonbildung mehr oder weniger hinderlich im Wege stehen, wie überhaupt fast alle chemischen Substanzen, die der Körper nicht aus sich selbst heraus entwickelt, dem Chemismus der Antagonisten und Synergeten, welche die normale Potenz bewirken, störend beeinflussen.

Ganz ähnlich haben wir uns auch die anti-erotische Wirksamkeit zu erklären, die von den sich bei fast allen akuten und chronischen Krankheiten im Blute bildenden Toxinen ausgeht. Vor allem gilt dies für alle fieberhaften Krankheiten. Es sind zwar verschiedentlich Fälle beobachtet worden, in denen von stark fiebernden Männern der Koitus ausgeübt wurde, doch sind das Ausnahmen. In der Rekonvaleszenz nach fieberhaften Krankheiten kann man allerdings oft eine Steigerung der Libido mit häufigen Pollutionen feststellen. Von anderen Krankheiten, welche die Potenz besonders nachteilig beeinflussen, sind zu nennen: Malaria, Diabetes, Gallen- und Nierenkrankheiten. Notwendig ist, daß in jedem Falle von Impotenz der Urin untersucht wird, da oft Zucker und Eiweiß im Blut die geschlechtlichen Bedürfnisse aufheben. Es ist nicht selten vorgekommen, daß diese Erkrankungen dadurch entdeckt wurden, indem die ausbleibende Geschlechtserregung sich dem Erkrankten als eine der ersten Erscheinungen bemerkbar machte. Seit langem ist bekannt, daß auch die Fettleibigkeit die Potenz vermindert, und zwar nicht nur durch die mechanische Erschwerung infolge Korpulenz, sondern durch Nachlassen der Geschlechtslust. Es scheint, als ob in stärkeren Fällen die Verfettung des Herzens, der Leber und der Nieren schließlich auch den Hoden ergreift; es ist wahrscheinlich, daß letzten Endes auch hier Störungen der inneren Sekretion ausschlaggebend sind.

Deshalb haben auch die vielfach für Fettsüchtige angegebenen Kohabitationsregeln nur einen relativen Wert. Sehr bezeichnend für die eigenartige Einstellung früherer Autoren zu diesen Fragen sind die Ausführungen, mit welchen Roubaud den Korpulenten den Coitus a posteriori rät; er schreibt: „Der Sinn für Moral und gute Sitte scheint sich gegen ärztliche Verordnungen in diesem Falle zu sträuben; deshalb will ich zu meiner Rechtfertigung Lisfrancs Autorität zu Hilfe nehmen. Wir dürfen, sagt dieser, um Verheiratete das Ziel erreichen zu lassen, Stellungen gestatten, die am bequemsten sind. Die Religion widerspricht dem nicht, wofern es sich nur um die Fortpflanzung der Art handelt. Es widerspricht dem Geist der religiösen Dogmen mehr, sich sinnlichen Freuden nur des eitlen Genusses wegen hinzugeben, als sie durch die Mittel, welche Natur und Instinkt ihnen darbietet, der Propagation der Spezies nutzbar zu machen. Ich möchte nicht mißverstanden werden, als ob ich etwa Verheirateten Stellungen angeraten habe, wie sie nur die zügelloseste Sinnenlust erfunden hat, Mittel, welche die Sterilität nicht nur nicht beseitigen, sondern sie erst recht herbeiführen. Diese raffinierten Praktiken, welche sexuell überreizten Naturen Vergnügen zu gewähren scheinen, wollen wir jenen Orten überlassen, wo die Liebe nur mit Abscheu weilt, wo man sich den sinnlichen Freuden nur unter Ausbrüchen der Tollheit hingibt. Hymen, der die Freude vergrößert, aber nicht die Opfer vermehren will, hat aus seinem Dienst alles verbannt, was Anstand und gute Sitte verletzen kann, — denn eine solche existiert, was auch die Zyniker dagegen reden mögen. Jede Stellung, welche dem Genuß die zu ihm gehörigen Früchte rauben will, widerstrebt den Naturgesetzen, und jene wiederum, welche die Hindernisse der Konzeption verringert, sollte, wenn es der Fall erfordert, am meisten empfohlen werden. Dieses scheint mir wenigstens der einzig zulässige Standpunkt zu sein, da er weder mit den natürlichen Gesetzen, noch mit denen des guten Anstandes und der Sitte kollidiert."

Auf dem inneren Sexualchemismus beruht es auch, daß die verschiedenen Erkrankungen der inneren sekretorischen Drüsen, wie die Basedowsche und Addisonsche Krankheit, die Akromegalie usw. ein Nachlassen des Geschlechtstriebes bis zum völligen Erlöschen im Gefolge haben. Es ist daher auch verständlich, daß kachektische Zustände, wie sie bei Krebs und anderen Leiden so häufig sind, gleichfalls potenzmindernd wirken, während hingegen manche anderen Leiden, unter denen in erster Linie die Tuberkulose zu nennen ist, im Gegenteil auf das geschlechtliche Verlangen steigernd wirken. Es spielt hier vor allem neben der unmittelbaren Beeinflussung und Veränderung innersekretorischer Gewebe, Vermehrung der Leydigschen Zellen, die leicht manische Erregung vieler Tuberkulöser eine Rolle, während depressive Stimmungslage im allgemeinen die Potenz erheblich vermindert, so daß sie bei Melancholikern fast immer als aufgehoben gelten kann.

Im übrigen zeigt jede Geisteskrankheit hinsichtlich der Sexualität eine besondere Färbung. Das Geschlechtsverhalten der Idioten, Debilen und Schizophrenen ist von dem der Hysteriker, Epileptiker und Paralytiker wesentlich verschieden, wobei es allerdings ebensosehr auf die Veränderungen der Triebsphäre, als der Hemmungssphäre ankommt. Oft sind beide herabgemindert, öfter noch ist der Drang vermehrt, der Widerstand geschwächt, nicht selten aber auch finden sich gesteigerte Hemmungen bei verminderter, vermehrter, oder auch unveränderter Libido vor. Epilepsie hat nicht Impotenz zur Folge, doch rufen sexuelle Akte zuweilen epileptische Anfälle hervor. Es sind Fälle beobachtet worden, in denen die hochgradige geschlechtliche Erregung der Brautnacht epileptische Anfälle auslöste. Ein Patient von mir, der nach jeder sexuellen Betätigung einen epileptischen Anfall erlitt, gleichwohl aber einen heftigen Drang verspürte, sich masturbatorisch zu betätigen, ließ sich bei einem Berliner Chirurgen die Samenstränge durchschneiden. Diese Operation bewirkte in der Tat ein völliges Verschwinden der Ipsation, sowie auch der epileptischen Anfälle. Ob dieser Erfolg ein suggestiver, oder wie mir wahrscheinlicher erscheint, ein durch den veränderten inneren Chemismus bedingter ist, läßt sich nicht mit Sicherheit entscheiden.

Sicherlich ist die Potenz überhaupt in beträchtlichem Grade von der allgemeinen Gemütsverfassung abhängig, wobei jedoch die paradoxe Erscheinung hervorgehoben werden muß, daß oft traurige Ereignisse, Trauerfälle, Unglücksfälle usw. die Geschlechtslust eher steigern als mindern. Eine Frau von etwa 30 Jahren machte mir das Geständnis, daß unmittelbar nach dem Tode ihres einzigen Kindes, der ihr sehr nahe gegangen sei, ein Verlangen nach Geschlechtsverkehr bei ihr eingetreten wäre, das ihr im höchsten Maße peinlich gewesen sei. Noch vor der Beerdigung des Kindes hätte sie ihren Mann bitten müssen, den Begattungsakt an ihr zu vollziehen, so erregt sei sie gewesen. Bei der Frau sind alle Triebdefekte ebenso häufig wie beim Mann, nur fallen sie bei ihr nicht so schwer ins Gewicht, weil die notwendigen körperlichen Voraussetzungen der Aktivität in Wegfall kommen. Völliger Anerotismus, beruhend auf Mangel der inneren Sekretion, ist beim Weibe ein sehr seltenes Vorkommnis, wenngleich kein selteneres wie beim Mann. Nicht zu verwechseln ist dieser Anerotismus, im Sinne fehlenden Verlangens, der Frau mit der noch zu betrachtenden mangelhaften Geschlechtsempfindung, die bei der Frau ein relativ häufiger Zustand ist. Triebdefekte infolge von Erkrankungen, welche die Blutzusammensetzung alterieren, sind bei ihr ebenso verbreitet wie beim Mann. Diese sind meist temporär und zu beheben, während ein auf Gynäcinausfall beruhender Anerotismus ungleich schwerer zu beseitigen ist. Versuche mit Organtherapie können vorübergehenden, Implantationen von Geschlechtsdrüsengewebe dauernderen Erfolg haben.

Auch die seelisch bedingten Triebdefekte, denen wir im folgenden unsere Aufmerksamkeit zuwenden wollen, sind beim Weibe, das mehr oder weniger passiv ihre ehelichen Pflichten erfüllt, praktisch nicht so schwerwiegend wie beim Manne, wenn auch die Folgen auf das Nervensystem sicherlich bei ihr im nicht adäquaten Verkehr nicht minder verhängnisvoll sind als beim Manne. Die Impotenz auf Grundlage von Triebanomalien nimmt nach ihrer ganzen Eigenart unter den zerebralen Impotenzformen insofern eine besondere Stellung ein, als sie immer nur eine relative, niemals eine absolute ist. Sind also die Vorbedingungen für die anormale, dem Sonderfall aber entsprechende Trieberregung gegeben, so pflegt sich auch die Potenz einzustellen. Unter den Triebanomalien, die zur Impotenz führen, sind zunächst die Fälle zu nennen, in denen der Gegenstand der Libido ausschließlich die eigene Person ist. Häufiger wie dieser Automonosexualismus sind Fälle der Homosexualität, in denen Personen des anderen Geschlechts keinerlei Empfindungen und Erektionen auszulösen vermögen.

Auch hier handelt es sich, wie wir früher ausführten, nicht immer um eine absolute, sondern um eine relative Impotenz, und zwar nicht nur in dem Sinne, daß ausschließlich Personen des eigenen Geschlechts erotisch wirksam sind, sondern auch, daß nicht selten ein Verkehr mit dem anderen Geschlecht nur durch gleichgeschlechtliche Vorstellungen ermöglicht ist. Wenn wir auch, wie früher dargelegt, Ehen homosexueller Männer und Frauen mit heterosexuellen Partnern schon aus eugenischen Gründen grundsätzlich widerraten müssen, so soll doch nicht bestritten werden, daß immer wieder Fälle vorkommen, die allen theoretischen Voraussetzungen zu widersprechen scheinen. So hatte ich vor kurzem folgenden Fall: „Ein mir seit 11 Jahren als ausschließlich homosexuell bekannter Patient von jetzt 32 Jahren sollte sich auf dringendsten Wunsch seiner Eltern mit einem von diesen ausgewählten Mädchen verheiraten. Er, der fest an einen Freund fixiert war, war über das unausgesetzte Drängen seiner Eltern, die ihn zu verstoßen drohten, falls er nicht ihren Wunsch erfüllte, tief unglücklich. Patient war nach vierjährigem Kriegsdienst in das Elternhaus zurückgekehrt, mit seinem Nervensystem in recht übler Verfassung und beschloß in seiner Verzweiflung, mit seinem Freunde aus dem Leben zu scheiden, nachdem auch die Mutter, an der er sehr hing, sich wegen seiner gleichgeschlechtlichen Beziehungen von ihm abgewandt hatte. Das ihm zugedachte Mädchen, das nur wenig jünger war als er selbst, benahm sich in der ganzen Angelegenheit sehr taktvoll. Sie liebte ihn sehr und versprach ihm, daß er sein Verhältnis mit dem Freunde unverändert aufrecht erhalten könne, wenn er in die Ehe willige. Der Freund solle in ihrem Hause verkehren und sie würde ihn nicht mit eifersüchtigen Augen betrachten, sondern die Zuneigung, die sie für den Mann und der Mann für den Freund empfände, auch ihrerseits, wenn auch unerotisch, auf den Freund übertragen. Auf diesen Vorschlag ging er ein, und zur größten Freude der beiderseitigen Angehörigen wurde die Hochzeit gefeiert. 2 Monate später sah ich ihn wieder. Er war völlig beischlafsunfähig und immer noch sehr deprimiert, wenn auch sehr gerührt von dem Verhalten der Gattin, die ihr Versprechen getreulich hielt. Dann suchten mich beide zusammen nach einem halben Jahre auf. Die Frau war im dritten Monat schwanger und sehr glücklich. Etwa ein Vierteljahr nach der Verheiratung war dem Mann unter steter Vorstellung des Freundes der erste Verkehr geglückt, den er nunmehr ganz regelmäßig zweimal die Woche mit steigendem Genuß ausführte. Vor kurzem erhielt ich die Anzeige, daß ihnen ein Sohn geboren sei, dem sie den Namen des Freundes gaben.

Sind auch solche Fälle nach meiner großen Erfahrung auf dem Gebiete analoger Ehen recht selten, so zeigen sie doch immer wieder, daß die Vorkommnisse des Lebens auf sexuellem Gebiet sehr viel mannigfaltiger sind, als selbst auf Grund umfangreicher Kenntnisse angenommen werden kann.

Die Anomalien heterosexueller Natur wirken hinsichtlich der Potenz ähnlich exklusiv wie die spezifische Geschmacksrichtung überhaupt. In erster Linie kommt hier der Fetischismus und Antifetischismus in Betracht. So kommt es ziemlich häufig vor, daß ein Mann, der sich durch das Äußere im Wesen einer Frau sehr angezogen fühlte, völlig versagt, wenn er die Frau in seinem Schlafzimmer näher kennen lernt. Es können hier kleine Fehler so antifetischistisch wirken, daß sie die Potenz gänzlich aufheben. Ich war Gutachter in einer Eheanfechtungsklage, in welcher der Mann klarlegte, daß ihm verschwiegen war, daß die Frau falsche Zähne hatte. Er hätte dies auch während der Brautzeit nicht bemerkt, da das Gebiß sehr gut gearbeitet war. Als die junge Frau jedoch die Prothese am ersten Abend ihrer Ehe in ein Glas Wasser legte, wäre er, der doch ganz besonders ihre schönen Zähne geliebt hatte, derartig abgestoßen worden, daß er die Frau nicht wieder auf den Mund küssen konnte, und eine Erektion nicht mehr zu erzielen war.

Noch eigentümlicher lag ein anderer Fall, der mich gleichfalls gutachtlich beschäftigte. Ein Zahnarzt hatte ein ebenso schönes wie gebildetes Mädchen geheiratet. Als sie sich das erste Mal entkleidete, bemerkte er, daß sie zahlreiche Pickel an den Brüsten und auf dem Rücken hatte. Dies rief in ihm eine so heftige Abneigung hervor, daß der sonst ungemein zärtliche Mann völlig erkaltete, keine Liebkosung des Weibes erwiderte und sie unberührt liegen ließ. Er schrieb dem Vater seiner Frau einen Brief, in dem er ihm seinen Entschluß kund tat, die Ehe für nichtig zu erklären. Das Gericht gab seinem Ersuchen nach. Das Merkwürdigste an dem Fall geschah, als dieser Zahnarzt ein Jahr später sich wieder verheiratete. Auch hier schien alles in bester Ordnung zu sein. In der Brautnacht aber ergab sich, daß die Frau am Oberschenkel eine Schuppenflechte von ziemlich geringer Ausdehnung hatte. Es wiederholte sich nun derselbe Vorgang wie in der ersten Ehe. In diesem Falle suchte mich der mir bis dahin unbekannte Zahnarzt auf; trotzdem ihm der naheliegende Rat erteilt wurde, das Leiden behandeln und beseitigen zu lassen, konnte sich dieser diffizile Mann nicht entschließen, die Frau zu behalten und beantragte wiederum Nichtigkeitserklärung. Der Fall kam nicht zur Entscheidung, da mittlerweile der Krieg ausbrach, und der Mann bereits im Oktober 1914 fiel. In einem dritten Fall war die Impotenz des Mannes dadurch verursacht, daß die Frau im Schlaf schnarchte und allerlei merkwürdige Laute von sich gab. In einem weiteren Falle führte der Mann die Impotenz darauf zurück, daß von dem Genitalapparat der Frau ein ihm widerlicher Geruch ausgegangen sei, in einem anderen, daß sie Hängebrüste habe.

Diese Impotenzen auf einer antifetischistischen Grundlage führen zu einer weiteren beträchtlichen Gruppe, den Impotenzen, die auf nervösen Hemmungsvorstellungen der mannigfachsten Art beruhen. Es gibt eine große Anzahl von Männern, die sich einbilden, sie könnten nicht verkehren, sie würden sich bei der Defloration blamieren oder sich so ungeschickt benehmen, daß die Frau dadurch mehr psychisch als physisch verletzt sein würde. Sehr häufig läßt übergroße Befangenheit die Hochzeitsnacht ohne geschlechtliche Betätigung vorübergehen. In anderen Fällen bewirken Angst vor Ansteckung oder vor unerwünschter Schwängerung Impotenz. Autosuggestionen, daß die Steifung ausbleibt, können tatsächlich bewirken, daß dieselbe nicht eintritt. Diese Hemmungsimpotenzen gehören zu den wichtigsten und verbreitesten Formen der Impotenz, sind aber auch am ehesten durch sachgemäße Behandlung, namentlich durch hypnotische und anderweitige psychotherapeutische Kuren zu beseitigen.

Über einen hierher gehörigen Fall, der sich über eine praktisch sehr bedeutsame Seite der Hemmungsimpotenzen verbreitet, berichtet das folgende Gutachten, welches mit vollem Erfolg die Wiederherstellung einer in Lösung begriffenen Ehe herbeiführte: Der Oberlehrer an der Baugewerkschule in M., W. Z., geboren den 20. Mai 1876, hat uns gebeten, auf Grund unserer spezialwissenschaftlichen Erfahrung seinen sexuellen Zustand in körperlicher und seelischer Hinsicht zu begutachten. Seine seit Juli d. Js. mit ihm verheiratete Gattin hat die Ehe auf dem Klagewege aus § 1333 BGB. angefochten, weil er ihrer Angabe nach an einer auf abnormer Anlage beruhenden Impotenz leidet, mithin bei ihm solche persönlichen Eigenschaften bestehen, die sie bei Kenntnis derselben und verständiger Würdigung des Wesens der Ehe von der Eingehung derselben abgehalten hätten.

Die Anfechtungsklage stützt sich im wesentlichen auf eine der Ehefrau gegenüber mündlich gemachte und von ihr eidesstattlich bestätigte Äußerung des Privatdozenten Dr. E., Göttingen, daß „Herr Z. auf der Grenze zwischen Mann und Weib stehe, und es immer etwas Halbes bliebe, selbst wenn Besserung eintreten sollte". In einem schriftlichen Gutachten vom 31. Oktober 1912 drückt Herr Dr. E. sich wesentlich weniger bestimmt aus, bezeichnet aber Herrn Z. auch in diesem noch als einen stark nervös veranlagten Menschen mit etwas femininem Körperbau, bei dem es sehr zweifelhaft sei, ob eine an sich mögliche Besserung der psychischen Impotenz eine dauernde sein werde. Wir haben Herrn Z. eingehend beobachtet, körperlich untersucht und wiederholt exploriert und geben unser Gutachten auf Grund dessen im folgenden ab: Vorgeschichte und Befund. Der Vater des Herrn Z. ist an Lungenembolie gestorben, die Mutter lebt, leidet an leichten nervösen Beschwerden, ist aber trotz ihres hohen Alters von 60 Jahren noch imstande, ihre Häuslichkeit selbst zu besorgen. Von 12 Geschwistern leben noch 2 Brüder und eine Schwester, die übrigen Geschwister sind teils jung an Diphtherie und anderen Kinderkrankheiten gestorben, teils tot geboren. Psychische oder nervöse Störungen sollen in der näheren Verwandtschaft nicht beobachtet sein. Doch soll auch der Vater des Herrn Z. *in der ersten Zeit der Ehe (etwa ein halbes Jahr lang) an mangelnder Potenz gelitten haben, die dann so völlig behoben ist, daß der Ehe noch 13 Kinder entsprossen sind.*

Z. selbst hat sich als Kind normal entwickelt und war, abgesehen von einer Erkrankung an Diphtherie, gelegentlichen Erkältungskrankheiten und Leibbeschwerden, gesund. Er absolvierte Schule und Studium glatt und hat in seinem Berufe offenbar Tüchtiges geleistet, da er es in jungen Jahren zu einer verantwortlichen und angesehenen Stellung gebracht hat. Kurz vor der Pubertät wurde er von Mitschülern zur Onanie verführt, hat sie aber seiner Angabe nach nur ganz vorübergehend und vereinzelt betrieben. Im übrigen hielt er sich infolge besonders sittenstrenger Anschauungen bis zur Ehe in sexueller Hinsicht völlig abstinent, obwohl bei seiner in jeder Beziehung regen Phantasie geschlechtliche Vorstellungen und Bilder ihm oft zu schaffen machten, *die aber ausschließlich normalgeschlechtlichen Inhalt hatten*, d. h. *sich mit dem weiblichen Geschlecht beschäftigten.* Es gelang ihm, seiner bestimmten Versicherung nach, sich der Selbstbefriedigung von seinem 15. Lebensjahre an gänzlich zu enthalten. Seitdem stellten sich regelmäßige Pollutionen in Zwischenräumen von 3—4 Wochen ein, denen stets Träume vorausgingen, deren Inhalt *normalgeschlechtliche Vorstellungen* bzw. *sexuelle Akte mit Personen weiblichen Geschlechts bildeten.*

Im Dezember des vergangenen Jahres lernte er seine jetzige Frau kennen, zu der er sehr bald eine starke und innige Neigung faßte, die erwidert wurde und im März dieses Jahres zur Verlobung führte. Während der Brautzeit standen die Verlobten, soweit sie nicht persönlich zusammen waren, in einem sehr regen und innigen Briefverkehr. *Kurz vor der Hochzeit ließ Frau Z. an sich einen operativen Eingriff zur Beseitigung einer Unterleibsstörung vornehmen, der Blutungen zur Folge hatte, die auch in der ersten Zeit der Ehe noch bestanden und während der ersten Tage derselben einen geschlechtlichen Verkehr unmöglich machten.* Die Schwiegermutter hatte Herrn Z. überdies mitgeteilt, daß es im Interesse der Gesundheit seiner Frau dringend notwendig wäre, daß sie in den ersten Jahren der Ehe kein Kind bekäme. Als er nun mehrere Tage nach der Verheiratung den Beischlaf zum ersten Male versuchen wollte, erfüllten ihn demgemäß Besorgnisse vor einer etwaigen Konzeption, und er dachte darüber nach, wie er sich einen Kondom über das Glied „schmuggeln“ könnte. Außerdem *verursachte ihm die Befürchtung, daß die Blutungen bei seiner Gattin noch nicht ganz beseitigt wären, ein instinktives Grauen*, zumal er gehört hatte, daß man mit einer Frau zur Zeit der Blutung nicht verkehren dürfe.

Der Effekt war, daß ihm selbst unerklärlicherweise sein Glied nicht steif wurde und er den Koitus nicht vollziehen konnte. Auch in der Folgezeit stellte sich trotz ärztlicher Behandlung die Potenz nicht ein. *Seiner Angabe nach wirkte auch die starke sinnliche Begehrlichkeit seiner Frau auf ihn abstoßend und steigerte seine Impotenz.* Dieser Zustand führte schließlich zu dem eingangs erwähnten Vorgehen der Ehefrau.

Herr Z. ist ein kräftig gebauter Mann, der, abgesehen von einer leichten Asymmetrie der Schädel- und Gesichtsbildung, gelichtetem Haupthaar und geringer Phimose, keinerlei Degenerationsstigmata bietet. Ein etwas reichliches Fettpolster täuscht eine leicht feminine Form der Brüste vor, die aber bei dem Mangel jedes Drüsengewebes ohne physiologische Unterlage und Bedeutung ist. Die Geschlechtsteile sind normal entwickelt, die Hoden groß und fest mit praller Hautbedeckung, das Glied in schlaffem Zustande etwas kleiner, als es dem Durchschnitt entspricht, aber *keineswegs in pathologischem Sinne zurückgeblieben oder verkümmert.* (Im erigierten Zustande soll es der Angabe des Herrn Z. nach durchaus normale Größenverhältnisse zeigen.) Die inneren Organe sind gesund. Abgesehen von einer leichten Steigerung der Sehnenreflexe und der Gefäßerregbarkeit bestehen keine krankhaften Störungen des Nervensystems.

In psychischer Hinsicht macht Herr Z. einen ruhigen, in jeder Beziehung überlegten und zielbewußten Eindruck. Er ist frei von krankhaften Affektschwankungen, in seinen Angaben folgerichtig und bestimmt, zeigt ein seinem Bildungsgrade entsprechendes gereiftes Urteil, rege Interessen und geistige Lebhaftigkeit. Seine Willenstätigkeit macht den Eindruck zielbewußter Energie. Sein Wesen und Verhalten erscheinen etwas zurückhaltend, aber durchaus männlich gefestigt. Er gibt an, in letzter Zeit infolge der ständigen Erregungen an nervösen Störungen, Unruhe, Abspannung, leichter Ermüdbarkeit und Schlaflosigkeit zu leiden, versichert aber auf das Bestimmteste, vor seiner Ehe von derartigen Beschwerden im wesentlichen frei gewesen zu sein.

Gutachten. Die bei Herrn Z. vorliegende psychische Impotenz ist als eine nervöse Hemmungserscheinung aufzufassen, die in der Sachlage und nicht durch eine von Hause aus krankhafte, abnorme oder geschwächte psychosexuelle Konstitution begründet ist. Namentlich bestehen keinerlei Abweichungen des Geschlechtsempfindens oder der Triebrichtung im Sinne homosexueller oder irgendwie krankhaft fixierter Neigungen.

Die bis zur Ehe durchgeführte sexuelle Totolabstinenz bedingte bei ihm naturgemäß einen Zustand geschlechtlicher Übererregbarkeit und Überempfindlichkeit, den ungünstige Momente in einen sexuellen Schwächezustand umsetzen mußten. Derartige ungünstige Momente lagen bei dem ersten mißglückten, ehelichen Verkehr in hohem Maße vor. Sowohl der durch die Genitalblutungen der Frau bedingte Widerwillen, wie die Bedenklichkeiten vor einer etwaigen Konzeption und die dadurch hervorgerufenen Überlegungen stellten Hemmungen dar, welche die sexuellen Funktionen reflektorisch beeinträchtigen mußten. Im Anschluß an diesen erstmaligen Mißerfolg und unter dem Einfluß des libidinösen Verhaltens der Frau, das erfahrungsgemäß in nicht seltenen Fällen auf den Mann störend und abstoßend einwirkt, steigerten sich die vorhandenen Hemmungen bei jedem neuen Versuche. Es ist aber zweifellos anzunehmen, daß die Potenz des Herrn Z. bei geeigneter Behandlung sich vollkommen und dauernd einstellt, da es sich um keinerlei organische oder funktionelle Störungen bei ihm handelt, die dem entgegenstehen könnten. Allerdings ist dazu auch ein verständnisvolles Entgegenkommen der Ehefrau erforderlich, wie es aus ähnlichen Gründen in Tausenden von Ehen entweder von seiten des Mannes oder der Frau geübt werden muß, bis eine völlige Anpassung und harmonische Gegenseitigkeit der ehelichen Funktionen erreicht ist. Das zeigt uns ja u. a. schon das Beispiel des eigenen Vaters des Herrn Z. Jedenfalls war die Zeit, nach der die Ehefrau sich von Herrn Z. getrennt hat, viel zu kurz, als daß eine Änderung des Zustandes sich hätte innerhalb derselben erwarten lassen.

Unser Gutachten geht demnach dahin:

I. Es liegt bei Herrn Z. keine dauernde Anomalie seiner Geschlechtsbeschaffenheit weder in seelischer noch in körperlicher Hinsicht vor.

II. Die bei ihm zur Zeit und im besonderen seiner Ehefrau gegenüber bestehende psychische Impotenz ist durch äußere Umstände, insbesondere spezielle, bei seiner Frau vorliegende, ungünstige Verhältnisse bedingt und kann durch eine entsprechende Behandlung bei sachgemäßem Entgegenkommen der Gattin sicher beseitigt werden.

III. Von irgendeinem Verschweigen einer sexuellen Störung oder Schwäche seitens des Herrn Z. seiner Ehefrau gegenüber kann keine Rede sein, da er selbst bei der Eingehung der Ehe sich in keiner Weise für impotent halten konnte.

Es ist mehr als einmal vorgekommen, daß jemand unmittelbar aus dem Hochzeitsbett zu uns eilte in höchster Aufregung über die Enttäuschung, die sein körperliches Versagen ihm und seiner jungen Gattin bereitet hatte. So suchte mich vor einiger Zeit ein höherer Beamter aus Süddeutschland auf, der am Tage vorher in einem Berliner Hotel seine Hochzeit gefeiert, sich dann mit seiner jungen Frau in das Brautgemach begeben und den Beischlaf versucht hatte. Er war über den gänzlich negativen Erfolg dieses Versuchs um so mehr entsetzt, als er sich auf seine bis dahin grundsätzlich durchgeführte Keuschheit viel zugute tat; als Grund seiner Enthaltsamkeit gab er neben Furcht vor Ansteckung an, daß er ein Gegner der doppelten Moral sei; in Wirklichkeit lag jedoch vor allem ein sehr geringer und darum leicht unterdrückbarer Grad sexueller Libido vor; dazu Mangel jeglicher Übung und unrichtige Vorstellungen über die Schwierigkeiten der Defloration. Eine kombinierte Behandlung mit Psycho- und Elektrotherapie führte innerhalb 4 Tagen die Möglichkeit der ersten deflorierenden Kohabition und im Anschluß daran eine beide Teile befriedigende Potenz herbei. Ein nicht seltener Grund psychischer Impotenz sind Angstgefühle mit Gewissensbissen, die namentlich nach Onanie oder häufigem Geschlechtsverkehr mit Prostituierten auftreten. Solche Männer glauben auf Grund ihres Vorlebens ihre Ehefrau durch den Koitus zu entweihen, oder sie fürchten, sich durch Onanie beischlafsunfähig gemacht zu haben. Von einigen wird behauptet, daß Ausschweifungen, von anderen, daß Abstinenz zur Impotenz führen. Ein starkes sexuelles Bedürfnis und eine daraus hervorgehende allzu reichliche sexuelle Betätigung pflegt wohl im Laufe der Jahre nachzulassen. Daß sie aber als solche zu einem völligen Verlust der Beischlafsfähigkeit führt, ist kaum anzunehmen, es sei denn, daß organische Erkrankungen, etwa metaluetische Prozesse hinzugetreten sind. Auch auf dem Umwege einer durch geschlechtliches Übermaß erworbenen Neurasthenie kann gelegentlich als Teilerscheinung allgemeiner Erschöpfung des Nervensystems die Potenz herabgemindert werden. Daß aber ein häufiger sexueller Gebrauch der Genitalorgane Beischlafsunfähigkeit bewirkt, wie behauptet wird, hält bei eingehender Nachprüfung ebensowenig stand wie die Behauptung, daß Onanie Impotenz im Gefolge hat. Zweifellos hat unter den Impotenten die größere Anzahl früher einmal onaniert. Da aber unendlich viel mehr Menschen onaniert haben als impotent werden, dürfte ein kausaler Zusammenhang, außer auf autosuggestivem Wege, schwerlich nachweisbar sein und auch kaum vorliegen.

Ebenso wie viele andere Autoren habe auch ich zahlreiche Fälle beobachtet, in denen Männer nur mit Prostituierten die Begattung vollziehen konnten. Auch hier liegen sexuelle Anomalien teils fetischistischer, teils masochistischer Natur vor. Zum

Teil aber auch erklärt sich diese Potenz Prostituierten gegenüber dadurch, daß diese Personen den Männern Erleichterungen gewähren, beispielsweise durch manuelle Unterstützungen beim Akte, welche Ehefrauen zu gewähren sich häufig scheuen. Bei einem Patienten von mir erlosch die bis zur Hochzeit vorhandene Potenz, die vorher in starken Erektionen bei Liebkosungen der Braut vorhanden war, für immer, als diese in der Brautnacht bei dem Versuch der Defloration einen epileptischen Krampfanfall bekam. Eine temporäre Form der Hemmungsimpotenz ist auch diejenige, welche an bestimmte Tages- oder richtiger Nachtzeiten gebunden ist. So können manche Männer nur abends, andere nur in der Frühe, manche nur im Dunkeln, andere nur bei Tageslicht den Akt vollziehen.

Ein besonders seltsamer Fall temporärer Impotenz gelangte vor einiger Zeit zu unserer Beobachtung; ein 35jähriger Restaurateur konnte nur mit seiner Frau verkehren, wenn er einen neuen Anzug trug. Wenn er etwa eine Woche im Besitze des Kleidungsstückes war, war er völlig impotent. Patient gab an, daß er sich deutlich erinnere, wie er sich als Kind gesträubt und geschämt habe, wenn er ein neues Gewand anprobieren sollte. Zur Reifezeit, und zwar zuerst bei seinem Konfirmationsanzug, bemerkte er, daß dabei Erektionen auftraten, und gleichzeitig sich die Unlustempfindung in Lust umwandelte, deren Ursache allmählich zu der für ihn nicht mehr entbehrlichen Vorbedingung jeder Geschlechtsvereinigung wurde.

An die sexuelle Trieblosigkeit schließt sich die sexuelle Lustlosigkeit, die mangelhafte Geschlechtsempfindung des Mannes und des Weibes an. Das Lustgefühl sehen wir als einen narkotischen Zustand an, hervorgerufen durch chemische Überflutung und Durchtränkung der Gehirnzellen, vergleichbar der Wirkung von außen in das Blut geleiteter Rauschmittel. Im Orgasmus ergießen sich hier die an das Blut abgegebenen innersekretorischen Substanzen gleichzeitig mit den äußeren Sekreten. (Näheres darüber in meinen „Naturgesetzen der Liebe".) Das Ausbleiben des Lustgefühls ist beim Weibe sehr viel häufiger wie beim Mann. Der Grund ist naheliegend. Der Mann als der aktive und aggressive Partner im geschlechtlichen Verkehr nähert sich im allgemeinen dem Weibe nur dann, wenn er ein adäquates, sexuelles Ziel findet und sich in einer ihm entsprechenden Weise betätigen kann. Dadurch ist ihm von vornherein eine größere Wahrscheinlichkeit gewährleistet, das orgastische Gefühl herbeizuführen, welches er instinktiv anstrebt. Das passivere Weib ist, auch wenn der Verkehr ihm nicht als eheliche Pflicht gilt, bei weitem nicht in einer so günstigen Lage. Wie sich die Keimzellen bei ihm entgegen denen des Mannes ohne aktives Zutun ablösen, wie die Befruchtung sich meist ohne Willen und Wissen des Weibes in ihrer Tube vollzieht, so ist sie auch beim Empfang der männlichen Keimzellen bis zu einem nicht unbeträchtlichen Grade nur das Gefäß zur Aufbewahrung der männlichen Sekrete. Die Absonderungen, welche in der Höhe der geschlechtlichen Erregung beim Weibe stattfinden, sind nicht germinal-korpuskulärer, sondern lediglich indifferent schleimiger Natur, sie entströmen den Drüsenschläuchen der inneren Genitalauskleidung, und zwar dann, wenn durch Reizung der Wollustkörperchen allmählich eine solche Summation reflektorischer Erregung erzielt

Ausbleibende Befriedigung des Weibes infolge vorzeitiger Entspannung des Mannes. Tafel V.

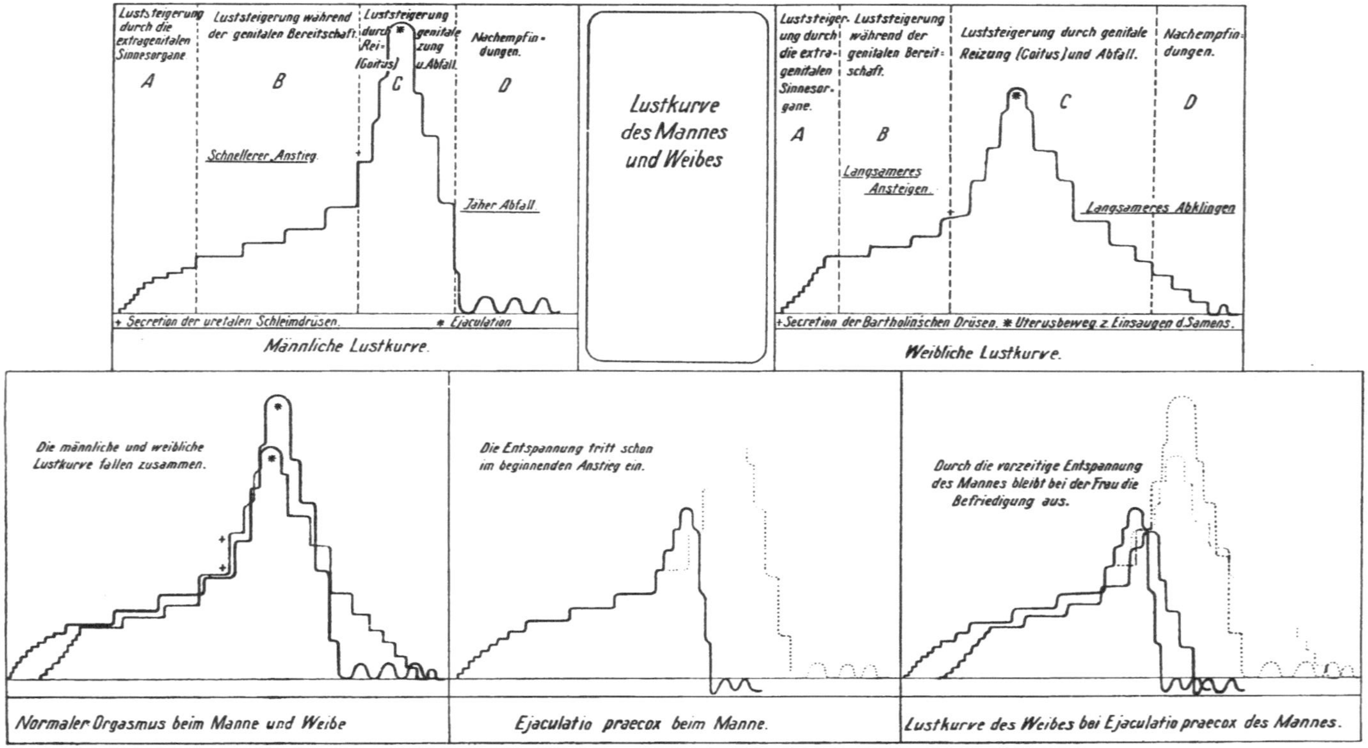

Siehe Seite 175, 177 und 229.

ist, daß von dem affizierten spinalen Ejakulationszentrum aus ein rhythmisch-motorischer Stoßkrampf der Genitalmuskulatur eintritt. Dieser bewirkt mechanisch die Schleimabsonderung unter gleichzeitiger, zerebraler, reflektorisch bedingter, narkotischer Lustempfindung. Aufgabe des Mannes ist es also, die orgastische Empfindung beim Weibe auszulösen, wenn schon auch ein analoger Vorgang durch onanistische Manipulationen oder anderweitige sexuelle Reize gelegentlich auch durch Traumgebilde hervorgerufen wird. Ein lustloser Verkehr wird nicht selten sowohl von männlicher als weiblicher Seite mit „Onanie" verglichen. So kann man nicht selten lesen, daß gleichgeschlechtliche Personen den Verkehr mit dem anderen Geschlechte als vaginale Onanie bezeichnen. Dieser Vergleich ist jedoch nicht zutreffend, da das Lustgefühl, welches durch Ipsation, sei es mit, sei es ohne Vorstellung, erzeugt wird, wesentlich stärker zu sein pflegt als das Gefühl, welches bei nicht zerebraler Wollustbeteiligung entsteht. Vielfach wird es von beiden Geschlechtern als taubes Gefühl bezeichnet. Andere sagen, sie empfänden ein „Kribbeln", etwa als ob ihnen die Hände oder Füße leicht eingeschlafen wären. Ein norwegischer Patient, welcher mich vor einigen Jahren konsultierte, sagte, ihm käme der Geschlechtsakt wie eine turnerische Übung vor. Dieser Mann war hinsichtlich der Richtung seines Geschlechtstriebes normal. Auch organisch konnte keine Störung nachgewiesen werden. Dagegen war er ungemein überanstrengt; es kam bei ihm zwar zu Erektionen, aber niemals im Akte zur Ejakulation, die jedoch post coitum gelegentlich im Schlafe in Verbindung mit wollüstigen Träumen eintrat. Der im übrigen sehr kräftige Mann konnte den Koitus ohne Nachlaß der Erektion beliebig lang bis zu einer Stunde vollziehen, ohne daß bei ihm das geringste Lustgefühl vorhanden war. Ebensowenig kam es dabei jemals zu irgendeiner Absonderung genitaler Drüsen (Ejaculatio seiuncta).

Sehr viel häufiger als die ausbleibende Ejakulation und für beide Teile fast ebenso verhängnisvoll ist das umgekehrte Verhalten, ein zu früher Eintritt der Ejakulation beim Mann. In diesem Fall kommt die Frau fast niemals zu ihrem Recht, und zwar deshalb, weil die notwendige Summierung und Steigerung der nervösen Bahnen fehlt, welche den schließlichen Höhepunkt herbeiführen. Die Wollustkurve des Mannes verläuft insofern anders als die des Weibes, als der Anstieg sowohl wie der Abstieg steiler verläuft, während die Luststeigerung beim Weibe im Sexualverkehr langsamer hinauf- und herabgeht (vgl. Tafel V). Infolgedessen ist der angestrebte Zusammenklang bei der Ekstase keineswegs regelmäßig zu verzeichnen. Oft tritt der weibliche Orgasmus bei gewissen Manipulationen des Mannes vor seiner Lusthöhe ein. Es kommt aber auch vor, daß bei der Frau erst unmittelbar nach der Ejakulation die rhythmische Entspannungskontraktion erfolgt. Nicht jeder Verkehr, nicht jedes Geschlecht und nicht jeder Mann ist imstande, beim Weibe die lustbetonten Sensationen zu wecken, welche die mechanische Friktion der Wollustkörperchen begleiten soll. Denn das ist bei diesem Reflexvorgang das Unterschiedliche von den meisten anderen Reflexen, daß nicht die mechanische Reizung der Glans clitoridis oder penis genügt, zentripetal den Sinnenkitzel auszulösen und auf die zentrifugale Bahnen hinüber zu leiten. Vielmehr muß dieser Reiz von einem Wesen ausgehen, das seelisch wirksam ist.

Diese Grundregel, die, wenn auch in ihren letzten Ursachen noch ziemlich dunkel, dennoch unerläßlich für das Verständnis der sexuellen Reflexe ist, ist selbst Ärzten oft nicht gegenwärtig. Als sehr bezeichnend ist mir eine Äußerung in Erinnerung geblieben, welche in einem der großen politischen Homosexualitätsprozesse, die im ersten Jahrzehnt des 20. Jahrhunderts spielten, ein gerichtlicher Gutachter mir gegenüber bei einer Verhandlung tat, in der die Beweisaufnahme ergeben hatte, daß ein wegen Meineids angeschuldigter Mann von einem anderen Manne onanistische Manipulationen an sich hatte vornehmen lassen. Dieser Angeklagte war verheiratet. Der Kollege äußerte nun seine große Verwunderung darüber, daß wegen einer solchen geringfügigen Handlung der Angeschuldigte sich an einen Mann gewandt hätte; wenn es sich um nichts anderes gehandelt hätte als um Onanie, so könne er nicht begreifen, weshalb der Angeklagte dies nicht von seiner ihm in jeder Beziehung entgegenkommenden Frau hätte vornehmen lassen, oder warum er es nicht selbst an sich vorgenommen hätte. Als ich ihm sagte, darin bestände ja gerade das Wesen seiner abweichenden Sexualität, daß der gesuchte Partner eine gleichgeschlechtliche Person sein müsse, meinte er in Anlehnung an eine verbreitete, ebenso irrtümliche Redensart über die Vagina des Weibes: „Das begreife ich nicht. Hand ist doch Hand, Glied ist doch Glied." Näher kommt dem Kerne dieser Frage W. Nagel, wenn er in seinem Handbuch der Physiologie des Menschen sagt, daß ein bislang nicht näher zu definierender Erregungszustand, den er als Stimmung des Nervensystems bezeichnet, den mechanischen Reiz begleiten müsse. Wenn eine Frau keine Liebe zu einem Mann verspürt, wird diese Stimmung des Nervensystems gewöhnlich nicht zu erzielen sein, und wenn eine Frau überhaupt keine Neigung zu Männern verspürt, beispielsweise nur homosexuelle Neigungen hat, so wird ebenfalls das Lustgefühl nicht erzwungen werden können. Wenn einer der hervorragendsten Forscher auf dem Gebiete der mangelhaften Geschlechtsempfindung des Weibes, Otto Adler, die Zahl der frigiden Frauen auf 40 Prozent schätzt, so dürfte diese Zahl sich sicherlich nur auf eine relative, nicht absolute Frigidität beziehen. Der individualistische Charakter des Sexualreflexes läßt es auch verstehen, weshalb die Prostituierten nur selten während der Kohabitation Lust empfinden. Viele Männer geben sich der Illusion hin, selbst bei käuflichen Mädchen Lustempfindungen erwecken zu können, und viele Freudenmädchen täuschen solche Gefühle vor, „um bessere Geschäfte zu machen". In Wirklichkeit unterliegt es aber für einen Kenner der Prostitution keinem Zweifel, daß eine eigentliche sexuelle Befriedigung nur ausnahmsweise stattfindet. Hat die Prostituierte vollends trotz ihres käuflichen Gewerbes eine feste geschlechtliche Beziehung, was häufig vorkommt, zu einem Manne oder Weibe, sei es, daß diese Person an ihr Zuhälterdienste vertritt oder mit ihr ein Liebesverhältnis ohne „metallischen Beigeschmack" unterhält, so wird von diesem Partner der Prostituierten sogar der größte Wert darauf gelegt, daß sie sich im bezahlten Sexualverkehr völlig indifferent verhält. Zweifellos gibt es viele Frauen, die trotz heftigen Geschlechtstriebes während ihres ganzen Lebens niemals ein wirkliches Wollustgefühl kennen gelernt haben. Mit Recht meint schon Hammond, daß der Arzt, welcher in solchen Fällen helfen will, sich zunächst an den Mann zu wenden habe.

Bei der Ejaculatio praecox hat der Mann die Akme schon überschritten, während die Frau sich noch in gespannter Erwartung befindet. Der Geschlechtsakt ist für ihn zu Ende, und er liegt seelisch und körperlich erschlafft da, während die Frau von der Höhe ihres sexuellen Paroxysmus noch weit entfernt ist. (Tafel V, S. 175.) Namentlich die sogenannte anständige Frau, die sich erst allmählich an den sexuellen Verkehr gewöhnt, leidet durch den schnellen präzipitierten Ablauf des Verkehrs. Nicht ganz selten kommt es auch vor, daß mangelhafte Geschlechtsempfindungen bei dem Weibe erst nach einer oder mehreren Schwangerschaften oder längerer Ehe sich ausbildet, weil an die Stelle der anfänglichen Leidenschaftlichkeit Gleichgültigkeit und Kälte gegenüber dem Manne getreten ist. Gibt es überhaupt absolut kalte Frauen, also solche, die jeder Person und jedem Akte gegenüber dauernd empfindungslos bleiben? Der Beweis dafür ist noch nicht erbracht und auch im einzelnen Falle schwer zu erbringen. Immerhin gibt es körperliche Leiden, welche das Wollustgefühl stark herabmindern. Von ihnen wird in dem Abschnitt über genitale und germinale Impotenz weiteres zu sagen sein.

Um zu zeigen, welchen Einfluß die Aktausführung des Mannes, im besonderen die Ejaculatio praecox auf das weibliche Lustempfinden hat, will ich wieder ein lehrreiches Gutachten aus meiner Ehescheidungspraxis geben; es stammt im wesentlichen von dem Kollegen Otto Adler her, mit dem ich den Fall gemeinsam bearbeitet habe. Der Fall hat eine gewisse Ähnlichkeit mit dem auf Seite 170 beschriebenen, hier wie dort beantragte die Gattin Ehescheidung wegen der Impotenz des Gatten, hier wie dort behauptet sie fälschlicherweise Homosexualität des Mannes. Während wir aber in dem obigen Falle dringend die Aufrechterhaltung befürworten, gelangen wir hier zu der gegenteiligen Auffassung, und zwar weil dort ein temporärer, heilbarer, hier aber ein chronischer, nach Lage der Dinge der Behandlung kaum zugänglicher Fall vorliegt.

„Der Ehemann X leidet seit Beginn der Ehe mit allergrößter Wahrscheinlichkeit an Impotenz und zwar an der relativ-chronischen Form mit mangelhafter Erektionsfähigkeit und vorzeitiger Samenentleerung (Ejaculatio praecox). Hierfür sprechen alle Angaben der Ehefrau X. Sehr wesentlich unterstützt werden deren Bekundungen durch das vorhandene Aktenmaterial, soweit es von dem Ehemann selbst herrührt (Behandlung durch den Dr. N. N. und Ablehnung gerade dieses Arztes, vertrauliche Mitteilungen an dritte Personen, Widerspruch in der Behauptung, daß die Ehefrau stark sinnlich veranlagt sei und trotzdem sich vor dem ehelichen Verkehr verschließe). Die Impotenzform (Ejaculatio praecox) des Ehemannes ist zweifellos an sich ein voller Anfechtungsgrund im Sinne des § 1333. Die Impotenz ist in erster Linie eine „solche persönliche Eigenschaft des anderen Ehegatten, die bei Kenntnis der Sachlage und bei verständiger Würdigung des Wesens der Ehe von der Eingehung der Ehe abgehalten haben würde". Sie ist es an sich, sie wird es noch mehr einer Witwe gegenüber, die in erster Ehe geschlechtlich normal verheiratet war und geboren hat. In Betracht kommt sodann § 1339. Die „Sechs-Monatsfrist" desselben hat erst vom Tage der „entdeckten" Täuschung, nicht etwa vom Hochzeitstage an zu zählen. Erst wenn die Fehlversuche als „relativ-chronische Impotenz", d. h. als unheilbar erkannt sind, steht der persönliche Fehler des Ehemannes fest. Diese Erkenntnis ist bei einer absoluten Impotenz leicht; langsam dagegen bei der relativen Form, bei der es sogar zeitweise zu momentanen Erektionen und sogar zu einer regulären (vorzeitigen) Samenergießung kommen kann. Erst die langdauernden Fehlversuche, die von der Ehefrau anfänglich für eine vorübergehende „Schwäche" gehalten werden, öffnen ihr nach monate- und jahrelangem Warten die Augen. Gewißheit wird ihr erst durch ärztliche Aufklärung zuteil. Es ist deshalb zweifellos, daß, wenn die Behauptungen der Ehefrau, die durch das vorhandene Aktenmaterial an sich schon sehr wahrscheinlich sind, durch weitere Zeugnisse weiter erhärtet werden können, die Ehe auf Grund der §§ 1333 und 1339 mit Recht anzufechten ist.

Entweder: besteht eine zwar vollkommene, aber nur wenige Augenblicke anhaltende Erektion, die beim Versuch, den Begattungsakt zu vollziehen, sofort nachläßt, indem schon bei dem Beischlafs versuch die Samenentleerung stattfindet (Ejaculatio praecox). In diesen Fällen kommt es meist zu keiner regelrechten geschlechtlichen Vereinigung. Die Ergießung vollzieht sich bereits außerhalb (vor) der Scheide (ante portas), oder aber die Einführung ist nur einen kurzen Moment gelungen, so daß die Ergießung gerade noch ihr Ziel erreichen konnte. In letzterem Falle ist zwar eine Befruchtung (Schwangerschaft) möglich, allein für die Ehefrau ist der ganze Akt wegen seiner Schnelligkeit ohne jegliches Gefühl von statten gegangen. Sie ist nichts als das Opfer einer ganz momentanen Wollust des Ehemannes. Sie selbst empfindet nichts und behält von dem rein tierischen Akt nur die Erinnerung an Brutalität und Verunreinigung zurück.

Oder: Die Erektion ist überhaupt nur mangelhaft, halb, gestattet keine sichere Einführung und ist unfähig, die geschlechtliche Befriedigung der Ehefrau zu bewirken. Die Ergießung kann auch hierbei sofort (praecox) resp. überhaupt nicht stattfinden. Für die Ehefrau selbst ist der Vorgang eine Qual, die vielleicht eine unnütze Erregung, niemals jedoch eine Befriedigung zur Folge hat. Bei öfteren Wiederholungen treten allzuleicht Abneigung, Widerwillen und Ekel gegen den geschlechtlichen Akt als solchen wie gegen die Person des Ausübenden ein.

Beide Formen, absolute und relative Impotenz, können vorübergehend (akut) auftreten. Sie sind dann Teilerscheinungen eines vorübergehenden, allgemeinen nervösen Zustandes oder Folgen vorangegangener Krankheiten, besonders schwerer Infektionskrankheiten (z. B. Malaria). Im übrigen ist zu bemerken, daß die Potenz des Mannes von Stimmung, Laune, Gelegenheit usw. mehr oder minder abhängt. Sie ist eben ein unter psychischer Oberhoheit stehender Vorgang, bei welchem die Welt der Vorstellungen und Gedanken eine Hauptrolle spielt. Auch der sonst normal potente Mann wird bisweilen, besonders wenn er in nicht mehr ganz jugendlichem Alter sich befindet, zeitweise impotent sein. Es schieben sich dann sogenannte „psychische Hemmungen" ein, die nur in einer unangenehmen Vorstellung zu wurzeln brauchen. Es genügt ein unangenehmer Duft, ein abstoßender Anblick, eine Unsauberkeit oder vielleicht eine ganz unwesentliche Hauterscheinung (z. B. ein Pickel) bei der zu Begattenden, um den ungerechtfertigten Verdacht auf eine Krankheit in der Vorstellungswelt des Begattenden wachzurufen und demzufolge die Potenz unmöglich zu machen. Vorübergehende Abspannung und Überarbeitung, Kummer und Sorgen können ebenfalls zeitweise Impotenz bedingen. Ein sehr häufiges Beispiel der vorübergehenden (akuten) Impotenz ist die den Ärzten wohlbekannte „psychische Impotenz junger Ehemänner". Sie tritt nicht allzuselten in der Hochzeitsnacht auf und kann mehrere Tage, ja Wochen anhalten. Wenn sich Ängstlichkeit und Ungeschick gelegt und die Parteien aneinander gewöhnt haben, pflegt mit dem Selbstvertrauen auch die Potenz zurückzukehren.

In keinem Falle bieten diese vorübergehenden Potenzstörungen einen Anfechtungsgrund im Sinne des § 1333. Erst ein dauernder (chronischer) Zustand berechtigt zur Anwendung des Anfechtungsparagraphen. Die Momente dafür sind frühestens gegeben, wenn mehrere Monate ergebnislos verflossen sind. Die Dauer dieser Karenzzeit festzulegen, dürfte schwer sein. Es muß dem weiblichen Empfinden in dieser

Beziehung ein weiter Spielraum gesetzt werden. Eine Frau, die nach vielleicht 1—2 Monaten wegen relativer Impotenz die Ehe anfechten wollte, könnte man als lasziv und ungeduldig ablehnen. Andererseits muß man bedenken, wie viel Zeit nötig ist, um in dem Gedankengang einer Frau die Impotenz des Ehemannes als wirklichen Scheidungs- resp. Anfechtungsgrund zur Reife zu bringen. Sie kämpft diesen Kampf in sich zuerst viele Monate allein aus. Sie spricht nicht darüber, denn sie fürchtet, sich oder ihren Ehemann zu kompromittieren. Ein solches Thema hat noch nie bei ihr mit anderen zur Diskussion gestanden. Dazu kommt die Hoffnung, daß sich noch alles ändern möge, und die, wenn auch bisher fehlgeschlagenen, Versuche nähren in ihr die Zuversicht, daß die „Ungeschicklichkeit" sich doch mit der Zeit geben und einem normalen, ehelichen Zusammenleben Platz machen wird.

Dieser Gedankengang ist wichtig für die Beurteilung des Fristparagraphen (1339), wonach die Anfechtung nur „binnen 6 Monaten" erfolgen kann. Diese 6-Monatsfrist kann naturgemäß erst mit dem Augenblicke beginnen, in welchem „der Ehegatte den Irrtum oder die Täuschung entdeckt". Der Irrtum aber resp. die Täuschung wird erst klar, wenn sich die Impotenz als eine chronische herausstellt. Um zu diesem Resultat zu kommen, muß eine Frau den letzten Rest von Hoffnung endgültig aufgegeben haben. Es spricht für den Anstand und die Empfindsamkeit der Ehefrau, wenn sie nicht gleich in den ersten Wochen und Monaten diese Hoffnung über Bord wirft, sondern eine Geduldsprobe von 1—2 Jahren über sich ergehen läßt. Erst wenn selbst ärztliche Manipulationen dem Manne keine Hilfe bringen und der Ausspruch des Arztes Dr. N. N.: „Wo nichts ist, da kämpfen Götter selbst vergebens!" der Ehefrau definitiv die Augen öffnen — dann erst fängt sie an, den letzten Rest von Hoffnung zu begraben. Volle juristische Klarheit aber über die „relative Impotenz" als Anfechtungsgrund wird ihr erst in dem Augenblicke, wo sie mit sachverständigen ärztlichen Beratern in Verbindung tritt.

Man muß sich psychologisch in diese Gedankenwelt jeglicher Frau vertiefen. Der gereifte Gedanke der chronischen, unheilbaren Impotenz, der in dem Kopfe einer Ehefrau erst alle Stadien der „Ungeschicklichkeit", der „vorübergehenden Schwäche", einer vorübergehenden „Nervosität", „Überarbeitung", „falschen Gewöhnung an langjähriges Junggesellenleben" usw. durchlaufen hat, bedarf wahrlich einer langen Zeit der Verarbeitung, für welche 1—2 Jahre sicherlich nicht zu wenig angesetzt sind.

Es könnte die Frage aufgeworfen werden, ob nicht die Impotenz des Ehemannes für diejenige Ehefrau ein gleichgültiges und hinnehmbares Leiden sei, die auf Kinder verzichtet. Dem ist durchaus zu widersprechen. Der Geschlechtsakt dient nicht allein der mechanischen Fortpflanzung, er dient vielmehr in einer harmonischen Ehe zugleich einer beiderseitigen und sinnlichen Befriedigung. Jede Ehefrau hat ebenso wie der Ehemann ein Anrecht auf den Orgasmus (Höhepunkt des sinnlichen Genusses). Allerdings neigt man im allgemeinen der Ansicht zu, daß eine Frau von Hause aus weniger sinnlich veranlagt sei, daß ihre mehr passive Sinnlichkeit vom Manne erst geweckt werden müsse. Tatsächlich gibt es eine große Anzahl empfindungsloser „kalter" Frauen (naturae frigidae), die der Gutachter Adler in seiner Monographie wissenschaftlich ausführlich beschrieben hat. Es mag Frauen geben, die mit dieser angeborenen oder erworbenen Kälte eine erträgliche Ehe führen. Sie befinden sich dann in der Lage, nur deshalb einen Genuß nicht zu entbehren, weil sie ihn eben nicht kennen gelernt haben. Es geht ihnen wie den Blindgeborenen, die meist gar nicht so unglücklich sind, weil sie nie das Licht gesehen haben. Diese Frauen scheuen sogar vielfach den ehelichen Verkehr, der ihnen nur Schmutz und Geburtsschmerzen bringt. Sie würden vielleicht mit Freuden an einen impotenten Ehemann verheiratet sein.

Anders die sinnlich veranlagten Frauen. Man braucht hierunter noch keine übersinnlich veranlagte Frau zu verstehen, was leider so häufig fälschlich geschieht und auch in dem vorliegenden Falle von dem Ehemann fälschlich angenommen zu werden scheint. Die normale Frau hat auch ein normales, natürliches, sinnliches Begehren, wenngleich nicht so stürmisch und durch die Natur der weiblichen Zurückhaltung, durch jahrtausendlange Sitte und Moral eingeengt. Die normale Frau hat ein Anrecht auf Befriedigung dieser Sinnlichkeit, die in der Ehe beim Zusammensein mit der anreizenden Macht des männlichen Körpers nach natürlicher Erfüllung drängt. Dieses Recht hat bereits die normal empfindende Ehefrau, die als Jungfrau in das Hochzeitsbett steigt — noch vielmehr aber hat es die normal empfindende Witwe, die vordem glücklich verheiratet war und geboren hat. Entschließt sie sich zur zweiten Heirat, so hat sie ein mehr als doppeltes Anrecht, bei dem zweiten Ehegatten eine normale Geschlechtsfähigkeit vorauszusetzen. Ein Ehemann, der im Bewußtsein einer geminderten Geschlechtsfähigkeit eine Witwenehe eingeht, macht sich einer doppelt schweren Täuschung schuldig. . . . Der Gutachter Adler selbst hat in seiner bereits zitierten Monographie schon vor 6 Jahren wörtlich gesagt:

„Die Tatsache einer durchaus ausgebildeten Sinnlichkeit dürfte wohl allgemein als hinreichender Grund betrachtet werden, dieselbe auch zeitweise ganz zu genießen. Ein ewiger Kampf dagegen kann zu schweren Störungen des Geistes führen. Die nervösen Störungen vom leichten Mattigkeits- und Unlustgefühl bis zum schweren Angstanfall und Krampf, — Magen-, Darmbeschwerden, Muskelschwäche —, kurz, das vielgestaltige Bild von Neurasthenie und Hysterie, haben allzu häufig ihren vornehmlichen Grund in sexuellen Störungen, in mangelhafter Geschlechtsempfindung. Gattel („Über die sexuellen Ursachen der Neurasthenie und Angstneurose") beschreibt an 100 Fällen diesen Zusammenhang. Irgendeine sexuelle Anomalie ist überall vorhanden, besonders die mangelhafte Befriedigung infolge von Ejaculatio praecox oder Coitus interruptus."

In dieser Voraussetzung erscheinen die Verfehlungen, vorausgesetzt, daß sie wirklich begangen sind, und wegen derer die Ehefrau schließlich in erster Instanz für schuldig erklärt worden ist, in ganz anderem Lichte. Nicht eine große Lüsternheit und übergroße Sinnlichkeit haben zu dem abseitigen Schritte geführt, sondern das instinktive Gefühl nach Entspannung. Sie mußte das Schreckgespenst der inneren Unruhe und Unlust, der drohenden Nervosität, welche durch die Fehlversuche des Ehegatten großgezogen wurden, herannahen fühlen. Es ist viel leichter, ganz zu entbehren, als immer und wieder an der normalen, in der ersten Ehe geweckten Sinnlichkeit durch nutzlose Attacken des zweiten Ehegatten gereizt und gequält zu werden. Hier erlahmt schließlich der Stärkste und setzt sich über die Konvention fort. Gerade die Fehlversuche der vorliegenden relativen chronischen Impotenz (Ejaculatio praecox) mußten auf die Ehefrau viel abstoßender wirken als die volle Unfähigkeit eines absolut Impotenten. Dieser Punkt bedurfte des psychologischen Eingehens, obgleich er für die Anfechtungsklage als solche nicht mehr in Betracht kommt. Aber es mußte von der Ehefrau das Odium der Laszivität und einer frivolen Moral genommen werden.

Der Ehemann bezeichnet seine Ehefrau als „besonders sinnlich veranlagt" (Schriftsatz vom 7. April 1909) und zugleich behauptet er, „daß sie nach Laune dem Kläger die Ausübung der ehelichen Rechte versagt oder sie nur in verdrossenster Form gestattet, schließlich sich während der letzten Monate des ehelichen Zusammenlebens mit ihrem Sohne in ihr Schlafzimmer eingeschlossen habe" (Schriftsatz vom 28. September 1908). Wie erklärt sich dieser Gegensatz von Sinnlichkeit und Weigerung? Doch offenbar nur aus der Abneigung, welche die Ehefrau gegen diesen geschlechtlichen Verkehr des Ehemannes empfindet! Wenn sie wirklich so sinnlich ist, wie es der Ehemann darstellt, hätte sie doch mit Freuden jede Gelegenheit ergreifen müssen, die der Ehemann zur Befriedigung darbot. Allein diese Befriedigung trat eben nicht ein! Es waren immer nur abstoßende Fehlversuche. Ihre Nerven gerieten in einen Reizzustand, und so zog sie es vor, schließlich lieber ganz zu verzichten, als stets aufs neue unnütze Erregung, Abspannung, Ekel und Beschmutzung zu erleiden.

Als letztes Moment kommt die von dem Ehemann angeführte Bemerkung in Betracht, wonach die Ehefrau beim Sühnetermin erklärt haben soll, „daß sie ein dauerndes Zusammenleben der Parteien für ausgeschlossen halte" (Schriftsatz vom 30. August 1909). Diese Bemerkung ist psychologisch wichtig. Man muß bedenken, daß die Ehefrau damals nicht auf Scheidung, sondern auf Wiederherstellung des ehelichen Lebens klagte. Und trotzdem erklärt sie — ganz gegen den Geist einer Wiederherstellungsklage — ein Zusammenleben für ausgeschlossen. Dieser Widerspruch begreift sich aus der unglücklichen Fassung des betreffenden Paragraphen (1567) des Neuen BGBs. Die Ehefrau wünschte allerdings ebenfalls die Scheidung und am geeignetsten und schonendsten schien ihr als Grund die böswillige Verlassung. Der wenig glückliche Paragraph 1567 setzt aber hierzu die Klage auf Wiederherstellung voraus. Das Gesetz bringt also den Scheidungbegehrenden in den seelischen Konflikt, bevor er die Scheidung verlangt, die Rückkehr zu erbitten. Der Paragraph 1567 hat eine Art Doppelgesicht, in dessen Zügen sich ein Laie ungemein schwer zurechtfinden kann. Die Ehefrau ist deshalb ihrem einfachen, gesunden und natürlichen Gefühl gefolgt, als sie trotz der gesetzmäßig geforderten Wiederherstellung die Zerrüttung der Ehe bereits im Sühnetermin zugab. Sie scheute sich, den wahren Grund zu sagen, sie scheute sich auch, die Ehescheidung auf der sexuellen Basis aufzubauen, um die Scheidung ohne Schmutz und Härte durchzuführen. . . ."

Spinale Impotenz.

Um das Wesen der spinalen Impotenz zu verstehen, ist es notwendig, sich über das mechanische Zustandekommen der Erektion und Ejakulation ein vollkommen klares Bild zu bilden. Die Gliedsteifung, welche dem männlichen Organ die für den Verkehr notwendige Härte, Form und Größe gibt, wird durch Blutanfüllung bewirkt; diese ist eine Folge veränderter Gefäßspannung, abhängig von vasomotorischer Innervation durch ein intermediäres Zentrum, das seinerseits von sensiblen Nerven in Aktion gesetzt wird. Es handelt sich somit um einen typischen Reflexvorgang, der sich jedoch dadurch von den meisten Körperreflexen unterscheidet, als sowohl in der quantitativen Summation als der qualitativen Reaktionsfähigkeit die Verhältnisse hier viel differenzierter sind als bei irgendeinem anderen reflektorischen Vorgang im menschlichen Körper.

Die Anatomie der männlichen Geschlechtsorgane lehrt, daß an Vorhaut und Eichel in reichlicher Menge freie intraepitheliale Nervenendigungen sowie besondere nervöse Endorgane vorhanden sind; unter diesen sind zu nennen: Endkolben, Tastkörperchen, Vatersche Körperchen, Krausesche Genitalnervenkörperchen. Besonders zahlreich sind namentlich die letzteren an der unteren Seite der Eichel entwickelt. Wegen ihrer großen Empfindsamkeit führen sie den Namen Wollustkörperchen. Ihre mechanische Friktion leitet einen starken Nervenstrom zentralwärts, der aber nur unter ganz besonderen Voraussetzungen, wie nicht stark genug betont werden kann, lustbetont empfunden wird. Wie bereits im Kapitel über Hypererotismus hervorgehoben wurde, kann diese Erregung der Genitalnervenendigungen auch mechanisch durch Reizung entstehen, die mit dem Geschlechtsleben an sich wenig oder nichts zu tun haben, beispielsweise durch akute Schleimhautentzündung des inneren Uretralüberzuges. Durch Berührung dieser Schleimhaut durch Sonden, Katheter oder zu Masturbationszwecken eingeführter Gegenstände tritt nicht selten Erektion ein. Namentlich löst Reibung und Reizung der Pars posterior urethrae den Reflexvorgang aus, wodurch es sich auch erklärt, daß beim Drücken der Prostata aus exploratorischen oder therapeutischen Gründen, beispielsweise bei Behandlung von Strikturen, nicht selten Steifung eintritt. Eine ähnliche mechanische Reizung wird durch die pralle Füllung der Harnblase und der Samenbläschen hervorgerufen. Damit steht, wie Ricke (Professor Dr. Ehrhardt Ricke, „Zeugungsfähigkeit beim Manne", Handbuch der ärztlichen Sachverständigen-Tätigkeit, Wien, Braumüller, S. 78) mit Recht hervorhebt, in Übereinstimmung, daß Gliederschlaffung nach erfolgter Ejakulation eintritt sowie die häufige Impotenz bei Spermatorrhoe, bei welcher Ansammlung von Samenflüssigkeit in den Samengängen ausbleibt. Sehr wesentlich ist, daß durch den bloßen Willen die sexuellen Leitungsbahnen nicht in Bewegung gesetzt werden können, sondern daß es stets dazu unwillkürlicher durch bestimmte Eindrücke und Vorstellungen hervorgerufener Reizungen bedarf. Daß die Erektion auf einer arteriellen Blutfülle beruht, wurde schon im siebzehnten Jahrhundert experimentell durch Injektionen an der Leiche nachgewiesen. Im schlaffen Zustande stehen die Arterien des Gliedes, namentlich die kleinen Arteriae helicinae, welche das Trabekelwerk der Corpora cavernosa penis und den Bulbus der Corpora cavernosa urethrae bilden, ebenso wie die kavernösen Räume selbst, unter Einfluß einer tonischen Kontraktion ihres glatten Muskelapparates. Die längsverlaufenden Muskelbündel sind so gelagert, daß die Gefäßlumina verengert werden und nur ein unbeträchtlicher Blutzufluß möglich ist. Wärme und Kälte und andere, auch seelische Einflüsse wie Schreck, Angst sowie Müdigkeit bewirken Veränderungen der Blutdurchströmung in dem nicht gesteiften Gliede. So kann durch Kälte eine so hochgradige Kontraktion der glatten Längs- und Rings-Muskulatur der Gefäße eintreten, daß die arteriellen Lumina nahezu verschlossen sind und infolgedessen der Penis völlig zusammengeschrumpft erscheint. Wenn aber durch vasodilatatorische Einwirkung die kontrahierten Gefäßwandungen erschlaffen, strömt spontan aus den Stämmen der Arteriae dorsales und der Arteriae profundae penis das Blut in die erweiterten Zuführungsgefäße der gleichfalls erweiterten Maschenräume der Corpora cavernosa. Die schnelle Füllung der Kavernen beim Entstehen der Erektion sowie ihre ebenso schnelle Entleerung beim Vergehen rührt zum Teil von der eigenartigen Anordnung der glatten Muskulatur her. Dieselbe ist in Form der sogenannten Ebnerschen Intimapolster angeordnet, longitudinaler Muskelwülste, welche sich gewöhnlich in tonischer Kontraktion befinden. Bei der Ausdehnung der Maschenräume wird ein gleichmäßiger Druck durch die Trabekel einerseits auf die Penis-Arterien, andererseits auf die Urethra ausgeübt, wodurch beide Röhren sich erweitern. Das hierdurch bewirkte Klaffen der Urethra dürfte für die Ejakulation nicht ohne Bedeutung sein. Früher nahm man allgemein an, daß durch die plötzliche Erweiterung der kavernösen Räume die abführenden venösen Gefäße komprimiert werden und durch den Blutzufluß sozusagen der Blutabfluß verringert wird. Für diese bestechende Theorie ist aber der anatomische Beweis noch nicht erbracht worden. François Frank (Recherches sur l'innervation du pénis, Arch. de physiol. norm. et pathol. 1895) wies eine Drucksteigerung in dem Peripherieende der Vena dorsalis penis während der Erektion nach. Hähnle nahm an, daß eine Kompression der Venen durch Muskelkontraktion stattfinde, und zwar dergestalt, daß der Musculus perinei auf die Venae profundae penis, der Musculus trigonalis und die Musculi bulbo- und ischio-cavernosi auf die Vena bulbo-cavernosa und Vena dorsalis penis einen Druck ausüben. Man hat gegen diese Vermutung aber geltend gemacht, daß der Penis auch bei einer lang andauernden Erektion weder eine bei Blutanstauungen stets eintretende Abkühlung noch Zyanose zeigt. Im Gegenteil ist stets mit der Erektion eine nicht unbeträchtliche Temperaturerhöhung des Gliedes verbunden, ein Zeichen, daß in dem ganzen Organ während der Erektion eine vermehrte Blutdurchströmung sattfindet. Dennoch kann, wenn sie überhaupt vorhanden ist, die Stauung und Hemmung innerhalb der Venen nur eine ganz untergeordnete sein. Die Hebung des steifwerdenden Gliedes, welche bei der vermehrten Blutfülle gewöhnlich eintritt, dürfte durch die Straffheit der Faszien an der Peniswurzel und an dem ganzen Penisrücken zustande kommen, zumal der Rücken kürzer und straffer ist als die ventrale Faszie. Außer der Aufrichtung soll auch die schwach konkave Krümmung des erigierten Gliedes dadurch sich erklären. Daneben dürfte allerdings auch hierfür die Muskelfaszien des Musculus bulbo-cavernosus und ischio-cavernosus wirksam sein, indem sie durch ihre Kontraktion zur Steifung beitragen, doch ist dies sicherlich gegenüber den anderen genannten Faktoren nur von nebensächlicher Bedeutung.

Diese Auseinandersetzung erscheint notwendig, um die Störungen der Potenz in richtiger Weise bewerten zu können. Es ist dies durchaus nicht immer einfach, andererseits aber die unumgängliche Voraussetzung für jede Therapie. Die spinale Impotenz ist teils organisch, teils funktionell. Unter den organischen Formen sind zunächst Verletzungen des Rückenmarks zu nennen, wie solche im verflossenen Weltkriege leider besonders zahlreich beobachtet werden konnten. Von den von mir im Weltkriege gesehenen Fällen will ich einen etwas näher beschreiben. R. war am 28. April 1918 in Polen bei den Kämpfen an der Rawka von einem Gewehrgeschoß getroffen worden, das in der Lendengegend den Körper von links nach rechts durchschlug und dabei das Rückenmark in der Höhe des untersten Lendenwirbels durchlöcherte. Es trat Lähmung beider Beine ein, die nach etwa 10 Tagen wieder verschwand. Das Gefühl blieb bis zur Höhe der Oberschenkel nahezu völlig aufgehoben. In geschlechtlicher Hinsicht war sowohl die Libido als die Facultas erigendi und ejaculandi völlig verschwunden. Auch jedes Lustgefühl fehlte. Etwa 3 Monate nach der schweren Verletzung, die äußerlich außer einer schwach sichtbaren Ein- und Ausschußnarbe keine Spuren hinterlassen hatte, machte sich die Libido wieder in höherem Grade bemerkbar. Patient hatte aber im Zusammensein mit einer ihn seelisch stark anziehenden Persönlichkeit keine Spur von Erektion und war darüber außerordentlich niedergeschlagen. In dieser Zeit sah ich ihn das erstemal. Alle angewandten Mittel elektrophysikalischer, chemischer und psychischer Art erwiesen sich zunächst als vollkommen erfolglos. Nach etwa 6monatlicher, allgemein roborierender Behandlung, also fast 1 Jahr nach der Verletzung, trat das erste Mal, früh im Bett, eine spontane Erektion auf. Einige Tage später hatte Patient auch im Zusammensein mit der von ihm begehrten Frau eine Erektion. Doch kam es trotz ausgedehnter Manipulationen zu keiner Ejakulation. Die Schlafpollution ohne Erektion und Lustempfindung war vorher bereits zweimal, im fünften und achten Monat nach der Verletzung, vorgekommen. Sechs Wochen nach der ersten Erektion bei seiner Geliebten trat auch die erste Ejakulation beim Koitus ein, doch blieb das orgastische Gefühl dabei vollkommen aus. Er empfand nur eine stumpfe Berührung, später auch ein leichtes Kribbeln. Diese Taubheit ließ unter Diathermie-Behandlung etwas nach, doch war eine Wiederherstellung der früheren kräftigen Wollustempfindungen bisher nicht zu erzielen. Sein letzter Bericht, 4 Jahre nach der Verwundung, lautete: „Seit Mai haben sich die sexuellen Empfindungen wieder etwas gebessert. Das Glied wird öfter von selbst steif, ebenso wenn ich mit jemand sexuell verkehre, zum Samenerguß ist es jedoch dabei bisher nur einmal gekommen. Doch geht der Same oft des Nachts ab. Dabei habe ich Gefühle wie früher. In der rechten Bauchgegend, dem Gliede, dem Hoden und der rechten Hüftengegend fehlt das Gefühl. Dagegen ist die Empfindung auf der linken Seite normal, wie früher. Nach der Verwundung war der Unterleib ganz ohne Empfindungen. Doch das hat sich soweit gebessert. Nur die rechte Seite hat sich nicht gebessert. Das Glied kann ich selber nicht steif machen, doch, sobald ich mit jemand, der mich seelisch reizt, zusammen bin, wird das Glied steif. Aber nach kurzer Zeit wird es wieder schlaff. Dann bekomme ich Schmerzen im Unterleib. Doch haben diese in der letzten Zeit nachgelassen und treten nicht mehr so heftig auf wie früher."

Dieser Fall ist überaus lehrreich, weil er die relative Unabhängigkeit der verschiedenen Sexualbahnen voneinander zeigt.

Unter den organischen Veränderungen des Rückenmarks beansprucht schon wegen ihrer Häufigkeit die Rückenmarksschwindsucht in erster Linie Berücksichtigung, die wohl ausnahmslos mit Impotenzerscheinungen verbunden ist. Im Beginn dieser metaluetischen Affektion kann man zwar häufig eine gesteigerte geschlechtliche Erregbarkeit bemerken, ähnlich wie ja auch andere Reflexe bei der Tabes zunächst eine Steigerung aufweisen. Doch schon nach wenigen Monaten wird die Beischlafsfähigkeit immer geringer, bis sie bald völlig erlischt. Ich habe sehr viele Fälle gesehen, in denen die Tabiker und ebenso ihre Gattinnen unter diesem Symptom mehr als unter irgendeinem anderen seelisch ungemein schwer litten. Die Frauen empfinden die Impotenz tabischer Ehemänner um so unangenehmer, weil ihr gewöhnlich einige Zeit Priapismus und Satyriasis vorauszugehen pflegt. Auch andere Rückenmarkserkrankungen führen je nach ihrem Sitze früher oder später, und zwar gewöhnlich nach vorübergehenden Reizzuständen zu völliger Erektions- und meist auch Ejakulations-Impotenz. Fast alle Formen der Myelitis, auch die spinale Kinderlähmung sowie angeborene Rückenmarksdefekte (wie die Spina bifida) sind hier zu nennen.

Ein Beispiel unter vielen ähnlichen von spinaler Impotenz aus unserer Praxis diene zur näheren Erläuterung: W., Chorsänger, 34 Jahre, kommt mit der Klage über mangelnde Gliedsteifigkeit und verringerte Pollutionen. Diese treten aber ohne vorangehende Erektion noch ab und zu „etwas" auf, wenn auch viel weniger als vorher. Die Libido habe nicht wesentlich abgenommen. Die Beschwerden bestehen seit anderthalb Jahren. Sonst sei er gesund. Keine frühere Geschlechtskrankheit, nichts Besonderes in der sonstigen Anamnese.

Schon in der Unterhaltung fällt die etwas gedehnte und abgehackte Sprechweise des Pat. auf. Die Untersuchung ergibt: Nystagmus horizontal bei Seitenendstellung der Bulbi, raschen beim Blick nach links, langsamen beim Blick nach rechts. *Skandierende Sprache.* Hirnnerven und Augenhintergrund sonst frei. *Sehnenreflexe* der Arme und Beine spastisch *gesteigert*; Fußklonus beiderseits; Spasmen der Oberschenkelmuskulatur; keine gröberen Paresen, aber ausgesprochene *Pyramidensymptome* (Oppenheim, Gordon usw). *Fehlende Bauchdeckenreflexe.* Sensibilität, Blase, Mastdarm ohne nachweisliche Symptome. Ganz *leichte Intentionsataxie* beim Finger-Nasenversuch und Finger-Fingerversuch.

Es handelt sich also um eine *multiple Sklerose* mit allen typischen Symptomen in deutlichster Ausbildung. Wie lange die Erkrankung zurückging, ließ sich nicht sicher feststellen, da der etwas eigenartige Patient *von dieser Erkrankung überhaupt noch nichts gemerkt haben will — mit Ausnahme der Impotenz, die ihn zum Arzt geführt hat! Diese Impotenz ist zweifellos spinalen Ursprungs und ein Symptom der multiplen Sklerose, und zwar in diesem Fall das subjektiv am stärksten empfundene und zuerst bemerkte.* In einem anderen Falle, den ich sah, der einen 38jährigen Kaufmann betraf, war eine vor 12 Jahren in der Charité behandelte multiple Sklerose seit 6 Jahren völlig abgeklungen. Der Patient war frei von Lähmungen, Intentionstremor, Nystagmus usw.; er hatte sogar den ganzen Krieg in Feindesland mitgemacht; es bestand als einziger Befund noch eine temporale Abblassung. Zugleich aber bestand eine Impotenz der Erektion und Herabsetzung der Ejakulationsfrequenz, die seit der Krankheit als dauerndes *Residualsymptom* bestehen geblieben war.

Zu den Rückenmarkskrankheiten, bei denen ich erhebliche Potenzstörungen, namentlich während des Krieges, zu beobachten Gelegenheit hatte, gehört die unter dem Namen „railway spine“ (Eisenbahnlähmung) beschriebene Rückenmarkserschütterung, die traumatische Myelasthenie, bei der im allgemeinen hier anatomisch-pathologische Veränderungen nicht nachweisbar sind. Dies führt uns dazu, noch einiges über die anderen funktionellen Impotenzformen zu sagen, die unter dem Sammelnamen der „*nervösen Impotenz*“ zusammengefaßt worden sind. Es wird unter diesem Namen allerlei begriffen, was anderweitig schwer zu erklären und zu rubrizieren ist, wie ja eine große Erfahrung auf dem Gebiete der Impotenz lehrt, daß keineswegs alle eine restlos klare Deutung zulassen. Hinsichtlich der „nervösen Impotenzen“ bin ich zu der Überzeugung gekommen, daß sicherlich der *größte Teil von ihnen rein psychisch* bedingt ist, wobei es sich oft um Gegenvorstellungen und Autosuggestionen recht *subtiler* und unbewußter Natur handelt, die sich dem Rückenmarkszentrum in seiner automatischen Tätigkeit entgegenstellen. Schon Eulenburg (Sex. Neuropathie, Leipzig 1895) wies darauf hin, daß die nervöse Impotenz gewöhnlich durch abnorme reflektorische und assoziative Reizwirkungen bedingt ist. Seine Einteilung der spinalen Impotenz in *peripher*-sensorische Impotenz, welche in Funktionsstörungen der Zuleitung zu den symptomatischen, zentripetalen Zentralbahnen ihren Grund hat, und in eine *spinal*-sensorische Leitungs-Impotenz, welche durch Funktionsstörungen im spinalen Teil der aufsteigenden Genitalleitungsbahn bedingt ist, will allerdings ebensowenig befriedigen wie Krafft-Ebings Dreiteilung, der mit

Impotenz verbundenen sexuellen Neurasthenie in eine lokale Genitalneurose, eine Lendenmarksneurose und eine allgemeine Neurasthenie. Näheres darüber im nächsten Kapitel. Je größer die Erfahrung auf dem Gebiete der Impotenz ist, um so mehr stellt sich heraus, daß eine nervöse Impotenz im Sinne einer Funktionsstörung peripherer Genitalnerven außerordentlich selten ist, falls es sich hier nicht überhaupt um eine Verlegenheitsdiagnose handelt. Unter 100 Fällen von Impotenz, welche zunächst als nervös aufgefaßt waren und uns als solche von Kollegen überwiesen wurden, zeigten sich 80 psychisch bedingt, allerdings keineswegs immer auf Triebanomalien beruhend, sondern sehr häufig auch durch einfache Psychasthenien, Phobien und autosuggestive Widerstände hervorgerufen. Bei 5 Proz. lagen organische Rückenmarksstörungen, bei 6 Proz. organische Störungen im Bereich der Genitalogane vor, während bei 9 Proz. eine sichere Ursache nicht nachgewiesen werden konnte, die Wahrscheinlichkeit psychogenen Ursprungs aber auch überwog.

Mit der spinalen und nervösen Impotenz fällt wesentlich auch diejenige zusammen, die durch die Fachliteratur unter der Bezeichnung „paralytische Impotenz“ geht. Sie wird dahingehend beschrieben, daß jede geschlechtliche Äußerung fehlt, weder Erektionen noch Pollutionen vorhanden sind, oft auch die Libido ausfällt. Als objektive Zeichen werden „auffallende Blässe, auch livide Verfärbung, Schlaffheit der äußeren Genitalien angegeben, Herabsetzung der Hautempfindlichkeit, Überempfindlichkeit der Harnröhre und Schleimhaut, Kleinheit und Weichheit der Hoden; die Kremaster-Reflexe seien erloschen, die Kranken klagen über Kältegefühle, die von den Genitalien ausgehen. Offenbar handelt es sich hier um teils psychische, teils spinale Impotenzformen in Verbindung mit sexueller Neurasthenie, und ich halte daher die besondere Aufstellung dieser paralytischen Impotenz für überflüssig.

Ihrem Wesen nach zeigen die Erektionsstörungen übrigens sehr verschiedenen Charakter. Es gibt solche, bei denen das Glied überhaupt nicht steif wird, andere, bei denen eine vorübergehende Steifung eintritt, die aber sehr bald wieder einer Erschlaffung Platz macht. Als Untergruppe sind die Formen zu nennen, in denen der Mann zunächst auf Grund einer starken Libido mit vollkommener Erektion zum Weibe kommt, die aber verschwindet, sobald er mit dem Membrum in die Nähe der Vagina kommt. Auch hier handelt es sich gewöhnlich um eine relative, psychische Impotenz.

Sowohl mit der Impotentia erigendi spinalis als mit der psychischen Impotentia coeundi ist in den meisten Fällen sekundär auch eine Ejakulationsimpotenz verbunden, ohne daß eine direkte Störung des Ejakulationszentrums vorliegt. Die normale Samenausstoßung hat zum mindesten eine relative Gliedsteifigkeit zur Voraussetzung, so daß sich aus dem Fehlen dieser der Ausfall jener als Folgeerscheinung ergibt. Es kommen aber auch Ejakulationsstörungen vor, bei denen Geschlechtstrieb und Erektionen völlig normal sind, und auch die Samenproduktion als solche nichts zu wünschen übrig läßt. Sie beruhen auf Reflexanomalien im Ejakulationszentrum des Rückenmarks und tragen entweder mehr den Charakter einer Reflexlähmung oder den eines Reflexkrampfes. Objektiv und subjektiv ist das eine so schwerwiegend wie das andere, das eine ist der vorzeitige Samenerguß, die Ejaculatio praecox, das andere das Ausbleiben des Ejakulats, sei es bei der Kohabitation, sei es überhaupt, die Ejaculatio sejuncta und deficiens. Der vorzeitige Erguß, ebenso unangenehm für den Mann selbst als auch für die Frau, mit der er verkehrt, beruht auf einer reizbaren Schwäche der sensiblen Genitalnerven, und es ist damit eine Teilerscheinung, und zwar eine der wichtigsten Symptome der sexuellen Neurasthenie, bei deren Besprechung wir uns noch eingehend mit ihr beschäftigen müssen. Überwiegt bei der Ejaculatio praecox der Eindruck der sensorischen, so bei der Ejaculatio sejuncta der einer motorischen Störung. Zweifellos liegt hier eine der befremdlichsten und am schwierigsten erklärbaren Sexualanomalien vor. Die anatomische Grundlage dürfte eine Verwachsung oder Verklebung, zum mindesten aber ein hochgradiger Spasmus der Ductus ejaculatorii sein, namentlich in den Fällen, in denen, was jedoch verhältnismäßig nur selten vorkommt, der Samen längere Zeit nach der Erschlaffung träge abfließt. Ich habe eine ganz beträchtliche Anzahl männlicher Personen gesehen, bei denen niemals ein Samenerguß beim Verkehr eingetreten ist. Manche haben im Schlafe unwillkürliche Pollutionen, es gibt aber auch einige, bei denen sowohl Pollutionen als auch Ejakulationen gänzlich fehlen, trotzdem die Hoden in keiner Weise von der Norm abzuweichen scheinen. So habe ich seit vielen Jahren einen verheirateten Ingenieur in Behandlung, der sämtliche Mittel angewandt hat, um zu einer Ejakulation zu gelangen, ohne jedoch jemals einen Erfolg erzielen zu können. Da sich das Ehepaar sehr ein Kind wünscht, sind sie doppelt unglücklich. Dabei hat der Mann Erektionen, die beliebig lange andauern und hat den Akt in den verschiedensten Lagen schon länger als eine Stunde fortgesetzt. Noch zwei weitere Beispiele — herausgegriffen aus vielen ähnlichen — mögen uns den Erscheinungskomplex dieser den praktischen Ärzten noch viel zu wenig vertrauten Sexualstörung veranschaulichen.

Dr. M., Chemiker, 33 Jahre. Seit 2 Jahren verheiratet, in sonst glücklichster Ehe lebend, klagt er über folgendes: Er habe beim Verkehr zwar starke Libido und kraftvolle Erektionen, aber es komme niemals dabei zu einer Ejakulation. Ejakulationen habe er nur periodisch im Schlafe ohne vorangehende Erektion, teils mit, teils ohne wollüstige Träume. Da er sich auch Nachkommenschaft wünsche, sei dieser Zustand für ihn seiner Frau gegenüber allmählich unerträglich. Patient bringt diese Beschwerden mit starker seelischer Erschütterung vor. Er erweist sich als körperlich ganz gesund, erblich nicht belastet, psychisch als sensitive, geistig hochstehende Persönlichkeit. Die genauere Analyse der ihn quälenden Störung ergibt im wesentlichen folgende Vorgeschichte: Pat. ist streng und mit großem Schamgefühl erzogen worden. Er hat bis zur Ehe (mit 30 Jahren) völlig keusch gelebt. Er hat, wie er auf das Bestimmteste und völlig glaubhaft versichert, auch jede Neigung zur Onanie gewaltsam in sich unterdrückt. Aufklärung über geschlechtliche Dinge, in denen er, wie er selber sagt, von jeher ziemlich „instinktlos" war, erfolgte mit etwa 15 Jahren. Damals einzige voreheliche Liebe zu einer gleichaltrigen Cousine, die etwa 5 Jahre anhielt. Beide fuhren oftmals mit dem Rade etwa eine Stunde weit in ein Wäldchen, wo sie sich küßten und an den Genitalien manipulierten. Pat. hatte schon auf der Hinfahrt sehr starke Erektionen in Gedanken an das Kommende, verhinderte aber aus Schamgefühl jedesmal die Ejakulation bei der mutuellen Onanie. Nach der Verheiratung der Cousine traten Erektionen bei ihm in dem Gedanken an deren Küsse usw. noch sehr stark auf. Seine jetzige Frau sieht der Cousine ähnlich.

Die Behandlung bestand in einer Folge von Hypnosen, welche mit imperativen Suggestionen den Wunsch nach Immissio steigerten und die Ejakulation als sich unmittelbar daran knüpfend voraussagten. Nach längerer Dauer hatte die Behandlung Erfolg. Ein Beweis für die psychisch bedingte Natur der spinalen Reflexstörung.

Ein ähnlicher Fall: Dr. L., Redakteur, 28 Jahre alt, seit 4 Jahren verheiratet, ebenfalls in sehr glücklicher Ehe lebend. Er klagt darüber, daß er seine Frau nicht befriedigen könne. Seine Erektionen beim Geschlechtsverkehr seien gering an Stärke, die Ejakulation fehle. Seine Neigung zum Geschlechtsverkehr sei trotz großer Liebe zu seiner Frau gering. Hingegen traten Ejakulationen als Pollutionen auf, meist unter bestimmten Träumen. Auch könne er (und darin liegt ein Gegensatz zum Fall Dr. M.) kräftigere Erektionen und Ejakulationen durch Onanie erzielen. Es ist ebenfalls der Wunsch der Ehegatten nach dem Kinde, der Pat. zum Arzt führt. Die körperliche Untersuchung ergibt die Zeichen funktioneller Neurose, die Vorgeschichte mancherlei neuropathische Züge. Pat. ist ebenfalls ein geistig sehr reger und feinfühliger Mensch von großem Schamgefühl. Nach langem Zaudern gibt er an: bei seinen wollüstigen Pollutionsträumen und seinen onanistischen Versuchen trete die Ejakulation ein, sobald er sich vorstelle, er ringe mit einer Frau und werde von ihr besiegt. Es ist lediglich eine bestimmte Bewegung des Ringkampfes, der sogenannte „Affenkasten", deren Vorstellung ihn bis zur Ejakulation errege. Der in Frage kommende weibliche Partner bleibt ganz unbestimmt. Zuerst hat L. die Wirkung dieser Vorstellung in der Pubertätszeit gehabt. Auch er, wie der vorige Fall, hat aus Schamgefühl diesen ganzen Komplex möglichst aus seinem Wachleben ausgeschaltet, hat jede Onanie zu unterdrücken versucht und bis zur Ehe keusch gelebt. Die Heirat ist aus einer platonischen, schwärmerischen Liebe hervorgegangen. Behandlung durch Hypnose. Bezeichnend ist ein Traum, den er, auf entsprechende Suggestion, er werde jetzt träumen, in der Hypnose träumt: er befindet sich in einem langen, schmalen Korridor, der dunkel ist. Er will tiefer in den Korridor hinein, aber ein Eisblock versperrt ihm den Weg. Der Eisblock ist klein, jeder andere käme leicht herüber; aber so sehr er sich anstrenge, er komme nicht über ihn hinweg. In dem Eisblock ist eine Gestalt eingeschlossen, wie eine Fliege im Bernstein, eine menschliche Person, aber viel kleiner. Dieser Traum deutet sich sozusagen selbst — als das Symbol der Gefühlsregungen, Befürchtungen und Wünsche, die den Pat. beim Geschlechtsverkehr bewegen.

Auch hier wurde nach wenigen Hypnosen ein relativer Anfangserfolg erzielt, indem die Beischlafsmöglichkeit eine Besserung erfuhr, da der Kohabitationsakt jedoch noch völlig ejakulationslos verläuft, kann von Heilung noch nicht die Rede sein, die zu erzielen bei diesem Leiden überhaupt sehr schwierig ist und von Pat. und Arzt größte Geduld erfordert.

Epikrise der beiden Fälle: In beiden Fällen ist der Ejakulationsmechanismus vom Erektionsmechanismus abgespalten. In beiden Fällen hat sich dies vollzogen nach einer über ein Jahrzehnt lang geschlechtlichen Totalabstinenz, bei welcher auch die Onanie unterdrückt wurde. Diese geschlechtliche Totalabstinenz ist in beiden Fällen die Folge von geschlechtlicher Scheu. Diese geschlechtliche Scheu und Scham hat auch den Inhalt der Libido bei beiden Fällen modifiziert. Sie hat den größten Lustgewinn libidinöser Art in das Vorstellungsleben, insbesondere in das unwillkürliche Traumleben gelegt. Der Inhalt der Träume ist von der Aktvorstellung weit entfernt; er bezieht sich zum Teil auf Präliminarien des Aktes, teils auf gänzlich andere Dinge. Zum Weibe besteht eine Art idealer Liebesneigung; beim Geschlechtsverkehr mit ihren geliebten Frauen verlieren beide die Unbefangenheit und Sicherheit der Ejakulation, auf dem so vorbereiteten Boden tritt dann das Symptom der Abspaltung in Erscheinung. Bemerkenswert ist, daß manche dieser Patienten sich nicht im klaren sind, ob sie im Verkehr ejakulieren oder nicht; Schleimabstoßungen während des Aktes auf weiblicher Seite befördern die Zweifel, welche auch die Frau oft nicht zu zerstreuen in der Lage ist. Zur Sicherstellung der Diagnose ist dann ein wiederholter Coitus condomatus erforderlich.

Genitale Impotenz.

Wir kommen jetzt zu der genitalen Impotenz, welche durch organische Veränderungen des männlichen und weiblichen Kopulationsorgans und seiner Umgebung bedingt ist. Es kommen hier zahlreiche Anomalien in Betracht, von denen zwar jede für sich eine Seltenheit bildet, die in ihrer Gesamtheit aber dennoch die Beischlafsfähigkeit und Fruchtbarkeit erheblich beschränken. Wir geben im folgenden eine kursorische Übersicht der hierher gehörigen Störungen:

1. Völliger angeborener Mangel des Penis. Hierbei besteht bei normaler Libido sexualis und meist vorhandener Potentia generandi eine Impotentia coeundi, zum mindesten gänzliche Impotenz der Immissio penis. Der Penisdefekt ist häufiger, als gemeinhin angenommen wird, wenn man die Fälle hinzuzieht, in denen er mit Hypospadie des Skrotums verbunden ist. Es fallen dann nämlich in diese Gruppe alle jene pseudohermaphroditischen Abweichungen, die im ersten Kapitel des zweiten Bandes der Sexualpathologie geschildert sind, bei denen sich unter äußerer weiblicher Fassade männliche Keimdrüsen vorfinden. Daß solche Personen zeugungsfähig sein können, steht nach meinen eigenen Feststellungen und denen früherer Autoren außer Zweifel. Damit ist auch zugleich gesagt, daß eine relative Beischlafsfähigkeit möglich ist, allerdings nicht dergestalt, daß ein bis zum Muttermund reichendes Kopulationsorgan in die Vagina eingeführt wird, sondern dergestalt, daß die Ausflußöffnung des Mannes auf die Einflußöffnung des Weibes gelagert ist. Durch Kohabitationsbewegungen wird das Sekret in den offenen Vaginalschlauch hineinbefördert, was keineswegs Lustempfindungen bei beiden Partnern ausschließt. Diese Beobachtung beansprucht inso-

fern eine praktische Bedeutung, als von umgeschriebenen Hermaphroditen fast regelmäßig die Frage nach ihrer Heiratsfähigkeit, Beischlafs- und Zeugungsfähigkeit aufgeworfen wird, die unter gewissen Voraussetzungen keineswegs negativ zu beantworten ist. Seltener als der Penisdefekt bei gespaltenem, ist der bei völlig normalem Skrotum. Doch liegen auch für diesen verschiedene Beispiele und Beweisstücke in pathologisch-anatomischen Museumspräparaten vor. Während bei der skrotalen Hypospadie der Hode gewöhnlich hinter dem Leistenkanal liegt, sei es einseitig oder doppelseitig, so befinden sich bei nicht gespaltenem Skrotum die Testikel gewöhnlich an normaler Stelle.

2. Häufiger wie der angeborene ist ein erworbener, durch Verletzungen oder schwere Erkrankungen hervorgerufener, partieller oder totaler Penisdefekt. Im Kriege konnten solche Fälle wiederholt beobachtet werden, darunter auch einige, die auf absichtlicher Verstümmelung beruhten. Derartige Organverluste erschweren die Potenz, heben sie aber nicht völlig auf. Die von einem Autor auf den anderen übergehende Literaturangabe, daß ein Stumpf von 6 Zoll zum Beischlaf genüge, ist willkürlich. Die Libido, die Zeugungsfähigkeit und auch das orgastische Gefühl sind bei totalem und partiellem Penismangel nicht ausgeschaltet.

3. Nicht wesentlich anders wie beim gänzlichen Fehlen des männlichen Gliedes liegen die Verhältnisse bei einer abnormen Kleinheit des Penis. Zunächst ist hier zu bemerken, daß vielfach Personen der Annahme sind, ihr Kopulationsorgan sei ungewöhnlich klein und daher Bedenken tragen, sich dem Weibe zu nähern. In Wirklichkeit sind aber diese Zweifel fast stets unbegründet, wie überhaupt die meisten Ansichten über ein zu kleines oder zu großes Glied, über eine zu enge oder zu weite Vagina objektiv unhaltbar sind und auf sexueller Skrupelsucht beruhen (siehe nächstes Kapitel). Kleine Membra kommen gewöhnlich in Verbindung mit kleinem Genitalapparat überhaupt, vor allem mit kleinen Testikeln, vor. Es ist aber auch gelegentlich zu beobachten, daß das Skrotum nebst Inhalt völlig normal gebildet ist, der Penis dagegen nur ein winziges, bürzelartiges Rudiment darstellt. Der häufigste Fall ist der Typus des Eunuchoiden, wie ich ihn in dem Kapitel Geschlechtsdrüsenausfall beschrieben habe. Hier ist die Libido sexualis, wenn auch abgeschwächt, oft vorhanden und wird nicht selten ipsatorisch befriedigt. Spermatozoen fehlen, doch wird meist etwas klebriger Drüsensaft abgesondert. Orgasmus ist in geringem Grade vorhanden, dagegen die Potestas generandi aufgehoben. Ich habe auch vereinzelte Fälle gesehen, in denen bei eunuchoiden Menschen noch nach dem 20. Jahre eine gewisse Nachentwicklung eintrat, wobei dann auch eine Wachstumszunahme des Penis vorkam. Übrigens zeigen bei abnormer Peniskleinheit meist

auch andere Organe, und gewöhnlich auch das Seelenleben, Abweichungen von der Norm, und zwar gewöhnlich in der Richtung psychischen und psychosexuellen Infantilismus.

4. Wie die abnorme Kleinheit, so wird auch die abnorme Größe des Gliedes vielfach als Hinderungsgrund bei der Kohabitation angegeben. Normalmaße oder auch nur eine Durchschnittsgröße des Penis aufzustellen, ist nicht angängig. Nicht selten geben Personen, denen zur Last gelegt wird, sie hätten jugendliche Mädchen geschwängert, an, daß schon die Größe ihres Organes dies unwahrscheinlich mache, doch ergeben Nachprüfungen von Sachverständigen hier stets mehr oder weniger bewußte Täuschungen. Die bedeutende Dehnungsfähigkeit des weiblichen Genitalschlauches, wie sie ja aus dem Durchtritt des Kindskopfes bei der Geburt ohne weiteres erhellt, zeigt, daß auch ein sehr voluminöser Penis schwerlich jemals ein dauerndes Kohabitationshindernis abgibt, es sei denn, daß bei der Frau Vaginismus oder ein anderweitiger krankhafter Zustand vorliegt. Jedenfalls sind die nicht selten als Ehescheidungsgrund angegebenen Mißverhältnisse zwischen einem in der Erektion zu großem Gliede und einer zu engen weiblichen Scheide stets mit größter Vorsicht aufzunehmen.

5. Eine sehr seltene und nur der Vollständigkeit halber zu erwähnende Anomalie ist die angeborene Verdoppelung des Penis. Gewöhnlich liegen hier beide Penes nebeneinander, selten übereinander. Auch unterscheidet man eine totale und partielle Duplizität, je nachdem die Organe völlig oder nur in den oberen Partien der Glans doppelt gebildet sind. Unter einem Diphallus spurius versteht man Mißbildungen von penisähnlicher Gestaltung, welche mit dem Glied selbst keinerlei anatomische Verwandtschaft aufweisen. Mit diphallischer Bildung verbunden sind auch Doppelbildungen der Urethra, unter denen besonders bemerkenswert der von Ricke zitierte Fall Lourthioris ist, in dem ein junger Mann aus beiden Gliedern urinierte und ejakulierte. Der sehr seltenen Verdoppelung der Harnröhre nahe stehen die abnormen paraurethralen Gänge, die jedoch für die Potenz kaum je von Bedeutung sind. Mehr ins Gewicht fallen als Erschwerungen für die Ejakulation anderweitige urethrale Mißbildungen, zu denen totaler und partieller Harnröhrenverschluß, angeborene Striktur, Divertikelbildung in der Urethra sowie völliges Fehlen derselben bei vorhandenem Penis gehören: Abnormitäten, die meist mit anderen Entwicklungshemmungen verbunden sind.

6. Sehr viel häufiger als die letztgenannten, kongenitalen Anomalien sind jene Abbiegungen der Harnröhre, die unter dem Namen der Hypospadie und Epispadie bekannt sind. Die Hypospadie, welche nach meiner Beobachtung fast stets mit sonstigen Abweichungen in den sekundären Geschlechtscharakteren, nicht selten auch mit solchen der Sexualpsyche verknüpft ist, muß verschieden beurteilt werden, je nachdem sie nur eine in geringem Grade von der oberen Spitze nach unten verlagerte Öffnung darstellt oder tiefer nach unten skrotalwärts gelegen ist, ferner je nachdem es sich nur um ein Loch oder um eine Rinne von größerer oder kleinerer Länge, die sich dann nicht selten auch auf das Skro-

tum erstreckt, handelt. Daß Hypospadie weder die Beischlafs- noch Zeugungsfähigkeit aufhebt, beweisen die zahlreichen Fälle, in denen diese Abweichungen von der Norm, erblich bei Vätern und Söhnen auftreten. Immerhin ist bei entwickelteren Formen der Hypospadia peniscrotalis und perinealis die Kohabitation sehr erschwert, oft sogar unmöglich. Vielfach bestehen bei der Hypospadie auch anderweitige Genitalanomalien wie Hoden- und Prostataatrophien. Außerdem pflegt bei stärkeren Formen des hypospadiäischen Penis in der Erektion eine abnorme Knickung aufzutreten, die sogenannte „verge condée" der Franzosen, die für sich ein Kohabitationshindernis erheblichen Grades darstellt. Die vielfach versuchte operative Beseitigung dieser Krümmung hat, soweit ich gesehen habe, bis jetzt keine nennenswerten Erfolge zu verzeichnen gehabt.

7. Unangenehmer noch für die Kohabitation wie bei der Hypospadie liegen die Verhältnisse bei der viel selteneren Epispadie. Auch hier finden sich meist noch andere Verbildungen des Penis, beispielsweise abnorme Kleinheit oder Verlagerung des Gliedes. Auch sind die Corpora cavernosa meist schwach und fehlerhaft entwickelt. Alle diese Veränderungen, die oft noch mit Entwicklungsstörungen der Urethra und Blase vergesellschaftet sind, bedingen naturgemäß ein hochgradiges Kohabitationshindernis.

8. Wir kommen nun zu einer der verbreitetsten Störungen im Bereich der Genitalorgane, zu der Phimose. Häufig veranlaßt diese besondere Bildung der Vorhaut hypochondrische, autosuggestiv wirkende Vorstellungen. Ich habe wiederholt Personen kennen gelernt, die ihre Impotenz auf eine zu enge Vorhaut zurückführten. Trotzdem objektiv diese Auffassung keineswegs gerechtfertigt war, hielt ich es schließlich für angezeigt, das stark anti-erotisch wirkende Moment zu beseitigen und sah nach dem kleinen Eingriff oft, aber keineswegs immer, ein Verschwinden der Impotenz. Namentlich in mehreren Fällen, in denen die ungeschickten Beischlafsversuche junger Eheleute dauernd negativ ausfielen, erwies sich diese Behandlung erfolgreich. Gewöhnlich ist die Phimose verursacht durch eine epitheliale Verklebung der Glans mit dem Präputium, die physiologisch noch in der frühen Kindheit vorhanden ist und sich erst ganz allmählich, bis in die Reifezeit hinein, trennt. Erektion und auch Masturbation befördern diese Trennung. Wenn die Vorhaut infolge Verklebung sich überhaupt nicht zurückziehen läßt, kann das Präputium bei Steifungen so stark angespannt werden, daß ein heftiger Schmerz der Steifung entgegenwirkt. Bei der starken Spannung des zu engen Präputiums kommt es nicht selten zur Verdünnung desselben, der atrophischen Form der Phimose. Während diese Form durch Druck auf die Eichel auch diese in Mitleidenschaft zieht, kommt es bei der hypertrophischen Form der Phimose mehr zu Aussackungen durch Urinstauungen oder zur Bildung von Vorhautsteinen infolge abgelagerter Kalk-

salze aus dem Urin, die sich mit Bakterien vermischen. Hierdurch entstehen Reizzustände im Vorhautsack, die zu Anschwellungen und ödematösen Schwellungen führen, Erscheinungen, die bei der Erektion sich besonders fühlbar machen und diese schnell wieder zum Verschwinden bringen. In anderen Fällen üben die durch Exkretstauungen entstandenen balanitischen Zustände einen Kitzel aus, der Erektionen und sexuelle Erregungen herbeiführt. Solche Reizzustände sind auf die Dauer nicht ohne Bedeutung für das Nervensystem, so daß auch in dieser Hinsicht die Phimose keineswegs unbedenklich ist. Vor allen Dingen erfordert aber eine stärkere Phimose deshalb Beseitigung, — und zwar nicht, wie man immer noch gelegentlich beobachten kann, durch Inzision, sondern durch Zirkumzision —, weil es beim Koitus infolge der gespannten engen Vorhaut leicht zu kleinen Einrissen kommt, die eine Eintrittspforte für ansteckende Keime, Gonokokken, Staphylokokken und Spirochäten bilden.

9. Eine Verkürzung des Vorhautbändchens kann bei Gliedsteifung ebenfalls zu Schmerzen und Deviationen der Eichel führen. Auch hier kommt es bei starker Erektion leicht zu Einrissen, die die Infektionsmöglichkeit wiederum steigern. Durch Durchtrennung des Vorhautbändchens kann dieser Zustand behoben werden, doch muß betont werden, daß auch hier wieder vielfach unbegründete Besorgnisse bestehen, in Folge derer ein völlig normales Bändchen für zu kurz angesehen wird.

10. In höherem Grade noch wie die Phimose behindert die Beischlafsfähigkeit die Paraphimose (der sogenannte spanische Kragen), die allerdings meist nur einen vorübergehenden Zustand darstellt. Die Paraphimose entsteht gewöhnlich aus einem mehr oder minder phimotischen Zustand, durch Verziehung der Vorhaut hinter die Eichel auf masturbatorischem, seltener kohabitatorischem Wege. Sie führt zu starken subjektiven und objektiven Beschwerden, die sich durch heftige Schmerzen, Ulzerationen, Schwellungen und Entzündungen bemerkbar machen. Die kleinen Geschwüre und Erosionen des einschnürenden Hautrings leiten manchmal zu Gangränbildungen über. Doch sieht sich das ganze Bild gewöhnlich gefährlicher an, als es ist. Auch mildern sich die stürmischen Erscheinungen bei Ruhe und sachgemäßer Behandlung, wie Umschläge mit essigsaurer Tonerde, bald. Immerhin sind auch Fälle beobachtet worden, wo die Zerstörungen von der Corona glandis schließlich auf die Harnröhre und die Schwellkörper übergriffen.

11. Äußere Verletzungen des Penis sind nicht so häufig, wie man nach der zugänglichen Lage des Organs erwarten sollte, aber immerhin häufig genug, um als weiterer Behinderungsgrund der Kohabitationsfähigkeit erwähnt zu werden. Neben Quetschungen, wie sie beispielsweise beim Turnen vorkommen, ereignen sich gelegentlich Verwundungen durch Stiche, beispielsweise durch offen in der Tasche getragene Taschenmesser, Risse, Bisse, Schnitte und vor allem im Kriege durch Schüsse. Ich konnte in meiner Spezialpraxis mehrere Fälle beobachten, in denen das Organ durch Schußverletzungen bis zur Hälfte und mehr zerstört war. Heilen diese Verwundungen gut, so stellen sie eine bessere Voraussage, als der unglücklich Verletzte anfänglich glaubt, wenn er zu seinem Schrecken die sekundären Schwellungen und Verfärbungen infolge

von Blutergüssen erblickt. Auch Selbstverstümmelungen des Gliedes aus sexualhypochondrischen oder hypererotischen Motiven, sowie Verletzungen bei Beschneidungen sind hier zu nennen.

12. Neben den äußeren Verletzungen kommen subkutane vor, sowohl leichterer Art, bei denen der innere Bluterguß bald resorbiert, und der Normalzustand wieder hergestellt wird, als auch stärkere Zerreißungen der Schwellkörper, die nicht selten zu Narbenbildungen, Verödungen des Maschenwerks und bleibenden Veränderungen führen, welche der Erektion sehr hinderlich sind. Es kommt dabei nicht selten infolge der Blutungen zu partiellen Erektionen mit Abknickungen des Gliedes, wie solche auch bei Blutern (Hämophilie, Leukämie) beobachtet sind. Betrifft die Zerreißung wesentliche Teile der Schwellkörper, vornehmlich die Albuginea, so spricht man von einer Penisfraktur. Solche „Brüche" ereignen sich bei steifem Gliede durch böswillige Gewaltanwendung von seiten des geschlechtlichen Partners, gelegentlich, wenn auch sehr selten, durch allzu gewaltsamen Koitus sowie durch zufälliges Getroffenwerden von harten Gegenständen. Es sind auch Fälle beschrieben worden, in denen sich Personen den erigierten Penis selbst zerbrochen haben. Es kommt dabei vor, daß auch die Urethra eingerissen wird, was man dann als komplizierte Fraktur bezeichnet hat. Berücksichtigt man, daß der Mensch zum Unterschied vom Hunde keinen Penisknochen hat, so erscheint der Ausdruck Penisfraktur allerdings wenig angebracht.

13. Auch von einer Luxatio penis ist gesprochen worden. Nelaton (éléments de pathol. chir. 1859) versteht darunter einen Zustand, bei dem sich der Penis unter die Bauchhaut zurückzieht oder sich im Skrotum verkriecht. Diese Fälle beeinträchtigen die Beischlafsfähigkeit bis zur Unmöglichkeit, wenn es zu Verschrumpfungen der Haut des luxierten Penis und zu Verwachsungen kommt.

14. Unter Schrinden des Penis versteht man Unfälle, bei denen die Haut des Gliedes ganz oder teilweise auf- und abgerissen wird. Solche Vorkommnisse ereignen sich gelegentlich durch Betriebsunfälle, wie Hineingeraten in Maschinenräder, Transmissionsriemen usw., auch durch Überfahren- und Verschüttetwerden. Diese Wunden heilen zwar verhältnismäßig gut, doch lassen sie oft ausgedehnte Narben zurück, welche bei der Erektion Schmerzen hervorrufen. Es sind allerdings auch Fälle beobachtet worden, die keinerlei Funktionsstörungen zurückließen. So habe ich wiederholt Fälle gesehen, in denen eifersüchtige Liebespartner das Glied eines Schlafenden mit tiefen Stichen traktierten, die tadellos heilten; doch wird eine besondere Infektionsgefahr bei Verletzungen der Schwellkörper und der Harnröhre durch den häufigen Gebrauch des Organs zur Harnentleerung hervorgerufen. Das Glied ist nicht nur zufälligen Insulten und allerlei Attentaten Rach- und Eifersüchtiger ausgesetzt, sondern bildet auch sonst das Ziel mannigfacher Angriffe durch scharfe Instrumente, sei es aus religiösem Fanatismus (wie bei den Skopzen) oder bei Entmannung aus anderen Gründen oder aus ipsatorischer oder automasochistischer Absicht. Auch Bißwunden durch Pferde, Hunde, Ratten usw. sind beobachtet, sowie Einklemmungen in Schubladen und Türen. Man hat ausprobiert, daß zum Abreißen des Penis in schlaffem Zustande 125—145 kg, bei jungen Leuten 160 kg erforderlich sind, während bei erigiertem Gliede 40—60 kg genügen.

15. Besonders zu erwähnen sind auch die Abschnürungen des Penis und deren Folgen. Diese werden teils aus spielerischer Absicht vorgenommen, teils

um Pollutionen, Erektionen, Ipsationen und das nächtliche Einnässen zu verhindern. Nicht selten haben Eltern oder Pfleger aus diesem Grunde jugendlichen Personen um den Penis Bänder, Gummiringe, Bindfäden und Drähte gebunden, sogar Eisenringe sind benutzt worden. Es kann durch die Einschnürung zur Durchschneidung einzelner Gewebsteile kommen oder auch zu Stauungserscheinungen bis zur Gangränbildung. Es kommen auch solche Bindungen des Gliedes in masochistischer Absicht vor. So suchte mich während des Krieges eine Dame auf, deren Mann, ein Offizier, von ihr verlangte, daß sie ihm das Glied fest abschnüren sollte, wobei es wiederholt zu erheblichen Verletzungen gekommen sei.

16. Fremdkörper in der Harnröhre, beispielsweise Steinchen, die von der Blase oder von außen hereingelangt sind, rufen nicht selten, wie bereits früher angeführt, Priapismen hervor. Doch gibt es auch Fälle, in denen der lebhafte Schmerz a priori die Erektion verhindert.

17. Erfrierungen des Penis erzeugen ebenfalls heftige Schmerzen, welche die Erektion aufheben, namentlich dann, wenn durch sie Infiltrate im kavernösen Gewebe entstehen. Solche Fälle kommen bei trunkenen Personen vor, die nach dem Urinieren das Glied bei großer Kälte längere Zeit heraushängen lassen und so einschlafen. Ich sah einmal eine Erfrierung des Gliedes bei einem metatropischen Mann, den es geschlechtlich erregte, bei heftiger Kälte nächtlich mit entblößtem Gliede im Schnee herumzulaufen. Im Gegensatz zu Erfrierungen kommen Verbrennungen des Gliedes verhältnismäßig selten vor.

18. Der Herpes progenitalis (praeputialis) hat ebenso wie die Entzündung der Eichel auf die Potenz keinen nennenswerten Einfluß, eher rufen diese Reizungen der Glans sogar Erektionen und vorzeitige Ejakulationen hervor. Nur wenn es sich um chronische Geschwürsbildungen mit konsekutiven Verwachsungen handelt, kommen Störungen der potentia coeundi vor. Dies gilt besonders von der diphtherischen und diabetischen Form der Eichelentzündung.

19. Wir kommen nun zu einem zwar ebenfalls seltenen, aber für die Beischlafsfähigkeit und Gliedsteifung recht bedeutungsvollen Krankheitsprozeß, der mehr oder weniger ausgedehnten akuten oder chronischen Entzündung der Schwellkörper, der Kavernitis. Die häufigste Ursache dieses Leidens ist eine von der Urethra sich auf die Follikeln und das parafollikuläre Bindegewebe fortpflanzende gonorrhoische Entzündung. Doch kommen auch peri-urethrale Abszesse infolge von Verletzungen und nicht gonorrhöischen Entzündungen vor. Häufiger als das Trabekelwerk der Urethra betrifft die Kavernitis die Corpora cavernosa penis. Meistens kommt es dabei zu schweren Gewebsdestruktionen, mit narbigen Einschrumpfungen des Gliedes, die eine völlige Beischlafsunfähigkeit zur Folge haben. Diese Narbenbildungen treten am häufigsten in Form von Kavernenknoten auf. Meist führen sie zu einer Krümmung des Penis mit der Konkavität nach unten, der sogenannten Chorda, die meist mit Schmerzen verbunden ist und nur ein partiell gesteiftes Glied, das zum Beischlaf ungeeignet ist, ermöglicht. Da die hauptsächlich von Finger studierte chronische, plastische Induration des Penis besonders bei alten Leuten auftritt, hat man in ihr im Zusammenhang mit Arterienverkalkung eine Altersverhärtung der inneren Geschlechtsteile erblicken wollen. Doch steht damit im Widerspruch, daß diese

Bindegewebsumbildung auch bei jüngeren, sonst gesunden Individuen beobachtet ist, und zwar auch an solchen, die weder an Gonorrhoe noch an Syphilis nachweislich gelitten haben. Sind wir auch über die Entstehung der plastischen Penisverhärtung noch keineswegs völlig im klaren, so ist doch soviel sicher, daß dieses Leiden das Allgemeinbefinden und die Potenz schwer beeinträchtigt. Gewöhnlich bleibt der von dem Krankheitsherd nach der Gliedspitze zu gelegene Penisabschnitt schlaff. Dieses Leiden gilt im allgemeinen als unheilbar, doch werden in der Literatur einige Fälle berichtet, in denen günstige, operative Heilerfolge erzielt wurden.

Einen Fall von hochgradiger plastischer Induration hatte ich vor kurzem zu sehen Gelegenheit. Eine Dame, Ende der Vierziger, suchte mich auf, da sie heftige nervöse Störungen mit tiefen seelischen Depressionen an sich wahrgenommen hatte, die sie darauf zurückführte, daß ihr Mann seit $1^1/_2$ Jahren sich von ihr fern hielte, und zwar, weil sein Geschlechtsorgan „zu dreiviertel schlaff bliebe". Die Frau war bereits 28 Jahre verheiratet und hatte auch schon verheiratete Kinder. Ihr Mann hatte bis zu seiner Erkrankung sehr häufig mit seiner Gattin verkehrt und, wie sie sagt, in ihrer Ehe „nur selten einen Tag überschlagen". Die Frau, welche einen sehr frischen, jugendlichen Eindruck machte, man hätte sie keinesfalls älter als 40 Jahre gehalten, und regelmäßig menstruierte, litt unter dem Zustand ihres Mannes sehr viel mehr als dieser selbst und erklärte in seiner Anwesenheit, sie sei noch zu jung, um dauernd auf den Geschlechtsverkehr zu verzichten, sie würde, wenn er seinen ehelichen Pflichten dauernd nicht mehr nachkommen könne, sich zur Scheidung und Wiederverheiratung entschließen müssen. Als die Frau zum ersten Male zu mir kam, befand sich der Mann in einem Moorbade zwecks Beseitigung seines Leidens, vorher hatte er bereits auf Veranlassung der Frau mehrere Kuren in Badeorten und bei vielen Ärzten gemacht, ohne daß es möglich gewesen wäre, die Verhärtung zu beseitigen. Es handelte sich um eine plastische Induration von ungefähr 4 cm Länge und $1^1/_2$ cm Breite. Das Glied wurde nur noch sehr selten steif, und zwar lediglich in seinem etwa 2 cm betragenden ventralen Anteil. Ich hatte nur dreimal Gelegenheit, den Mann, der im übrigen gesund war, zu sehen, da er das dritte Mal erklärte, er hätte sich nunmehr seinerseits entschlossen, die Scheidungsklage einzureichen, da er 28 Jahre lang im vollsten Maße seine Pflicht und Schuldigkeit getan hätte und er der Meinung sei, das genüge; nachdem er sich ein Jahr lang von seiner Frau unaufhörlich Vorwürfe hätte machen lassen müssen, sei seine Geduld jetzt zu Ende. Er wolle sich nicht mehr behandeln und sich nicht operieren lassen, da er selbst die Kohabitation nicht vermisse und über das dauernde Ansinnen seiner Frau, „die doch schon Großmutter wäre“, so empört sei, daß ihm an der Aufrechterhaltung der Ehe nichts mehr liege.

20. Sehr viel seltener wie die bindegewebige Induration sind Bildung von Knorpelknochen im Glied. Sie gehen meistens von dem Septum des Penis aus. Auch hier werden fast nur ältere Männer befallen. Die Knochenspangen bringen längs der Schwellkörper Deviationen des Gliedes hervor, sowie oft heftige Schmerzen. Die hierbei vorhandene Chorda bedingt Impotenz. Operativ kann man dem Leiden beikommen. Wahrscheinlich handelt es sich hier um senile Verknöcherungen, wie sie im Alter vielfach vorkommen, doch dürften daneben wohl auch andere Ursachen, wie Kavernitis, den Ossifikationsprozeß begünstigen.

21. Neben den sekundär am Gliede vorkommenden Gangränbildungen gibt es auch eine spontane fudroyante Gangrän, die Fourniersche Krankheit. Ihre Ursachen sind noch nicht völlig aufgeklärt. Es dürfte sich wohl um akute Septitiden meist unbekannten Ursprungs handeln. Die Krankheit ist selten, greift in der Regel vom Penis auf das Skrotum über, gewöhnlich kommt es dann zum Stillstand des Brandes und zur Heilung, doch sind auch Todesfälle an Septikämie vorgekommen. Dauernde Impotenz tritt infolge dieser Erkrankung nur dann auf, wenn der Prozeß tiefer auf die Schwellkörper übergreift.

22. Ähnliches gilt von den fressenden Schankergeschwüren, die manchmal weitgehende Zerstörungen des Gliedes verursachen, gewöhnlich aber die Potenz nicht dauernd aufheben, da, wie bereits erwähnt, Stümpfe für die Beischlafsfähigkeit meist einen ziemlich ausreichenden Ersatz bilden.

23. Elefantiastische Verdickung des Gliedes und Hodensacks behindern ebenso wie ödematöse Schwellungen dieser Organe die Kohabitation während ihres Bestandes meist in beträchtlichem Grade; weniger gilt dies von den ziemlich seltenen krampfaderartigen Ausbuchtungen der Varizen der Vena dorsalis penis.

24. Unter den Folgen von Geschlechtskrankheiten sind die spitzen Kondylome hervorzuheben, die, wenn sie nicht rechtzeitig behandelt werden, oft zu Hautwucherungen führen, die Glied und Eichel so einhüllen, daß sie die Einführung des Organs verhindern. Auch Striktur nach Gonorrhoe beeinträchtigt teils durch ihre Schmerzhaftigkeit, teils mechanisch infolge der oft recht erheblichen Verengerung des urethralen Lumens die Steifung und den Durchtritt des Samens.

25. Von Geschwülsten des Penis, welche den Beischlaf unmöglich machen, sind in erster Linie Karzinome zu nennen, wobei nicht außer acht zu lassen ist, daß kleine Stücke des krebsigen Gewebes sich beim Verkehr auf die weiblichen Organe übertragen können. Sarkome und Endotheliome sind hinsichtlich der Potenz ähnlich zu bewerten. Besondere Erwähnung verdienen noch die Cornea cutanea der Glans, bei denen lange spitze hornartige Exkreszenzen das Eindringen des Gliedes in die Scheide verhindern. Diese Hornbildung, welche manchmal erst nach Beseitigung von Phimose sichtbar wird, erfordert um so eher operative Beseitigung, als sie bösartig entarten kann; im übrigen scheinen hornartige Reizstachel in Urzeiten am menschlichen Gliede ähnlich wie an dem vieler Tiere bestanden zu haben, wie rudimentäre Reste vermuten lassen.

26. Neben diesen zahlreichen, krankhaften, depotenzierenden Veränderungen des männlichen Genitalorgans, die hiermit im wesentlichen, wenn auch vielleicht noch nicht einmal vollzählig aufgeführt sind, sind auch noch Veränderungen in der Umgebung des Gliedes zu nennen, welche Kohabitationshindernisse abgeben können. Hierzu gehören Leistenbrüche, die durch die herabgezogene Bauchhaut den Penis zum Verschwinden bringen. Ein ähnliches Einschlüpfen des Gliedes findet sich auch bei hochgradigen Wasserbrüchen, Fettbauch, sowie bei Elefantiasis. Gewöhnlich tritt, wenn der Umfang des Leidens nicht zu groß ist, zwar der erigierte Penis aus den Hautfalten heraus, doch ist dies auch ziemlich oft nicht der Fall. Ein ähnliches, mechanisches Begattungs-

hindernis kann auch ein starker Hängebauch abgeben, wobei zu berücksichtigen ist, daß die ihn verursachende Fettsucht ohnehin schon durch innere Entartungen und indirekte Beeinflussungen der inneren Sekretion die Potenz herabzusetzen geeignet ist.

Genitale Impotenz beim Weibe.

Fast ebenso häufig wie lokale Miß- und Neubildungen in den Begattungsorganen des Mannes sind solche in den weiblichen Kopulationsorganen. Bekanntlich finden sich in fast allen Teilen des weiblichen Genitalapparates nicht selten Entwicklungsstörungen; für den Begattungsakt selbst kommen allerdings nur diejenigen in Frage, welche die äußeren Schamlippen und die Scheide betreffen. Sind diese in Ordnung, so ist von seiten des Weibes die Beischlafsmöglichkeit gesichert, selbst wenn Uterus, Tuben und Ovarien nicht normal gebildet sind. Die in letztgenannten Teilen vorkommenden Anomalien beeinträchtigen naturgemäß auch die sexuellen Funktionen der Frau, jedoch in dem Sinne, daß sie die Befruchtung, Austragung und Geburt des Kindes beeinträchtigen, so daß es sich erübrigt, im vorliegenden Buche diese Abweichungen zu behandeln. Die Begattungsunfähigkeit beim Weibe ist ebensowenig wie beim Manne regelmäßig mit Fortpflanzungsunfähigkeit verbunden. Die Feststellung dieser Tatsache ist darum so wichtig, weil vielfach angenommen wird, daß nur beim völligen Eindringen des Gliedes in die Scheide, also nach der Entjungferung eine Befruchtung statthaben kann. Der gewöhnliche Vorgang ist allerdings der, daß der Samen in das hintere Scheidengewölbe eingespritzt wird und von dort aus unmittelbar in den sich an die Fossa navicularis anschmiegenden Muttermund gelangt. Es können aber auch Samenfädchen, die in den unteren Teil der Scheide gelangen, ja solche, die nur die äußeren Geschlechtsteile oder deren Umgebung berühren, vermöge ihrer Eigenbewegung nach oben bis dorthin wandern, wo sie sich mit den weiblichen Keimzellen treffen. So berichtet Gérard einen keineswegs vereinzelten Fall, in dem ein Mädchen mit völlig erhaltenem, nicht verletzten Hymen zu ihm kam, die in der Haustür von ihrem Begleiter überfallen worden war und angab, sie hätte nur Feuchtigkeit in der Wäsche und in den äußeren Geschlechtsteilen verspürt. Vollkommen beweiskräftig sind nach dieser Richtung die schon früher erwähnten Beobachtungen, nach denen manche Scheinzwitter ohne äußeres Kopulationsorgan durch einfaches Auflegen ihrer urethralen Ausmündung auf die weibliche Scheidenöffnung Befruchtung erwirkten. Ebenso zu beurteilen sind auch die zahlreichen Fälle angeborener oder narbiger Verengerung der Vulva und Vagina, die die Schwangerschaft nicht verhinderten, trotzdem der Eingang kaum für eine Haarsonde durchgängig war. Sind doch in der Literatur verbürgte Fälle beschrieben, in denen bei verschlossenem Scheideneingang durch Kohabitation in die urethrale und rektale Mündung auf dem Umwege von Blasenscheidenfisteln und Mastdarmscheidenfisteln Schwängerung stattfand. Freilich handelt es sich hier um große Raritäten. Wir wollen nun auch hier wieder eine Zusammenstellung der hauptsächlichsten genitalen Hinderungsgründe normaler Beiwohnung geben:

1. In erster Linie sind auch hier hermaphroditische Bildungen zu nennen, der Pseudohermaphroditismus femininus, bei dem äußerlich eine überwiegend männliche Konfiguration, namentlich hinsichtlich der Klitoris vorliegt, hinter der männlichen Front aber weibliche Verhältnisse vorhanden sind. Am typischsten ist hier der Fall, in dem in den hinteren Teil der Harnröhre bei anscheinend äußerem männlichen Habitus und doppelseitigem Kryptorchismus die Vagina nebst Adnexen mündet. Gewöhnlich geht eine so gebaute Person als Mann durchs Leben, aber selbst wenn die Geschlechtsbestimmung richtig als Weib vorgenommen wäre, könnte mit ihr ein regulärer Beischlaf nicht vorgenommen werden. Wenn von einigen Seiten vorgeschlagen wird, die Begattungsunfähigkeit in solchen Fällen durch Beseitigung der Klitorishypertrophie und Trennung der verwachsenen großen Schamlippen zu beseitigen, so dürfte es in der Praxis doch nur äußerst selten dazu kommen. Näher auf diese Frage einzugehen, erscheint unnötig, da sie im Kapitel über Hermaphroditismus bereits erörtert worden ist.

2. Auch außer dem Bereich des Hermaphroditismus kommen membranöse Verschließungen der Vulva vor, die mit dem physiologischen Verschluß des Jungfernhäutchens nicht identisch sind. Mir selbst wurde in London vor mehreren Jahren ein Fall unterbreitet, in welchem der Scheideneingang völlig von einer silberweißen sehnigen Haut bedeckt war, die sich vom Damm aus flügelartig über die großen Schamlippen erstreckte. Die Frau war verheiratet, doch konnte der Koitus nicht vorgenommen werden.

3. Neben den angeborenen membranösen Verwachsungen und Verschlüssen der Vulva gibt es, und zwar ungleich häufiger, erworbene, die auf Verletzungen und Erkrankungen verschiedener Art, wie auf Verbrennungen, Verätzungen, gonorrhoische Vulvitiden und andere Krankheitsprozesse zurückzuführen sind.

4. Die von Breisky als Kraurosis beschriebene Schrumpfung der Vulva bedingt ebenfalls meist eine starke Verengerung des Scheideneingangs, welche in Verbindung mit großer Sprödigkeit der Haut und Schmerzhaftigkeit die Beischlafsfähigkeit aufhebt. Diese Schrumpfung tritt als Endergebnis jahrelanger entzündlicher Schwellungsvorgänge namentlich bei jugendlichen Frauen, auf; durch Ausschneidung der erkrankten Teile ist das Leiden in den meisten Fällen zu beheben.

5. Neubildungen der Vulva, die den Beischlaf behindern, sind entweder elefantiastischer Natur, die sowohl die Klitoris als die großen Labien betreffen, oder sie beruhen auf Karzinomen, Sarkomen oder Lues; auch irreponible labiale Hernien, Lipome, Fibrome und Lupus kommen in Betracht. Sind auch diese meist nicht so ausgedehnt, daß sie die Begattung gänzlich aufheben, so bilden sie doch auch häufig ein mechanisches Kohabitationshindernis und wirken vor allen Dingen so ekelerregend, daß sie wohl in der Mehrzahl der Fälle die Erektion unmöglich machen.

6. In letztgenanntem Sinne wirken übrigens noch eine ganze Reihe anderer Störungen, welche organisch den Beischlaf nicht verhindern würden, jedoch psychisch depotenzierend sind. So sah ich einige Male Fälle, in denen Männer wegen zu lang herabhängender Nymphen (Hottentottenschürzen) vor der Kohabitation zurückschreckten, einen anderen, in dem von einer übergroßen Klitoris eine ähnliche abstoßende Wirkung ausging. Selbst kleine Auswüchse wie Warzen und Polypen können in dieser Hinsicht verhängnisvoll werden.

7. Eine sehr häufige Erkrankung der äußeren weiblichen Genitalien, die auch die Beischlafsfähigkeit nicht unbedeutend beeinträchtigt, ist der Pruritus vulvae. Das Jucken, welches sich bei diesem Leiden vorfindet, ist häufig ganz ungemein intensiv und quält die Patientin aufs äußerste. Besonders oft sah ich dieses Leiden bei Frauen auftreten, die kurz vorher ihre Männer verloren hatten. So suchte mich vor einiger Zeit eine Witwe von etwa 30 Jahren auf, deren von ihr zärtlich geliebter Mann einige Monate vorher an einem Schlaganfall verstorben war. Bei dieser Frau trat ein so enormer Juckreiz der Vulva auf, daß sie sich die großen und kleinen Labien sowie die Klitoris blutig gekratzt hatte, infolgedessen sich bei ihr schwere Entzündungen gebildet hatten. Eine Kohabitation wäre unter diesen Umständen unmöglich gewesen. Im Beginn des Pruritus findet man allerdings meist ein gesteigertes Bedürfnis nach sexuellem Verkehr. Das Leiden der eben erwähnten Patientin verschwand trotz aller Medikation erst nach Eingang einer zweiten Ehe. Nicht selten lösen die kleinen, schmerzhaften Exkoriationen am Scheideneingang bei Berührung oder auch schon bei Annäherung des männlichen Gliedes krampfhafte Zusammenziehungen der Scheidenmuskulatur aus, die gewöhnlich mit einem nicht gerade sehr bezeichnenden Ausdruck als Vaginismus genannt werden. Dieser, meist psychogen bewirkte Zustand gehört zu den wichtigsten Sexualneurosen des Weibes und wird daher erst in diesem Zusammenhang in dem nächsten Kapitel erörtert werden.

8. Häufiger noch wie in der Vulva gibt es in der Scheide selbst allerlei Atresien und Stenosen. Allerdings wird sowohl von den Frauen als von den Gatten sehr viel öfter als es tatsächlich der Fall ist, eine zu enge Scheide als Behinderungsgrund des Geschlechtsverkehrs angeführt. Es ist sicherlich außerordentlich selten, daß das Organ an und für sich ein zu enges Lumen besitzt. Immerhin kommen in der Umgebung der Scheide wie in dieser selbst genügend krankhafte Abweichungen vor, welche indirekt die Scheidenlichtung verengern. Neugebauer erwähnt Fälle, in denen Mißverhältnisse zwischen abnorm großem männlichem Gliede und erworbener oder kongenitaler enger Scheide zu tödlichen Blutungen sowie zur Bildung von Mastdarmscheidenfisteln geführt haben.

9. Die normale Verschlußklappe der jungfräulichen Vagina, das Hymen, kann so abnorm dick und widerstandsfähig sein, daß es der Kopulation hinderlich im Wege steht. Doch spielt auch hier eine

Überschätzungsangst des Mannes eine nicht unwesentliche Rolle. Männer, die vorher gelesen haben, daß bei manchen Naturvölkern die Jungfernhaut vor der Brautnacht durch elfenbeinerne Götzen oder anderweitig zerstört wird, sind geneigt, die Schwierigkeit der Defloration sehr hoch zu veranschlagen. Es wenden sich häufig Männer an Ärzte mit dem Ersuchen, ein angeblich zu dickes oder resistentes Hymen zu öffnen, das keineswegs stärker ist als es normalerweise zu sein pflegt. Jedenfalls bilden seelische Momente auf seiten des Mannes wie auf seiten der Frau bei der Defloration eine wesentlichere Hemmung als die rein körperliche Beschaffenheit, die bei normalem Nervensystem und normaler Potenz des Mannes nur ganz selten ein Kohabitationshindernis bilden. Zur Beseitigung des Widerstandes kommt neben Operation die stumpfe Dehnung in Betracht.

10. Beträchtlicher fällt ins Gewicht, wenn sich in der Scheide oberhalb des Hymens noch eine zweite Verschlußmembran findet. Dieser Atresia vaginalis genannte Zustand ist selten, beruht gewöhnlich auf Entwicklungsstörungen, ist aber durchaus nicht immer kongenital, sondern auch oft extrauterin erworben. Sehr häufig sind es Entzündungsprozesse in der Kindheit, die kaum bemerkt worden sind, in deren Gefolge sich Scheidenverschlüsse schleichend entwickeln. Hinter der Scheidenatresie bildet sich oft ein Hämatokolpos. Neugebauer, dem wir auf diesem Gebiete so viele wichtige Aufschlüsse verdanken, hat auch zur Lehre von den angeborenen und erworbenen Verwachsungen der Scheide wertvolle Beiträge geliefert. Sie treten im Anschluß an eine Kolpitis adhaesiva ulcerosa und Perivaginitis phlegmonosa dissecans auf, besonders auch nach Infektionskrankheiten wie Scharlach, Diphtherie, Masern, Typhus, Pocken, Gelenkrheumatismus, Lues usw.; ferner nach Verletzungen, Verbrennungen, Verbrühungen, Einrennen von Ästen oder Eisenstangen usw. in die Scheide. Endlich kommt es auch durch puerperale Infektionen zu geschwürigen Prozessen, die narbige Schrumpfungen der Scheide mit sich bringen. Nach operativen Geburtsverletzungen mit Instrumenten sind gleichfalls narbige Scheidenverschlüsse beobachtet worden. Verletzungen der Scheide aus selbstmörderischen, therapeutischen und am häufigsten wohl aus abtreiberischen Absichten durch verschiedene Chemikalien wie Schwefelsäure, Höllenstein, Aufgüsse von spanischem Pfeffer haben nicht selten dauernde Scheidenverengerungen nach sich gezogen.

11. Um noch einige seltenere Ursachen von Scheidenverengerungen zu nennen, sei erwähnt, daß wiederholt zu eng ausgefallene Scheidendammvernähungen nach Dammrissen auf Wunsch unzufriedener Ehemänner wieder beseitigt werden mußten. Ein brutaler Beischlafsakt namentlich bei sehr jugendlichen Individuen kann leicht Gewebsverluste über dem Scheideneingang und in deren Gefolge Scheidenentzündungen, Narben und Verengerungen bewirken. Eine Störung, von der man annehmen sollte, daß

sie den Beischlaf gänzlich unmöglich macht, ist völliger Defekt der Scheide, der meistens mit mangelhafter Entwicklung der Ovarien und des Uterus verknüpft ist. Da sich aber an Stelle der Scheide in diesen Fällen meist zwischen Mastdarm und Blase ein weiches Bindegewebe vorfindet, kann durch fortgesetzte Beischlafsversuche die Haut ziemlich weit eingestülpt werden, so daß ein beischlafähnlicher Akt wohl möglich ist und sogar bei der Untersuchung eine Scheide vorgetäuscht werden kann. Nicht selten hat in solchen Fällen auch der Geschlechtsverkehr in die sich allmählich erweiternde Harnröhre stattgefunden.

12. Die Doppelbildung der Scheide kann, wenn die Septen tief herabreichen und sehr fest sind, die Beischlafsfähigkeit aufheben. Meist wird in solchem Falle nur die eine Scheidenhälfte benutzt. Operative Entfernung des Septums beseitigt, falls die Scheide durch die Teilung in zwei zu enge Hälften fällt, das Kopulationshindernis.

13. Geschwülste der Scheide selbst kommen selten vor, doch kann die Scheide durch Tumoren, die von der Gebärmutter herabreichen, vor allem Myome, verlegt werden. Diese können dann ebenso wie Scheidenzysten, die ziemlich groß werden können, den Beischlaf unmöglich machen. Gebärmuttervorfall und Scheidenprolaps verhindern die Begattung nur dann, wenn sie nicht reponiert werden können, was selten ist. Franqué erwähnt sogar Fälle, in denen die Kohabitation bei Uterusprolaps so vorgenommen wurde, daß das männliche Glied direkt in den inneren Muttermundkanal eingeführt wurde, so daß Schwangerschaft eintrat.

14. Nicht selten wird die Beischlafsfähigkeit dadurch beschränkt, daß trotz normaler Scham und Scheide der Koitus sehr schmerzhaft empfunden wird, weil benachbarte Beckenorgane entzündet sind. Namentlich Tubenentzündungen und die Parametritis posterior sowie auch entzündete Ovarien rufen bei manchen Frauen bei jedesmaligem Beischlaf so unangenehme Schmerzen hervor, daß der Akt als unerträglich abgewiesen wird. So sah ich erst vor kurzem eine junge Frau, die nach einer Blinddarmoperation an sehr schmerzhaften narbigen Verwachsungen litt. Die Empfindlichkeit war infolgedessen bei jedem Beischlafsversuch so hochgradig, daß der Verkehr aufgegeben werden mußte. Es wurde ein operativer Eingriff vorgenommen, um den Narbenstrang zu beseitigen, doch hatte dieser Eingriff nur einen sehr vorübergehenden Erfolg. In einem anderen Fall kam es aus gleichen Grunde zur Ehetrennung.

Germinale Impotenz.

(Sterilität des Mannes und des Weibes.)

Wenn wir auch nicht zu den Teleologen gehören, die in der Befruchtung, Folge und Zweck identifizierend, die ausschließliche Bedeutung der geschlechtlichen Vereinigung erblicken, vielmehr meinen, daß die Liebe an und für sich für den Liebenden und Geliebten etwas so Gewaltiges ist, daß dem gegenüber die Fortpflanzung sekundär erscheint, so muß dennoch diese Beischlafswirkung als so wesentlich erachtet werden, daß, wenn der Verkehr von vornherein zur Unfruchtbarkeit verdammt ist, jedenfalls eine seiner hervorragendsten Begleiterscheinungen fehlt. Man hat deshalb auch von jeher die Impotentia generandi mit der Impotentia coeundi gemeinsam abgehandelt, wiewohl in der Praxis die Beischlafsunfähigkeit und Zeugungsunfähigkeit sehr verschieden zu bewerten sind. Viel unliebsamer wird gewöhnlich die Beischlafsunfähigkeit empfunden, praktisch folgenreicher ist dagegen oftmals die Zeugungsunfähigkeit.

Auch hier mag zunächst einiges über die physiologischen Vorgänge gesagt werden. Die Zeugungsfähigkeit des Mannes ist an den Erguß einer normal beschaffenen Samenflüssigkeit gebunden. Ohne Ejakulation keine Zeugung; ohne Erektion kommt sie gelegentlich vor. Die mechanischen peripheren Hautreize, welche die Erektion herbeiführen, lösen in ihrer Summation auch die Ejakulation aus. Zentrale Erregungen vom Gehirn aus, welche so häufig Erektionen bewirken, genügen aber nur ganz selten, auch eine Ejakulation zu bewirken. Wir betonten bereits, daß für die Erektion und Ejakulation zwei getrennte Rückenmarkszentren in Betracht kommen, von denen auch getrennte zentrifugale Bahnen ausgehen. Bei der Ejakulation wird das Sperma rhythmisch aus den Samenkanälchen durch deren feine Ausgangsöffnungen auf der Höhe der Samenhügel in die Harnröhre ausgestoßen und durch Muskelkontraktion aus dieser nach außen herausgeschleudert. Hiermit verbunden ist der Orgasmus, dessen Kulmination zeitlich mit dem Austritt des Samens durch die sehr engen Ductus ejaculatorii zusammenfällt. Die Erregbarkeit des Ejakulationszentrums unterliegt großen Schwankungen. Bei manchen erfolgt die Ejakulation bereits nach einigen Stößen, während bei anderen der Erguß erst nach mehreren Minuten eintritt. Auch die Dauer der vorangehenden Abstinenz sowie die davon zum Teil abhängige Füllung der Samenbläschen sind von Einfluß auf die Dauer des Kohabitationsaktes. Das Ejakulationszentrum liegt in der Höhe des vierten Lendenwirbels. Ein weiteres befindet sich nach Müller in den sympathischen Ganglien des Beckenbodens. Man nimmt an, daß ersteres mehr die Bulbus-Muskulatur versorgt, welche zur Herausbeförderung des Samens dient, während letzteres den Erguß der verschiedenen Drüsensekrete in die Urethra vermittelt. Was die Fortbewegung des Hodensekretes aus dem Hoden in den Samenleiter und die Samenbläschen anbelangt, so werden von einigen hier peristaltische Bewegungen angenommen, während andere glauben, daß die Samenfädchen durch Nachdrängen von ihrer Absonderungsstelle aus und durch die Beinbewegungen im allgemeinen nach oben vorwärtsgeschoben werden. Den Eintritt der Samenflüssigkeit in die Harnröhre scheinen in erster Linie die Muskelfasern der Prostata zu besorgen, während die Musculi ischio-cavernosi und bulbo-cavernosi und die Musculi perinei superiores et profundi durch Kontraktionskrämpfe die Samenausstoßung bewirken.

Die Ejakulation besteht also aus zwei Teilen, zunächst aus der Herausbeförderung des Samens aus den Samenleitern, den Samenblasen und den Ductus ejaculatorii in die Harnröhre, und zweitens aus der Ausstoßung der durch die verschiedenen Drüsen vervollständigten Samenflüssigkeit durch die Urethra nach außen. Die Samenbläschen wurden seit langem als die Aufbewahrungsstätte des Samens betrachtet, doch ist man neuerdings in dieser Hinsicht anderer Meinung geworden. Steinach wies nach, daß auch bei leeren Samenbläschen der Geschlechtstrieb vorhanden ist und daß sich bei Exstirpation der Samenblasen kein Ausfall der geschlechtlichen Begierde und Funktion zeigt. Die Annahme Exners, daß die Samenbläschen nur den aufgespeicherten Samen reservieren, wird von wenigen Forschern geteilt. Vielmehr wird von fast allen Autoren hervorgehoben, daß die Samenbläschen selbständige Drüsenorgane sind, deren Saft für die Lebensfähigkeit der Samenfädchen von großer Bedeutung ist. Wahrscheinlich ist, daß die Samenbläschen hauptsächlich die Aufgabe erfüllen, die Zwischenflüssigkeit den Samenfädchen beizumischen. Durch Massage der Samenblasen vom Rektum aus ist es möglich, Samenflüssigkeit nach außen zu befördern, eine auch bei der Prostatamassage ziemliche häufig vorkommende Begleiterscheinung. Bevor das Sekret der Nebenhoden, der Samenleiter und Samenbläschen durch die Ductus ejaculatorii in die Harnröhre geschleudert wird, mischt sich ihm der Saft der Prostata bei. Da noch das Sekret der Littréschen und Cowperschen Drüsen sich beimischt, stellt sich uns die Samenflüssigkeit als ein Gemenge von sechs verschiedenen Drüsenabsonderungen dar. Nach dem Hodensekret beansprucht das Prostatasekret aus diesem Gemisch besondere Bedeutung. Es ist eine milchartige, fast immer sauer reagierende, proteinhaltige Flüssigkeit, von der der spezifische Spermageruch ausgeht. Von korpuskulären Elementen finden sich große rundliche und kubische Epithelien und zylindrische Kolloide im Prostatasaft, fernerhin Lezithinkörperchen, geschichtete Amyloide und regellos geformte, gelbliche Prostatakörner. Aus dem Prostatasekret stammen ferner die sogenannten Böttcherschen Kristalle. Sie sind das phosphorsaure Salz der Schreinerschen Basis (chemisch $C_2H_5N_2$). Mit dieser Basis identisch ist der Riechstoff des Samens, das Spermin. Das

Spermin findet sich auch in den Testikeln, in den Eierstöcken, der Schilddrüse, im Pankreas, der Milz und in gutartigem Eiter. Fürbringer hat das Spermin auch, und zwar ganz richtig, als Prostatin bezeichnet. Derselbe Forscher konstatierte den belebenden Einfluß des Prostatasaftes auf die Spermatozoen. In der Tat kann man leicht feststellen, daß, wenn man unbeweglichen Samenfädchen einen Tropfen Prostatasaft hinzufügt, die bisher starren Samenfädchen sehr agil werden. Das Samenblasensekret ist ziemlich dickflüssig, klebrig, gelblich und erscheint im Samen in Form von gequollenen Sagokörnern, welche sich binnen kurzem verflüssigen. Das Hodensekret selbst ist dick, zähe, völlig geruchlos und besteht zum weitaus größten Teil aus zahllosen dichtgedrängten Samenfädchen. Zum sicheren Nachweis der Samenfädchen bedarf es stets des Mikroskops. Nur durch dieses kann festgestellt werden, ob es sich im Einzelfalle um menschliches Sperma handelt. Nach Eberth („Die männlichen Geschlechtsorgane", Jena, 1904) beträgt die Länge der menschlichen Samenfädchen etwa 55 Mikra, wovon etwa 50 Mikra auf den Schwanzfaden fallen. Kopf, Mittelstück und Schwanzfaden weisen eine Menge individueller Merkmale auf, so daß ein sehr geübtes Auge die Spermien verschiedener Menschen fast ebenso gut auseinanderhalten kann wie diese selbst.

Bei der germinalen Impotenz müssen wir diejenigen Formen unterscheiden, bei denen es überhaupt nicht zur Bildung von Keimzellen kommt von denjenigen, in denen ein Erguß des Samens nicht stattfindet. In der Literatur findet man hier verschiedene Bezeichnungen, die nicht gerade sehr klar das, was sie bedeuten, zum Ausdruck bringen. So wird gewöhnlich unter den Ausdrücken Aspermatismus und Aspermie eine fehlende Absonderung der Spermaflüssigkeit verstanden, während ein Mangel von Samenfädchen im Ejakulat als Azoospermie bezeichnet wird, der sich dann gewöhnlich die Oligospermie und Nekrospermie als Übergänge und Abarten anzuschließen pflegen. Richtiger wäre es, mit Aspermatismus den Mangel an Sperma als solchen zu benennen und für Störungen in der Ejakulation andere Ausdrücke zu wählen, wie wir es oben bereits taten, als wir von der Ejaculatio deficiens und seiuncta sprachen.

Ich sah sehr viele Fälle, in denen es zu sehr reichlichen und profusen Ergüssen kam, die unter dem Mikroskop keine einzige Samenzelle aufwiesen. Offenbar pflegt in solchen Fällen die Zwischenflüssigkeit in reichlichen Mengen an die Stelle des normalen Ejakulats zu treten. Der Orgasmus ist dabei wie die Libido in der Regel selten beeinträchtigt. Völlige Azoospermie und Geschlechtslust schließen sich nach meinen Beobachtungen keineswegs aus, doch findet sich immerhin nicht selten dabei eine gewisse Verminderung der Potentia erigendi vor. Der Mangel von Samenzellen in der Samenflüssigkeit ist im Vergleich zu dem Ejakulationsausfall relativ häufig. Die Azoospermie kann auf Produktionsmangel von Samenzellen beruhen, aber auch darauf, daß das Hodensekret nicht abgesondert werden kann. Ein gänzlicher Mangel des Hodens, Anorchismus, ist verhältnismäßig selten, häufiger ist Mikrorchismus, angeborene Hodenverkümmerung. Wir haben über diese sehr wichtigen Anomalien in dem ersten Kapitel der Sexualpathologie, Geschlechtsdrüsenausfall, das Wichtigste mitgeteilt und eine größere Kasuistik beigebracht. Wir sahen bereits, daß hierbei Lustgefühle, und zwar in dem doppelten Sinne libidinöser und orgastischer Lust, nicht zu fehlen brauchen, daß aber der inkretorische Ausfall zahlreiche Abweichungen von der Norm im Gefolge hat. Sicherlich gibt es neben der extrasekretorischen auch eine innersekretorische Impotenz, die aber nicht an die Geschlechtsdrüsen ausschließlich gebunden sein kann, was eben daraus hervorgeht, daß trotz nicht vorhandener oder ganz verkümmerter Geschlechtsdrüsen ohne Keimzellen dennoch eine erhebliche Libido vorkommt, so daß fraglos hier noch andere endokrine Drüsengebilde mitwirksam sind: andererseits lehrt aber das Zusammenfallen der tierischen Brunst mit dem stärkern Wuchern der interstitiellen Pubertätszellen, daß ein Parallelismus zwischen Vorgängen in den Gonaden und sexueller Seelenspannung vorhanden ist. Das äußere Sekret bei Hodenmangel entstammt den Samenbläschen der Prostata und den Urethraldrüsen. Auch bei angeborenem Mangel der Nebenhoden und der Vasa deferentia pflegt Spermatozoenbildung zu fehlen. Es handelt sich bei der mangelhaften Entwicklung des Skrotalinhalts um Entwicklungsstörungen, die sowohl tiefer angelegt als eingreifender sind, als es bei oberflächlicher Betrachtung erscheint. Wohl in allen Fällen sind mit den lokalen Entwicklungsstörungen auch allgemeine somatische und psychische verbunden; das Primäre scheinen dabei die Genitalentwicklungshemmungen zu sein, doch ist es noch nicht völlig geklärt, inwieweit die psychische und die generative Konstitution miteinander verknüpft sind und in welchem Kausalverhältnis sie zueinander stehen. Was für den Anorchismus und Mikrorchismus gilt, hat gewöhnlich auch schon für den Monorchismus, der gewöhnlich nur ein verkappter, einseitiger Kryptorchismus ist, sowie vor allem für den Kryptorchismus selbst Gültigkeit. Auch dieser ist häufig mit Infantilismus und sehr häufig mit Sterilität verbunden. Bei doppelseitigem Kryptorchismus, gleichviel ob es sich um Leistenhoden oder Bauchhoden handelt, findet sich oft Azoospermie. Doch liegen auch spermapositive Befunde vor, so daß im Einzelfall die Untersuchung des Ejakulats unerläßlich ist, wie diese überhaupt bisher viel zu häufig verabsäumt worden ist. Äußerlich betrachtet und palpiert macht in den meisten Fällen von Azoospermie der Hode einen normalen Eindruck. Man sollte es kaum für möglich halten, daß selbst bei bestrittener Vaterschaft fast niemals eine Samenuntersuchung angeregt und vorgenommen wird. Wir sehen darin ein schwerwiegendes Versäumnis. Von welcher ausschlaggebenden Bedeutung die Untersuchung des Ejakulats ist, mögen folgende, dem Institut für Sexualwissenschaft zur Begutachtung vorgelegte Fälle zeigen.

Herr L. W. wird von Frl. R. beschuldigt, sie geschwängert zu haben. W. gibt an:

1. diese Person überhaupt nicht zu kennen und vermutet, daß jemand ihr gegenüber seinen Namen mißbraucht hat;
2. keine Neigung zu Frauen zu besitzen;
3. daß sein Samen bei zweimaliger Untersuchung in den Jahren 1916 und 1918 für unfruchtbar erklärt worden sei.

Die Veranlassung zu der ersten, unter 3 genannten Untersuchung gab seine Frau, mit der er seit 1914, trotz seiner gleichgeschlechtlichen Neigung, über die seine Frau informiert war, verheiratet ist. Da seine Frau sich sehnlichst ein Kind von ihm wünschte, verkehrte er geschlechtlich unter Vorstellung einer männlichen Person mit ihr. Die Schwängerung blieb aus. Damals veranlaßte ihn seine Frau, seinen Samen untersuchen zu lassen, mit dem angegebenen negativen Resultat.

Wir haben daraufhin den durch Ipsation gewonnenen Samen mikroskopisch untersucht und festgestellt, daß keine Samenfäden im Samen enthalten sind. Schon die makroskopische Betrachtung hat gezeigt, daß das an Menge geringe Sekret nur aus Absonderungen der Vorsteherdrüse und der Samenblase besteht. Wir halten es demnach für ausgeschlossen, daß W. die ihn beschuldigende Person geschwängert hat.

Nicht minder schlagend beweist die Notwendigkeit der Samenuntersuchung in Fällen zweifelhafter Vaterschaft das folgende Gutachten:

„F. M., Metallarbeiter, 32 Jahre alt, verheiratet seit $2^1/_2$ Jahr, wendet sich an uns zwecks Feststellung seiner Zeugungsfähigkeit. Die Ehefrau M.s, geb. E., 24 Jahre alt, befindet sich im dritten Monat der Schwangerschaft. M. hat Zweifel an der von seiner Frau behaupteten Vaterschaft, und zwar aus drei Gründen: erstens sei es bei vielfachen ohne Vorsichtsmaßregeln vorgenommenen vorehelichen Geschlechtsbeziehungen niemals vorgekommen, daß ein Mädchen sich von ihm Mutter fühlte, zweitens hätte er nur einen Hoden, und der Samenerguß sei immer nur sehr spärlich gewesen; auch bestanden anderweitige körperliche Defekte wie Lungenkatarrhe, Herzklopfen, Blutarmut usw., drittens stützen sich seine Bedenken auf den Umstand, daß die Ehe von Anfang an eine sehr unglückliche gewesen sei, es wäre häufig zu Streitigkeiten, auch zu Tätlichkeiten zwischen ihnen gekommen und die Frau hätte sich beim Beischlaf, der trotzdem durchschnittlich dreimal in der Woche vorgekommen sei, stets völlig gefühllos verhalten. Auf Rat des ihn wegen seines Lungenleidens behandelnden Arztes Dr. E. wandte sich M. nun mit einer Probe seines Samens an unser Institut, um mikroskopisch feststellen zu lassen, ob derselbe Samenzellen enthielte.

Wir stellten eine dreimalige Untersuchung an; zunächst untersuchten wir das uns von M. mitgebrachte Ejakulat, das er zu Hause 12 Stunden vorher mittels der Hand gewonnen haben wollte. In der aus ca. 2 g bestehenden Flüssigkeit, in der die einzelnen Sekrete nicht mehr deutlich voneinander unterschieden werden konnten, waren keine Spermatozoen nachweisbar. Wir ließen angesichts der Wichtigkeit des Falles sogleich noch ein zweites Ejakulat von M. produzieren, in dem sich makroskopisch Prostata- und Samenblasensekret deutlich voneinander unterscheidend vorfanden, dagegen war weder makroskopisch noch mikroskopisch Hodensekret (Samenzellen) wahrnehmbar. Um ganz sicher zu gehen, schlugen wir M. noch eine Hodenpunktion vor, womit er einverstanden war. Im Hodensack findet sich nur der linke Hode vor, von Normalgröße, aber ohne Nebenhoden; der rechte Hode fehlt im Hodensack; es dürfte sich um einen atrophischen Leisten- oder Bauchhoden handeln (Kryptorchismus), von dem es nach dem übrigen Befund ausgeschlossen, daß in ihm eine Spermatogenese stattfindet; die durch Punktion und Aspiration gewonnene Flüssigkeit enthält ebenfalls keine Samenzellen. Da weder im Ejakulat noch in dem gut ausgebildeten linken Hoden Spermatozoen festgestellt werden können, halten wir M. keinesfalls für zeugungsfähig. Um feststellen zu lassen, ob die Bekundung seiner Frau, ihr sei von ihrem Arzt mitgeteilt worden, sie sei im dritten Monat schwanger, den Tatsachen entspricht, kam M. dann auch mit seiner Ehefrau zu uns und der untersuchende Arzt Dr. Wertheim konnte bestätigen, daß die Angaben der Frau, bzw. des Arztes bezüglich ihrer Schwangerschaft zutreffend sind. Daß M. Vater dieses Kindes seiner Frau ist, ist nach obigen Feststellungen mit Sicherheit auszuschließen.

Kryptorche Hoden, die später herabwandern, werden öfter noch funktionsfähig, doch sind die Aussichten um so ungünstiger, je später diese Wanderung erfolgt. Retinierte Hoden haben übrigens eine größere Neigung zu maligner Degeneration wie skrotale.

Sehr viel häufiger wie der angeborene ist der erworbene Hodenmangel, sowohl der absichtlich durch Kastration herbeigeführte als der unabsichtlich durch Verletzung, namentlich Hodenschuß, entstandene. In beiden Fällen ist Azoospermie die Regel, doch kommen die seltsamsten Ausnahmen vor. Bei der Kastration sind diese durch Samenzellen bewirkt, die in den Samengängen ein, wie es scheint, nach der Hodenentfernung noch sehr langes Leben führen können; verschiedene Autoren berichten über Pollutionen nach der Kastration. Ich selbst hatte Patienten, die noch viele Tage nach Durchschneidung des Samenstranges über Pollutionen berichteten. Je länger der Zeitraum ist, welcher nach Entfernung der Keimdrüsen verflossen ist, um so geringer ist die Aussicht auf spermatozoenhaltigen Samen. Wenn auch die Angaben aus älterer und neuerer Zeit von der Beischlafs- und Zeugungsfähigkeit von Eunuchen stets mit Vorsicht aufzunehmen sind — so wird aus dem Altertum berichtet, daß die Mutter des Aristoteles die Tochter eines Eunuchen gewesen sei — ist dennoch nicht in Abrede zu stellen, daß sowohl bei kastrierten Tieren als auch beim Menschen noch lange nach Entfernung der Hoden in den Samengängen lebendige Samenfädchen gefunden wurden. Bei der durch Verletzungen erlittenen Azoospermie ist zu berücksichtigen, daß auch Reste von normalem Testikelgewebe für die Hodenfunktion ausreichen. Öfter findet man die Angabe, daß Geschwülste in der Umgebung der Hoden, Wasserbrüche, Krampfaderbrüche, Eingeweidebrüche durch Druck auf die Testikel die Spermabildung beeinträchtigen. Es scheint sich aber nach den bisherigen Beobachtungen hier im wesentlichen um theoretische Annahmen zu handeln.

Bei weitem die größte Bedeutung in der Frage der Azoospermie hat die doppelseitige Nebenhodenentzündung. Im Verlaufe dieser gonorrhoischen Erkrankung kommt es zu narbigen Verwachsungen. Um den samenausführenden Kanal bildet sich dabei ein dichtes Bindegewebe. Die entzündlichen Infiltrate führen in allen Regionen des Nebenhodens zu narbigen Schrumpfungen. Namentlich wenn sie die Kauda beider Nebenhoden ergreifen, führen sie zur Sterilität, indem die Passage für die im Hoden gebildeten Samenfäden verlegt ist. Nicht so sehr fällt ins Gewicht, wenn Kopf und Mittelstück des Nebenhodens Verschrumpfungen zeigen; da glücklicherweise die Nebenhodenentzündung in der großen Mehrzahl der Fälle nur einseitig ist (Finger fand in 3136 Fällen von Nebenhodenentzündung nur 211 mal beide Seiten befallen), so ist die Gefahr der Trippersterilität zwar wesentlich gemildert, aber immer noch groß genug, da beispielsweise Souplet bei 34 Fällen doppelseitiger Epididymitis 31 mal und White unter 117 Fällen 104 mal im Sekret keine Spermatozooen nachweisen konnte. Fehlen von Samenzellen im Ejakulat ist noch keineswegs ein sicherer Beweis für Fehlen von Samenzellen im Hoden selbst, die vorgenommene Hodenpunktion hat das Vorhandensein lebender Spermatozoen in solchen Fällen außer Zweifel gestellt, so daß der Gedanke, mit solchem Punktat die künstliche Befruchtung bei sehr intensivem Verlangen von Nachkommenschaft in die Wege zu leiten, viel für sich hat.

Kehrer berichtet, daß unter 96 sterilen Ehen 22 waren, wo männliche Azoospermie die Ursache der Kinderlosigkeit war, und daß diese in $^2/_3$ der Fälle durch doppelseitige Nebenhodenentzündung veranlaßt war. Finger und andere sind der Meinung, daß etwa über 80 % von Epididymitis duplex dauernden Verlust der Samenfädchen im Gefolge hat. Von einigen Autoren wird auch die einseitige gonorrhoische Nebenhodenentzündung als Ursache der Unfruchtbarkeit angegeben, doch dürfte dies wohl kaum der Fall sein, wenn nicht vielleicht unbemerkt auf der anderen Seite auch ein entzündlicher Prozeß, zum mindesten des Vas deferens vorgelegen hat. Übrigens kommen auch sichergestellte Fälle vor, in denen sich auch mehrere Jahre nach abgelaufener doppelseitiger Nebenhodenentzündung reichlich Samenzellen wieder vorfinden, wenn auch im allgemeinen die Meinung Fürbringers richtig sein dürfte, daß eine drei Monate dauernde Azoospermie bei Epididymitis bilateralis als definitiv zu betrachten ist.

Vorübergehende Samenlosigkeit tritt oft bei akuten fieberhaften Erkrankungen sowie schweren Erschöpfungszuständen auf. Auch Konstitutionsanomalien wie Fettsucht sind hier zu nennen, sowie Lues und Alkoholismus. Bei letzterem Leiden fällt allerdings der qualitative Einfluß, die Blastophthorie, wesentlicher ins Gewicht als der quantitative. Immerhin fand Simons unter 87 Fällen von chronischem Alkoholismus 53mal, bei 61 %, Azoospermie. Wenn auch schwer konsumierende Leiden wie Krebs, vorgeschrittene Tuberkulose, die Samenproduktion oft aufheben, womit vom eugenischen Standpunkt aus sicherlich ein günstiger Ausleseprozeß statthat, so handelt es sich hier doch keineswegs um eine allgemein gültige Regel.

Die gegebene Übersicht würde nicht vollständig sein, wenn wir nicht eines Einflusses auf die Samenbildung denken würden, der uns erst im Laufe der letzten Jahre bekannt geworden ist. Das ist die Schädigung der Keimdrüsen und ihrer Produktion durch die Röntgenstrahlen. Es wird hier zunächst das empfindliche Epithel der Samenkanälchen zum Schwinden gebracht. Anfangs tritt Nekrozoospermie ein, die gewöhnlich wieder vorübergeht, bis dauernd Azoospermie erfolgt. Simons fand bei Meerschweinchen nach Bestrahlung von 3 Sekunden nur vereinzelte Samenzellen zerstört, nach 6 Sekunden ein Drittel, nach 12 Sekunden die Hälfte, nach 18 Sekunden fast alle. Scholtz fand nach Radiumbestrahlung dasselbe. Nicht nur die Patienten, sondern auch die mit Röntgenapparaten umgehenden Personen sind dieser Gefährdung ausgesetzt.

Früher nahm man an, daß die Wirkung der Röntgenstrahlen vornehmlich, wenn nicht ausschließlich, die Haut und deren zellige Elemente betreffe. Wohl war schon in den Jahren 1896 und 1897 vor allem in Frankreich der Gedanke aufgetaucht, daß die Röntgenstrahlen, die den Körper durchdringen, bei ihrem Durchgang durch ihn die inneren Organe zu beeinflussen imstande wären. Man versuchte die Lungenphthise (Bergonié) und das Magenkarzinom mit Röntgenstrahlen zu behandeln. Da man jedoch, abgesehen von einer schmerzstillenden Wirkung in einigen Fällen von Magenkrebs (d'Espègne) nur Hautschädigungen wahrnehmen konnte, gab man die Versuche wieder auf. So begegnen wir der Vorstellung von einer Tiefenwirkung der Strahlen immer seltener. Es kann also nicht wundernehmen, daß Ende der 90er Jahre und auch im Anfange unseres Jahrhunderts die Röntgenstrahlen ausschließlich in der Dermatotherapie Verwendung fanden.

Mit den bedeutungsvollen Beobachtungen, die Albers Schönberg an bestrahlten Kaninchen und Meerschweinchen machte, trat ein Wandel der Anschauung ein. Und nachdem die Resultate Heinekes den Gesichtskreis hinsichtlich der Einwirkung der Röntgenstrahlen noch mehr erweitert hatten, mußten die Begriffe über die Tiefenwirksamkeit völlig andere werden. Albers Schönberg hatte 1903 durch Experimente an Kaninchen und Meerschweinchen gefunden, daß die Röntgenstrahlen Tiere steril machen, ohne ihnen jedoch die Kopulationsfähigkeit zu nehmen oder ihr körperliches Wohlbefinden zu beeinflussen.

Die Samendrüsen der bestrahlten Versuchstiere enthielten nach einer längeren Einwirkung der Röntgenstrahlen keine Spermatozoen mehr. Makroskopische Veränderungen an den Testikeln hatte A. Schönberg nicht konstatiert. Frieben, der an derartig sterilen Tieren histologische Befunde erhob, konnte an sonstigen Organen (Lunge, Leber, Milz, Nieren) der betreffenden Versuchstiere keine Veränderung wahrnehmen. Wenn wir Friebens Berichte zitieren, so entnehmen wir seinen mikroskopischen Präparaten, daß an Stelle der normalerweise von einer mehrfachen Epithelschicht ausgefüllten zahlreiche Spermatoblasten führenden Hodenkanälchen sich weite Hohlräume finden, die als Reste der früheren Epithelschichten einen sehr schmalen Raum kleiner geschrumpfter Zellen besitzen. Da Entzündungserscheinungen fehlten, mußte Frieben einen durch Röntgenstrahlen bedingten Prozeß annehmen. Seldin konnte die Befunde Albers Schönbergs und Friebens bestätigen. Bemerkenswert und grundlegend sind die Arbeiten von Bergonié und Tribondeau aus dem Jahre 1904, die an der weißen Ratte, die sich durch besonders große, an Spermien reiche Testikel auszeichnet, die Wirkung der Röntgenstrahlen auf den Hoden studierten. Die histologischen Veränderungen werden rasch nach der Bestrahlung wahrnehmbar und kennzeichnen sich zuerst dadurch, daß die Mitosen ausbleiben. Durch Zytolyse gehen die Zellen zugrunde. Den Angriffspunkt der Röntgenstrahlen bilden die Samenzellen, von denen die Spermatogonien zuerst geschädigt werden, dann folgen die Spermatozyten und endlich die Spermatiden. Bei starker Bestrahlung findet man als Endergebnis nur noch Sertolische Zellen in den verödeten Hodenkanälchen. Nur die Zwischenzellen sind intakt. Im Gegensatz zu den Schädigungen der Spermatogonien fanden sie eine hohe Widerstandsfähigkeit fertiger Spermatozoen, wie dies auch spätere Versuche mit menschlichem Sperma in vitro ergaben. Bergonié und Tribondeau gelangen auf Grund ihrer Versuche zu folgenden Schlußfolgerungen: Die Röntgenstrahlen wirken direkt auf die Epithelzellen der Tubuli. Sterilisierung erfolgt durch Zerstörung der Spermatogonien. Starke fortgesetzte Bestrahlungen zerstören auch Sertolische Zellen und alles Zwischenbindegewebe.

Der Degenerationsprozeß läuft in ungefähr 6 Wochen ab. Es sind dann alle degenerierten Zellen verschwunden. Nur da, wo noch mehrschichtiges Epithel vorhanden, treten Restitutionserscheinungen, und zwar durch Auftreten von Mitosen ein. Ziehen wir aus diesen Befunden die praktische Seite, so können wir durch abgestufte Röntgendosen eine Zeitsterilisation herbeiführen, durch stärkere Dosen sogar eine völlige Kastration (Bergonié und Tribondeau).

Villemin seinerseits stellt fest, daß das interstitielle Gewebe nicht durch die Röntgenbestrahlungen angegriffen wird. Aus dem unentwegten Fortbestehen des Geschlechtstriebes, trotz ausgedehnter Degeneration des Samenepithels schließt Villemin, daß die allgemeine Funktion des Testikels an die verschont gebliebene interstitielle Drüse gebunden sei, eine Annahme, die durch Ancel und Bouin bestätigt wurde.

Damit ist die Wirkung der Röntgenstrahlen noch nicht erschöpft. Neueste Versuche haben gelehrt und gezeigt, daß Röntgenstrahlen befähigt sind, wachstumanregend zu wirken, wie man glaubt, durch Reizwirkung auf die innersekretorischen Organe (Hypophyse) (Stettner), sowie vor allem auch verjüngend (Steinach).

Wie die in der Strahlenabteilung unseres Instituts für Sexualwissenschaft von Dr. August Bessunger ausgeführten Untersuchungen und Beobachtungen ergeben haben, wohnt allen diesen Feststellungen hinsichtlich der Behandlung sexualpathologischer Abweichungen und zwar sowohl quantitativer als qualitativer eine erhebliche praktische Bedeutung bei. Um jedoch über Dauererfolge ein abschließendes Urteil abgeben zu können, bedarf es bei der Neuartigkeit des noch nicht lange erschlossenen Gebiets einer geraumen Zeit zur Sammlung streng objektiver Befunde und Erfahrungen.

Der Azoospermie schließt sich als gleichwertiger germinaler Impotenzzustand die Nekrospermie an, bei welcher zwar Samenfädchen im Ejakulat vorhanden sind, doch in leblosem Zustande; die Oligospermie, bei welcher die Zahl der Samenfädchen wesentlich verringert ist, hat dagegen vom Standpunkt der Befruchtungsmöglichkeit aus weniger Bedeutung, da ja von den normalerweise nach Millionen zählenden Spermien im Ejakulat immer nur eine einzige der Fortpflanzung dienen kann. Bei der Oligospermie finden sich nur vereinzelte Samenfädchen im Gesichtsfelde vor. Namentlich bei Erschöpfungszuständen findet man diese Erscheinung, aber auch dann nur zeitweilig. Fürbringer weist darauf hin, daß hier oft Täuschungen vorliegen, die sich aus dem Versuchsmaterial ergeben. Noch leichter können freilich irrtümliche Auffassungen von der von Fürbringer als Asthenospermie bezeichneten Störung vorkommen, bei welcher die in normaler oder verringerter Menge vorkommenden Spermien eine starke Herabsetzung ihrer Beweglichkeit zeigen; die Fädchen schlängeln sich bei dieser Störung träge und langsam durch das Gesichtsfeld, um ihre Beweglichkeit bald völlig einzubüßen. Da erfahrungsgemäß das Vaginalsekret die Beweglichkeit der Samenzellen erheblich steigert, dürfte es ungemein schwer sein, zu entscheiden, ob ein asthenischer Same befruchtungsfähig ist oder nicht. Das zu untersuchende Ejakulat muß überhaupt sehr sorgsam behandelt werden, vor allem muß das Gefäß vollkommen sauber sein, da schon kleine Mengen spermaschädlicher Stoffe auf die Beweglichkeit der Samenzellen einen Einfluß haben, ebenso auch Temperaturschwankungen. Präservativs, in denen Samen gewonnen wird, dürfen weder feucht, gepudert, noch imprägniert sein, da dieses alles das Material schädlich beeinflußt. Um jeden Zweifel auszuschließen, daß ein zur Untersuchung bestimmtes Ejakulat auch der Person entstammt, auf deren Begutachtung es ankommt, halten wir die alte Methode, einen im Präservativ aufgefangenen Erguß dem Arzt zu überreichen, überhaupt nicht für zuverlässig. Erst kürzlich wünschte ein ebenso gewissenhafter wie vorurteilsloser Richter, daß in dem Attest über einen seine Vaterschaft wegen Unfruchtbarkeit bestreitenden Mann ausdrücklich die zweifelsfreie Herkunft des Samens nachzuweisen sei. Dies ist im allgemeinen nur bei manueller Gewinnung möglich. Wir gehen daher in dem Institut für Sexualwissenschaft so vor, daß wir dem Exploranden ein sauberes Glasschälchen übergeben mit dem Ersuchen, in dasselbe zu ejakulieren, und zwar durch mechanische Reflexauslösung mittels manueller Friktion, sei es mit oder ohne ihm adäquate Vorstellungen. Der Patient begibt sich zu diesem Zweck in einen Nebenraum und meldet sich zur Überreichung des frischen, noch körperwarmen Ejakulats, was meist schon 5—10 Minuten nach Eintritt der Klausur erfolgt. Die Erfahrung zeigt, daß nahezu ausnahmslos den Patienten dieses ebenso einfache, wie sichere, und da gefahrlos, gänzlich unbedenkliche Verfahren sympathischer ist, als die Kondomgewinnung bei der eigenen oder fremden Frau. Außer dem Coitus condomatus und der Ipsation gibt es noch einen dritten Weg zur Gewinnung von Hodensekret, die Hodenpunktion. Ihre Technik ist sehr einfach; man drückt einen Testikel prall an die Skrotalhaut, indem man ihn mit Daumen und Zeigefinger vom Bauchende des Skrotums nach oben schiebt und sticht mit einer einfachen Pravazschen Spritze schnell und tief in das Gewebe hinein. Wenn man sich einer feinen Nadel bedient, ist der dadurch verursachte Schmerz erstaunlich gering. Dann aspiriert man ganz wenig Hodeninhalt und spritzt dies auf einen Objektträger zwecks Untersuchung. Gewöhnlich pflegen wir den Patienten die Wahl zur Spermabeschaffung zu überlassen, wobei sie sich, wie bemerkt, fast stets für die Ipsation entscheiden, da sie die Punktion wegen Empfindlichkeit und die Präservativgewinnung wegen Umständlichkeit scheuen.

Ich will im Anschluß hieran noch kurz die Methode und die Erfahrungen zusammenfassen, wie sie sich uns für Samenuntersuchungen im Laufe der Zeit im Institut für Sexualwissenschaft als besonders praktisch ergeben haben. Zunächst nehmen wir eine makroskopische Untersuchung des Ejakulats vor, die für den Kenner schon wichtige Schlüsse auf seine Zusammensetzung gestattet. Wenn nämlich kein Hodensekret im Ejakulat vorhanden ist, tritt das Samenblasensekret sehr deutlich neben dem Prostatasekret hervor, während im spermatozoenhaltigen Erguß zwar Hoden- und Prostatasekret getrennt zu erkennen sind, dagegen das Samenblasensekret nicht gesondert wahrgenommen werden kann. Das Hodensekret besteht makroskopisch aus großen, glasigen, zähflüssigen, von feinen weißen Streifen durchzogenen Schollen, das Samenblasensekret aus etwa 2 mm dicken, gewundenen Fäden von glasig durchschimmernder, zäher Beschaffenheit, im frischen Ejakulat aussehend wie zusammenhängende Sagokörner. Das Prostatasekret ist eine wässrige, leicht milchig getrübte Flüssigkeit. Die Sekrete der Cowperschen und Harnröhrendrüsen erscheinen meist schon bei stärkerer geschlechtlicher Erregung als helle, fadenziehende Tröpfchen vor der Harnröhrenmündung, namentlich wenn der Penis nach langen Erregungen ohne Entspannung erschlafft (Orgasmus interruptus). Von Laien wird diese Urethrorhoea ex libidine vielfach fälschlich als Samenfluß gedeutet. Im vollen Ejakulat ist das Sekret der Cowperschen und Harnröhrendrüsen nicht herauszuerkennen. Frisches Hodensekret enthält unbewegliche, in eine glasige Grundsubstanz dicht nebeneinandergelagerte Spermatozoen. Wenige Minuten nach der Ejakulation tritt Verflüssigung aller Sekrete ein. Dann sind die einzelnen Bestandteile eine einheitliche undifferenzierte Flüssigkeit. Die Spermatozoen sind dann alle in lebhafter Bewegung.

Um ein mikroskopisches Präparat anzufertigen, entnimmt man dem verflüssigten Samen ein Tröpfchen mit Öse, bringt es auf einen Objektträger und bedeckt es mit Deckglas. Die Untersuchung ist bei mittelstarker Vergrößerung und enger Blende vorzunehmen, am besten im Dunkelfeld. Ich habe es mir zur Regel gemacht, den Personen, von denen ein Samenpräparat gemacht wird, dieses selbst zu demonstrieren, weil die Erfahrung zeigt, daß der Anblick ihrer eigenen, lebenden Spermatozoen in lebhafter Bewegung ungemein dazu beiträgt, das sexuelle Selbstgefühl zu heben. Ich sah häufig, daß Patienten, die aus sexueller Skrupelsucht an Furcht vor Impotenz, die dann nur zu oft ein Grund tatsächlicher Impotenz ist, und an tiefen seelischen Depressionen litten, durch diese Methode in so günstiger Weise beeinflußt wurden, daß man geradezu von einer Heilung sprechen konnte.

Auch hinsichtlich der Nekrospermie ist nicht außer acht zu lassen, daß längeres Stehen, Temperaturschwankungen, Spuren von Desinfektionsmitteln, Vermischungen mit Harn, Blut, Eiter und manchen anderen Beimengungen Samenzellen tot erscheinen lassen können, die in Wirklichkeit durchaus befruchtungsfähig sind.

Fürbringer wies zuerst darauf hin, daß sich oft im frischen Sperma Mengen von Samenfädchen im Samenblasengelee, dem gallertigen Samenblasensekret, völlig erstarrt finden, die sich nach dem Zerfließen der Gelatinekugeln durchaus normal zeigen. Wie bei dem inneren Sekret der Keimdrüsen, dem Andrin, so erweist sich auch bei dem äußeren Sekret jede Störung des physiologischen Vorganges als nachteilig. Ob es eine Nekrospermie gibt, die sich lediglich auf geschlechtliche Ausschweifung zurückführen läßt, scheint mir recht fraglich zu sein. Hauptsächlich dürfte hier ein krankhaft verändertes Prostatasekret in Frage kommen, welches die Samenfädchen vernichtet. Doch ist auch bei Prostatitis chronica glandularis nicht immer Nekrospermie beobachtet worden, so daß wohl nur ein in besonderer Weise alterierter Prostatasaft abtötend wirkt. Vor allem scheinen Eiterzellen die Samenzellen abzutöten. Auch wenn Geschwülste, Steine, Dystrophien der Prostata den Austritt des Prostatasekrets verhindern, besteht eine Wahrscheinlichkeit, daß die Samenfädchen in ihrer Funktion ungünstig beeinflußt werden.

Mißbildete Samenfädchen finden sich ebenfalls nicht selten vor, und zwar auch unter ähnlicher Ätiologie wie die völlig vernichteten Samenzellen. So findet man Samenfädchen mit eingeknicktem und aufgerolltem Schwanz mit zwei Köpfen und anderen merkwürdigen Deformitäten. Oft sind es nur jugendliche, unausgereifte Samenfädchen, welche solche Formveränderungen aufweisen, und dieser Befund schließt durchaus nicht aus, daß daneben völlig normale lebenskräftige Spermatozoen vorhanden sind.

Recht häufig findet sich das Sperma durch Blutbeimengungen rot gefärbt. Das Blut kann von Verletzungen, Entzündungen, Stauungen herrühren, welches sich auf dem ganzen Wege vom Hoden bis zum äußeren Orifizium beimischen kann. Auch Arterienverkalkung kann durch Platzen kleinster Blutgefäße ähnliches bewirken. Nicht selten stammt auch das Blut von der Blase her. Hämospermie ist nicht immer unbedingt mit Pyospermie verbunden, bei eitrigen Beimischungen findet sich fast stets Nekrospermie. Nicht selten verbinden sich auch beide zu einer Pyohämospermie, wobei der Samen grünlich gefärbt ist. In mehreren Fällen hatte ich Gelegenheit, eine gelblich gefärbte Ejakulation zu untersuchen, welches von hochgradig ikterischen Personen abgesondert wurde. Auch hier zeigten sich die spärlich vorhandenen Samenfädchen meist abgestorben, so daß bei Cholospermie der mit Gallenfarbstoff versetzte Samen in den meisten Fällen ebenfalls als nicht befruchtungsfähig angesehen werden dürfte.

Neben der Azoospermie und dem bereits in dem Abschnitt über spinale Impotenz beschriebenen spastischen Ejakulationsausfall gibt es noch eine Form von Samenlosigkeit, die man als mechanischen Aspermatismus bezeichnen kann. Ihre normalste Form ist diejenige, die nach wiederholten Koitusakten eintreten kann, wenn der ganze Vorrat der in den Samengängen und ihren Adnexen vorhandenen Keimzellen erschöpft ist, ein stets nur vorübergehender Zustand von allerdings individuell verschieden langer Dauer. Der gleiche Füllungsgrad der Samenkanälchen wie vor der Entleerung wird durchschnittlich erst nach zehn bis zwölf Stunden wieder erreicht, eine relative Füllung tritt indessen bald wieder ein. Immerhin dürfen wir den Angaben gewisser „Renommisten", sie hätten den Beischlaf während einer Nacht zehnmal und öfter ohne Nachlaß des Orgasmus und der Ejakulatsmenge vollziehen können, berechtigte Zweifel entgegenstellen. Organische Behinderungen des Austritts der Samenflüssigkeit finden sich bei angeborenem Verschluß oder Fehlen der Ductus ejaculatorii sowie bei Schrumpfungsvorgängen an den Ausführungsgängen der Vorsteherdrüse. Auch Steinbildungen in der Prostata oder den Ductus ejaculatorii kommen hier in Frage; am häufigsten aber die Striktur der Urethra, sei es die angeborene oder die gonorrhoische, gelegentlich wohl auch die spastische und traumatische. Hier kommt es beim Verkehr zum normalen Orgasmus, dem sich nicht selten stechende Empfindungen beimischen, wie dies überhaupt beim Orgasmus vorkommt, wenn im Verlaufe der Harnröhre, namentlich im hinteren Teil entzündliche Partien vorhanden sind. Öfter fließt Sperma bei Harnröhrenverengerungen durch den Samenhügel in die Harnröhre, aber hinter der Striktur staut es sich und geht aufwärts nach der Blase ab. Nach der Erschlaffung des Gliedes ergießt sich dann häufig das Ejakulat träge nach außen. Man hat daher geraten, den Penis bei Strikturen nach dem Akte noch längere Zeit in der Scheide zu belassen, doch ist infolge der Erschlaffung dieser Rat leichter zu geben als zu befolgen. Häufiger noch ist, namentlich wenn die Striktur hochgradig ist, daß das Sperma in die Blase regurgitiert wird und hinterher spermahaltiger Urin entleert wird (Spermaturie).

Germinale Impotenz beim Weibe.

Auch bei der Frau kommt völliger Mangel der Keimzellen vor, und zwar sowohl angeboren als auf pathologischer Grundlage erworben, sowie auch durch Exstirpation der Eierstöcke hervorgerufen. Der angeborene Mangel ist jedoch bedeutend schwieriger bei der Frau nachzuweisen wie beim Manne, da das Sekret nicht der Untersuchung so leicht zugänglich ist wie das der männlichen Keimdrüse. Allerdings besitzen wir in den Menses ein ziemlich beweiskräftiges Mittel, aus dem wir auf die Produktion und Abstoßung der Ovula schließen können; bleiben diese doch meist erhalten, wenn auch nur kleine Stückchen des Eierstockes zurückgeblieben sind. Befruchtungen, die selbst nach doppelseitiger Enfernung der Eierstöcke vorgekommen sind, lehren, daß selbst geringe Partien von Ovarialsubstanzen befruchtungsfähige Eier liefern können. Andererseits ist aber die Menstruation kein vollgültiger Beweis vorhandener oder abgestoßener, befruchtungsfähiger Eier. Namentlich atrophische Ovarien, wie wir sie so zahlreich bei virilen Frauen finden, bringen nur äußerst selten befruchtungsfähige Eier hervor.

Die germinale Impotenz oder Sterilität des Weibes ist jedoch nicht allein von der Abstoßung befruchtungsfähiger Keimzellen abhängig, sondern auch von der Fähigkeit, daß diese dorthin geleitet werden, wo sie mit den männlichen Keimzellen in Verbindung treten können. Ferner gehört zum Begriff der weiblichen Fruchtbarkeit auch die Möglichkeit, die Keime zu voller Entwicklung zu bringen und sie als lebensfähige Wesen ausstoßen zu können. Daher müssen wir bei der Frau neben der Beischlafs- und Empfängnisunfähigkeit, die Unfähigkeit, die Frucht auszutragen und sie zu gebären, unterscheiden.

Die häufigste Ursache der weiblichen Unfruchtbarkeit dürften, ähnlich wie beim Manne, Erkrankungen der Leitungswege sein, Entzündungen, Veränderungen und Verwachsungen namentlich des tubischen Verbindungskanals vom Eierstock zur Gebärmutter. Auch hier kommen nur doppelseitige Unwegsamkeiten in Betracht, vor allem die Pyosalpinx und Hydrosalpinx, welche allerdings keineswegs immer dauernde Impotenz bedingen, sondern der Ausheilung zugänglich sind, so daß nach derselben noch später Empfängnis beobachtet wurde. Im allgemeinen dürfte es sich dann aber nur um geringere Krankheitsprozesse der Tuben gehandelt haben, während eine größere doppelseitige Hydro- oder Pyosalpinx die Zeugungsfähigkeit fast stets dauernd aufhebt. In den meisten Fällen sind diese Tubenentzündungen auf eine gonorrhoische, seltener auf puerperale Infektion zurückzuführen, so daß auch hier wieder die Geschlechtskrankheiten als häufigste Ursache der Unfruchtbarkeit genannt werden müssen.

Die angeborene Verkümmerung des Eierstocks ist fast stets mit Verkümmerung der Gebärmutter verbunden. Sind diese Atrophien des Uterus, über die wir uns bereits in dem Kapitel Infantilismus (Bd. I) und im Abschnitt Vorstufen des Hermaphroditismus (Bd. II) ausgesprochen haben, hochgradig, so bedingen sie auch für sich Empfängnisunfähigkeit, gibt es doch rudimentäre Uterusformen, die überhaupt keine Höhlung besitzen, weil die Genitalschläuche nur ganz unvollkommen zur Entwicklung gelangt sind. Doppelbildungen der Gebärmutter, namentlich der einhörnige Uterus verhindern im allgemeinen nicht die Konzeption. Wir unterscheiden den Uterus fötalis mit 2—4 cm Sondenlänge, den Uterus infantilis mit 4—5 cm Sondenlänge und den Uterus pubescens oder hypoplastischen Uterus mit 5—7 cm Sondenlänge. Der fötale Uterus Erwachsener zeichnet sich durch eine relative Größe der Zervix gegenüber dem Korpus aus sowie durch Schlaffheit und Dünnwandigkeit. Die Ovarien sind dann meist ebenfalls sehr klein, Menses fehlen. Die Empfängnisfähigkeit kann bei diesem Befunde für ausgeschlossen gelten. Der infantile Uterus bildet den Übergang zum hypoplastischen. Hier ist das Verhältnis zwischen Korpus und Zervix meist normal, doch ist die Empfängnisfähigkeit wesentlich herabgesetzt. Ebenso wie beim hypoplastischen Uterus geht mit der mangelhaften Entwicklung dieses Organs meist ein Zurückbleiben des ganzen Körpers, insbesondere des Gefäßsystems Hand in Hand. Im übrigen kommt es nicht selten vor, daß nach dem 20. Lebensjahre die zurückgebliebenen Uteri eine Nachentwicklung aufweisen, was allerdings nur selten für die Fälle gilt, bei denen es sich um genitale Hypoplasie auf Grundlage von Virilismus handelt. Höchst beachtenswert für die innersekretorischen Zusammenhänge dieser Erscheinungen sind die auch in therapeutischer Hinsicht wertvollen Versuche des Gynäkologen Prof. Schröder in Rostock.

In der Literatur sind Fälle verzeichnet, in denen sogar bei ursprünglich verschlossener Scheide der zurückgebliebene Uterus und die Ovarien die volle Entwicklung in solchem Maße noch nach dem 20. Jahre nachholten, daß Schwangerschaft eintrat. Nicht selten kommt es in solchen Fällen aber doch zu Aborten. In Laienkreisen hört man oft von einem zu engen Muttermund als angeblicher Ursache der Unfruchtbarkeit reden. Ist auch diese Erscheinung bei weitem nicht so häufig, wie vielfach angenommen wird, so sind doch sowohl angeborene als erworbene Stenosen des Muttermundes nicht gar so seltene Hindernisse der Befruchtung.

Erworbene Verengerungen des Uterus bilden sich manchmal infolge der Anwendung von Ätzmitteln, die in der Absicht gebraucht wurden, sich der Leibesfrucht zu entledigen. Seltener kommen diese Verengerungen nach Auskratzungen vor. Sie sind oft mit einer geschwulstartigen Ansammlung von Blut hinter dem Zervikalkanal, der sogenannten Hämatometra, verbunden. Am häufigsten schließen sich Verwachsungen, Verödungen und Schrumpfungen der Gebärmutterschleimhaut an Endometritis an. Von der vorher beschriebenen Hypoplasie des Uterus ist die Atrophie zu unterscheiden, die sich gelegentlich nach schweren Wochenbetterkrankungen und Allgemeininfektionen, wie Lues, entwickelt; ein Leiden, das recht häufig Zeugungsunfähigkeit, Empfängnisunfähigkeit,

Unfähigkeit auszutragen und Gebärunfähigkeit im Gefolge hat. Hier kommen wir jedoch zu Fragen, die nicht mehr der Sexuologe, sondern der Gynäkologe zu beantworten hat.

Einige zusammenfassende Bemerkungen noch über die Behandlung der Potenzstörungen: Die unerläßliche Voraussetzung für eine erfolgreiche Behandlung der verschiedenen Formen gestörter Potenz ist eine exakte diagnostische Feststellung ihrer Pathogenese, ihres Ursprungs. Die Behandlung der organischen und der funktionellen Potenzstörungen ist naturgemäß von Grund aus verschieden. Bei den organisch bedingten Potenzstörungen fällt die Behandlung im allgemeinen mit derjenigen der zugrundeliegenden Erkrankung zusammen. Wir haben diese Potenzstörungen als ein Symptom dieser Erkrankungen aufzufassen und dementsprechend das Grundleiden zu behandeln. Man hüte sich aber vor einer Anhäufung örtlicher Maßnahmen, welche die ängstliche Beachtung und Befürchtung des Kranken unnütz auf die Geschlechtsgegend fixieren und als steigernde psychogene Krankheitsfaktoren wirken können.

Die spinalen Potenzstörungen, wie wir sie vorwiegend bei Tabes und multipler Sklerose auftreten sehen, lassen sich bisweilen durch die Behandlung dieser Rückenmarkserkrankungen bessern. Eine Behandlung der Tabes mit einer energischen, kombinierten Salvarsan-Quecksilberkur, etwa nach Leredde oder Gennerich, kann unter Umständen auch die Hinterstrangsfunktion des Reflexbogens für die Erektion heben. Bei multipler Sklerose geben wir neben Arsen vor allem Strychnin; keinerlei Erfolg sahen wir indessen von einer Fibrolysinbehandlung. Bei der multiplen Sklerose tritt die Impotenz, ebenso wie andere Symptome, zuweilen spontan nach längerer oder kürzerer Dauer zurück. Andererseits sah ich einen Fall, in welchem sie als fast alleiniges Residualsymptom zehn Jahre lang bestehen geblieben war. Strychnin geben wir in derartigen Fällen spinaler Impotenz allgemein aus der Erwägung heraus, daß es die Reflexerregbarkeit erhöht. Die Berechtigung dieser Überlegung ist natürlich von Fall zu Fall eine verschiedene. Aus einer völlig gleichartigen Erwägung, also lediglich als symptomatisch wirkendes Adjuvans, verwenden wir bei spinaler Impotenz auch die physikalische Therapie: die Galvanisation des Rückgrates, die Faradisation der Dammgegend, die Hochfrequenzbehandlung der letzteren eventuell mit rektal eingeführtem Effluvium, und die Röntgenbestrahlung mit Erythemdosen von besonderer Filterung. Nach unseren Erfahrungen gerade bei organisch bedingten spinalen Impotenzfällen haben wir keinen Anlaß, die skeptische Ansicht Lewandowskys, als handle es sich hierbei um Suggestivwirkungen, zu teilen.

Die funktionellen Formen der Potenzstörungen fassen wir praktisch als Organneurosen des Genitalapparates auf, und dieser Auffassung entsprechend muß unsere Therapie immer verbunden sein mit einer allgemeinen Behandlung des neurotischen Gesamtzustandes. Wird diese wichtige Grundregel übersehen, und wird eine Fülle lokaler Maßnahmen wahllos auf die Geschlechtsgegend appliziert, so wird der Kranke in der Regel schlechter anstatt besser. Weise Sparsamkeit in der Verwendung lokaler Therapie und genaueste Individualisierung der Gesamtbehandlung sind die unerläßlichen Vorbedingungen zum Erfolge. Hierzu gehört als dritte Vorbedingung noch: Ausdauer für beide Teile, den Kranken wie den Therapeuten. Eine festeingeschliffene Parafunktion so verwickelter Art, wie sie eine funktionelle Potenzstörung mit ihrem Ineinandergreifen psychischer Faktoren, vasomotorischer und sekretorischer Reflexmechanismen darstellt, läßt sich nicht von heute auf morgen umstellen. Man tut gut daran, dies dem Kranken von vornherein zu sagen. Manche Therapeuten beschränken sich andererseits in ihrer Behandlungsweise von funktionellen Potenzstörungen allzusehr. Von der richtigen Erwägung ausgehend, daß psychische Komponenten affektiver Art beim Bestehen der Potenzstörungen entscheidend mitwirken, suchen sie diese dadurch unwirksam zu machen, daß sie dem Kranken in suggestivem Tone versichern, die Sache werde von selbst vorbeigehen, er brauche gar nichts zu tun, die Gewohnheit, z. B. des Ehebettes, und die zunehmende Erfahrung werde ihn über alle Schwierigkeiten hinwegbringen. Ich kann zu dieser etwas summarischen Form von Psychotherapie nicht raten. Gewiß mag sie in dem einen oder anderen Fall genügen, wo lediglich das Insuffizienzgefühl, die Schüchternheit und die Befangenheit, die normale Potenz hemmen; das ist aber eine verschwindende Anzahl. Denn noch aus letzter Zeit sind mir mehrere Ehen im Gedächtnis, wo der psychisch-impotente Ehemann — der vor Eingehung der Ehe diesen Rat erhalten hatte — noch nach Jahren eine unberührt jungfräuliche Frau besaß. In einem Falle war die Frau nach einer derartigen Ehe von drei, in einem anderen gar von fünf Jahren noch Virgo intacta. Das qualvolle Eheleben beider Gatten in solchen Fällen kann man sich denken.

Ich bin also in jedem Falle von funktioneller Impotenz oder Potenzstörung für eine aktive Therapie. Diese hat in erster Linie Psychotherapie zu sein. Sie muß sich aber sowohl der physikalischen wie der medikamentösen Verfahren zur larvierten Erreichung ihrer Zwecke bedienen. Mit anderen Worten, es ist also in jedem Falle von funktioneller Potenzstörung notwendig, eine Kur, ein Regime aufzustellen, welches der psychischen Eigenart des Kranken und der Erkrankung entspricht, seine allgemeine Lebensweise und sein geschlechtliches Verhalten regelt und die gestörte Funktion spezifischen Behandlungsweisen unterwirft.

Was die psychische Behandlung anbelangt, so ist zunächst eine ganz genaue Aufnahme der sexuellen Vorgeschichte ohne jeden Rückhalt und ein „Abreagieren“ aller jener vom Schamgefühl und der Schüchternheit verdrängten Affekte in die Wege zu leiten; daran kann sich eine zweckmäßige Belehrung über die Art des Leidens anschließen. Von einer Psychoanalyse allein habe ich endgültige Heilerfolge nicht gesehen. Auch in der Literatur nehmen viele Psychoanalytiker zu ihrem Verfahren gerade bei Potenzstörungen die Hypnose zu Hilfe (Golouschew, Wyrubow). Dennoch ist die eindringliche Psychoanalyse ein ausgezeichnetes Mittel, um alle die hemmenden psychischen Faktoren, welche bei Potenzstörungen im Spiele sind und oftmals im Unbewußten sitzen, ans Licht zu ziehen und dadurch für den Kranken zu entwerten. Ich selber bin jedoch ohne Suggestivbehandlung fast nie zum vollen Erfolge gekommen. In der Mehrzahl der Fälle wird diese Suggestivbehandlung sich hinter physikalischen Methoden larvieren können; in einer nicht geringen Zahl von Fällen aber führt die direkte Hypnose zum Ziele. Die Suggestion in der Hypnose muß dreierlei Art sein: sie muß sich auf das allgemeine Befinden des Kranken erstrecken; sie muß die die Potenz störenden und hemmenden Erlebnisse, Erinnerungen und Befürchtungen ausschalten; sie muß die positive Versicherung des Gelingens in imperativer Form zum Ausdruck bringen. Jeder einzelne Fall von Potenzstörung erfordert eine andere individuelle Formulierung der Suggestionen.

Des weiteren kommt die Regelung des sexuellen Verhaltens bei Behandlung funktioneller Potenzstörungen hinzu. In fast jedem Falle verbiete man zunächst jeglichen Sexualverkehr. Damit verstopft man die Quelle psychischer Hemmungen, aus denen die funktionellen Potenzstörungen ihr Leben fristen. Man gebe auch bei sich steigernder Libido dieses Verbot nicht auf. Die auf diese Weise angestaute Libido kann bei gewissen Formen von Impotenz unter Umständen den Heilerfolg an sich schon erzwingen.

Die medikamentöse und lokale Therapie dient einmal den Zwecken einer larvierten Suggestivbehandlung. Aber sie wäre wenig wert, wenn sich ihre Bedeutung darin erschöpfen würde. Vielmehr müssen die zu wählenden Verfahren selber den Wert symptomatischer Behandlungweisen direkter Art besitzen. Daher muß man sie bei den einzelnen Arten der Potenzstörungen verschieden wählen. Bei der erektiven Impotenz wird man allgemein roborierende und tonisierende Medikamente mit solchen verbinden, die von spezifischer reflexsteigernder und vasomotorischer Wirkung sind. Arsen in Verbindung mit Nux vomica, Ergotin, Adrenalin gehört hierher. Wenig bewährt hat sich mir das vielfach so gerühmte Yohimbin. Bei der funktionellen Impotenz werden wir auch von den verschiedenen Arten lokaler Elektrisierung, Hochfrequenz- und Röntgenreizbehandlung Gebrauch machen. Es sei aber betont, daß diese lokalen Behandlungen die Allgemeinbehandlung nie überwiegen dürfen.

Was die zur Behandlung der funktionellen Impotenz vielfach benutzten Organextrakte anlangt, so haben sie vorläufig nicht die Erwartungen gehalten, welche man an ihre Herstellung knüpfen mußte. Hatte man doch die Hoffnung, mit ihnen Stoffe zu erhalten, welche dem natürlichen innersekretorischen Sexualchemismus entsprachen, der die Tätigkeit der Sexualzentren aktivierte. Ich ziehe die Injektion der innerlichen Verabreichung durch Stuhlzäpfchen oder in Tabletten vor; möglich daß die Implantationsmethode in Zukunft auch hier das Feld erobern und behaupten wird, möglich aber auch, daß wir noch Organpräparate so verbessern können, daß sie per os oder subkutan angewandt praktisch das erfüllen, was man sich theoretisch von ihnen versprach. Auch andere operative Eingriffe, wie die Abtrennung der Samenleiter von den Geschlechtsdrüsen können durch Wucherung der Zwischensubstanz, auf Kosten des generativen Anteils, erotisierend und damit potenzsteigernd wirken. Die neuesten Veröffentlichungen Steinachs[1]) über „Verjüngung durch experimentelle Neubelebung der alternden Pubertätsdrüse“ sind nach dieser Richtung hin von nicht zu unterschätzender Bedeutung.

[1]) Steinach, Verjüngung durch experimentelle Neubelebung der alternden Pubertätsdrüse. Berlin, Verlag Julius Springer, 1920. Vgl. M. Hirschfeld, Künstliche Verjüngung, künstliche Geschlechtsumwandlung. Die Entdeckungen Prof. Steinachs und ihre Bedeutung. Verlag: Johndorff & Co., Berlin 1920.

IV. KAPITEL

Sexualneurosen
(Sexualverdrängung)

„Und die gedrosselte Lust wird ihnen zur Furie."
Ant. Wildgans in „Liebe".

Zusammenfassung der sexuellen Neurasthenie, Hysterie und Hypochondrie unter dem ätiologischen Begriff der Sexualverdrängung und dem nosologischen der Sexualneurosen — Hysteroneurasthenie — Abulie der Sexualneurotiker — Sexuelle Beklemmungen und Angstträume — Die Angst als Flucht aus Schwäche in Erregung — Verstimmung und Überempfindlichkeit des Nervensystems auf sexueller Basis — Herzneurosen und nervöse Dyspepsie, Coccygodynie und Hodenneuralgien infolge Sexualverdrängung — Steigerung von Schwäche in Lähmung, von Unruhe in Zittern — Stammeln und Erröten — Ruhetremor und Intentionstremor — Der sexuelle Verdrängungsschrei — Hysterische Spasmen — Harnstottern — Hysterische Pseudophthise bei einer Hypererotischen — Sekretionsstörungen der Drüsen und Reflexsteigerungen bei Sexualneurotikern — Seelische und körperliche Ursachen des Vaginismus — Penis captivus — Ejaculatio praecox — Sensibilitätsstörungen — Heiserkeit und Stimmlosigkeit der Sexualneurotiker — Hysterogene Druckpunkte und Topalgien — Polydipsie — Phobien und Idiosynkrasien — Die sexuelle Grübelsucht — Syphilidophobie — Masturbations- und Pollutionshypochonder — Kohabitationshypochonder — Unlustreaktion auf sexuelle Betätigung — Impotenzhypochonder — Sexuelles Lampenfieber — Hochzeitsangst — Pathologische Entlobungen — Deflorationshypochonder — Selbstquälereien über angebliche Mängel am Genitalapparat — Sexualpathologische Unentschlossenheit als eine der häufigsten Ursachen der Ehelosigkeit — Eifersuchtswahn — Sexueller Beziehungs- und Verfolgungswahn — Hysterische Hochstapler und Schreiberinnen anonymer Briefe — Entstehung des sexuellen Verfolgers aus dem sexuellen Verdränger — Ekstasensucht der Sexualneurotiker — Das Verhältnis zwischen neurotischer Disposition und Störungen im inneren Chemismus — Ansichten von Beard, Binswanger, Eulenburg und Krafft-Ebing über die sexuelle Neurasthenie — Das Zutreffende der Freudschen Theorie — Eingeklemmte, verdrängte und abreagierte Sexualaffekte — Toxische Natur der Sexualneurosen — Psychochemischer Parallelismus — Das Abstinenzproblem — Keuschheitsprinzip, Sportabstinenz und Priesterzölibat — Der Maler Menzel als Typus eines sexuellen Negativisten — In welchem Alter treten Abstinenzschäden auf? — Stärkt die Beherrschung des Geschlechtstriebes den Charakter? — Verschwinden schädlicher Abstinenzfolgen durch sexuellen Verkehr — Geschlechtliche Surrogate — Fleischenthaltung als angebliches Mittel gegen „Fleischeslust" — Darf der Arzt zu Heilzwecken den Geschlechtsverkehr empfehlen? — Frauenüberschuß — Kampf zwischen sexuellen Reflexen und Reflexionen — Dauernde und temporäre Abstinenz — Totale und partielle Abstinenz — Absolute und relative Abstinenz — Sexualverstopfung — Bedeutung der adäquaten Entspannung unter Berücksichtigung der Sexualkonstitution — Sexualneurosen Abnormaler — Coitus interruptus, reservatus, prolongatus — Verlobungszeit als Nervenprobe — Masturbatio interrupta et incompleta — Colliculitis seminalis als Ursache reizbarer Nervenschwäche — Die onanistische Neurose — Dreiphasige Entwicklung des Geschlechtstriebes: autistische, indifferenzierte und differenzierte Geschlechtsepoche — Sexuell bedingte Schülerselbstmorde — Überkompensation durch Übertreibung des Gegensätzlichen — Tripperneurasthenie — Erhöhte Reizbarkeit spinaler Zentren durch periphere Sensibilitätssteigerung — Überreizungsneurasthenie infolge sexueller Exzesse — Mangelnde Ausbalancierung des in erotische Vibration versetzten Nervensystems — Das sexuelle Trauma — Schamverletzungschok — Hysterische Zustände im Anschluß an die Brautnacht — Nervenschwächende Wirkung der von Weib und Mann gebrauchten Vorbeugungsmittel — Weibliche Hysteroneurasthenie infolge männlicher Vernachlässigung — Gab es unter den alten Griechen und Germanen auch Genitalhypochonder und Sexualneurotiker?

Unter Sexualneurosen verstehen wir Beschwerden und Störungen des Zentralnervensystems, welche bei einer Person infolge inadäquaten Sexualverhaltens auftreten. Jeder Mensch hat sein sexuelles Gesetz und Maß; folgt er diesem inneren Gesetz nicht, weicht er von dem, was für ihn nötig ist, zu weit nach oben oder unten ab, in einem Grade, der für seine Individualität ein zu viel oder zu wenig bedeutet, in einer Richtung, die wider seine eigenste Natur (nicht wider die Natur der anderen) geht, so leidet er auf die Dauer subjektiv und erkrankt objektiv.

Wenn wir in diesem Kapitel die pathologischen Begriffe der Sexualneurasthenie, Hysterie und Hypochondrie ätiologisch als Sexualverdrängung und nosologisch unter der Bezeichnung Sexualneurosen zusammenfassen, so findet dieses darin seine wesentliche Begründung, daß die Erscheinungen dieser großen Krankheitsgruppe gerade im Zusammenhang mit Sexualstörungen nicht so abgegrenzt vorkommen, wie es die gesonderten Schilderungen in den Lehrbüchern vermuten lassen, sondern in ihren Symptomen fließend ineinander übergehen. Man hat sich daher mit Mischformen wie Hysteroneurasthenie zu helfen gesucht; es sind dies aber ziemlich willkürliche Bildungen, denn in Wirklichkeit gibt es kaum ein neurotisches Symptom, das nicht auch sehr häufig bei Hysterischen und kaum ein hysterisches, das nicht oft bei Neurasthenikern zu beobachten wäre. Auf der anderen Seite ist auch die Grenze zwischen Hysterie und Hypochondrie ungemein fließend, da die nervöse Skrupelsucht, die sexuellen Phobien und Zwangsvorstellungen, sehr häufige Begleiterscheinungen der Hysterie ebenso wie der reizbaren Nervenschwäche sind, und auch die Sexualhypochondrie wohl kaum je ohne anderweitige nervöse Symptome vorkommt. Es hat große Schwierigkeiten, die unzähligen einzelnen Erscheinungen, die uns hier entgegentreten, in Untergruppen einzuteilen, die Motilitätsstörungen, Sensibilitätsstörungen, Sekretionsstörungen, meist eng miteinander und mit rein psychologischen Symptomen verbunden.

Wir wollen versuchen, im folgenden zunächst die hauptsächlichsten Krankheitszustände, welche sich bei den Sexualneurosen finden, hintereinander aufzuführen, ohne uns zu verhehlen, daß sich meist nur ein kleiner Teil von ihnen, oft allerdings auch eine erhebliche Anzahl bemerkbar machen. Eine der ersten Klagen, mit denen uns diese Kranken entgegenkommen, sind verschiedenartige Schwächezustände unter denen sie leiden; bald ist es mehr ein Gefühl rein körperlicher Abspannung und Müdigkeit, bald mehr eine ausgesprochene Willensschwäche, Gedächtnisschwäche oder Urteilsschwäche, die im Vordergrund steht. Die Abulie im Sinne mehr oder minder großer Entschlußunfähigkeit macht den sexuellen Neurasthenikern oft viel zu schaffen. Ich sah viele Fälle, in denen dieses Symptom die Betreffenden nicht nur selbst, sondern mehr noch ihre Angehörigen aufs Höchste beunruhigte. So suchte mich vor einigen Tagen wieder ein Brautpaar auf, das bereits seit 6 Jahren verlobt ist; beide hatten studiert, doch konnte der jetzt 27jährige Mann, dessen Studium durch den Krieg eine lange Unterbrechung erfuhr, bisher noch nicht zur Ehe schreiten, an die mit Rücksicht auf die ungünstigen wirtschaftlichen Verhältnisse beider auf Jahre hinaus überhaupt nicht zu denken war. Die Braut war anfangs allein zu mir gekommen, um mitzuteilen, daß ihr Bräutigam seit einiger Zeit gänzlich apathisch und willenlos sei; während er früher viel und schnell arbeitete und sehr regen Geistes war, hätte er seine Arbeitslust und Arbeitskraft seit langer Zeit völlig eingebüßt. Er führe dies auf seine langjährige sexuelle Abstinenz zurück, die er als Bräutigam nicht brechen wolle, aber auch jetzt nicht mehr aufrecht erhalten könne, da nach seiner Ansicht seine Unfähigkeit zu geistiger Arbeit von der Abgespanntheit abhänge, die ihm die Mühe der ständigen Beherrschung sexueller Bedürfnisse und Erregungen verursache. In der Tat machten die hochgradigen Schwächezustände völligem Wohlbefinden Platz, als die Brautleute schließlich aus eigenem Antriebe unter Vorsichtsmaßregeln zu sexueller Betätigung übergingen.

Oft findet sich bei Sexualneurotikern entsprechend ihrer Mattigkeit eine starke, fast unüberwindliche Schlafneigung namentlich auch während des Tages; öfter aber noch ein sehr unruhiger Schlaf mit schweren unruhigen Träumen und Alpdrücken. Der Inhalt dieser Träume trägt nicht selten, aber keineswegs immer erotischen Charakter. Am häufigsten finden sich Verfolgungsträume oder anderweitige Angstträume mit Aufschreien, Zähneknirschen und Hin- und Herwerfen im Schlaf. Oft wiederholen sich immer die gleichen Träume; so bei einem meiner Patienten stets der Traum, er sei vom Gericht wegen sexueller Gewaltakte verurteilt worden und befände sich in einer engen Gefängniszelle ohne Aussicht ins Freie. Sogenannte Wachträume sind seltener, um so häufiger aber finden sich bei Sexualneurotikern auch am Tage Beklemmungen und Angstzustände mit allerlei quälenden Sensationen wie Druckgefühl am Herzen oder am Hals.

Unter Sexualangst verstehen wir etwas Doppeltes; einen sich auf die Gegenwart und einen auf die Zukunft beziehenden Zustand, im einen Falle ein Gefühl innerer Not und Pein um etwas, im anderen eine Empfindung von Furcht und Sorge vor etwas Äußerem. Beide Male handelt es sich um Unlustgefühle, die dort als Asthma sexuale, hier als Phobie, gelegentlich aber auch als beides unliebsam in die Erscheinung treten. Der eng zusammengehörige Doppelsinn der Angst steht nicht vereinzelt da, wir finden ihn ähnlich bei dem Begriff der Lust, die bald als Lustempfindung aufzufassen ist, also als etwas gegenwärtig Vorhandenes, bald im Sinne von „Lusthaben", als etwas auf die Zukunft gerichtetes. Allen Sexualneurosen ist die Sexualangst gemeinsam. Hauptsächlich dadurch charakterisieren sie sich als psychogene Leiden. Daß es sich tatsächlich um Sexualangst handelt, ist bei den Sexualneurosen, die wir als Sexualhypochondrie und Grübelsucht kennen, ohne weiteres klar; aber auch die Sexualhysterie wurzelt in sexuellen Angstzuständen, allerdings mehr im Sinne durch mangelnde Entspannungen entstehender Beklemmungen; endlich rührt auch die Sexualneurasthenie, deren Symptome so unmerklich in die hysterischen übergehen, von Beängstigungen her, die auf zentralem Umweg von einer in schädlicher Weise oder überhaupt nicht zur Entfaltung gelangenden Sexualität ihren Ausgang genommen haben.

Die innere Angst stellt gewissermaßen einen Übergang von der Schwäche zur Erregung und Unruhe dar. Beide Erscheinungen stehen zueinander in schädigender Wechselwirkung, aus dem Engigkeitsgefühl erwächst ein motorischer Drang, aus der Enge zu flüchten, der dazu führt, daß die Kranken nicht am Platze bleiben können, oft ziellos hin- und herlaufen, wodurch die Abspannung wiederum gesteigert wird. Die Sexualangst ist die Quelle zahlreicher neurasthenischer und hysterischer Symptome; es steht mit ihr im Zusammenhang auf der einen Seite eine krankhafte Niedergeschlagenheit, die bis zur tiefsten Depression führt und auf der anderen Seite eine starke Reizbarkeit, die impulsive Wut- und Zornesausbrüche im Gefolge hat. Fast alle Sexualneurotiker zeichnen sich durch einen starken Stimmungswechsel aus, für den das Goethesche „himmelhoch jauchzend, zu Tode betrübt" der entsprechende Ausdruck ist. Als Grundstimmung steht bei den meisten das zu Tode betrübt, die depressive Stimmungslage voran, die jedoch nicht eine zeitweise über das durchschnittliche Maß weit hinausgehende Ausgelassenheit in Gesellschaft anderer verhindert. Fernerstehende sind oft äußerst erstaunt, wenn sie dann eines Tages hören, daß dieser lustige Kumpan, der in der Kneipe alles durch sein Späße erheitert hat, seinem Leben selbst ein Ende bereitet hat. Manche Sexualneurotiker gehen gewissermaßen an einem mißglückten Selbstmordversuch zugrunde; es war mehr ein Spielen, ein Kokettieren mit dem Tode, bei dem sie ihr Leben ließen, etwa weil sie sich eine größere Menge Gift einverleibten, als ihr Körper vertrug, oder weil die Pistole losging, noch ehe der Entschluß zur Tat gereift war.

Von körperlichen Unlustsensationen finden sich außer Herzschmerzen am häufigsten unangenehme Empfindungen im Kopfe, Druck, Schwere, Eingenommenheit, Empfindlichkeit der Kopfhaut und Haare. Vielfach überwiegt ein migräneartiger, halbseitiger Kopfschmerz. Nicht selten aber ist es auch hauptsächlich der Hinterkopf, welcher betroffen ist. Die Sinnesorgane werden gleichfalls in Mitleidenschaft gezogen. So ist eine Überempfindlichkeit gegen Geräusche ungemein verbreitet, daneben aber auch Sehstörungen wie Einengung des Gesichtsfeldes und Mouches volantes; auch Asthenopie und konjunktivale Kongestionen kommen vor. Neben starker Neigung zum Weinen findet sich recht häufig ein leichtes Tränen der Augen. Auch kommen Sprachstörungen vor; oft ist die Sprache verlangsamt, manchmal ganz leise, oft versprechen sich die Kranken leicht, oder es besteht sogar eine hysterische Stummheit (Mutismus). Nervöse Schluckbeschwerden, nervöser Husten, Verminderung oder Vermehrung der Speichelabsonderung, Hyperästhesien im Munde, namentlich der Zähne und des weiteren Zahnfleisches, sind ziemlich oft zu beobachten. Von weiteren Schmerzen sind hauptsächlich noch Rückenschmerzen zu nennen, Überempfindlichkeit der Wirbelsäule, die manchmal nur auf die Kreuzgegend beschränkt ist, krampfartige Schmerzen in den Waden, sowie im Unterleib.

Fast alle Sexualneurotiker sind Vagotoniker, da kaum jemals Kreislaufstörungen in großer Mannigfaltigkeit fehlen: Verlangsamung der Herztätigkeit, verminderte Stärke der Herzkontraktionen wechselnd mit Herzklopfen, Herzasthma (Ang. vasomotoria), Veränderungen des Arterientonus, allgemeine und örtliche Anämie und Hyperämie, marmorierte Haut, häufiges Erröten und Erblassen. Auch Kälte in den Händen und Füßen, Gefühl von Brennen oder Trockenheit in der Haut gehören hierher, ebenso die Quaddelbildungen oder andere Ausschlagsformen wie Erytheme auf vasomotorisch-nervöser Grundlage. Wie bei manchen die Herzneurose, so ist bei anderen die nervöse Dyspepsie die im Vordergrunde stehende Affektion. Offenbar kommt hier die Disposition wesentlich in Frage. Gastrointestinale Atonie mit Appetitverminderung, Aufstoßen von geruchlosen Gasen, gehemmte Verdauung, Verstopfung, Entwicklung abnormer Gärungen sind bei Sexualneurasthenikern ungemein oft beobachtet worden; anfangs rein funktionell führen diese Beschwerden mit der Zeit auch organische Veränderungen wie Magenerweiterung, Enteroptose herbei, mit zahlreichen, akuten Symptomen wie Sodbrennen, Übelkeit, Erbrechen, Diarrhöe, Koliken, Gelbsucht. Der Charakter dieser Leiden wird oft erst klar, wenn man wahrnimmt, wie prompt die Störungen bei Regelung des Sexuallebens schwinden.

Es gibt auch viele Neurastheniker, bei denen die kardialen und gastrischen Erscheinungen sehr zurücktreten gegenüber solchen, die sich auf die Urogenitalsphäre beziehen. Hier sind zunächst die Störungen der Harnabsonderung, Vermehrung und Verminderung des Urins zu erwähnen. Phosphaturie und Oxalurie, wie sie zuerst von französischen Forschern behauptet wurden, habe auch ich bei Sexualneurasthenikern vielfach feststellen können, während Glykosurie und Albuminurie auf dieser Basis wohl große Ausnahmen sein dürften. Nicht ungewöhnlich ist eine typische Steißbeinneuralgie, die sogenannte Coccygodynie, welche namentlich bei Frauen häufig ist, während bei männlichen Sexualneurotikern Testikelneuralgien überwiegen. Bei beiden Geschlechtern finden sich nicht selten neuralgische Schmerzen der Harnröhre, während juckende und brennende Empfindungen der genitalen Schleimhäute wiederum öfter bei Frauen vorkommen.

Wenn wir von den nervösen zu den im gewöhnlichen Sprachgebrauch mehr als hysterisch bezeichneten Erscheinungen übergehen, so tritt uns wieder eine ungemein große Vielgestaltigkeit der Symptome entgegen, die ebenfalls die Motilität, die Sensibilität und die Sekretion betreffen. Greifen wir auch hier eine Reihe der wichtigsten Leidenszustände heraus, wie sie uns in überreicher Fülle nicht nur, wie man früher vielfach annahm, beim weiblichen, sondern auch beim männlichen Geschlecht begegnen, so wollen wir zunächst die meist plötzlich einsetzenden Lähmungen nennen, die bald einseitig, bald doppelseitig, bald mehr paraplegisch, bald mehr paretisch auftreten. Sie erstrecken sich auf fast alle Körperteile, mit Vorliebe auf Arme und Beine. Ich sah auf sexualpathologischer Grundlage wiederholt hysterische Mogigraphien (Schreibkrämpfe) und Muskelkontrakturen verschiedener Art. Eine der häufigsten hysterischen Störungen ist das Zittern, das namentlich in den letzten Jahren, besonders während des Krieges sich ungemein verbreitet hat, zum Teil wohl auch durch die suggestiven Einflüsse einer psychischen Infektion. Man unterscheidet den Ruhetremor, welcher die häufigere Form ist und den Intentionstremor, der nur bei willkürlichen Bewegungen auftritt. Vielfach sieht man veitstanzartige Bewegungen sowie Tiks von großer Hartnäckigkeit. Man kann hier Fälle beobachten, die nach Regelung des sexuellen Lebens völlig weichen. Das gilt auch vom Stottern, dieser in so hohem Grade von psychischen Momenten abhängigen Sprachstörung, die ebenso wie die von den Patienten so überaus lästig empfundene Errötungsfurcht (Erythrophobie) meist sexuelle Wurzeln hat. Wie das Stammeln und Erröten sind auch das Aufstoßen, Rülpsen, das Schlucken (Singultus), ferner Nieskrämpfe, Krampfhusten, Ösophaguskrämpfe, oft in Form des bekannten Globus auftretend, krampfartiges Gähnen sowie das nervöse Asthma sehr häufig sexual-hysterischer Natur. Besonders oft habe ich bei sexuellen Hysterikern gellende Schreikrämpfe gesehen, die namentlich mitten aus dem Nacht- oder Nachmittagsschlaf unter dem Bilde des Cri cephalique auftraten. Diese Anfälle hinterlassen oft große Mattigkeit und machen einen fast epileptischen Eindruck. Spasmen der Blase, das sogenannte Harnstottern, Spasmen des Sphincter ani und des Constrictor cunni sind weiterhin zu nennen. Bekannt sind auch die eigenartigen Spasmen, die eine Kontraktion der Blutgefäße herbeiführen und bewirken, daß bei Stichen kein Blut fließt. Die vasomotorischen Abweichungen von der Norm spielen bei der Hysterie überhaupt keine unbeträchtliche Rolle. Meist findet sich sehr stark gesteigertes Nachröten bei leisen Berührungen der Haut, gelegentlich werden auch punktförmige Blutungen in der Haut und Schleimhaut beobachtet sowie vikariierende Menstruation, während die Menses selbst oft unregelmäßig sind. Hysterische Ödeme sind ebenfalls nicht selten zu konstatieren an fast allen Körperstellen, besonders auch Schwellungen der Brustdrüse mit Mastodynie. Über Blutspeien und Blutbrechen auf hysterischer Grundlage wird in der Literatur mehrfach berichtet.

Ein hierher gehöriger Fall von hysterischer Pseudophthise („Pseudophthisie hystérique") steht seit mehreren Jahren in meiner Beobachtung. Er betrifft ein jetzt 25jähriges Mädchen, das mir seinerzeit aus einer Lungenheilanstalt überwiesen wurde. Die Patientin hatte von Zeit zu Zeit sehr profuse, sich durch Hustenstöße entleerende Blutungen, ohne daß es jemals gelang, einen Herd innerhalb der Lungen nachzuweisen. Auswurf fehlte gänzlich. Dieses Mädchen, das einzige Kind stark nervöser Eltern, war in hohem Grade erotomanisch. Hochintelligent und hervorragend tüchtig in ihrem Beruf als Privatsekretärin, erfüllte die sexuelle Sphäre gleichwohl ihr Denken, Fühlen und Wollen in äußerst intensiver Weise. Sie verfaßte leidenschaftliche Liebesgedichte und vertiefte sich in die Hauptwerke der sexualwissenschaftlichen Literatur, die sie von den ältesten bis in die neuesten Zeiten völlig beherrschte. Die Patientin hatte einen stark sadistischen Zug, der sich besonders auf feminin geartete Männer erstreckte. Nach ihrer Übersiedlung aus dem Harz nach Berlin beobachteten wir auch hier häufige Blutungen, die bis zu $^1/_4$ Liter stark waren; das Blut war hellrot und schaumig. Der Zustand sah oft recht bedrohlich aus, aber alle exakt vorgenommenen Untersuchungen von verschiedenen anderen Ärzten und mir ergaben keinerlei Anhaltspunkte für ein organisches Leiden. Als sie ungefähr $^3/_4$ Jahre in Berlin war, wo sie inzwischen eine Stellung angenommen hatte, trat sie in nähere Beziehungen zu einem Schriftsteller mit stark femininen und transvestitischen Neigungen. Beide waren in sehr starker Erotik aufeinander eingestellt. Von da ab hörten die Blutungen vollkommen auf; während früher fast keine Woche verging, ohne daß eine Blutung eintrat, blieben diese jetzt 7 Monate hintereinander gänzlich fort. Patientin nahm zu und fühlte sich körperlich und seelisch ungemein gebessert. Da kam es zwischen den Liebenden zu einem sehr schweren Konflikt. Der junge Mann entfernte sich nach heftigen Auseinandersetzungen mit der Patientin in Gesellschaft einer anderen Frau und blieb längere Zeit gänzlich verschwunden. Alsbald traten die Lungenblutungen mit erneuter Stärke auf. Ich habe mit anderen Kollegen die Patientin seitdem noch längere Zeit zu beobachten Gelegenheit gehabt, und es war unverkennbar, daß die Hämoptoe durchaus abhängig von der nach innen verdrängten oder nach außen entspannten Sexualität der Person war. So trat beispielsweise wiederum eine $^1/_4$jährige Pause der Blutungen ein, als sie eine neue, zwar nicht so innige, aber doch immerhin harmonische Verbindung einging.

Neben den vasomotorischen und trophischen Störungen sind auch sekretorische bei der Sexualhysterie keine Seltenheit. Namentlich die Schweißsekretion ist nicht selten gelähmt, häufiger jedoch gesteigert; vielfach wird örtliche Hyperhydrosis berichtet. Hyper- und Hyposekretion des Speichels, Hyperchlorhydrie des Magensaftes und Hypersekretion des Darmsaftes, die zu reichlichen Diarrhoen führen, Sekretionssteigerung der Milchdrüse sowie der Drüsen des Genitaltraktus, Polyurie, Anurie und Oligurie sind in diesem Zusammenhang als weitere hysterische Sekretionsstörungen zu erwähnen.

Die Reflexe zeigen gleichfalls allerlei Abweichungen vom normalen Verhalten. So fehlen die Palpebral- und Konjunktivalreflexe dann und wann völlig, sind aber gelegentlich auch gesteigert; ähnlich ist es mit den plantaren und epigastrischen Reflexen. Auch der Vaginismus ist wohl stets auf hysterische Reflexsteigerung zurückzuführen.

Es handelt sich hier um einen mit abnorm erhöhter Reizbarkeit des Scheideneinganges einhergehenden Reflexkrampf der Muskulatur des Beckenbodens, der bei der Berührung des Penis mit der Vulva, oft schon bei Annäherung des Gliedes an diese, ausgelöst wird. Die ausgezeichneten kinematographischen Vaginismus-Aufnahmen von Walthard zeigen, wie sich bei diesen überempfindlichen Frauen die Schamteile ganz ähnlich wie die Blätter einer Mimosa pudica reflektorisch zusammenschließen, und zwar nicht erst wenn eine Fingerkuppe sie unmittelbar betastet, sondern bereits wenn diese auf sie zielt; es ist der gleiche Vorgang einer automatischen Abwehrbewegung, wie wir ihn bei den Augenlidern wahrnehmen, wenn es den Anschein hat, als ob eine Hand oder ein Gegenstand das Auge treffen könnte. Die an den weiblichen Geschlechtsteilen sich kontrahierenden Muskeln sind in erster Linie der Constrictor cunni, dann der Sphincter ani, Levator ani, Transversus perinei; manchmal sind auch die übrigen Muskeln in der Umgebung, besonders die Adduktoren des Oberschenkels, in den Krampf einbezogen. Der Krampf tritt oft mit lebhaftem Angstgefühl auf; er geht von selbst vorüber, wenn die Versuche der Kohabitation oder Digitaluntersuchung aufgegeben sind.

Nach Eulenburg kommen, wenn auch selten, Fälle vor, in denen der Constrictor cunni vom Krampfe frei bleibt, und nur der Levator ani damit behaftet zu sein scheint. Hierbei ist eine Einführung des Penis zwar möglich, aber die im Scheidengewölbe befindliche Glans wird durch den eintretenden Krampf jenes den oberen Scheidenteil einengenden Muskel eingeklemmt und festgehalten. Es kommt dann zu dem sogenannten Penis captivus. Fritzsch berichtet, daß er einmal eine Frau chlorofomieren mußte, um einen dickgeschwollenen Penis zu befreien. Bei manchen Tieren, namentlich bei Hunden findet sich die Erscheinung des Penis captivus häufiger vor wie beim Menschen.

Die diese Reflexaktion vermittelnden, zentripetalen Bahnen verlaufen größtenteils in Ästen des Plexus hypogastricus inferior, speziell des die Hauptmasse seines unteren Abschnittes darstellenden Plexus utero-vaginalis, deren spinale Fasern aus dem zweiten bis vierten Sakralnerven herstammen. Eben denselben Sakralnerven gehören auch die zentrifugalen Bahnen für den M. transversus perinei, sphincter und Levator ani an, die in dem Ramus muscularis des N. perinei und im N. clitoridis des N. pudendo-haemorrhoidalis verlaufen. Der Ort dieses pathologischen Reflexes ist also der Hauptsache nach jedenfalls in der Höhe der obersten Sakralnerven zu suchen, während bei weiterer Irradiation auch Gebiete des Plexus ischiadicus und selbst des Plexus lumbalis (N. obturatorius), also bis zum zweiten und dritten Lumbalnerven hinaufreichende Äste, an der Reflexaktion teilnehmen. Das Zustandekommen des Vaginismus bedingt insofern nicht selten der Mann, als er entweder durch ungeschickte Koitusversuche oder ungenügende Potenz die Frau sinnlich sehr aufregt, sie aber nicht befriedigen kann. Wird nun der Koitus von neuem unternommen und endet wieder mit einem Mißerfolg, so stellt sich bei der Frau Widerwillen gegen den Beischlaf ein, und es kommt zum Vaginismus. Auf Seiten der Frau ist wohl stets eine neuropathische Disposition vorhanden. Daneben gehen körperliche Ursachen des Vaginismus, von denen zu nennen sind: ein sehr starker oder abnormer Hymen, leichte pathologische Verhältnisse am äußeren Genitale der Frau, die Hyperästhesie verursachen, wie Entzündung und Exkoriation des Hymens und seiner Umgebung, Fissuren am Introitus vaginae, entzündliche Affektionen der Follikel der Vagina, Entzündung der Carunculae myrtiformes, eigentümliche Entwicklung der Vulva, wodurch sich diese über die Symphyse nach vorn erstreckt, so daß die Urethral- und Hymenalöffnung auf der Symphyse oder auf dem Lig. arcuatum zu liegen kommen, Vulvitis, Herpes und Ekzem der Vulva, Kolpitis, Urethritis, Fissuren, auch Fissura ani, papilläre Wucherungen, Pruritusknötchen, Karunkeln der Harnröhre, Bartholinitis und zuweilen gonorrhoische Infektion. Aber nicht nur pathologische Zustände der Vulva und der Vagina, sondern auch Erkrankungen der höher gelegenen Beckenorgane können Vaginismus zur Folge haben, wie die chronische Metritis, Lageveränderungen des Uterus und auch Oophoritis.

Erschwerend würde noch eine abnorme Größe des Penis und relative Enge des Introitus der Frau wirken. Eine derartige, unüberwindliche Differenz kommt in Wirklichkeit äußerst selten vor, um so häufiger in der Vorstellung.

Der Vaginismus kann sich auch während der Schwangerschaft und bei der Geburt geltend machen. Bei der Geburt kommt der hinter der Vulva stehende Kopf vorwärts unter Berührung des Hymensaums. Da hierbei Schmerzen entstehen, hält die Frau unter Anwendung aller Mettel die Bauchpresse an. Wenige Züge Chloroform beseitigen die Empfindlichkeit des Hymen, und der Kopf kommt mit kräftiger Bauchpresse zum Einschneiden. Das sind Erscheinungen von leichtem Vaginismus, die ausnahmsweise so gesteigert sein können, daß die Geburt so gut wie unmöglich ist. Es ist schon vorgekommen, daß deshalb zur Perforation geschritten werden mußte. Gewöhnlich tritt durch die erste Geburt Heilung vom Vaginismus ein. Doch kann dieser wieder erwachen, wenn die Ursachen (relative Impotenz des Mannes, Reizbarkeit der Vulva) fortbestehen. Erfolgt kurz nach der Entbindung, während die Vulva-Schleimhaut noch leicht verletzlich ist, häufige Kohabitation, so können Fissuren entstehen, die wieder zum Vaginismus führen.

Es sei noch erwähnt, daß A. Martin Erkältung der Genitalien als Ursache des Vaginismus anführt und daß Sims eine exquisit hyperästhetische Stelle am Hymen annimmt, die, so lange sie nicht gereizt wird, auch keine Symptome macht. Ähnlich wie es auch bei Ejaculatio praecox ganz bestimmte Reizstellen am Penis, meist an der Glans oder am Sulcus coronarius gibt, deren Friktion sofort zum explosiven Erguß führt. Der Vaginismus kommt häufig bei jungen Eheleuten vor, doch nach Veit nur bei den besseren Ständen, während er bei der ärmeren Klasse so gut wie gar nicht vorkomme. „Hier überwiegt das sinnliche Bedürfnis der Frau, das durch die Kultur noch nicht gezähmt ist, selbst über den heftigsten Schmerz der Defloration ohne weiteres, während die ‚sexuell nervös' gewordene Frau der ‚besseren Stände' in der Furcht vor dem ihr bevorstehenden Schmerz, in oft durch abnorme Dinge hervorgerufener, sexueller Erregung oder Überempfindlichkeit oder selten auch in der Scheu vor dem ‚Unanständigen' selbst die geringe Unbequemlichkeit der Defloration zu ertragen nicht imstande ist."

Ein ganz ähnlicher Ursachenkomplex wie beim Vaginismus des Weibes findet sich bei der Ejaculatio praecox des Mannes, der praktisch vielleicht bedeutsamsten Sexualneurose, die sich übrigens noch durch die für das Geschlechtsleben so ungünstigen Verhältnisse des Krieges in ganz enormer Weise vermehrt zu haben scheint; wenigstens vergeht in unserm Institut für Sexualwissenschaft kaum eine Woche, in der nicht Patienten zu uns kommen, die behaupten, daß dieses Leiden erst nach dem Kriege bei ihnen aufgetreten sei. Anscheinend stellen diese bei geschlechtlichen Erregungen präzipitiert eintretenden Samenergüsse ein Übermaß der Libido dar, tatsächlich beruhen sie aber oft auf einem Mangel derselben, was schon daraus hervorgeht, daß sie sich häufig bei Personen vorfinden, deren Geschlechtstrieb auf ein anderes Objekt gerichtet ist als das, mit dem der Verkehr stattfindet. Die Ejaculatio praecox ist ein ebenso verbreitetes wie lästiges und folgenschweres Leiden, so daß seine Kenntnis für den praktischen Arzt unbedingt erforderlich ist. Für den Mann ist diese ohne voraufgegangene Luststeigerung überaus schnell und plötzlich, häufig fast gefühllos eintretende Samenausstoßung subjektiv eine schwere Beeinträchtigung und auch objektiv ein starker Angriff auf sein Nervensystem. Die Frau aber ist durch diesen frustranen Versuch vollends benachteiligt, da sie in eine gewisse Spannung und Reizung versetzt wird, der keine Auslösung folgt, die vielmehr unmittelbar nach ihrem Beginn aufhört und nur ein unbefriedigtes Gefühl und Enttäuschung hinterläßt (vgl. Tafel V, S. 175). Sie ist infolgedessen nach dem Verkehr sehr niedergeschlagen oder zu Zornausbrüchen geneigt. Viele Frauen nehmen dann ihre Zuflucht zu eignen manuellen Reizungen und gelangen auf diese Weise zur Onanie. Nach meiner sehr reichlichen Erfahrung auf diesem Gebiet stehe ich nicht an, die Ejaculatio praecox des Mannes als eine der häufigsten Ursachen ehelicher Unstimmigkeiten anzusehen. Hinsichtlich der Einteilung der Ejaculatio praecox können wir die vorzeitige Ergießung bei schlaffem, halbschlaffem und erigiertem Penis unterscheiden; erstere ereignen sich oft schon bei leisem Druck, sei es durch die eigenen Oberschenkel oder im Gedränge an einem fremden Körper. Die vorzeitigen Ejakulationen bei erigiertem Gliede treten häufig bereits beim Einführen in die Vagina oder beim ersten oder zweiten Zustoß ein, oft auch bei manuellen Manipulationen am Membrum im ersten Beginn. Eine besondere Gruppe bilden noch die Ejakulationen ante portas, die schon bei der bloßen Annäherung durch rein psychischen Reflex stattfinden, ähnlich wie wir dies oben beim Vaginismus beschrieben.

Peyer fand in 14 von ihm untersuchten Fällen von Ejaculatio praecox fast ausnahmslos starke Hyperästhesie und Hyperämie der Harnröhre, besonders der Pars prostatica, vor allem des Colliculus seminalis. Dieser erhebt sich auf der in der Mitte des Prostatateils der Harnröhre befindlichen Crista urethralis zu einem etwa 2 cm langen und 3—4 mm hohem Hügel; auf dem Colliculus seminalis münden seitlich die Ductus ejaculatorii und in der Mitte der Utriculus prostaticus. Die erhöhte Mündung der Ductus ejaculatorii hat nach G. Walker den Zweck, das Sekret der Hoden und Samenblasen in die Achse des Harnröhrenlumens treten zu lassen, um eine möglichst gründliche Mischung mit dem Sekret der Prostata zu bewirken, das aus den Ausführungsgängen konvergierend entleert wird. Eine entzündliche Erkrankung dieses Hügels ist nun nahezu eine regelmäßige Begleiterscheinung aller Fälle der durch vorzeitige Ejakulation charakterisierten, reizbaren Schwäche. Da auch eine künstliche Reizung des Colliculus bei Bestreichung mit ätzender Flüssigkeit Erektion hervorruft, außerdem die Tatsache häufiger Erektion bei akuter Urethritis posterior allgemein bekannt ist, liegt es nahe, den Zusammenhang dieser Erscheinungen durch gesteigerte Reflexerregbarkeit auf dem Wege der zentripetalen Nervenbahnen zu erklären; eine Erkrankung ihrer peripheren Enden im Colliculus seminalis ruft diese sexuelle Übererregbarkeit hervor. Die Wahrscheinlichkeit dieser Annahme wird erhöht durch die Besserung der Impotenz, die nach behobener Colliculitis seminalis eintritt. Das Bild, welches sich der endoskopischen Untersuchung darbietet, ist folgendes: Reizzustand der Pars prostatica mit Infiltration der Schleimhaut und Schwellung des geröteten Colliculus, dessen Schleimhaut aufgelockert erscheint und hie und da papilläre Auswüchse zeigt; später Verdickung, blasse Färbung, schwielige Degeneration, Bildung derben Bindegewebes. Die Infiltrationen setzen sich längs der Ausführungsgänge der Prostata und am Ductus ejaculatorius in der Tiefe fort. Peyer stellte bei der Hälfte seiner Fälle reizbare Blase fest, in den meisten Fällen leichte Trübung des Urins, dessen Sediment Schleim, Epithelien, Leukozyten als Symptome katarrhalischer Reizung enthält. Vielfach treten noch in derselben Nacht, in welcher die Ejaculatio praecox vorkam, reizlose heftige Erektionen oder auch Pollutionen auf. In etwas mehr als der Hälfte seiner Fälle stellte sich allmählich erhebliche Abnahme des Geschlechtstriebs ein, in drei Fällen Asthma sexuale, in zehn Fällen Magen- und Darmbeschwerden, in einzelnen Fällen Schlaflosigkeit, Herzklopfen, nervöser Husten, Augenschwäche und Hodenneuralgie.

In der Behandlung der Ejaculatio praecox, die zu den wichtigsten, aber auch schwierigsten Aufgaben des Sexualarztes gehört, haben sich neben sedativen Arzneien und hydriatisch-physikalischen Medikationen, die sowohl den allgemeinen als den örtlichen Zustand gleichmäßig berücksichtigen, psychische Heilfaktoren verhältnismäßig noch am wirksamsten erwiesen. Es sei noch erwähnt, daß ähnlich wie beim Vaginismus auch bei der Ejaculatio praecox kutane Reflexpunkte eine Rolle spielen, deren leise Berührung sofort die verhängnisvollen Muskelkontraktionen auslöst.

Die Reflexveränderungen der Sexualneurotiker richten sich überhaupt meist nach der lokalen Hautempfindlichkeit; bei Hemianästhesie finden wir die Reflexe gewöhnlich nur auf einer Körperhälfte aufgehoben. Wir kommen damit noch zu den überaus zahlreichen Sensibilitätsstörungen der Hysterie. Oft besteht eine große Berührungsempfindlichkeit der Haut. Vielfach aber auch Empfindungslosigkeit, sei es eine allgemeine Anästhesie oder Hemianästhesie oder eine regionäre. Häufig wissen die Kranken nichts von diesen Störungen; in anderen Fällen klagen sie über Taubheit oder Kribbeln in den anästhetischen Teilen. Für Kälte und Wärmereize besteht bald Anästhesie, bald Hemianästhesie. Ähnlich ist es mit der elektrokutanen Empfindlichkeit. Die Schleimhäute weisen ebenfalls Störungen in der Berührungsempfindlichkeit auf. Manche Patienten spüren weder den Durchgang des Urins, noch des Sperma, noch des Stuhls. Im Munde und Schlunde sind auch oft halbseitige Hemianästhesien festgestellt worden, während die Kehlkopfschleimhäute meist doppelseitig betroffen sind. Man findet dann nicht selten Stimmlosigkeit oder Heiserkeit. Hysterogene Druckpunkte sind vielfach beschrieben, so Interkostalpunkte, supraorbitale, Skapularpunkte, kubitale-, mammale-, temporale-, inguinale- und Wirbelpunkte, um nur einige der häufigsten hervorzuheben. Am meisten bekannt ist die Druckempfindlichkeit in der Ovarialgegend der Hysterischen geworden, weil man fälschlicherweise durch sie den sexuellen Ursprung der Hysterie hat beweisen wollen: Charcots „Ovarie“. Es handelt sich hier um den „Iliakaldruckpunkt“, eine fast konstante Druckempfindlichkeit. Man findet sie, indem man die beiden Spinae iliacae ant. sup. durch eine Gerade verbindet und beiderseits die Mitte zwischen Medianlinie und Spina iliaca bestimmt. Wie aus dieser Bestimmung hervorgeht, kann der Punkt dem Ovarium nicht entsprechen. Es spricht auch dagegen, daß der Iliakaldruckpunkt bei Männern ebenso wie bei Frauen gefunden wird. Das Auftreten der Ovarialgien beruht, wie Lewandowsky hervorhebt, in erheblichem Maße auf der Untersuchungstechnik der Ärzte, die seit langem auf diese Punkte eingestellt sind. Daneben kommen leichte Neuralgien vor, namentlich im Trigeminus, Ischiadikus und besonders häufig im Interkostalgebiet. Noch eine große Menge von Topalgien wäre zu nennen wie der Klavus der Hysterischen, die Kardialgie, die Enteralgien und die schon früher erwähnte Kokzygodynie und Sakrodynie. Nicht selten treten bei Sexualneurotikern auch lanzinierende Schmerzen, bald mehr an der Oberfläche, bald mehr in tieferen Gegenden des Körpers auf.

Auch die hysterischen Störungen der Sinnesorgane zeigen eine Verstärkung der anormalen neurasthenischen Symptome in fast lückenloser Reihenfolge; das Gehör ist bald übermäßig verschärft, bald herabgesetzt, ebenso die Geschmacksempfindung, es zeigen sich halbseitige und doppelseitige Ageusien und auch viele qualitative Geschmacksabweichungen. Von Störungen des Gesichtsfeldes sind zu nennen: konzentrische Einengungen, ringförmige und sektorenförmige Defekte, Hemianopsie und Amaurose. Der Geruch ist gleichfalls vielfach verändert, sei es nach Seite der Über- oder Unterempfindlichkeit. Hunger und Durst endlich bieten allerlei hysterische Eigentümlichkeiten. Ich hatte längere Zeit eine Patientin in Behandlung, die an hysterischer Polydipsie litt, ein Leiden, das sich darin äußerte, daß sie unaufhörlich Wasser trank (bis 15 Liter am Tage). Das Hungergefühl ist oft gesteigert, nicht selten allerdings auch herabgesetzt. Mannigfach beobachtet man auch seltsame Appetitsverirrungen, sowie vor allem sonderbare Idiosynkrasien. So lernte ich mehrere Fälle kennen, in denen die Patienten nicht imstande waren, Butter zu sich zu nehmen, der bloße Anblick erzeugte bei ihnen bereits heftige Übelkeit; viele können Speisen, die sie mit besonderer Vorliebe genießen, nicht vertragen. So hatte ich einen Patienten, der leidenschaftlich gern Gurken aß, die ihm aber in kleinsten Mengen schon nachträglich größtes Unbehagen verursachten. Einem anderen erging es ähnlich mit Honig. Diese Idiosynkrasien bilden einen Übergang zu den Phobien, die eine ungemein häufige Begleiterscheinung dieser neuropathischen und psychopathischen Zustände sind. Um nur einige der häufigsten Phobien zu nennen, sei an die Gewitterfurcht erinnert, ferner an die Topophobie mit ihren verschiedenen Unterarten: Scheu vor Plätzen (Agoraphobie), vor engen Räumen der Claustrophobie, an die Angst vor verschiedenen harmlosen Tieren, wie Mäusen, Kröten, Spinnen usw., die Furcht vor spitzen Gegenständen (Aichmophobie), oder überall mit Bazillen in Berührung zu kommen (Bazillophobie), sowie der krankhaften Menschenscheu (Anthropophobie oder Misanthropie) mit ihren Unterarten, der Misogynie und Misandrie (Weiberscheu und Männerscheu), ohne daß ein eigentlicher sexueller Antitropismus vorliegt. Eine außergewöhnliche Menge seltsamster Zwangsvorstellungen tritt uns hier entgegen bis zur Pantophobie, die sich schließlich auf fast alles erstreckt. Es unterliegt keinem Zweifel, daß sehr viele dieser Phobien mit dem Sexualleben in engster Verbindung stehen. Beispielsweise habe ich die Claustrophobie bei zahlreichen sexuellen Neurasthenikern männlichen und weiblichen Geschlechts zu beobachten Gelegenheit gehabt. Diese Kranken fühlen sich im höchsten Maße beklommen und beunruhigt, wenn sie in einem engen Raum, beispielsweise einer Gefängniszelle, Kajüte oder einem Coupé verweilen. Sie können in einem Eisenbahnabteil nur mit dem Gesicht nach vorn am Fenster sitzen, im Bett nur liegen, wenn das Bett entgegen dem Gebrauch den Blick nach außen verstattet. Ein Patient von mir geriet in größte Unruhe, wenn ihm bei Tisch als Gast oder in einem Restaurant ein Platz angewiesen wurde, auf dem er mit dem Rücken zum Fenster saß. Ich kannte Personen, welche heftige Angstzustände bekamen, wenn sie irgendwo mitten unter Menschen weilten; im Theater, in Konzerten, Vorträgen vermochten sie nur in den vordersten Reihen zu sitzen, sonst wurden sie von schweren Beängstigungen betroffen. Diesen zahlreichen Störungen schließt sich die Pathophobie (Tabophobie, Paralysophobie usw.) an, teils die Furcht vor Krankheiten, in dem Sinne krank zu werden, teils die Furcht, bereits krank zu sein, ein Zustand, der uns in das umfangreiche Gebiet der sexuellen Hypochondrie und Grübelsucht (Zweifelsucht, Skrupelsucht, maladie de doute) hinüberleitet. Freud schreibt in der Sammlung kleiner Beiträge zur Neurosenlehre: „Zwangsvorstellungen sind jedesmal verwandelte, aus der Verdrängung wiederkehrende Vorwürfe, die sich immer auf eine sexuelle, mit Lust ausgeführte Aktion der Kinderzeit beziehen". Ob dies für alle Fälle zutrifft, ist schwer zu beurteilen, für viele gilt es jedenfalls. Es mögen einige Beispiele aus dem unendlich großen Gebiet sexueller Zweifelsucht folgen. R. leidet an einer sexuellen Zwangsvorstellung, die ihm jeglichen geselligen Verkehr unmöglich mache. Dieselbe besteht in dem fortwährenden Gedanken, daß sein Hosenschlitz nicht in Ordnung sei. Wenn er sich unterhalte, fürchte er, einer oder mehrere Knöpfe ständen offen, und suche sich nun durch unauffälliges Betasten der Beinkleider zu vergewissern, ob dies tatsächlich zuträfe. Weil er diesen Zweifel nicht loswerde, sei er dauernd verlegen, beschämt und unausgesetzt in Angst zu erröten. Eines Tages ereignete sich der folgende Vorfall: Er war während eines Festmahls aufgestanden, um einen Bekannten zu begrüßen. Diese Gelegenheit benutzte er, um auszutreten, und nachdem er zurückgekehrt war, befühlte er wieder in vorsichtiger Weise die Kleidung, weil er ängstlich war, sie könne wieder nicht in Ordnung sein. Tatsächlich bemerkte er zwischen seinen Oberschenkeln einen Leinwandzipfel. Heftigst erschrocken, in der Annahme, es sei ein Stückchen seines Hemdes, stopfte er den Zipfel in seine Hose hinein. Während er noch damit beschäftigt war, sagte seine Tischdame: „Ach, Verzeihung Herr R., ich habe auf Ihrem Stuhl mein Taschentuch liegen gelassen.“ R. wurde dunkelrot, stammelte in tödlicher Verlegenheit Worte der Entschuldigung und hat seit diesem Vorfall nie wieder eine Gesellschaft besucht.

Ein anderer Fall von Anthrophobie, den ich zu beraten hatte, ging von bedeutungsvolleren Zwangsvorstellungen aus. Patient, 34 Jahre alt, Techniker, macht einen sehr verschüchterten Eindruck er hat geschlechtlich völlig enthaltsam gelebt, will auch nie onaniert haben; er übergibt mir einen Zettel, auf dem er folgende Klagen verzeichnet hat: „Ich lebe in beständiger Angst, jemandem ein Leid anzutun; wenn ich Personen auf Brücken, Treppen, Türmen, Bergen sehe, bin ich bange, daß ich sie herunterstoßen werde, am meisten auf Bahnsteigen beim Einfahren von Zügen. Sehe ich ein Messer, quält mich der Gedanke, ich könnte jemanden damit stechen, sehe ich ein Beil, ich könnte jemanden erschlagen. Stock und Schirm muß ich fest umklammern, um nicht auf jemanden einzuhauen. Nicht um meine Person ist mir bange, sondern um die anderen. Ich glaube, ich könnte ihnen Schaden zufügen durch Versagen der Willenskraft. Beim Geldwechseln muß ich mehrmals nachsehen, ob der Kaufmann auch meinen Geldschein an sich genommen hat. Einen geschriebenen Brief muß ich mehrere Male durchlesen, ob auch nichts Unrechtes darin steht. Dies könnte ich fortsetzen ad infinitum. Sitze ich oben im Theater und habe ein Glas vor mir, so entsteht eine namenlose Angst, ich könnte es ins Publikum hinunterstoßen.“ Patient klagt außerdem über große Unruhe, Errötungsfurcht, übermäßige Schweißabsonderung, Schreibstottern, sehr schlechten Schlaf, unterbrochen durch sehr häufigen Harndrang. Es besteht eine Neigung zur Selbstbezichtigung. Er hat einmal eine anonyme Anzeige gegen sich selbst erstattet wegen Notzucht, an der kein wahres Wort war. Er schließt seine Mitteilungen mit dem Satz: „Die Abstinenz scheint schuld an meinem Nervenleiden zu sein.“ Ohne uns diese Ansicht völlig zu eigen zu machen, da es sich augenscheinlich um einen Psychopathen a priori handelt, gibt die auffallende Tatsache zu denken, daß alle Erscheinungen nachließen, als Patient, der durchaus nicht etwa impotent war, zu einem regelmäßigen Geschlechtsverkehr überging. Dieser führte zur Ehe. Nachdem er vier Jahre verheiratet war, sprach ich ihn wieder; er sagte mir, daß die Zwangsvorstellungen kaum noch aufträten, fast nur, wenn er längere Zeit allein sei, auch seine sonstigen nervösen Beschwerden seien nahezu verschwunden.

Jeder beschäftigte Arzt dürfte Fälle in der Sprechstunde gesehen haben, in denen sich die Patienten grundlos den schwersten, auf sexuellem Gebiete liegenden Befürchtungen hingeben. Eine große Anzahl hypochondrischer Sexualleiden treten uns unter dem Bilde sexueller Phobien entgegen, unter denen am längsten bekannt, wenn auch keineswegs am verbreitetsten, die Syphilidophobie ist. Welcher Syphilidologe kennt nicht den Syphilidophoben, diese ebenso verängstigte wie auf die Dauer lästige Persönlichkeit, die jede Rötung an der Glans für einen Primäraffekt, jeden Rachenkatarrh für einen Rachenschanker hält; diesen „Quälgeist“, der förmliche Entdeckungsreisen an seinem Körper unternimmt, um irgendwo ein Fleckchen oder eine Pustel aufzustöbern, die eine entfernte Ähnlichkeit haben mit dem ihm aus Lexiken, medizinischen Atlanten und Enzyklopädien nur allzu gut bekannten

Bilde luetischer Hautausschläge. In ihrer anatomischen Unerfahrenheit stoßen sie dabei häufig auf völlig normal gebaute, bisher aber unbeachtete Stellen ihres Körpers, in denen sie eine krankhafte Neubildung vermuten. Wenn sie in der Tiefe der Gewebe ein Lymphknötchen tasten, meinen sie, es sei eine luetische Drüsenschwellung; erblicken sie post coitum die Lippen der Fossa navicularis etwas stärker geschwollen, halten sie sich für infiziert; namentlich der aderreiche und drüsenreiche Sulcus coronarius glandis ist eine Prädilektionsstelle ihrer Inspektionen und Suspektionen. Oft verbringen diese Leute Tag für Tag eine halbe Stunde und mehr in völlig nutzloser Weise damit, jede Partie ihrer Haut und Schleimhaut abzusuchen, die sie ihrem Auge zugänglich machen können, wobei sie sich vielfach eines Hand- und Wandspiegels bedienen.

Nicht selten besitzen diese Besorgnisse insofern eine gewisse Unterlage, als die Betreffenden tatsächlich vor Jahren einmal an einer Syphilis erkrankt gewesen sind. Oft ist aber weder eine frühere Infektion dagewesen, noch hat überhaupt ein Koitus vorher stattgefunden, der so kurze Zeit zurückliegt, daß er als Ansteckungsquelle in Betracht kommen könnte. Das ist aber auch gar nicht notwendig, da sie irgendwo gelesen haben, daß es auch indirekte Übertragungsmöglichkeiten gibt, beispielsweise auf dem Abort, den viele Sexualhypochonder nur auf dem Deckel hockend oder sorgsam vorher mit Papier bedeckt zu benutzen pflegen. Ich behandelte vor vielen Jahren einen Patienten, der jeden Monat mit einem Mädchen zu mir kam, das ich ante cohabitationem auf seinen Gesundheitszustand untersuchen sollte. Wenn ich ihm aber auch versichern konnte, daß nichts Krankhaftes an dem Mädchen nachzuweisen sei, kehrte er post coitum, trotzdem er niemals ohne Präservativ den Akt vollzog, doch jedesmal wieder, um mir allerlei verdächtige Stellen — meist unschuldige Aknepusteln — zu demonstrieren.

Über die wissenschaftlichen Fortschritte erhalten sich diese Personen natürlich stets auf dem laufenden. Seitdem die Wassermannschen Reaktionen bekannt sind, lassen sie mit Vorliebe Blutuntersuchungen an sich vornehmen. Fällt der Befund negativ aus, sind sie allerdings keineswegs überzeugt, keine Syphilis zu haben, da sie inzwischen in Erfahrung gebracht haben, daß auch der negative Wassermann keineswegs Syphilis ausschließt. Nicht minder häufig wie der Syphilis- ist der Tripperhypochonder. Jede Wolke im Urin wird als sogenannter Tripperfaden angesprochen, gleichviel ob früher einmal Gonorrhoe bestand oder nicht. Man kann diesen Leuten noch so oft klarmachen, daß die Flüssigkeit, die sie aus der Harnröhre herauspressen oder sich ex libidine entleert, der Prostata oder den Cowperschen Drüsen entstammt: sie ruhen nicht eher, bis sie einen Kurpfuscher oder Charlatan gefunden haben, meist einen, der Rat und Hilfe in diskreten Leiden annonciert, welcher ihnen bestätigt, daß es sich doch um Tripper, wenn auch, wie er mystisch hinzufügt, möglicherweise nur um einen „Überreizungstripper" handelt.

Ein sehr großes Kontingent zu den sexuellen Hypochondern stellen die Masturbationshypochonder, die aus Angst vor den Folgen der Onanie ihres Lebens nicht mehr froh werden können. Zu der Furcht gesellen sich hier noch die schweren Selbstvorwürfe darüber, daß sie im Kampf gegen „die Fleischessünde", dem „stummen und geheimen Laster", der „verfluchten Selbstbefleckung" elend unterlegen sind, trotz aller guten Vorsätze und Gelübde. Wie der Syphilidophobe im Kurpfuschertum, finden die Besorgnisse des Masturbationshypochonders in jenen ebenso gewissenlosen wie marktschreierischen Schriften Nahrung, die, um ein Heilmittel oder eine Heilmethode anzupreisen, die Folgen der Jugendsünden und Jugendverirrungen in den schwärzesten Farben malen, und mehr als einen jugendlichen Selbstmörder auf dem Gewissen haben.

Ich habe wiederholt ältere Männer gesehen, die noch fürchteten, rückenmarksleidend zu werden, weil sie vor 20 und mehr Jahren onaniert hatten. Besonders quälen sich die Masturbationshypochonder mit dem Gedanken ab, jedermann könne ihnen ansehen, was sie getrieben haben. Sorgfältig studieren sie ihr Aussehen vor dem Spiegel und sind tief niedergeschlagen, wenn sie die sogenannten blauen Ränder oder Schatten unter den Augen zu beobachten glauben, die in Wirklichkeit mit Onanie nicht das geringste zu tun haben.

Ein junger Mann, den ich vor einigen Jahren behandelte, redete sich ein, daß sein Haupthaar infolge der Onanie ganz dünn, „schütter", wie er sagte, geworden wäre; er traute sich nicht in ein Theater, Konzert oder einen Vortrag zu gehen, weil jede hinter ihm sitzende Person dies wahrnehmen würde. Dieser Mann hatte allerdings ungewöhnlich stark masturbiert, seit 10 Jahren täglich 3—4mal, war aber im übrigen ein sehr robuster Mensch. Trotzdem die Onanie namentlich in Form der Klitorisreizung unter den Frauen kaum weniger verbreitet ist wie beim männlichen Geschlecht, findet man die sexuelle Hypochondrie im allgemeinen und die Masturbationshypochondrie im besonderen unter ihnen weniger häufig. Immerhin habe ich eine ganze Anzahl Mädchen und verheirateter Frauen zu beobachten Gelegenheit gehabt, die infolge der Onanie an schweren Beängstigungszuständen litten. So eine Dame, die in der Ehe dazu gelangt war, jedesmal post coitum zu masturbieren. Ihr Mann litt an Ejaculatio praecox, die, wie oben erwähnt, eine der häufigsten Gründe matrimonialer Onanie ist, da sie eine nervöse An- und Abspannung, aber keine Entspannung herbeiführt. Später nahm sie die Reizung der Klitoris auch ohne vorausgegangene Kohabitation vor. Sie kam zu mir in der Annahme, daß sie durch ihr Vorgehen sich ein Unterleibsleiden zugezogen hätte. Sie machte sich darüber die bittersten Selbstvorwürfe, und es war nicht leicht, sie davon zu überzeugen, daß es sich in Wirklichkeit nur um einen verhältnismäßig harmlosen Fluor albus handelte.

Den Masturbationshypochondern schließen sich die Pollutionshypochonder an, die nicht von der Vorstellung loskommen können, daß jede unfreiwillige Samenentleerung eine sehr bedenkliche Krankheitserscheinung sei, die zum mindesten einer erheblichen Schwächung ihres Körpers gleichkomme. Von dem Arzt, der ihnen sagen würde, daß 3—4 Pollutionen im Monat bei einem sonst abstinent lebenden Menschen nichts zu bedeuten hätten, wollen sie nicht viel wissen. Es gibt aber auch Personen, die nicht nur glauben, die Ipsation und Pollution, sondern selbst der Koitus innerhalb und außerhalb der Ehe sei ihrer Gesundheit schädlich. Viele dieser Kohabitationshypochonder haben sich für ihre sexuelle Betätigung ein Höchstmaß zurechtgelegt und sind sehr mißmutig, wenn sie, was fast stets vorkommt, dieses Maß um ein Beträchtliches überschreiten. Unmittelbar nach dem Koitus fangen sie an zu jammern und zu klagen, zeihen sich der Schwachheit und bevorwürfen nicht nur sich selbst, sondern den anderen Teil mit ernstlichem Tadel; sie nehmen der Frau das Ehrenwort ab, oder lassen sich wenigstens von ihr in die Hand versprechen, daß sie sich nicht wieder von ihnen verführen läßt; ja, es sind mir Fälle aus Ehescheidungsprozessen bekannt geworden, in denen diese sexuellen Feiglinge die Frau, die sie eben noch mit Liebkosungen überschütteten, gleich nach dem Akte beschimpften und mißhandelten. Dieser Umschlag ist nicht ausreichend durch die Unlustreaktion erklärt, welche vielfach zunächst der Lusthöhe folgt, ehe das Gefühl eines wieder balancierten und beruhigten Nervensystems Platz greift, in jener Erscheinung, die in dem bekannten Satz „omne animal post coitum triste" zum Ausdruck gelangt, es spielen hier vielmehr hauptsächlich hypochondrische Zwangsideen eine Rolle, der Koitus als solcher schade der geistigen und körperlichen Gesundheit, er sei etwas „Niedriges", „Tierisches", eine „Schwäche oder Sünde des Fleisches".

Praktisch bedeutsamer als alle bisher genannten ist aber die Impotenzhypochondrie, das sexuelle Lampenfieber, bei dem das Hauptsymptom der Mangel jeder objektiven Unterlage der Impotenz ist. Den Impotenzhypochondern fehlt nichts als das sexuelle Selbstvertrauen. Oft haben sie das erstemal, als sie zu einer Dirne gingen, aus irgendwelchen meist berechtigten Hemmungen heraus den Koitus nicht vollziehen können und scheuen jetzt — neuropathisch, wie sie sind — vor jedem weiteren Versuch zurück aus Furcht vor der sogenannten Blamage. Denn trotzdem sie genau wissen, daß Ehre und Erektion nichts miteinander zu tun haben, empfinden sie den Mangel der Erektion doch als etwas Schimpfliches und Ehrenrühriges. Das Übelste an diesen Fällen ist, daß die Impotenzhypochondrie, also eingebildete Impotenz, wirkliche Impotenz zur Folge haben kann. Die Besorgnis, daß die Erektion ausbleiben wird, bewirkt eine innere Unruhe, die ihrem automatischen Eintreten nichts weniger als günstig ist; es gibt Leute, für die jeder Geschlechtsverkehr eine Art Examen rigorosum ist. Die Erwartung des Mißerfolges vollends hat eine suggestive Kraft. Ich habe Männer gesehen, die sich bis hoch in die Dreißiger nicht an ein Weib herantrauten, trotzdem es ihr sehnlichster Wunsch war, mit ihm zu verkehren. Hie und da nahmen sie einen Anlauf; je näher sie dem Ziele kamen, um so unsicherer, unbeholfener und befangener wurden sie, und wenn es vielleicht nur noch eines letzten kurzen Entschlusses bedurft hätte, ergriffen sie die Flucht, um daheim zu dem verhaßten Surrogat solitärer „Handarbeit" zu greifen. Vor einem Jahre behandelte ich einen Chemiker, der im Januar 1915 in Polen als Kriegsfreiwilliger gefallen ist. Es war ein ausgezeichneter, geistig hochbedeutender Mensch. Als ich ihn sah, war er 36 Jahre alt; mit 23 Jahren war er verlobt gewesen; seine Braut, die er sehr liebte, wurde einen Monat vor der festgesetzten Hochzeit geisteskrank und mußte einer Irrenanstalt überführt werden, in der sie sich noch jetzt befindet. Er litt ungemein unter der Entlobung, die sich nach einiger Zeit als notwendig herausstellte. Später ging er nach Amerika und suchte in äußerst intensiver, erfolgreicher Arbeit Trost und Vergessenheit. Etwa 30 Jahre alt, entschloß er sich, ein Bordell aufzusuchen, mit negativem Ergebnis. Seitdem war er von seiner Impotenz fest überzeugt. Kurz bevor er mich aufsuchte, fand ein erneuter Versuch statt, gleichfalls vergeblich. Durch Persuasion und Hypnose gelang es, sein Selbstvertrauen so weit zu heben, daß er sich nach etwa einem Monat ein „Verhältnis" suchte, mit ihr verkehrte und reüssierte. Er war sehr glücklich, blieb mit dem Mädchen zusammen und holte viel Versäumtes nach. Im Sommer reisten beide nach der Schweiz, wo er dann vom Ausbruch des Krieges überrascht wurde. Er meldete sich als Kriegsfreiwilliger und fiel am ersten Tage, den er an der Front verbrachte. — Namentlich treten in der Verlobungszeit ziemlich oft Impotenzzweifel und -skrupel auf. Ich kann wohl sagen, daß ich mehr als einen Bräutigam, der mir immer wieder die schweren Bedenken schilderte, mit denen er dem Hochzeitstag und der Brautnacht entgegensah, bildlich genommen, förmlich in das Ehebett stieß. Viele glauben, den Akt nicht vollziehen zu können, weil sie nicht mit dem Bau der weiblichen Organe genau Bescheid wissen; sie hätten zwar gelegentlich mit Prostituierten verkehrt, bei denen aber doch die Hauptschwierigkeiten durch manuelles Entgegenkommen fortfielen. Trotz eifrigen Studiums anatomischer Atlanten wären sie nicht klüger, sondern eher konfuser geworden. So manchem von diesen Skrupeln gequälten Bräutigam und jungen Ehemann habe ich auf seinen dringenden Wunsch in meiner Sprechstunde die Lage der einzelnen Teile, vor allem des Introitus vaginae aufgezeichnet, ohne ihn indes dadurch vollkommen beruhigen zu können.

Eine Untergruppe für sich bilden die Deflorationshypochonder. Die Zerstörung des weiblichen Hymens erscheint ihnen als eine Leistung, der sie sich nicht gewachsen fühlen. Vor kurzem zeigte mir ein Richter aus Mitteldeutschland die Geburt eines Sohnes an; der Herr war 10 Monate vorher bei mir gewesen mit dem Ersuchen, seiner Frau das Hymen einzuschneiden. Ich nahm den einfachen Eingriff vor. Der Mann war bereits 8 Jahre verheiratet, ohne sich bisher zur Defloration entschließen zu können; er glaubte nicht, die körperliche Kraft zu besitzen, die erforderlich sei, das Hymen zu zerstören, „dazu müsse das Glied doch so hart sein, wie ein Stein", meinte er, auch könne er sich nicht von dem Gedanken losmachen, daß es sich im Grunde doch um eine Körperverletzung handle. Andere verfallen auf die Zwangsidee, ihre Frau sei „zu eng gebaut", eine weitverbreitete laienhafte Vorstellung. Auch hier muß man oft, da verbale Methoden versagen, zu realeren Mitteln seine Zuflucht nehmen. So schlug ich in einem solchen Falle dem Ehemann vor, ich würde der Frau die Vagina mit Mutterspiegeln von zunehmender Stärke allmählich erweitern. Er war damit einverstanden. Ich führte ein Milchglasspekulum nach dem anderen in die Vagina, und er ging sehr beruhigt von dannen, als ich ihm das letzteingeführte demonstrierte, das den Umfang seines Membrums um ein Beträchtliches übertraf.

Am schwierigsten sind nach meiner Erfahrung die Selbstquälereien zu beseitigen, die sich auf die eigene Beschaffenheit des Sexualhypochonders beziehen. Sie tragen meist auch noch in stärkerem Grade den Charakter von Zwangsvorstellungen im Westphalschen Sinne, der „obsessions" Magnans, als die ebengenannten Skrupel. Da gibt es Männer mit völlig normal gestaltetem Sexualapparat, die sich einreden, ihr Membrum sei zu klein, damit könnten sie doch nicht heiraten, da würde sie ja jede Frau auslachen. Andere peinigen sich mit dem Gedanken, es sei zu groß; sie müßten sich schämen, einer Frau dergleichen zuzumuten; ein Patient suchte mich kürzlich mit dem Bemerken auf, seine Eichel wäre zu kalt. Wieder andere quälen sich mit der Vorstellung, ihr Glied sei infolge exzessiver Onanie ganz unförmig geworden, während einige behaupten, es hätte nicht die richtige Stellung; statt einer aufrechten nähme es in statu erectionis eine wagerechte Richtung an. Viele entdecken eines Tages vor dem Spiegel, ihr rechter Hode läge tiefer als der linke, und glauben, der Arzt wolle sie nur beruhigen, wenn er ihnen versichert, das sei meistens so und schade nichts. Manche sind bekümmert, weil ihre Hoden zu klein, andere weil sie zu groß seien. Eine seltsame Zwangsidee beobachtete ich mit Dr. Burchard vor längerer Zeit. Ein Mann von etwa 50 Jahren fand sein Skrotum, das im übrigen von völlig normaler Größe war, zu winzig. Er wollte wissen, ob es nicht Mittel gäbe, den Hodenbehälter bis zur Mitte des Oberschenkels zu verlängern. Es wäre sein sehnlichster Wunsch, einen so großen Hodenbehälter zu besitzen. Wir sollten dies durch Paraffininjektionen bewerkstelligen. Man kann sich kaum vorstellen, wie dieser Mann sich mit dieser grotesken Idee abquälte; er weinte wie ein Kind, als wir ihm seine Bitte abschlugen; waren wir doch, wie er immer wieder sagte, seine letzte Hoffnung gewesen. Wiederholt sah ich auch Männer, die zwitterhafte Bildungen an sich gefunden haben wollten. Manche zeigten die Verlängerung der Hodensackraphe am Damm, in der sie eine rudimentäre oder blinde Scheidenöffnung vermuteten.

Ich betonte, daß einige dieser sexuellen Skrupel hauptsächlich während der Verlobungszeit auftreten. Das gilt noch in höherem Maße bei einer nicht minder bedeutenden Serie sexueller Zweifel und Bedenken, nämlich bei denen, die sich nicht sowohl auf das körperliche, als das seelische Zueinanderpassen beziehen. An sich sind ja im Sinne des Schillerschen: „Drum prüfe, wer sich ewig bindet" sorgsame Überlegungen gewiß vor Eingehung jeder Ehe, angebracht; es gibt aber Fälle, in denen die hier zutage tretende Unentschlossenheit und Grübelsucht einen entschieden krankhaften Charakter tragen. Vor längerer Zeit suchte mich einmal ein spaniolischer Jude aus Rotterdam auf. Er hatte sich auf einem Balle kurz entschlossen mit der 20jährigen Tochter einer angesehenen Familie verlobt. Er selbst war 28 Jahre alt. Als er am Tage nach dem Verlöbnis seiner Braut den Ring brachte, fand er, daß ihre Finger eine ihm abstoßende zu runde Form und Röte hätten; die Hand, um die er angehalten hatte, gefiel ihm nicht mehr. Vor allem aber wäre das Mädchen ihm zu kühl entgegengekommen; es sei klar, daß sie ihn nur aus Berechnung nehmen wolle, da er wohlhabend sei. Diese Auffassung gewann in ihm immer mehr die Oberhand, und als am Sonntag nach der Verlobung die eingeladene Verwandtschaft zum Gratulationsempfang erschien, gab er ihr während des Empfangs den Ring zurück und löste das Bündnis auf. Unmittelbar darauf wurde er von Gewissensbissen gepeinigt; Tag und Nacht zermürbte er sich mit dem Gedanken, er habe dem Mädchen ein schweres Unrecht zugefügt, sie in unverzeihlicher Weise bloßgestellt. Er leistete Abbitte und hielt schriftlich das zweite Mal um sie an. Als er ihr Jawort hatte, begannen seine Zweifel von neuem. Nach einer Woche wieder Entlobung. Das wiederholte sich im ganzen dreimal. Nach der vierten Verlobung kam er mit seinem alten Vater in verzweifelter Selbstmordstimmung zu mir; er wußte tatsächlich nicht mehr ein noch aus. Wir kamen überein, daß die Verlobung endgültig aufgehoben werden und er vorläufig hier bleiben sollte; es bedurfte aber langer Zeit, bis er sein altes Gleichgewicht wiedererlangt hatte.

Sind so krasse Fälle auch verhältnismäßig selten, so sind minderschwere doch nichts Ungewöhnliches. Ich habe mit der Zeit den Eindruck gewonnen, daß die auf sexueller Hypochondrie und Skrupelsucht beruhende Unentschlossenheit neben den sexuellen Perversionen eine der häufigsten Ursachen der Ehelosigkeit ist.

Bei Frauen sind ähnliche Zustände etwas seltener, doch habe ich beispielsweise bei einer Telephonistin, die mir von ihrem Bräutigam zugeführt war, während vieler Jahre einen ähnlichen Fall beobachten können. Auch hier war die schließliche Lösung des Verlöbnisses nicht zu umgehen, nachdem der Hochzeitstag nicht weniger als sechsmal angesetzt und immer wieder einige Tage vor dem Termin auf Veranlassung der Braut abgesetzt worden war. Besonders häufig sind es Eifersuchtsskrupel, die den Inhalt der Zwangsvorstellungen bilden. So suchte mich ein Regierungsrat auf, der von der fixen Idee verfolgt wurde, seine Gattin sei, als er um sie warb, nicht mehr Jungfrau gewesen. Schon vor der Hochzeit hätte er sich dieses Verdachts nicht erwehren können; er sei in seiner Meinung bestärkt worden, als der erste Verkehr sich verhältnismäßig sehr leicht vollzogen hätte. Bisher hätte er seiner Frau den wahren Grund seiner Verstimmung verschwiegen, aber jetzt könne er es nicht mehr, er müsse endlich Gewißheit haben.

In einem anderen Falle malträtierte ein junger Ehemann seine Gattin unausgesetzt, ihm jede sexuelle Annäherung zu schildern, die ihr von männlicher oder weiblicher Seite in ihrem Leben vorgekommen sei. Einige Beischlafsakte, die vorehelich von zwei Offizieren mit ihr vollzogen waren, mußte sie mit den kleinsten Einzelheiten berichten. Offenbar lag diesen Quälereien eine algolagnistische Komponente zugrunde, die überhaupt bei skrupelsüchtigen Patienten häufig ist, sie fühlen sich um so wohler, je mehr sie leiden und leiden um so mehr, je wohler sie sich fühlen.

Recht intensiv ist der bei manchen Neuropathen auftretende Eifersuchtswahn, welcher sich auf die Vorstellung eines Verkehrs aufbaut, den ihre Bräute oder Frauen früher einmal gehabt haben. Manchmal ermangeln diese Zwangsgedanken jeglicher Unterlage; in andern Fällen dringen sie so lange mit Fragen in die armen Opfer ihrer Liebe ein, bis diese irgendein Interesse für irgendeinen Mann in längst vergangener Zeit zugeben. Ein auswärtiger Kollege, der außer vielen anderen Ärzten auch mich um Rat anging, — vor allem wollte er wissen, ob er unter den vorliegenden Umständen heiraten dürfe —, litt unsagbar unter der Eifersucht auf einen seit langem verstorbenen Mann, von dem seine Braut sich auf sein unausgesetztes Quälen hin das Geständnis hatte abpressen lassen, er habe einmal mit ihr verkehren wollen.

Auch der folgende Brief eines dänischen Patienten gehört in das Gebiet sexueller Skrupelsucht; er lautet: „In untenstehenden Zeilen will ich den Versuch machen, Ihnen ein Bild meines trostlosen Seelenzustandes zu geben. Ich stehe jetzt im 39. Lebensjahre und war von frühester Jugend an äußerst empfindlich gegen alles, was sich auf das Sexuelle bezog. In späteren Jahren hat sich diese Empfindlichkeit noch bedeutend gesteigert, so daß mir zeitweise dadurch die Ausübung meines Berufs fast zur Unmöglichkeit wurde, da meine Kräfte durch den vergeblichen Kampf gegen diese sexuellen Zwangsvorstellungen und Gedanken vollständig aufgerieben wurden. Seit nun ungefähr 16 Jahren verfolgen mich fast unausgesetzt die qualvollsten Vorstellungen, die sich auf das Vorleben meiner Braut beziehen, und zwar auf den Verkehr, den sie früher mit anderen Männern gehabt hat. Meine Phantasie spiegelt mir da Handlungen vor, die in mir eine rasende Eifersucht bewirken und mich derartig erregen und ängstigen, daß mir Selbstmord nur als einziger Weg übrig zu bleiben scheint. Die Sprache ist zu arm, Worte zu finden, um Ihnen diese entsetzliche Seelenpein zu schildern. Wenn ich diese Vorstellungen und Erinnerungen mit Gewalt abzuschütteln suche, so sind sie im nächsten Augenblick gleich wieder in einer anderen Gestalt und auf einen anderen Fall sich beziehend da. Mit einem Wort, ich bin machtlos dagegen und muß unterliegen, wenn ich keine Hilfe finde. Ohne Unterlaß kämpfe ich dagegen an, aber leider ohne jeden Erfolg.

Ich bin gezwungen, meine Braut fortwährend zu befragen über das, was sie am liebsten vergessen möchte. Trotzdem es meinem Feingefühl aufs höchste widerstrebt, an dem zu rühren, was ihr so überaus peinlich ist, zwingen mich diese Vorstellungen und Gedanken, die sich nicht zurückdrängen lassen, dazu, sie immer wieder über Einzelheiten zu befragen, so daß auf diese Weise das Leben für beide Teile zur unerträglichen Qual wird, und ich mir nicht ausdenken kann, wie das enden soll. Eine unbeschreibliche Angst bis zum Schweißausbruch geht immer Hand in Hand mit diesen Vorstellungen und Gedanken, so daß ich mir manchmal kaum mehr zu helfen weiß.

Bemerken möchte ich noch, daß der eben beschriebene Zustand, nämlich diese eifersüchtigen Zwangsvorstellungen, meistens anfallsweise auftritt und manchmal 14 Tage bis 1 Monat, diesmal sogar schon über 6 Wochen dauert. — Gewöhnlich folgt, nachdem der Anfall vorbei ist, ein Zeitabschnitt, während dem ich verhältnismäßig Ruhe habe, obwohl ich eigentlich nie ganz frei bin.

Meistens tritt der heftigste Anfall in den Monaten Oktober, November, Dezember auf, seltener im Frühjahr oder Sommer. — Zum Schluß möchte ich hier noch wiederholen, daß ich nur in der höchsten Verzweiflung, nachdem ich alles ohne Erfolg versucht habe, mich an Sie gewandt habe.“

Ein ähnlicher Fall von Eifersuchtsneurose dürfte auch der Gerichtsverhandlung zugrunde liegen, über welche neuerdings eine Zeitungskorrespondenz unter der Marke: „Eifersüchtig auf Möbel“ berichtete: „Der Bankbeamte D. und seine Gattin Else W. haben beim Zivilgericht das Ansuchen um Trennung ihrer Ehe gerichtet und dies mit unüberwindlicher Abneigung begründet. Heute fand hierüber vor einem Senate die Verhandlung statt. D. W. hatte seine Gattin kennen gelernt, als ihr erster Gatte noch lebte. Er bestürmte sie, sich von ihrem Manne scheiden zu lassen und ihn zu heiraten; sie ging auf diesen Vorschlag nicht ein. Als aber ihr Gatte nach kurzer Ehe starb, heiratete sie ihn. In der Ehe zeigte es sich, daß der Gatte von einer krankhaften Eifersucht befallen war; er war eifersüchtig nicht nur auf Männer, sondern auch auf Frauen, mit denen seine Frau verkehrte. Dieser krankhafte Zustand erstreckte sich sogar auf die Möbel; die Erinnerung an den ersten Gatten tat dem zweiten so weh, daß Else W. die Möbel verkaufen mußte. Er schrieb ihr vor, wie sie sich kleiden, welche Frisur sie tragen sollte und quälte sie aufs äußerste, wenn sie diesen Vorschriften nicht nachkam. Die Gattin schrieb diesen Zustand einer schweren Neurasthenie zu, unter der ihr Gatte leide und die das Zusammenleben zu beiderseitiger Qual machte. Als ihr Gatte einmal vom Felde auf Urlaub nach Wien kam, hatte er sie nicht einmal besucht. Aus der glühenden Liebe von einst war scheinbare Gleichgültigkeit geworden. Der Ehebandvertreter führte aus, man habe es mit einem offenbar Nervenkranken zu tun. Es müsse, ehe es zur Ehetrennung komme, von ärztlicher Seite das letzte Wort gesprochen werden. Handle es sich etwa um einen vorübergehenden Zustand, der Aussicht auf vollste Wiederherstellung bietet, so sei dem derzeitigen Wunsch nach Ehetrennung nicht stattzugeben. Die Eheleute haben keine unüberwindliche Abneigung gegeneinander, das beweist die Art ihres Verkehrs in ruhigen Stunden. Die beiden von höchster Intelligenz erfüllten Leute werden sich wiederfinden."

In den letzten Jahren bin ich besonders häufig der Vorstellung begegnet, die Ehefrau oder der Ehemann seien homosexuell. Geraume Zeit grassierten diese Vermutungen förmlich epidemisch unter Eheleuten. Noch vor nicht langer Zeit bat mich eine Frau aus dem Arbeiterstand, ich möchte doch ihrem Manne die Idee ausreden, mit der er sie unausgesetzt verfolge, daß sie gleichgeschlechtlich veranlagt sei. Als ich mir den Mann kommen ließ, berief er sich darauf, er habe gesehen, wie ein Mädchen, das seiner Frau begegnete, die Zungenspitze hin- und herbewegt habe. Das hätte den Verdacht, den er schon längst gehabt hätte, zur Gewißheit gesteigert.

Ein anderer Patient schreibt mir: „Mir ist aufgefallen, daß meiner Frau andere Frauen zunickten und einen spitzen Mund machten; dann habe ich festgestellt, daß junge Mädchen, auch eine Verkäuferin mit hübschem Gesicht, stark gebaut, mit gesunder Gesichtsfarbe und schönen roten Lippen, von meiner Frau auffallend lange angesehen wurden, so daß die Mädchen gar nicht aufzublicken wagten. Selbst meine Tochter aus erster Ehe wird von meiner Frau stark fixiert, und hauptsächlich der Mund hat es ihr angetan. Ich habe bemerkt, wie das Auge meiner Frau ein ganz anderes Aussehen bekam, wenn sie meiner Tochter nach dem Mund gesehen hatte, wobei auch das untere Augenlid anschwoll. Dann habe ich beobachtet, daß, wenn sie längere Zeit meiner Tochter nach dem Mund gesehen hatte, sie eine Hand auf dem Schoß hat, und einen Finger da, wo der Kitzler liegt, durch die Kleidung stark eindrückt, oder wenn es nicht anders geht, wenn sie denkt, ich könne es beobachten, dann geht sie in einen anderen Raum und reibt ein wenig."

Oft trägt die Zuversicht, mit der diese Vorstellungen auftreten, einen fast paranoiden Charakter. In noch höherem Grade ist dies der Fall bei der letzten Gruppe sexueller Selbstquälereien, die ich noch kurz besprechen möchte.

Es handelt sich um die meist, wenn auch durchaus nicht immer geschlechtlich abnorm fühlenden Männer und Frauen, bei denen sich ein förmlicher Verfolgungswahn herausgebildet hat. Da kam eines Tages ein Mann aus Hamburg zu mir, der behauptete, jedermann hielte ihn für homosexuell, weil er keinen Ehering am Finger trage. Den sehr naheliegenden Rat, einen eheartigen Ring aufzuziehen, um von seinen Skrupeln frei zu werden, lehnte er ab. Viele, die sich vielleicht vor Jahren einmal normwidrig betätigt haben, schrecken bei jedem ungewöhnlichen Klingelgeräusch zusammen: „jetzt sei alles verraten", „die Kriminalbeamten ständen gewiß schon draußen, um sie abzuholen"; schrillt das Telephon, fürchten sie einen Erpresser; auf der Straße glauben sie sich von Geheimpolizisten verfolgt. „Wenn ich nur eine Wohnung fände, in der man nicht von außen hineinsehen könnte“, sagte mir ein solcher Skrupulant, der mir schon seit 12 Jahren von Zeit zu Zeit die Verfolgungen schildert, denen er durch Nachbarn, Portiers, Geschäftsleute und andere Personen ausgesetzt ist; die Anfälle treten bei ihm periodisch auf. Als ich ihn das leztemal sah, traute er sich seit 5 Tagen nicht in seine Wohnung. Ein Mann, den er für einen Geheimpolizisten hielt, wäre vor dem Hause auf- und abgegangen, offenbar um aufzupassen, wer bei ihm ein- und ausginge. Es war sehr schwer, den Patienten zu beschwichtigen. Mit Hilfe und in Begleitung eines ihm befreundeten Rechtsanwalts begab er sich schließlich in seine Wohnung zurück, gewann aber erst allmählich die Überzeugung, daß die Freundlichkeit und Harmlosigkeit, mit der er von den Hausbewohnern begrüßt wurde, keine Verstellung war. Er fürchtete verhaftet zu werden, trotzdem in Wirklichkeit nicht der geringste Grund zu der Besorgnis vorhanden war, daß die Sexualhandlung, die er allerdings begangen hatte, zur Kenntnis dritter Personen gekommen war. „Im Gasthaus“ — so erzählen diese armen Kranken — „tuscheln die Kellner über sie“, „die Gäste am Nachbartisch machten Bemerkungen über ihre auffallenden Körperformen“, „im ganzen Ort wisse man über sie Bescheid, es würde geflüstert und gewispert, und wenn sie hereinkämen, werde abgebrochen; im Bureau empfinge man sie mit eisigem Schweigen, ironischen Gesichtern oder leisem Kichern“. Bekommen sie in der Garderobe die Marke 175 oder 606 oder 69, so halten sie sich für entdeckt, zum mindesten sei es beabsichtigter Spott; wird in ihrer Gesellschaft der Name eines bekannten Sexuologen genannt, so erblicken sie darin eine ganz deutliche Anspielung auf ihr unnormales Geschlechtsleben. Sie trauen sich nicht, zu einem Kinde freundlich zu sein, weil man ihnen sexuelle Motive unterlegen könnte, sei doch in der Zeitung oft genug von gefährlichen Kinderfreunden die Rede; sie schweben in tausend Ängsten, wenn eine Person desselben Geschlechts ihnen in harmloser Vertraulichkeit den Arm reicht; wenn sie jemand so sähe, sei ja alles heraus. Nicht selten unterhalten sie sich mit Vorliebe mit Personen, die sie nicht leiden mögen; ein homosexueller Rechtsanwalt nannte eine schöne Frau, mit der er überall zu sehen war, seinen „Alibibeweis“; ein anderer traute sich nicht, zwei Personen einander vorzustellen, weil er sich dadurch der Kuppelei verdächtig machen könnte. Zitternd öffnen sie Briefumschläge mit ihnen unbekannter Handschrift, es könnten Enthüllungen und Drohungen in ihnen verborgen sein. Wird ihnen gar ein Schreiben mit amtlichem Stempel, irgend ein Schriftstück von der Polizei zugestellt, geraten sie ganz außer Fassung.

Auch Personen gegenüber, von denen sie genau wissen, daß sie an das Berufsgeheimnis gebunden sind, wie Ärzten, Rechtsanwälten, nennen sie sich mit falschem Namen. Vor einiger Zeit suchte mich einmal ein Student auf, der sich „Samter" nannte. Ich hatte keinen Argwohn, daß dies nicht sein richtiger Name wäre. Erst als sich im Laufe der Unterredung ergab, daß er eine fetischistische Zuneigung für Samt und samtartige Stoffe hatte, sagte ich: „Dann heißen Sie wohl gar nicht Samter?" was er dann auch errötend zugab.

Zu dem Beziehungs- und Verfolgungswahn gesellen sich nicht selten auch Sinnestäuschungen; namentlich wird von den Kranken versichert, man habe ihnen unanständige Worte nachgerufen, aus denen deutlich hervorginge, daß man sie für abnorme Leute hielte. Augenblicklich habe ich zwei Damen in Behandlung, die unter dem eben beschriebenen Krankheitsbild leiden. Beides ledige Frauen Mitte der Vierzig. Sie sind nicht homosexuell, behaupten aber, von allerlei Personen dafür gehalten zu werden. Die eine dieser Frauen bleibt aus diesem Grunde niemals mit einer anderen Frau allein in einem Zimmer. Namentlich im weiblichen und männlichen Klimakterium kann man diese Zustände auftreten sehen, die sich von der echten Paranoia eigentlich nur dadurch unterscheiden, daß sie verhältnismäßig eine viel günstigere Prognose geben. Nicht selten wird aber die Besserung nicht erst abgewartet, indem diese unglücklichen Geschöpfe, um ihren vermeintlichen Feinden zu entgehen, ihrem gequälten Dasein selbst ein Ende setzen. Angesichts der Wichtigkeit dieser in ihrer Bedeutung noch keineswegs genügend gewürdigten Krankheitsgruppe füge ich noch einige Belege aus der Praxis bei.

Fall F. 20jähriger Student der Mathematik. Erblich nicht belastet, neuropathisches Kind gewesen, rechtzeitig Pubertät. In der Schule vorzügliche Leistungen auf allen Gebieten, aber sprunghaftes und ungleichmäßiges Wesen. Früh Neigung zu Tagträumen. Pat. kommt in völliger Verdüsterung mit einer langen schriftlichen Erklärung, da er sich mündlich nicht auszusprechen vermag, wegen allzugroßer Befangenheit. Er bittet um Amputation des Penis und Exstirpation der Hoden. Er onaniere seit der Pubertät täglich, dies habe seine körperlichen und geistigen Fähigkeiten völlig untergraben. Er könne sich nicht konzentrieren, nichts arbeiten, nicht denken. Von morgens an sei er von quälender innerer Unruhe erfaßt, so daß er zur Onanie greife, nur um Ruhe zu finden. Danach sei er völlig schlaff und versinke in stundenlange Träumereien mit Größenideen. Er onaniere bei allen heftigen Gemütserregungen: in der Schule z. B., wenn er mit einer Aufgabe nicht gleich fertig wurde, aus Angst. Seine Vorstellungen seien perverser Art gewesen, daß ihn Mädchen schlügen, eine Zeitlang habe er sich auch seine Schulkameraden als Schlagende vorgestellt. Aber nicht diese Vorstellungen bedrückten ihn, sondern der verwüstende Einfluß, den er dem onanistischen Akt zuschreibe. Die sexuelle Reizwirkung gehe immer nur von Phantasiegestalten aus, niemals von wirklichen Menschen, denen er begegne. So habe er auch noch keinerlei reale Geschlechtsbeziehung gehabt, weder mutuelle Onanie als Schüler, noch später irgendwelche Verführung. Psychische Behandlung könne ihm nicht helfen. Und selbst wenn sie es könne, würde er sie ablehnen und der Entfernung seiner Geschlechtsteile auf chirurgischem Wege den Vorzug geben. Das Aufsuchen eines realen Geschlechtsverkehrs lehne er ab, als unvereinbar mit seinen sittlichen Anschauungen. Auch eine Liebesheirat würde er ablehnen, selbst wenn sie ihm helfen könne: denn erstens glaube er an eine derartige Hilfe nicht, und zweitens könne er die Verantwortung dafür nicht übernehmen, ob nicht der onanistische Drang stärker sei als jeder wirkliche Geschlechtsverkehr. Auf Amputation der Geschlechtsteile bestehe er auch dann, wenn diese ihm nicht helfen würde, denn er habe dann wenigstens alles getan und erduldet, was möglich sei, um sich von dem Druck der Verantwortung für seine Geschlechtlichkeit zu befreien. Pat. ist tief verbittert, verschlossen, deprimiert und gehemmt, dabei schüchtern und leicht mißtrauisch. Er geht schwer aus sich heraus und verhält sich ärztlichem Zuspruch gegenüber sehr ablehnend. Dennoch ist bei genauer Beobachtung kein Anhaltspunkt für eine paranoide Psychose zu finden. Epikrise: Sexuelle Skrupelsucht auf der Basis eines sensitiven neuropathischen Charakters, mit Neigung zu Wachträumereien. Reaktive Depression mit starkem Insuffizienzgefühl, in welcher die sexuellen Skrupel zum Hauptinhalt depressiver Selbstvorwürfe werden und sich ins Ungeheuerliche steigern. Überwertigwerden radikaler selbstzerstörerischer Kastrationswünsche. Bei einer Psychoanalyse, die Pat. leider ablehnte, würden sich, wie aus den bisherigen Andeutungen ersichtlich, vermutlich Anknüpfungen an die Christusneurose ergeben, welche Stekel bei grüblerischen Fetischisten beobachtet hat.

Fall K., 18jähriger Gymnasiast. Erblich schwer belastet, russischer Jude; weitaus der Beste in der Schule. Ruhiges, stilles Kind. Pubertät ohne Besonderheit. Er kommt, um zu hören, ob er geisteskrank wäre. Seit der Pubertät onaniere er fast täglich, er könne es auch bei Aufbietung aller Willenskraft ein oder zwei Tage lassen. Er denke meist an befreundete Mädchen. Er greife zur Onanie, um wenigstens für kurze Zeit still und arbeitsfähig zu werden, wie andere zum „Morphium". Die Onanie habe ihn körperlich und seelisch ruiniert; er könne nicht mehr arbeiten, sich nicht konzentrieren, mit niemandem sprechen, niemandem in die Augen sehen. Stundenlang starre er in ein Buch, ohne seinen Inhalt zu verstehen. Das Gedächtnis sei leer, die früher starke Phantasie sei dahin. Körperlich: sein Gesicht sei welk geworden, die Augen trübe, die Haltung gebückt. Die Nerven seien schlapp, die Knochen seien weich geworden, die früher hohe und grade Stirn sei schräg und fliehend geworden, der Hinterkopf weich. Kein Zweifel, er habe die Gehirnerweichung. Über die schädlichen Folgen der Onanie habe er nichts gelesen. Pat., der aus manisch-depressiver Familie stammt, ist nach Angabe der Seinigen seit etwa dreiviertel Jahren im Wesen verändert, traurig, verstimmt, still, stark gehemmt. Er hat sich völlig von allem zurückgezogen. Im Laufe der Untersuchung und Behandlung tritt die völlige Unbeeinflußbarkeit der hypochondrischen Ideen klar zutage, ebenso die objektiven und subjektiven Symptome einer melancholischen Depression. Epikrise: Konstitutionell depressiver Charakter, bei welchem die erste Betätigung des Geschlechtstriebes eine Depression ausgelöst hat, in der sich als Hauptsymptom eine sexuelle Skrupelsucht mit Krankheitsfurcht bis zum Extrem entwickelt hat.

Im folgenden handelt es sich um Männer mit Triebinversionen, welche an sich in ihrer geschlechtlichen Triebrichtung nichts ihrer Persönlichkeit Widersprechendes sehen. Sie haben aber die Befürchtung, bei Bekanntwerden ihrer sexuellen Anomalien der öffentlichen Verachtung oder sonstigen Schädigungen ausgesetzt zu werden und, von Hause aus verschlossen, schamhaft, mißtrauisch, neigen sie dazu, diese Befürchtung in skrupelsüchtiger Weise zu übertreiben. Sie deuten alle möglichen harmlosen Vorkommnisse im Sinne ihrer Skrupel und steigern damit ihre Befürchtungen ins Maßlose. So kommt es in vereinzelten Fällen bis zur Bildung überwertiger, aus Mißtrauen geborener, paranoider Vorstellungen, zu sogenannten paranoiden Charakterentwicklungen. Scharf von diesen, als psychopathische Typen aufzufassenden Fällen sexueller Skrupelsucht, müssen unterschieden werden Fälle von echter paranoider Geistesstörung im Sinne der Dementia praecox, bei denen die Wahnbildung im Sinne sexueller Skrupelsucht verläuft. Besonders im Beginn einer derartigen Erkrankung kann es sehr schwer sein, solche Fälle von denen des oben genannten Typus zu unterscheiden. Im folgenden zeigen die beiden ersten Fälle das Anwachsen derartiger sexueller Skrupelsucht von der Grenze des Normalen bis zur Entwicklung ausgesprochener überwertiger paranoider Bildungen, während der dritte Fall eine Dementia praecox mit Wahninhalten skrupelsüchtig sexueller Art darstellt.

Fall L., 32jähriger Kaufmann. In der allgemeinen Vorgeschichte nichts Besonderes. Pat. kommt nach langem Zögern und der immer wiederholten Bitte um völlige Diskretion endlich mit seinem Anliegen heraus. Er sei homosexuell, und zwar sei sein Trieb auf ältere Herren mit Vollbärten gerichtet. Da er Kaufmann und in exponierter Stellung sei, habe er große Furcht, daß diese Triebneigung durch irgend ein unvorsichtiges Verhalten von anderen erkannt oder vermutet werden könne. Sobald er einen Herrn mit Vollbart sehe, der seinem Typus entspreche, erfasse ihn sofort Angst, der Betreffende könne aus seinem Blick od. dgl. auf seine Neigung schließen; er wage kaum ihn anzusehen, habe immerzu Angst, zu erröten, werde verlegen und befangen, wisse nicht wie er sich verhalten solle. Dadurch falle er erst recht auf; hinterher könne er stundenlang nachgrübeln, ob er sich auch keine Blöße gegeben habe im Sinne seiner Befürchtungen. Das sei immer schlimmer geworden. Er vermeide, aus Furcht sich zu verraten, alle Bekanntschaften, insbesondere in Hotels, wo er berufshalber wohne; er spreche mit niemandem, wo es nicht unbedingt nötig sei; immer habe er Angst, Anspielungen zu hören; so sei das Leben für ihn allmählich unerträglich. Auch fürchte er, in seiner Triebrichtung erkannt zu werden, weil er noch unverheiratet sei. Er bittet um Vornahme der Steinachschen Operation, nicht weil er nicht gerne bei seiner Anlage bleiben möchte, sondern weil er fürchte, früher oder später doch einmal seine Triebneigung zu verraten; dann würde er vor Scham in die Erde sinken. Pat. macht einen durchaus intelligenten, aber sensitiven und vergrübelten Eindruck. Schüchternheit und Mißtrauen paaren sich bei ihm. Nachdem er nach langem Zögern und Widersprechen sich entschlossen hat, einen psycho-biologischen Fragebogen über sich selber schriftlich auszufüllen, — natürlich unter Chiffre —, bombardiert er die Ärzte mit den besorgtesten Briefen, sie möchten ihm den Fragebogen ja wiedersenden, es könne sonst seine Veranlagung trotz verstellter Schrift doch noch herauskommen.

Fall X., 28jähriger Kaufmann aus D., erblich belastet, kommt mit der Bitte, wir möchten auf hypnotischem Wege seinen Augenausdruck und die Art seines Stirnrunzelns verändern. Jeder Mensch müsse ja daran erkennen, daß er homosexuell sei. Er gebe zu, es sei keine allgemeine Eigenschaft der Homosexuellen, die Stirne so zu runzeln, und so zu blicken wie er; aber die meisten Homosexuellen würden ja auch nicht als solche erkannt. Bei ihm sei das anders: in seinem Blick liege etwas Begehrliches, das fühle er wohl; und die anderen Menschen merkten das auch. Sie machten auch ab und zu anzügliche Bemerkungen darauf: „Komisch wie der einen ansieht, wie ein Freier." Einmal sei in seiner Bank ein Herr zu ihm gekommen, um ihn etwas zu fragen. Als Pat. den Herrn aber anblickte, habe dieser sich wortlos umgewandt und sei beleidigt davongegangen. Einmal hätten die Mitangestellten in der Bank aus Übermut das Benehmen zweier Homosexueller karikiert und dabei gesagt: „So machts der X. auch." Er müsse jetzt seinen Wohnsitz wechseln; denn er sei überzeugt, ganz D. (eine Stadt von über 100 000 Einwohnern) wisse um seine Triebrichtung. Pat. bringt diese Dinge in tiefer seelischer Erschütterung vor. Den Beginn seiner Wahrnehmungen datiert er um 6 Jahre zurück. Eine genaue Untersuchung und Beobachtung, sowie die Feststellung der Einzelheiten ergab, daß es sich nicht um eine Dementia praecox handele. Seine skrupulösen Ideen blieben unbeeinflußbar bestehen; es handelt sich um eine beziehungswahnhafte Paranoia als charakterologische Entwicklung.

Fall S., Student der Rechte, 22 Jahre alt; sucht uns aus dem Sanatorium E. auf. Er wisse nicht, ob er homosexuell sei; er habe jede Onanie streng unterdrückt; eine eigentliche Libido mit bestimmt gerichtetem Triebe will er nicht gehabt haben. Ihm sei seit 2 Jahren aufgefallen, daß die Leute ihn für homosexuell hielten. Das sei eine unerhörte Verdächtigung; wenn nicht einmal er das wisse, könne er die Schande eines solchen Verdachtes nicht auf sich sitzen lassen. Er möchte Klarheit, wie er veranlagt sei. Zur Begründung dieser mit etwas unangemessener Ironie vorgetragenen, nicht recht klar zusammenhängenden Ideen gibt er noch folgendes an: Zuerst hätte man in seiner Korporation über ihn getuschelt. Man hätte sich von ihm zurückgezogen, die Köpfe zusammengesteckt, wenn er kam; er habe deutlich Ausdrücke gehört wie: der ist ja warm, den können wir nicht bei uns behalten usw. Habe er dann seine Korpsbrüder zur Rede gestellt, so hätten sie alles bestritten. Einmal habe ihm der erste Vorsitzende des Konvents sogar sein Ehrenwort gegeben, daß ihn niemand für homosexuell halte. Aber dies Ehrenwort sei falsch; er wisse das Gegenteil; er habe ja das Tuscheln gehört und das auffallende Benehmen gesehen. Er habe vor Zorn und Kummer nicht mehr arbeiten können, habe immer nur gedacht: wie beweise ich den Leuten das Gegenteil? Sein Vater habe ihn ins Sanatorium bringen lassen, angeblich zur Nervenbehandlung, in Wirklichkeit aber, wie er ganz genau wisse, um feststellen zu lassen, ob er nicht vielleicht doch homosexuell sei. Also auch sein Vater habe Zweifel bekommen. Im Sanatorium habe er gemerkt, daß er durch Spiegelungen beobachtet werde; die Ärzte unterhielten sich hinter der Wand über seine Sexualität; auch Magnus Hirschfeld (den er heute zum erstenmal sieht) sei dabei gewesen, wie er jetzt an der Stimme erkenne. Er habe ihn ganz deutlich reden hören. Pat. macht anfangs einen geordneten Eindruck; er bringt aber diese Dinge mit unmotiviertem Lächeln vor, läßt sich in keiner Weise vom Gegenteil überzeugen, und ist von recht inadäquater Inaktivität. Die Diagnose: hebephrene Dementia praecox — unterliegt keinem Zweifel.

Ein hierhergehöriger Fall liegt auch dem folgenden Gutachten zugrunde, bei dem es sich um einen Erbschaftsstreit handelt. Ein Mann hatte sich vier Wochen nach seiner Hochzeit erhängt, ohne mit seiner Frau Geschlechtsverkehr gehabt zu haben. Da er kein Testament hinterlassen hatte, beanspruchte diese das alleinige Erbe. Von den Geschwistern des Mannes wurde nun die Ehe als ungültig angefochten, da der Mann, als er die Ehe einging, unzurechnungsfähig gewesen sei; er hätte bei der Frage des Geistlichen in der Kirche auch nicht ja gesagt, im Gegensatz zu der Braut, die ihr Ja ganz besonders laut und vernehmlich „herausgeschmettert" hätte. Auf das von mir erstattete Gutachten wurde die Ehe für ungültig und die Frau für nicht erbberechtigt erklärt. Das Gutachten lautete:

Von dem beauftragten Herrn Richter des Kgl. Landgerichts III, ZK 12 ersucht, ein schriftliches Gutachten über den Geisteszustand des infolge Selbstmord am 8. Sept. 1907 verstorbenen Restaurateurs Otto R. zur Zeit seiner am 28. Juli 1907 erfolgten Eheschließung abzugeben, äußere ich mich auf Grund persönlicher Wahrnehmungen, sowie der mir vorgelegten Gerichtsakten wie folgt: Anfang Juni 1907 wurde ich zum erstenmal zu R. gerufen und zwar von seiner Schwester, der mir bereits bekannten Frau Sch.; „ihr Bruder litte an heftigen Angstzuständen, die seiner Umgebung Besorgnis einflößten". Ich traf R. in einem Nebenzimmer seines Lokals an einem Tisch sitzend an, und er machte auf mich den Eindruck eines tiefniedergedrückten Menschen. Von den Angehörigen wurde mir mitgeteilt, er habe bereits früher zweimal ernstliche Selbstmordversuche gemacht, glaube sich von Kriminalbeamten verfolgt, bezöge Zeitungsartikel, die ihn nicht beträfen, auf seine Person, er weine viel, sei ganz schwermütig, habe vor kurzem eine Verlobung zurückgehen lassen, sei jetzt wieder verlobt, sei aber von großer Angst erfüllt, die Ehe einzugehen.

Es handelte sich bei R. um einen mittelgroßen, ziemlich kräftigen Mann mit weichen Zügen, zarter Hautbeschaffenheit und schlaffer Muskulatur, der nichts von der

Norm Abweichendes bot. Auf meine zahlreichen Fragen, die ich nicht nur im Beisein der Verwandten, sondern auch nach Entfernung derselben an ihn richtete, antwortete er kaum. Seine subjektiven Klagen bezogen sich auf Kopfschmerzen, Schlaflosigkeit, Schwere in den Gliedern, Mattigkeit und großer Unruhe. Einen Grund, weshalb er glaube, daß man ihn verfolge, wußte er nicht anzugeben, auch auf meine Frage, ob er etwa die Ehe scheue, weil er sich impotent halte oder geschlechtlich abnorm, etwa homosexuell veranlagt sei, blieb er die Antwort schuldig, verneinte dies sogar später ausdrücklich.

Ich beobachtete den Kranken einige Tage, nachdem ich zunächst sorgsamste Bewachung und eine nervenberuhigende bzw. nervenstärkende Kur verordnet hatte, und riet, als der Zustand keine Veränderung zeigte, dringend, den Patienten sobald wie möglich in einer geschlossenen Anstalt unterzubringen; ferner setzte ich der Familie auseinander, daß R. zur Zeit keinesfalls heiraten dürfe, und erbot mich, in diesem Sinne bei der in der Küche befindlichen Braut vorstellig zu werden, was auch geschah, allerdings mit negativem Erfolg; sie hätte sein Wort und gäbe es ihm nicht zurück; sie würde ihn nach der Hochzeit schon von seinen trüben Gedanken kurieren.

Meine Diagnose war, daß R. an einer schweren Psychose litt, und zwar an hochgradigem melancholischem Irresein mit typischen Wahn- und Selbstmordideen.

Durch die nach dem freiwilligen Tode des R. angestellten Ermittelungen und die in den Akten niedergelegten Beweisstücke finde ich nun meine ursprüngliche Diagnose bestätigt; zunächst stellt sich der Verdacht, daß R. an einer sexuellen Anomalie gelitten habe, als begründet heraus: Die Aussage des Zeugen F. aus Heringsdorf, welcher zugibt, daß R. ihn geschlechtlich berührt habe, der bei den Akten befindliche Brief dieses Zeugen an den R., in dem das Verhältnis beider mit Ausdrücken charakterisiert wird, wie sie der einfachen Freundschaft nicht eigen zu sein pflegen, — u. a. spricht F. von der Freundesliebe des R. —, vor allen Dingen die Andeutungen, welche der Verstorbene selbst bezüglich homosexueller Vorkommnisse verschiedenen Personen auch seiner Braut gegenüber getan hat, ferner seine Abneigung gegen die Ehe — nach Bogen 39 der Akten war die Beklagte seine vierte Braut — alles dies zusammengehalten mit einer neuropathischen Familiendisposition, die auch in dem schwer nervösen Zustand der Schwester, Frau Sch., ihre Bestätigung findet. Man kann daher mit einer an Sicherheit grenzenden Wahrscheinlichkeit annehmen, daß R. tatsächlich ein auf konstitutioneller Basis homosexuell veranlagter Mensch gewesen ist.

Nun wird von dem Prozeßbevollmächtigten der Beklagten, dem Herrn Justizrat T. der gewichtige Einwand erhoben, daß, wenn R. wirklich homosexuell war, dieser Umstand seine tiefe seelische Depression, die Verfolgungs- und Selbstmordgedanken, die Abneigung vor der Ehe doch in sehr natürlicher Weise erkläre, weiter, daß die Homosexualität keine Geisteskrankheit sei, jedenfalls infolge dieser R. sich dann nicht in einem seine freie Willensbestimmung ausschließenden Zustand krankhafter Störung der Geistestätigkeit befunden habe. Demgegenüber muß von vornherein zugegeben werden, daß die Homosexualität allerdings nach Ansicht fast aller Spezialsachverständiger, auch der meinigen, keine Erscheinung ist, die ihren Träger derart beeinflußt, daß er nicht weiß, was er tut. In dem vorliegenden Falle trat aber die homosexuelle Veranlagung völlig hinter der den Kranken totaliter beherrschenden, deutlich ausgesprochenen Melancholie zurück. Für die Zeit der Eheschließung, auf die es ja in erster Linie ankommt, fallen außer unserer eigenen Wahrnehmung die Vorkommnisse ins Gewicht, welche der Neffe des R., Arthur Sch., der einen durchaus zuverlässigen Eindruck macht, bekundet. Als er in der Nacht vor der Hochzeit erwachte, sah er den R. über sich gebeugt mit angstverzerrtem Gesicht rufend: „Ich muß ins Zuchthaus, man will mich verhaften!". Anscheinend schwebte ihm die Ehe wie ein Zuchthaus, seine Braut als ein ihn verhaftender Polizist vor Augen. Nach der kirchlichen Trauung meinte er zu dem Zeugen: „die Kirchendiener seien verkleidete Kriminalbeamte gewesen, die ihn verhaften wollten." Auch die weitere Äußerung: „die Verheiratung sei ihm als Strafe auferlegt", ist überaus charakteristisch.

Es ist anzunehmen, daß die geschlechtliche Anomalie des R. auf Inhalt und Färbung seiner Verfolgungs- und Versündigungsideen einen wesentlichen Einfluß hatte, und es ist auch die Annahme berechtigt, daß die schwere Psychose auf der Basis derselben neuro- und psychopathischen Disposition entstanden ist, wie die Homosexualität — doch ist es ein zweifelloser Irrtum, wollte man glauben, daß die Psychose lediglich durch die Homosexualität als solche bedingt sei.

Wenn sich ein Homosexueller mit einer ebenso wie er selbst veranlagten erwachsenen Person im geheimen einläßt, so ist sehr wenig Grund vorhanden, diese Handlung könne zur Kenntnis der Behörden oder der Zeitungen gelangen, und tatsächlich habe ich bei vielen Tausenden Homosexuellen, die ich in meiner Praxis zu sehen Gelegenheit hatte, das Auftreten derartiger Zwangsvorstellungen wie bei R. nicht gesehen, trotzdem die meisten ihrem Triebe zeitweilig nachgegeben haben. Der Mann, von welchem R. glaubte, er wolle ihn verhaften, hatte nicht die geringste Kenntnis von R.s homosexuellen Beziehungen, die Zeitungsartikel hatten auf ihn nicht Bezug, und gleichwohl fühlte sich R. Tag und Nacht gepeinigt, verfolgt und bedroht. Selbst wenn R. sich einmal hatte etwas zu schulden kommen lassen, so ändert das nichts an der Tatsache, daß er ein Geisteskranker war, dessen freie Willensbestimmung nicht infolge der Homosexualität, sondern infolge der Psychose aufgehoben war. Vollkommen apathisch und mechanisch, sozusagen willenlos ließ der schwere Melancholiker mit sich geschehen, wozu seine Verwandten, namentlich seine Schwester und seine Braut ihn veranlaßten, von der laienhaften Ansicht getrieben, in der Ehe und durch die Ehe würde sich der krankhafte Zustand bessern.

In seinem Lehrbuch der Psychiatrie schreibt Kraepelin in dem Kapitel Melancholie: „Das Handeln des Kranken pflegt bei den einfachen Formen der Melancholie regelmäßig die Kennzeichen der Gebundenheit und Unfreiheit zu tragen. Der Kranke ist schlaff, mutlos, außerstande, sich aufzuraffen, sitzt tage- und stundenlang im dumpfen Hinbrüten da, die Hände in den Schoß gelegt. Ein esthnischer Bauer sagte mir, er komme sich vor wie ein Rad am Wagen, das willenlos mitlaufen muß." Das trifft auch hier zu.

Nach allem fasse ich mein nach besten Wissen und Willen abgegebenes Gutachten wie folgt zusammen:

Der verstorbene Restaurateur Otto R. war zur Zeit der Eingehung seiner Ehe geisteskrank und zwar dergestalt, daß seine freie Willensbestimmung als nicht vorhanden angesehen werden muß.

Der Psychiater sollte in keinem Fall von Geisteskrankheit unterlassen, nach sexuellen Wurzeln zu fahnden. Wie die Paranoia, die wir eben berührten, in der Mehrzahl der Fälle, wenn nicht in allen in ihrer Ätiologie eine sexuelle Komponente besitzt, so die verschiedenen Formen der so eng an die genitale Entwicklungs- und Involutionszeit gebundenen Demenz, die Hebephrenie sowohl wie die Dementia senilis. Bei der Manie scheint ein Hyperandrinismus in Frage zu kommen, wofür die mit Vorliebe bei virilen Frauen auftretenden manischen Erregungszustände sprechen, während die melancholischen und depressiven Gemütsverfassungen wohl in der Hauptsache mit sexuellen Verdrängungs- und Rückbildungserscheinungen zusammenhängen. Hinsichtlich der Hysterie, der Hypochondrie, den Phobien und Zwangsvorstellungen haben wir die Beziehungen zwischen dem Psychischen und Sexuellen in diesem Werke bereits verschiedentlich berührt, aber auch für die Epilepsie und die epileptischen Äquivalente wie die Dipsomanie ist nach unseren Erfahrungen diese Kausalität von hohem Belang. Nimmt man hierzu die Bedeutung, welche die Geschlechtskrankheiten, vor allem die Syphilis, für die Entstehung von Gehirnkrankheiten vornehmlich für die progressive Paralyse haben und zieht die ebenso keim- wie seelenschädigende Wirkung der Rauschmittel, vor allem des Alkohols in Betracht, welche ihrerseits nur zu oft Notbehelf und Ersatz ausfallender natürlicher Rauschzustände sind, so sollte wohl nach diesem allem klar sein, daß für den Psychiater und Neurologen die Sexualwissenschaft sowohl nach der Seite der Sexualpsychologie als nach der des Sexualchemismus von nicht zu überbietender Wichtigkeit ist, — was freilich nicht hindert, daß sie für die heutige Psychiatrie unter Münchener Führung nach wie vor nicht nur ein Stein des Anstoßes, sondern zugleich ein Buch mit sieben Siegeln ist.

Einiges noch über die Ekstasensucht der Sexualneurotiker: Das Gemeinsame dieser Drangzustände ist der mehr oder minder schwer beherrschbare, oft anscheinend unwiderstehliche Trieb, gewisse Schranken des Regelmäßigen, Gleichmäßigen und Mittelmäßigen in irgendeiner Weise zu durchbrechen, die Psyche zu betäuben, zu erregen, über die Alltäglichkeit herauszuheben. Der sexuell normale, stabile, gesättigte, geschlechtsbefriedigte, innersekretorisch ausgeglichene Mensch bietet diese drangvollen Zustände viel seltener als der in geschlechtlicher Hinsicht unausgeglichene, dessen Zentralnervensystem durch Disharmonien, denen objektiv quantitative oder qualitative Dyshormonien entsprechen, gestört ist.

Eines der häufigsten bisher nicht genügend bekannten und beachteten Symptome unausgeglichener Sexualität und aus ihr sich ergebender nervöser Labilität ist der Drang, die innere Unruhe und Angst durch Mittel zu beseitigen, die auf das Zentralnervensystem beruhigend wirken und eine, wenn auch nur vorübergehende Stabilisierung bewirken. Meist dürfte es sich wohl um eine zufällige, wenn auch unbewußt, zielstrebig herbeigeführte Bekanntschaft mit derartigen Mitteln handeln, welche nur zu bald eine Gewöhnung an dies im Gefolge hat. Die meist mit Willensschwäche und oft mit Urteilsschwäche gepaarte Nervenschwäche kommt nur zu bereitwillig einem Mittel entgegen, das einen Rausch- und Ruhezustand herbeiführt, über dessen verhängnisvolle Konsequenzen man nicht nachdenkt oder sich täuscht und hinwegsetzt. Der Einfluß, den Narkotika auf Neurastheniker ausüben, muß um so höher veranschlagt werden, weil diese Personen eine merkwürdige Neigung haben, anderen die Wirkung solcher Mittel zu empfehlen, sie ihnen anzubieten.

In den letzten Jahrzehnten konnte man die Ausbreitung einer narkotischen Epidemie beobachten, die sich zum weitaus größten Teil auf sexuelle Neurastheniker erstreckte und bereits eine beträchtliche Anzahl Todesopfer gefordert hat. Es ist der Kokainismus. In Berlin tauchte diese Sucht als Epidemie kurz nach dem Jahre 1900 auf. Es lebten damals hier mehrere Geschwister, junge Mädchen und Männer zwischen 18 und 25, die einer eingewanderten polnischen Familie entstammten und sämtlich der Prostitution ergeben waren, zu der sie von ihrer Mutter mehr oder weniger angehalten wurden. Sie trugen sich alle sehr elegant, fehlten bei keinem Rennen, traten äußerst gewandt auf, verkehrten auch außerhalb ihres eigentlichen Gewerbes viel in der Lebewelt und zeichneten sich durch starke Internationalität aus. Häufig machten sie in derselben Woche Veranstaltungen in London, Berlin und Paris mit und waren regelmäßige Saisonerscheinungen in den Hotelhallen von Monte Carlo, Cairo, Rom und anderen mondänen Plätzen. Ein Viertel der männlichen und weiblichen Personen ihres Anhanges war bald von der Seuche ergriffen. Im Laufe des Krieges nahm die Sucht noch zu und jetzt gibt es eine große Anzahl von Vergnügungsstätten, deren Besucher fast sämtlich „koksen". Von Berlin hat sich durch die reisende „Lebewelt" der Kokaingebrauch auf andere deutsche Großstädte wie München, Dresden und Hamburg übertragen, und wie ich höre, soll die Kokainsucht auch in ausländischen europäischen Großstädten, vor allem in London und Paris, einen erschreckenden Umfang angenommen haben. Es sind mir mehrere Personen jugendlichen Alters bekannt geworden, die man eines Tages tot im Bette fand, nachdem sie eine reichliche Menge Kokain zu sich genommen hatten. Es scheint mir, als ob es sich in den meisten Fällen dieser Art weniger um beabsichtigten, als zufälligen Selbstmord handelt. Ich schließe dies daraus, daß die Personen meist keinerlei Erklärungen hinterließen, und auch kurz vor ihrem Verscheiden ihren nächsten Verwandten und Bekannten keinerlei Anzeichen boten, die auf Selbstmordabsichten hindeuteten. So ist mir ein Fall in Erinnerung geblieben, in dem mich ein 24jähriger Soldat im Kriege während seines Urlaubes aufsuchte. Ich kannte ihn seit Jahren als starken sexuellen Neurastheniker mit vielen hysterischen Symptomen. Es ging ihm verhältnismäßig gut; er war froh, vielen Gefahren entronnen zu sein, und nichts deutete in seinem Befinden darauf hin, daß er lebensüberdrüssig sei. Er war seit Jahren Kokainist, doch war es ihm schließlich gelungen, die Kokainmengen, die er zu sich nahm, nicht unbedeutend herabzusetzen. Er bat mich während seines Besuches an einem Nachmittage um eine kurze Bescheinigung, die er für seinen Stabsarzt brauchte, und die er am anderen Vormittage abholen wollte. Zur verabredeten Stunde rief seine Schwester bei mir an, um mir mitzuteilen, daß man ihren Bruder am Morgen tot im Bette gefunden habe. Auf dem Nachttisch stand eine zur Hälfte mit Kokain gefüllte Dose. Er war einer Herzlähmung erlegen, die auf Kokainvergiftung zurückzuführen sein dürfte, wobei sicherlich von Bedeutung ist, daß fast alle Kokainisten an Herzneurose leiden. Diese scheint nicht ausschließlich eine Folge ihrer Rauschsucht zu sein, als vielmehr eine Begleiterscheinung ihrer allgemeinen, meist auf sexueller Basis beruhenden Neurasthenie.

Der Kokainismus stellt nur ein Beispiel der Betäubungssucht dar, der an Bedeutung noch weit von dem Alkoholismus und Morphinismus, dem sich viele ähnliche Drangzustände nach Narkoticis angliedern, übertroffen wird. Ein kürzlich von mir behandelter Fall von Morphinismus betraf einen jungen Akademiker, den eine 5jährige Gefangenschaft zu ungewohnter sexueller Abstinenz zwang; allmählich begann er an dauernder Unruhe und Schlaflosigkeit, verbunden mit sexuellen Angstzuständen zu leiden; der Schlaf reduzierte sich auf zwei Stunden innerhalb der Nacht. Dieser Zustand nahm eine derartige Intensität an, daß auch das körperliche Befinden sich mehr und mehr verschlechterte, und er innerhalb von 3 Monaten 22 Pfd.

an Körpergewicht verlor. Um einen vorübergehenden Ruhezustand zu erwirken, griff er schließlich zum Morphium, das er etwa 5/4 Jahre gebrauchte. Der Versuch einer Entwöhnung scheiterte zunächst. Erst, nachdem sich ihm die Möglichkeit zu sexueller Entspannung geboten hatte, konnte man zu einer Entziehungskur schreiten, die dann aber auch von gutem und bleibendem Erfolge war. In wie hohem Grade der Betäubungsdrang bei manchen Leuten mit harmonischen oder disharmonischen Empfindungen auf sexuellem Gebiet zusammenhängt, geht aus einer Beobachtung hervor, die ich besonders oft an Transvestiten machte; diese sind in Herrenkleidern oft leidenschaftliche Raucher oder Trinker, empfinden dagegen, sobald sie als Frau gekleidet sind, den heftigsten Ekel vor Tabak und Alkohol. Nach allem kann es für einen Forscher, der viele Tausende sexuell Labiler gesehen hat, nicht zweifelhaft sein, daß die Rauschsucht wie die Rauchsucht ganz ungemein häufig auf dem Boden sexueller Unruhe erwachsen. Oft setzt sich diese Ruhelosigkeit auch in einen bald mehr anfallsweise auftretenden, bald mehr gleichmäßig bestehenden Bewegungsdrang um, in Abenteurersucht, in Reisesucht, in Tanzsucht, Scheuerwut, Waschsucht, im Drang auf einige Tagen oder Wochen spurlos zu verschwinden, fortzulaufen — Dromomanie — oder halbe oder ganze Nächte unterwegs zu sein. So ist mir ein sexuell unausgeglichener Fetischist bekannt, pensionierter Offizier, der sich bereits seit Jahrzehnten früh zwischen 7 und 8 Uhr zu Bett begibt und um 5 Uhr nachmittags aufsteht, nachdem er während der ganzen Nacht die Straßen kreuz und quer durchirrt hat. Ein andere Form, in der sich die ekstatische Spannung äußert, ist die Spiel- und Wettsucht, der leidenschaftliche Drang, dem Glück, dem Zufall die Hand zu bieten, sei es an der Börse, am Spieltisch oder mit dem Würfelbecher, am Totalisator. Ich habe im Laufe der Jahre Personen kennen gelernt, bei denen dieser Trieb jeder Überlegung, allen Gelübden und Vorsätzen trotzte und die meist psychopathischen, immer aber hochgradig neurasthenischen und sich gewöhnlich auch in geschlechtlicher Hinsicht entweder exzessiv betätigenden oder mangelhaft entspannten Menschen ins Verderben führte.

Manchmal, wenn auch keineswegs immer, vertiefen sich die periodisch auftretenden Drangzustände zu ausgesprochenen Dämmerzuständen. So wurde mir ein 23jähriger Student von seinem älteren Bruder zugeführt, der von seinen Angehörigen, — er entstammt einer alten, hanseatischen Kaufmannsfamilie, — längere Zeit vermißt war und überall gesucht wurde, bis man ihn eines Tages als Eisenbahnarbeiter im Ruhrbezirk auffand. Patient gab folgendes an: von Zeit zu Zeit befalle ihn ein heftiger Drang, seinen Anzug mit schmutziger Arbeiterkleidung zu vertauschen und in dieser unerkannt harte Arbeit zu verrichten. Die bloße Vorstellung, solches auszuführen, sei bei ihm mit lange andauernden Erektionen verbunden, die schließlich zu lustbetonter Absonderung einer klebrigen Flüssigkeit aus der Harnröhre führe. Manuelle Onanie hätte er niemals getrieben, auch noch nie Geschlechtsverkehr ausgeübt, und nie, weder für Personen des anderen noch des eigenen Geschlechts, sexuelle Zuneigung empfunden. Zwei

Mal hätte er bisher dem überaus starken inneren Antrieb nicht mehr widerstehen können, es sei ihm dabei vorher gewesen, als ob er nicht mehr Herr seiner Gedanken sei und mechanisch einem Befehle folge. Er könne sich an Einzelheiten nur unvollkommen, an manche Handlungen gar nicht erinnern. So wisse er zwar wohl, daß er seine guten Kleider für ein Spottgeld bei einem Trödler verkauft habe und wisse, wo dieser wohne (auf ein von uns abgegebenes Gutachten entschied das Gericht, daß der Trödler die für 1200 Mark gekauften Kleider und Schmuckgegenstände, die einen achtfachen Wert hatten, dem Besitzer wieder zurückgab oder ihm, soweit sie bereits verkauft waren, den Erlös aus ihnen erstattete). Er erinnere sich aber nur unvollkommen, wie und wo er in Arbeit getreten sei, doch sei er sich deutlich bewußt, daß er während der körperlich schweren Arbeit stundenlange Erektionen gehabt hatte. Das erste Mal hatte er sich 2 Wochen als Träger in den schmutzigsten Hafenvierteln Hamburgs, das zweite Mal 4 Wochen als Bahnarbeiter in D. betätigt. Er selber habe das Gefühl, als ob sich bei ihm — er selber drückt sich unwissenschaftlicher aus — eine Libidostauung in zisvestitische und dromomanische Energie umsetze. Sehr bemerkenswert ist in diesem seltsamen Fall der genitale Befund, der übrigens von keinem der Ärzte, die seine Familie früher konsultiert hätte, beachtet wurde („nach meinem Geschlechtsleben hat mich keiner gefragt"): kleine, kaum taubeneigroße Testikel, völlige Azoospermie; der generative Anteil der Geschlechtsdrüse scheint verkümmert zu sein, womit eine abnormale Entwicklung der Zwischendrüse vergesellschaftet zu sein pflegt.

Finden sich die bisher genannten Ekstasen — die Rauschsucht, der Wandertrieb und die Spielleidenschaft — überwiegend, wenn auch keinesfalls ausschließlich bei Männern und virilen Frauen, so findet man eine Reihe anderer Drangzustände verhältnismäßig häufiger bei Frauen und femininen Männern; es sind dies besonders die krankhafte Kaufsucht — die Oniomanie — und der als Kleptomanie besonders bekannt gewordene Stehltrieb sowie der Brandstiftungstrieb, die sogenannte Pyromanie. Alle diese triebhaften Vorgänge ereignen sich, wie mir eine reichliche Gerichtserfahrung in Übereinstimmung mit anderen Autoren gezeigt hat, besonders oft während, kurz vor oder kurz nach der Menstruation und sind häufig von Erregungen begleitet, die ausgesprochen wollustbetont sind.

Die beiden folgenden Gutachten, welche zwei analoge Fälle von Kleptomanie behandeln, bieten lehrreiche Beispiele für das Gesagte:

I. Ich bin ersucht worden, ein psychiatrisches Gutachten abzugeben über den Geisteszustand der am 29. November 1891 zu Berlin geborenen Frau Martha T., zur Zeit der von ihr am 28. August 1918 in N. begangenen Straftaten. Frau T. hatte sich am 18. August 1918 von Berlin aus auf einen Erholungsurlaub nach Bayern begeben, der sie auch nach Dinkelsbühl führte, wo sie sich für einige Tage im Hotel „Goldene Rose" in Pension gab. In ihrer Gesellschaft befand sich Herr Hauptmann F., der dort zufälligerweise eine bekannte Familie aus Köln, namens S., antraf. Bei den Mahlzeiten begegneten sich in der Folge Frau T. und Herr Hauptmann F. dann fast regelmäßig mit Frau S., die mit Mutter, Sohn und Tochter in dem gleichen Hotel wohnten, während sie sonst nicht viel miteinander verkehrten. Eines Abends nun, während Familie S. in einer musikalischen Unterhaltung waren, saß Frau T. mit Herrn Hauptmann F. unten in der Gaststube der Goldenen Rose. Um 10 Uhr wollte Frau T. schlafen gehen, forderte ihren Begleiter, Hauptmann F., der ein anderes Zimmer in demselben Stock bewohnte, auf, mit ihr die dunkle Treppe nach oben zu gehen. Dieser aber wollte noch etwas unten bleiben und Zeitung lesen, so daß Frau T. allein heraufging. Als sie nun an Frau S.' Zimmer vorüberkam, sah Frau T. die Tür lose angelehnt. Es kam ihr nun plötzlich der Gedanke an den ihr von einem früheren Besuch bekannten Kleiderständer, der mitten im Zimmer stand. Sie ging hinein und nahm vom Kleiderständer einen blauseidenen Regenmantel, eine punktierte Mädchenbluse (gehörte der 15jährigen Tochter) und einen dazu gehörigen Rock. Damit begab sie sich in ihr Zimmer, freute sich über die Sachen, ohne an irgendwelchen Gebrauch zu denken, legte sie beiseite, versteckte sie dann später, als der Wirt mit einem Schutzmann kam, um sie am Morgen in Stücke zu zerschneiden. Darauf nähte sie die Sachen in eine Jacke bzw. ein Handtuch. Als die Schutzleute früh gegen 8 Uhr nochmals in ihr Zimmer kamen und wegen herumliegender Knöpfe ihr die Tat auf den Kopf zusagten, gestand sie allmählich alles ein.

Frau T. will die Sachen nicht aus Not oder Putzsucht genommen haben, sondern aus einem unwiderstehlichen Drang, der namentlich zur Zeit der Periode bei ihr auftritt. Dieser Drang erstreckt sich besonders auf Kleidungsstücke und Wäsche, namentlich Seide, Spitzen und feine weiche Stoffe. Zu eigenem Gebrauch begehrt sie angeblich die Sachen nicht, sondern nur weil der Vorgang sie sinnlich reizt. Der Gedanke, daß die Sachen vermißt werden, reizt sie zur Selbstbefriedigung, und zwar durch Friktion an den Brüsten. Sie reibt unter diesen Vorstellungskomplexen ihre Brüste so lange, bis ein Orgasmus eintritt. Als sie merkte, daß Frau S. nach den Sachen suchte und mit dem Wirt davon sprach, stellte sie sich hinter die verschlossene Tür und manipulierte an ihren Brüsten. Heimlichkeit hätte auf sie von jeher einen sinnlichen Reiz ausgeübt.

Die Angeschuldigte wurde als 9. Kind des Engros-Obsthändlers Johann P. geboren. Die Mutter soll an hochgradigen Erregungszuständen und starkem Stimmungswechsel leiden. Von den Geschwistern starb ein Bruder an Gehirnschlag mit 42 Jahren, dessen Tochter starb mit 17 Jahren an einer Blutkrankheit; drei Geschwister starben jung. Die Erziehung war streng; die Kindheit durch viel Zwistigkeiten der Eltern verbittert. In der Schule lernte sie leicht, vergaß aber schnell wieder. Als sie 8 Jahre war, wurde sie von einem Mann überfallen, der sie zu vergewaltigen versuchte. Dieser Vorfall hat sie seelisch sehr erschüttert.

Mit 19 Jahren heiratete die Angeschuldigte ihren um 15 Jahre älteren Mann, mit dem sie von 1911 bis 1915 zusammenlebte. Die Ehe war unglücklich. Der Mann trank, sorgte nicht für den Unterhalt der Frau und infizierte sich gleich nach der Ehe mit Tripper und Syphilis. Sie befand sich jahrelang in spezialistischer Behandlung. 1915 trennten sich die Eheleute. Zur Zeit schwebt das Ehescheidungsverfahren. Die Angeschuldigte litt viel an Kopfschmerzen und heftigen Depressionen, die im Jahre 1917 zu zwei Selbstmordversuchen führten. Auch wegen Herzstörungen (Herzerweiterung und Herzneurose) stand Frau T. bei verschiedenen Ärzten in Behandlung.

Psychisch sind folgende Erscheinungen bei Frau T. bemerkenswert:

a) Kopfschmerzen und das Gefühl von „Zerschlagenheit", besonders zur Zeit der Periode, mit Übelkeit, Erbrechen.

b) Hochgradige Mattigkeit und Unruhe, ebenfalls am meisten während der Menstruation.

c) Starke seelische Depressionen. Patientin weint sehr leicht und viel. Sie fühlt sich auch ohne äußere Ursache oft tiefunglücklich. Diese an Schwermut grenzende Stimmungslage steigert sich bis zu Lebensüberdruß, und zwar auch in periodischem Kreislauf.

b) Vergeßlichkeit und Gedächtnisschwäche, die seit 2—3 Jahren (namentlich seit der geschlechtlichen Infektion) sehr erheblich ist. Oft läßt sie kostbare Sachen liegen.

e) Mit dieser Vergeßlichkeit geht eine gewisse Vernachlässigung ihrer äußeren Erscheinung Hand in Hand.

f) Schlaflosigkeit. Patientin schläft wenig, sehr unruhig, hat viel Alpdrücken und Angstträume. Sie nimmt viel Schlafmittel.

g) Patientin macht einen hilflosen, kindischen Eindruck. Ihre Umgebung hebt diese Unselbständigkeit und Kindlichkeit besonders hervor.

Die genannten Erscheinungen sind auf verschiedene Ursachen zurückzuführen, vor allem:

a) auf die psychopathische Konstitution der Patientin mit vielen Zügen von Infantilismus und Hysteroneurasthenie;

b) auf die luetische Infektion, die namentlich auch die Kopfschmerzen und die Schlaflosigkeit beeinflußt;

c) auf seelische Menstruationsstörungen sehr erheblichen Grades.

Patientin hatte vom 27. bis 31. August ihre Menstruation. In diese Zeit fiel der inkriminierte Vorfall. Es ist wissenschaftlich über jeden Zweifel sichergestellt, daß Handlungen, wie sie die Beschuldigte begangen hat, für seelische Menstruationsstörungen typisch sind. Namentlich von Krafft-Ebing ist dies hervorgehoben, ebenso in meiner Sexualpathologie. Da bei der Beschuldigten außerdem anderweitige psychische Störungen vorliegen, die teils in das Gebiet des Infantilismus, teils ins Bereich der Hysteroneurasthenie fallen, teilweise auch auf Lues zurückzuführen sind, — die Wassermannsche Blutprobe zeigt das Resultat: stark positiv —, so kann mit einer an Gewißheit grenzender Wahrscheinlichkeit angenommen werden, daß die Beschuldigte sich zur Zeit der Begehung des ihr zur Last gelegten Diebstahls in einem krankhaften Zustand der Geistestätigkeit befunden hat, der ihre freie Willensbestimmung ausschließt.

II. Frau Martha R. aus T., über welche das folgende Gutachten erstattet wird, befindet sich seit 10 Tagen in unserer fachärztlichen Behandlung und Beobachtung. Den Anlaß dazu, ein Gutachten von uns zu erfordern, nimmt sie aus einer gegen sie schwebenden Anschuldigung wegen Diebstahls. Das Gutachten soll sich auf den Geisteszustand der Angeschuldigten zur Zeit der Begehung der inkriminierten Handlungen erstrecken, unter besonderer Berücksichtigung der Frage, ob für dieselben die Voraussetzungen des § 51 RStGB. ganz oder teilweise gegeben sind. Aktenmäßiges Material über diese angeblichen Anschuldigungen ist uns nicht bekannt geworden. Wir sind bezüglich derselben lediglich auf Angaben unserer Patientin selber angewiesen. Ein endgültiges, forensisches Gutachten müßten wir uns daher bis zur Kenntnis objektiver Unterlagen und zum Abschluß der Behandlung und Beobachtung vorbehalten.

Lediglich der krankhaft überreizte Nervenzustand, in welchem sich unsere Patientin momentan befindet, veranlaßt uns, aus ärztlichen Gründen unser vorläufiges gutachtliches Urteil schon jetzt schriftlich zum Ausdruck zu bringen.

Es handelt sich nach den wiederholten Angaben unserer Patientin um folgende Vorkommnisse, mit Bezug auf welche ihr Geisteszustand einer Beurteilung zu unterliegen hat: acht Tage vor Pfingsten dieses Jahres fuhr Frau R. nach L. zwecks Anprobe eines vorher dort gekauften Kleides. Sie brachte, wie das in diesen Zeiten üblich ist, der Verkäuferin einige Eier aus ihrem Gutsbetriebe mit. Als die Verkäuferin sich zwecks Bezahlung der Eier zu der im unteren Stockwerk liegenden Kasse begab und Frau R. allein ließ, trug sich folgendes zu: Frau R. wartete erst eine Weile, dann sah sie den offenen Schrank voller Kleider, es packte sie ein unbezwinglicher Drang, eines dieser Kleider zu nehmen, sie ging auf den Schrank zu, griff hinein, nahm das erste beste Kleid heraus und stopfte es in ihre Handtasche. An diesen ganzen Vorfall hat sie volle Erinnerung. Sie gibt an, nach einem kurzen Moment inneren Kampfes ganz mechanisch wie unter einem Zwange gehandelt zu haben; sie habe sich nicht das Geringste weiter gedacht, habe auch während der Handlung selber nicht das Bewußtsein eines Unrechtes gehabt; ihr Inneres sei völlig leer gewesen.

Der Vorfall blieb unbemerkt. Etwa eine Woche nach Pfingsten sei nun die Patientin wieder in das gleiche Geschäft gekommen, und es habe sich ganz genau der gleiche Vorfall wiederholt. Als diesmal die Verkäuferin sich entfernte, habe Frau R. genau in der gleichen impulsiven Weise, ohne den geringsten Gedanken dabei, zwei Kleider an sich genommen und in ihre Reisetasche gestopft. Frau R. gibt hierzu noch an: sie habe die Kleider ganz wahllos ergriffen, so wie ihr Blick darauf fiel, ohne einen Gedanken an die Brauchbarkeit. Tatsächlich hätte sie keines von ihnen brauchen können. Sie habe das beim erstenmal fortgenommene Kleid, als sie zu Hause angekommen sei, ohne es weiter anzusehen, geschweige denn es zu probieren, ohne selbst das Etikett zu entfernen, in den Schrank getan. Materiell sei sie in so guter Lage, daß von einem Motiv der Begehrlichkeit und Bereicherung nicht gesprochen werden könne; sie habe selber viel bessere Kleider. Sie habe wie im Traum gehandelt. Der erste Vorfall spielte wenige Tage vor, der zweite gegen Ende der ungewöhnlich heftigen und von jeher mit vielen Störungen verbundenen Menstruation. Als wenige Minuten nach der Ausführung der zweiten Handlung ein Polizist ihr den Vorfall auf den Kopf zusagte, sei sie ohnmächtig hingestürzt, wobei sie sich die Hand verletzt habe. Krämpfe seien nicht aufgetreten. Als sie wieder zu sich kam, sei sie in einem völlig anderen Seelenzustand gewesen, habe ein Bewußtsein des getanenen Unrechts gehabt und bittere Reue empfunden.

Unsere Patientin stellt diese Sachlage mit allen Zeichen seelischer Erschütterung in subjektiver durchaus glaubwürdiger Weise dar. Sie fügt hinzu, daß sie diesen impulsiven zwangsartigen Stehltrieb seit ihrer Pubertät besonders zu Zeiten der Menstruation periodisch immer wieder sie beherrschen fühle. Als Beispiel führt sie an: am gleichen Tage, an welchem der zweite geschilderte Vorfall sich abgespielt habe, sei ihr kurz zuvor folgendes passiert. Sie habe in einem Geschäft eine Puppe für ihr Kind gekauft und sollte 12 Mark 75 Pf. dafür bezahlen. Sie bezahlte mit drei Fünfmarkscheinen. Während die Verkäuferin wechseln ging und sie allein ließ, habe sie der ihr bekannte Trieb aufs heftigste gepackt. Ein impulsiver Drang sei über sie gekommen, irgend etwas fortzunehmen. Auf dem Ladentisch habe ein kleiner Perlbeutel gelegen im Werte von 75 Pfennigen, auf den sich ihr Trieb erstreckt habe. Sie habe nach heftigem inneren Kampf noch die Kraft besessen, sich loszureißen und das Geschäft zu verlassen, um ihrem Zwangstrieb nicht anheimzufallen. Sie habe dabei auf die Mitnahme der 2 Mark 25 Pf., die sie noch zu erhalten hatte, verzichtet, bloß um fortzukommen. Unmittelbar hinterher sei die Sache mit den Kleidern in dem anderen Laden passiert. In der Pension, in welcher sie als junges Mädchen zwei Jahre gewesen sei, sei sie wegen ihres Stehltriebes überall bekannt gewesen. Wenn etwas fortkam, habe man schon gewußt, daß sie es genommen habe, und kein Mensch habe es ihr übel genommen, weil alle es für krankhaft gehalten hätten, geradeso wie sie selber auch.

Bezüglich ihrer Menstruation gibt sie noch an, daß der Stehltrieb sich fast ausschließlich zur Zeit derselben einstelle, ebenso wie vielerlei andere Störungen. Die Menstruation selber ist sehr unregelmäßig, alle 14 Tage bis alle acht Wochen, sehr langdauernd, stark und schmerzhaft. Etwa drei bis vier Tage vor ihrem Eintritt macht sich Wesensänderung bei ihr geltend, sie errötet und erblaßt abwechselnd, bekommt starke Gesichtsneuralgien, wird etwas benommen im Kopf und grundlos tieftraurig verstimmt, so daß sie fast ständig weint. In diesen Zeiten sind ihre Gedanken oft wie verschwunden.

Genauere Feststellungen über die erbliche Belastung und den Entwicklungsgang unserer Patientin ergaben nun folgendes. Ihr Vater starb mit 56 Jahren an Herzschwäche. Er war zeitlebens nervös gewesen und konnte deshalb kein Amt bekleiden. Seine Nervenschwäche bestand in „Anfällen“, welche mit Ohnmacht und Aussetzen der Herztätigkeit verbunden gewesen sein sollen. Die Mutter ist gesund. Die Mutter der Mutter war wegen Geisteskrankheit, und zwar Schwermut, 4 Jahre lang in einer Anstalt. Der einzige Bruder der Patientin leidet seit dem 9. Jahre an epileptischen Anfällen, hat zeitweise Absenzen und ist auch im übrigen eine schwer abnorme Persönlichkeit. Er konnte deshalb die Schule nicht besuchen und kam auch vom Militär frei.

Die Patientin selber entwickelte sich als Kind regelrecht, litt aber an Skrofulose. Infolgedessen war sie sehr schwächlich und körperlich zurückgeblieben. In der Schule lernte sie schlecht, begriff schwer und mußte deshalb in eine Privatschule umgeschult werden. Auch das Behalten von Namen und Zahlen fiel ihr schwer. Außerdem bot sie von klein auf eine Reihe abnormer psychischer Symptome. Fast immer standen ihr die Tränen nahe. Sie weinte oftmals grundlos schon als Kind. Ferner war sie sehr schreckhaft, zuckte oft zusammen, ohne daß ein Reiz vorhergegangen war. Sie litt an nächtlichem Aufschrecken und vor allem an Schlafwandeln. Mehrfach wurde beobachtet, wie sie als Kind mit geschlossenen Augen zum Fenster lief und es aufmachte. Rief man sie an, so schrak sie auf und war fassungslos und desorientiert. Ähnliche Störungen hat auch der uns gleichfalls bekannte Bruder. Endlich traten während der Schulzeit öfters Ohnmachten auf, und zwar ebenfalls ohne jeden äußeren Anlaß, so daß sie aus der Klasse getragen werden mußte. Eigentliche Krämpfe waren nicht dabei.

Noch weitere sehr bezeichnende Symptome ließen sich feststellen, welche zeitweise in der Entwicklung der Patientin aufgetreten sind: so hat sie zeitweise typische Absenzen: sie ist einen Moment wie weg, hört gar nicht, was um sie vorgeht, und schreckt dann ohne Erinnerung daran auf. Ferner hat sie periodische Kopfschmerzen heftiger Art, besonders in den Schläfen, welche anfallartig auftreten. Endlich leidet sie an zeitweisen grundlosen, traurigen Verstimmungen und ist gegen Alkohol völlig intolerant.

Körperlich bietet unsere Patientin bei blühendem Äußeren das Bild einer hochgradigen nervösen Übererregbarkeit der Reflexe und des Gefäßsystems. Die Störungen der Blutverteilung infolge dieser nervösen Übererregbarkeit sind sehr augenfällig. Psychisch ist dem bisher Gesagten nur soviel zuzufügen, daß ein intellektueller Defekt stärkeren Grades nicht besteht, daß aber zur Zeit eine geradezu krankhafte Niedergeschlagenheit und Gedankenlosigkeit bei der Patientin sich geltend macht, welche wahrscheinlich die seelische Reaktion auf die Anschuldigung darstellt, der sie sich ausgesetzt glaubt.

Gutachtlich ist — vorbehaltlich späterer mündlicher Begründung — zu dem Gesagten zu bemerken, daß alle Symptome für jeden Fachmann den typischen Charakter der epileptoiden Konstitution auf erblicher Grundlage tragen. Schon der Vater besaß diese Konstitution, ebenso der einzige Bruder. Bei der Patientin tritt sie in Ohnmachtsanfällen, Absenzen, anfallsweisen Kopfschmerzen, Verstimmungen, Schlafwandeln, sowie mehreren anderen Äquivalenten des großen epileptischen Anfalls in die Erscheinung. Daneben bestehen vasomotorisch-neurotische Störungen, welche sich auch in bezug auf die Menstruation geltend machen, und allgemeine psychopathische Symptome. Das Bestehen dieser letzteren beiden Gruppen veranlaßt uns, das Gesamtbild der Krankheit als psychopathische Konstitution vom Typus der degenerativen Epilepsie aufzufassen.

Innerhalb dieses Gesamtbildes bewerten wir den Stehltrieb, die sogenannte Kleptomanie, nur als ein Symptom. Derartige Symptome impulsiver Triebhandlungen sind gerade bei epileptoiden Konstitutionen etwas ungemein Häufiges. Diese impulsiven Triebhandlungen können sich nach den verschiedensten Richtungen bewegen. Man findet beim Epileptiker dieses Typus von degenerativer Konstitution sehr häufig den impulsiven Wandertrieb (Dromomanie), Brandstiftungstrieb (Pyromanie) und Stehltrieb (Kleptomanie). Das Bewußtsein kann für die einzelne impulsive Handlung völlig aufgehoben sein, so daß jede Erinnerung fehlt; aber auch wenn die Erinnerung vorhanden ist, ist das Bewußtsein für die einzelne impulsive Handlung stets in eigentümlicher Weise leer und eingeengt. Bei unserer Patientin fanden wir genau das gleiche. Man faßt diese impulsiven Handlungen als direkte Äquivalente des großen epileptischen Anfalls auf, und somit als unmittelbar bedingte Äußerungen der konstitutionellen krankhaften Geistesanlage. Forensisch unterliegen sie prinzipiell den Kriterien des Begriffes der Bewußtlosigkeit im Sinne des § 51 RStGB. Wir stehen nicht an, mit absoluter Überzeugung auch für die betreffenden Handlungen unserer Patientin, die eingangs dargestellt wurden, die forensischen Konsequenzen dieser grundsätzlichen Beurteilung zu ziehen: zur Zeit der Begehung derselben befand sie sich in einem Zustande von Bewußtlosigkeit, durch welchen die freie Willensbestimmung ausgeschlossen war.

In beiden obigen Fällen wurde auf unsere Gutachten das Verfahren eingestellt.

Weniger dem weiblichen als dem männlichen Geschlecht eigen ist eine aus der normalen Breite in das Pathologische übergehende Sammelsucht, während eine andere sehr verbreitete krankhafte Sucht, die pathologische Lüge, sich bei beiden Geschlechtern gleichmäßig vorzufinden scheint. Vielfach ist die in falscher Scham und Furcht basierende sexuelle Lebenslüge für beide Geschlechter der Ausgangspunkt der allgemeinen Lebenslüge. Wenn diese auch in sich gefestigte Naturen nicht an sonstiger Verläßlichkeit, Gradheit und Aufrichtigkeit hindert, so fördert sie bei neuropathischen und psychopathischen Menschen doch leicht durch Überkompensierung zwei Extreme, indem die Unoffenheit entweder zu abnormer Verschlossenheit oder phantastischer Pseudologie führt. Diese in Richtung oder Maß in sexueller Hinsicht von der Norm abweichenden Personen sprudeln über von allerlei Hirngespinsten und Wahrheitsverfälschungen. Den meisten fehlt dabei das klare Unterscheidungsvermögen zwischen Wirklichkeit, Ausschmückung und völliger Erdichtung, namentlich wenn sie eine Geschichte immer wieder erzählen, glauben sie schließlich selbst daran. Vor einiger Zeit traf ich im Vorraum eines Theaters einen alten Patienten von mir, einen trotz Impotenz in sexueller Hörigkeit befindlichen, hochintellektuellen Neurotiker. Bei allen ihm durch seine Anlagen gewordenen Schicksalsschläge stets freundlich und glücklich wie ein Kind, führt er ein Leben im Reich der Träume, in dem er weite Reisen durch alle Weltteile macht, während er tatsächlich kaum jemals den Bannkreis seiner Vaterstadt Berlin verlassen hat. Auf meine Frage nach seinem Ergehen erzählte er, daß er erst gestern im Luftschiff „Bodensee“ von der Schweiz zurückgekommen sei und schilderte nun begeistert mit allen Einzelheiten die unvergeßliche Fahrt, die ihn in 4 Stunden von Friedrichshafen nach Berlin gebracht hätte. Noch während er seinen Bericht fabulierte, trat ein auch mir bekannter Freund von ihm hinzu, begrüßte ihn, und erkundigte sich, wie ihm der Vortrag bekommen sei, den er vorgestern mit ihm gemeinsam in der Urania über die Fahrten des Luftschiffes „Bodensee“ gehört habe. Er lächelte verlegen, und ich suchte ihm die Beschämung über den tatsächlichen Untergrund seiner „Reise“ durch einige freundliche Worte zu ersparen.

Von den mit der Pseudologia phantastica im engen Zusammenhang stehenden Erscheinungen seien zwei erwähnt, von denen die eine beim männlichen, die andere beim weiblichen Geschlecht häufiger zu beobachten ist. Die eine ist das pathologische Hochstaplertum, die andere die Sucht, anonyme Briefe zu schreiben. Einen bemerkenswerten Fall, der in das letzte Gebiet schlägt, teilte mir vor einiger Zeit Kriminalkommissar K. mit.

In einem kleinen Orte wurde seit mehreren Jahren die Frauenwelt, namentlich ältere ledige Mädchen, durch anonyme Briefe belästigt, die unanständige Anspielungen schlimmster Art enthielten. Die Ortsbehörden hatten einen bestimmten Verdacht, der bereits soweit gediehen war, daß man zur Verhaftung eines Mädchens, einer Gutsbesitzerstochter schreiten wollte, als man sich entschloß, noch einen Berliner Kriminalkommissar zu Rate zu ziehen. Als dieser die Dame vernahm, welche die Anzeige erstattet und auch die meisten Briefe erhalten hatte, schoß ihm der Gedanke durch den Kopf, ob nicht diese etwa selbst die Täterin wäre. Mit äußerstem Geschick verfolgte er die Fährte, die seine Vermutungen bestätigte. Es handelte sich um eine schwere Hysterika. Auch in akuteren Ekstasen, wie im Blutrausch, Kampf- und Kriegsrausch kann sich viel geschlechtliche Spannung entladen, wie ich in meiner kleinen Schrift „Kriegspsychologisches" des näheren ausgeführt habe. Eine weitere Ekstase, von der seit jeher angenommen wird, daß sich in ihr viel aufgespeicherte „Brunst" auslebt, ist die religiöse „Inbrunst", wie schließlich überhaupt in jeder sich über das durchschnittliche Maß weit erhebenden Produktivität in jeder fanatisch vertretenen Überzeugung „viel umgewandelte Zeugungskraft" steckt. Die Freudsche Schule hat in diesem Sinne von Sublimierungen, Bloch von sexuellen Äquivalenten gesprochen; man kann diese Erscheinungen aber auch einfach als Ablenkungen des Sexualtriebes auffassen, denn tatsächlich liegt kaum etwas anderes vor, als daß die latente Kraft der Sexualität mehr oder weniger unbewußt von ihrer eigentlichen Äußerung ab in eine andere Betätigungsform gelenkt wird, was in den meisten Fällen allerdings nur bis zu einem gewissen Grade möglich ist. Gegen den Trieb, an dessen Unterdrückung instinktiv gearbeitet wird, herrscht naturgemäß eine Abneigung, die sich gewöhnlich auf den bekämpften Trieb im allgemeinen, also auch bei anderen hier oft noch mit einer Eifersuchtskomponente gepaart, ausdehnt. So entsteht aus dem sexuellen Verdränger der sexuelle Verfolgertypus; je mehr nämlich der Trieb unterdrückt, verdrängt und abgelenkt wird, je größere Anforderungen hierfür erforderlich sind, um so stärker ist die sich daraus ergebende Gegeneinstellung gegen den Trieb, ein psychologischer Vorgang, der zum großen Teil die Anti-Erotik erklärt, die für subjektive Abwehrgefühle nach objektiven Gründen strebt und durch diesen Kontrainstinkt eine für viele geschlechtliche Empfindungsäußerungen ungemein verhängnisvolle Verfolgung bewirkt und dauernd wach erhalten hat.

Zu den wichtigsten ekstatischen Umsetzungen verdrängter Sexualität gehört auch noch die Tanzneurose. Ich habe in dieser Hinsicht sehr markante Fälle beobachtet. Es handelt sich hier nicht um jene allgemeine Tanzwut, wie sie sich nach Kriegen und in Revolutionszeiten besonders heftig äußert, offenbar als Revers eines seelischen Drucks, der sich Ventile schafft, sondern um eine bei einzelnen meist sexualpathologischen Personen übermächtig auftretende Leidenschaft, die die davon Ergriffenen so beherrscht, daß sie nahezu unbeherrschbar erscheint. Oft paart sich diese

Sucht mit dem Drang nach eigenartiger Drapierung, Bemalung und sonstiger Verzierung des Körpers; manchmal sind es mehr schlängelnde Arm- und hebende Schulterbewegungen, bald mehr ein Wiegen des Bauches und der Hüften, manchmal mehr ein Schleifen, Wippen, Schnellen der Beine, durch die sich Tanzekstatiker entspannen. Dementsprechend bevorzugt der eine schmiegsame Walzerweisen, der andere Bauchtänze, wieder andere Tempeltänze, Schleiertänze, Schlangentänze, wilde Nigger-, Indianer- oder groteske Springtänze. Die meisten befinden sich in einer von der Umgebung losgelösten narzißtischen Ekstase, die fast an somnambule Zustände erinnert, wie man sie bei Schlaftänzerinnen beobachtet hat. Daß es sich hier um eine mehr oder minder starke Sexualekstase handelt, geht daraus hervor, daß der aufmerksame Beobachter nicht selten während des Tanzes einen feuchten Fleck in der Genitalgegend des Trikots oder Lendenschurzes erscheinen sieht; in einem Fall trat bei einem bekannten Tänzer fast regelmäßig am Schlusse seiner Produktion, während das Publikum stark applaudierte, eine Pollution auf.

Eine Solotänzerin von Rang berichtete mir: seit sie als Tänzerin auftrete, onaniere sie nicht mehr; beides bereite ihr die gleichen Empfindungen und dieselbe Lust.

Von Eulenburg rührt der Ausspruch her: „Man wird in den meisten Fällen nicht Neurastheniker, sondern ist es. Die von Anfang an vorhandene Neurasthenie wird nur herausgebildet, entwickelt; allerdings auch durch die Umgebung, Erziehung und Selbstzucht gehemmt.“ Ich halte diese Bemerkung ebenso wie eine ganz ähnliche von Lewandowsky in bezug auf die Hysterie: „Man wird hysterisch geboren, man wird es nicht“ (Die Hysterie, Berlin, Springer 1914, S. 122) auf Grund meiner Erfahrungen in der Praxis nur in sehr beschränktem Maße für zutreffend. Gewiß ist die neuropathische Disposition auch für die leichte oder weniger leichte Entstehung der Sexualneurosen von hohem Belang. Doch sieht man zweifelsohne auch Menschen mit sehr stabilem, gut verankertem Nervensystem gerade durch schädigende Einflüsse, die von der Sexualsphäre ihren Ausgang nehmen, zermürbt werden. Vor allem scheint beim Weibe auch das festeste Nervensystem zu erliegen, wenn ihm die normale Sexualbetätigung dauernd vorenthalten wird; ja es will uns fast bedünken, als ob eine Frau um so eher und stärker der Hysterie und Neurasthenie anheimfällt, je gesünder ihre Konstitution von Hause aus war und je stärker sie nach der Erfüllung ihrer natürlichen Bestimmung Verlangen trug.

Ich habe diese Beobachtung namentlich bei jungen Ehefrauen machen können, die an impotente Männer verheiratet waren; sie traten blühend, körperlich und seelisch völlig ausgeglichen in die Ehe, in liebevoller Erwartung der Umarmung des Gatten entgegenharrend und erfüllt von Sehnsucht nach Empfängnis und Mutterschaft. Unmittelbar nach der Hochzeit begann die Enttäuschung meist mit frustranen Versuchen des Ehegatten, die alsbald als aussichtslos empfunden und aufgegeben wurden. Anfangs meinte die Frau dann vielfach, die eheliche Abstinenz leicht überwinden zu können, doch stellte es sich nur zu rasch als große Selbsttäuschung heraus, indem die harmonische Stimmung beim besten Willen nicht aufrecht zu erhalten war und einer übergroßen Erregbarkeit alsbald das ganze Heer neurasthenischer und hysterischer Symptome folgte. So befindet sich augenblicklich in meiner Behandlung ein Ehepaar aus Schweden, das seit 2 Jahren verheiratet ist, ohne daß die Ehe bisher konsumiert werden konnte. Bei dem bis zur Eheschließung enthaltsam lebenden Gatten fehlt jede Affinität an das weibliche Geschlecht.

Er war nicht wenig stolz auf seine völlige Keuschheit gewesen, die in Wirklichkeit doch weiter nichts war als mangelndes Geschlechtsempfinden. Die eingehende Exploration ergab, daß offenbar eine starke gleichgeschlechtliche Komponente in ihm vorhanden war, die er jedoch in pädagogischer Betätigung auszuleben verstand. Seine Gattin hatte einige Semester Medizin studiert und fand bald mit sicherem Instinkt die psychischen Ursachen seiner Impotenz heraus; wie sie sehr bezeichnend darlegte, war es hauptsächlich die Art, wie er ihren Liebkosungen auswich, die sie zur Erkenntnis führte. In den ersten zwei Monaten der Ehe hoffte sie, daß die starken geistigen Interessen und die aufrichtige Kameradschaft, die beide Teile verband, auf die Dauer für ein harmonisches Zusammenleben ausreichten. Während der dritten der Hochzeit folgenden Menstruation stellten sich jedoch bei ihr tiefe seelische Depressionen ein. Sie konnte ihre Tränen nicht mehr meistern, weinte und schluchzte fast während des ganzen Tages und der Nacht. Früher sehr robust, magerte sie mehr und mehr ab und fühlte sich sehr hinfällig. Es stellten sich dann zitternde Bewegungen der Arme und Beine und Zuckungen des ganzen Körpers ein. Sie blieb im Bette liegen und behauptete, nicht mehr gehen zu können, ihre Beine seien wie gelähmt. Alle Suggestionen und Medikationen erwiesen sich als erfolglos. Das einzige, was sie beruhigte, war, wenn der geliebte Mann seine Hand auf ihre Stirn legte. Aber selbst diese Berührung verursachte ihm ein physisches Unbehagen, das er nur schwer überwinden konnte; die weiblichen Haare lösten diesen Kontra-Instinkt in ihm aus. Im weiteren Verlauf litt die Frau an heftigen Beängstigungen, die sie mit den Worten schilderte: es sei ihr, als ob jemand sie würge, oder es sei ihr, als ob ein Schrei in der Kehle sitze, der heraus müsse. Tatsächlich schrie sie dann auch zeitweise laut auf, was ihr eine gewisse Erleichterung gewährte. Allmählich trat auch eine Magendarmneurose hinzu. Sie verweigerte die Nahrungsaufnahme und war gänzlich obstipiert, so daß zur Regelung der Ernährung und Verdauung Schläuche von oben und unten eingeführt werden mußten. Nach einem halben Jahr hatte dieser Zustand einen solchen Umfang angenommen, daß tatsächlich das Schlimmste zu befürchten war. Diese Fälle zeigen deutlich, wie gefühllos und rücksichtslos es ist, wenn immer wieder von Ärzten und Laien behauptet wird, die nervösen Störungen, die schlimmstenfalls nach Totalabstinenz eintreten könnten, seien nicht der Rede wert, und mit Geschlechtskrankheiten an Bedeutung nicht zu vergleichen. Abgesehen davon, daß solche Gegenüberstellungen zweier Übel als Trost eines wissenschaftlichen Forschers und Helfers unwürdig sind, lehren Beispiele, wie das soeben angeführte, eine wie schwerwiegende Beeinträchtigung des Lebens eine ausgesprochene Hysteroneurasthenie herbeiführen kann. Eine relative Besserung trat in der Erkrankung der Frau ein, als sie in einer medizinischen Zeitschrift las, es könnte durch Implantation normaler Keimdrüsen das Empfinden des Mannes umgeformt werden. Auf dringendes Bitten der Frau erklärte sich der Mann bereit, die Operation an sich vornehmen zu lassen nicht seinetwegen, sondern ihretwegen, wie er hinzufügte. Von Stunde an trat in dem Befinden der Frau eine sichtliche Besserung ein. Die Hoffnung, ihre Ehe könne auf diesem Wege zur Perfektion gebracht werden, wirkte auf ihren Zustand in hohem Grade belebend ein. Vor allem schwand die seit mehreren Monaten bestehende Abasie und Astasie völlig. Sie stand auf und traf, wenn auch noch mit erheblicher Mattigkeit, alle Vorbereitungen zu einer gemeinsamen Reise nach Berlin, wo der entscheidende Eingriff vorgenommen werden sollte. Mit einem ausführlichen Bericht des schwedischen Kollegen, dem obige Mitteilungen entnommen sind, traf das Ehepaar hier ein. Bis zur Beschaffung des zur Einpflanzung geeigneten Testikels vergingen mehrere Wochen. Ich benutzte die Zeit, um auf die Frau psychisch beruhigend zu wirken, doch gelang es mir nur ganz vorübergehend. Sie sei entschlossen, ihrem Leben ein Ende zu machen, wenn die Gefühlskälte ihres Mannes nicht beseitigt werden könne. Vor kurzem teilte mir der Mann mit, daß die Hodeneinpflanzung zwar keine Potentia coeundi bei ihm herbeigeführt hätte, immerhin jedoch seelische Zuneigung zu seiner Ehefrau, und (woran ihr besonders lag) die Fähigkeit, ihre Zärtlichkeit zu ertragen, so erheblich gebessert hätte, daß ihre Ehe jetzt als relativ glücklich zu bezeichnen sei.

Auch dieser Fall zeigt wie so viele andere den psychogen-zentralen Ursprung der Sexualneurosen. Diese Erkenntnis ist gegenüber der alten Lehre von der peripheren und exogenen Entstehung der Neurosen verhältnismäßig neueren Datums und noch keineswegs Allgemeingut.

Der ausgezeichnete amerikanische Arzt Beard, der als erster den Ausdruck Neurasthenie prägte und mit Inhalt erfüllte, verstand darunter eine chronische, funktionelle Erkrankung, deren Grundlage „eine Verarmung der Nervenkraft" sei. Arndt versuchte dann den Begriff der Neurasthenie anatomisch zu erklären. Nach ihm ist die Neurasthenie „eine Äußerung des Nervenlebens, die ebenso, wie alle anderen Äußerungen desselben, dem Nervenzuckungs- oder Nervenerregungsgesetz folgt, aber nicht dem des gesunden, sondern des ermüdeten oder absterbenden Nerven". Er unterscheidet zwei Stadien im Verhalten des ermüdeten Nerven, das erste ist das Stadium der einfachen Ermüdung, ausgezeichnet durch eine relative Steigerung der Erregbarkeit; das zweite das Stadium der Erschöpfung, charakterisiert durch eine Herabsetzung der Erregbarkeit.

Nach Eulenburg hat dann Lechner die Zustände der gesteigerten Reizbarkeit und raschen Ermüdung nicht auf die Nervenelemente allein bezogen, sondern vermöge einer Art von Wechselwirkung zwischen Nerv und Muskel in der Weise zu verteilen gesucht, daß bei der Nerventätigkeit das Element der gesteigerten Reizbarkeit, bei der Muskeltätigkeit das der raschen Ermüdung in den Vordergrund trete. Dementsprechend überdauert die Tätigkeit des ermüdeten Muskels die Funktion der Nerven und prägt sich im Bewußtsein ein, so daß auf diese Weise psychische Eindrücke entstehen, die sonst unter der Bewußtseinsschwelle geblieben wären. Die Neurasthenie charakterisiert sich durch dieses ausgeprägte Bewußtwerden der psychischen Aktionen: einerseits Überreizbarkeit der Nerven, andererseits Schwächezustände der Muskulatur, endlich körperliche Empfindungen, die, auf ungewohnte Weise sich aufdrängend, eine Menge von abnormen Vorstellungen im Bewußtsein erzwingen.

Dieser Fassung schließt sich Eulenburg im wesentlichen an und sagt, daß zum besseren Verständnis der Neurasthenie der Hauptakzent „auf eine abnorm lange und starke Nachdauer der Empfindungen gelegt werden müsse, die sich eben deswegen als verstärkte Unlustgefühle im Bewußtsein geltend machen".

Krafft-Ebing bezeichnet die Neurasthenie als eine Neuropsychose, da sie eine das ganze Nervensystem heimsuchende Neurose sei, bei der psychische Störungen eine hervorragende Rolle spielen.

Schon Beard selbst zweigte von der allgemeinen Neurasthenie eine spezielle Gruppe, die sexuelle Neurasthenie ab. Ein erst nach seinem Tode von Rockwell herausgegebenes Manuskript ist ausschließlich dieser Krankheitsgruppe gewidmet, ohne daß man allerdings behaupten könnte, daß der Begriff scharf bestimmt und vor allem die sexuelle Ätiologie klar herausgearbeitet ist. Dieses gelang erst Freud.

In einer 1898 (in der Berliner klinischen Rundschau) veröffentlichten Arbeit über: „Die Sexualität in der Ätiologie der Neurose" sagt Freud: „Durch eingehende Untersuchung bin ich in den letzten Jahren zur Erkenntnis gelangt, daß Momente aus dem Sexualleben die nächsten und praktisch bedeutsamsten Ursachen eines jeden Falles von neurotischer Erkrankung darstellen." In dem Werke von Löwenfeld: „Sexualleben und Nervenleiden" gibt Freud dann selbst eine genaue Schilderung seiner Theorie über die ätiologische Bedeutung des sexuellen Momentes für die Neurosen, und zwar indem er der Entwicklung seiner Lehre nachgeht. Ursprünglich bezog sich seine Lehre nur auf die als Neurasthenie bezeichneten Krankheitsbilder, unter denen er die eigentliche Neurasthenie von der Angstneurose unterschied. Daß sexuelle Momente bei diesen Leiden eine ursächliche Rolle spielen, wurde allerdings längst vor Freud angenommen, doch glaubte man nicht, daß dieselben regelmäßig in Betracht kämen oder auch nur häufiger als andere Einflüsse. Je mehr Freud darauf ausging, in der Vorgeschichte der Nervösen nach Störungen in der Vita sexualis zu suchen, je geschickter er wurde, die Untersuchungen trotz anfänglicher Ablehnung fortzusetzen, um so regelmäßiger stieß er auf die sexuelle Ätiologie, bis an ihrer Allgemeinheit wenig mehr zu fehlen schien. Daß infolge der gegenwärtigen sozialen Verhältnisse mangelnde Sexualentspannung sehr oft vorhanden sein würde, war von vornherein anzunehmen. Zweifelhaft war nur, welches Maß abweichender Sexualfunktion als Krankheitsursache wirksam sein dürfte.

Nach Freud sind die sexuellen Schädigungen, welche zur Angstneurose führen, verschieden von denjenigen, welche die eigentliche Neurasthenie herbeiführen. Bei der Neurasthenie handele es sich mehr um akutere Anlässe, wie Coitus interruptus, frustrane Erregungen, Masturbation und Enthaltung bei starken geschlechtlichen Bedürfnissen. Hinsichtlich der Ätiologie der Angstzustände äußert sich Freud: „Die Erscheinungen der Angstneurose kommen zustande, indem die von der Psyche abgelenkte somatische Sexualerregung sich subkortikal in ganz und gar nicht adäquaten Reaktionen ausgibt." Bei den Mischformen von Neurasthenie und Angstneurose sah Freud eine Vermengung beider ursächlicher Momente. In jener Zeit war hinsichtlich der Psychoneurose, Hysterie und Zwangsvorstellung derselbe Autor noch der Meinung, daß diese allgemein psychogen bedingt seien, ohne daß hier dem sexuellen Moment eine andere als emotionelle Bedeutung zukäme. Gemeinsam mit Breuer hatte er bereits längere Zeit vorher Beobachtungen an Hysterischen angestellt, um den Mechanismus der Entstehung der Hysterie durch das Erwecken von Erinnerungen in der Hypnose zu ergründen. Beide waren zu der Überzeugung gelangt, daß die hysterischen Erscheinungen nicht nur Wirkungen seelischer Traumen seien, die von der bewußten Wahrnehmung abgedrängt seien und sich abnorme Wege innerhalb des Nervensystems gebahnt hätten. Man sprach in diesem Sinne von eingeklemmten Affekten und Konversionen einerseits, sowie auf der anderen Seite von abreagieren. Nach und nach kam man nun bei diesem kathartischen Verfahren auch zu Erlebnissen sexueller Natur, die gewöhnlich in der Kindheit Erkrankten angehörten, so daß immer mehr die Erkenntnis Platz griff, daß sich hinsichtlich der Ätiologie die einfachen Neurosen kaum von den Psychoneurosen unterschieden, was bei der nahen Verwandtschaft ihrer Symptome auch kaum verwunderlich war.

Freud kam zu dem Satz: Die Hysterie sei der Ausdruck eines besonderen Verhaltens der Sexualfunktionen des Individuums. Als Gipfel seiner Lehre bezeichnet er die These: Bei normaler vita sexualis ist eine Neurose unmöglich. Später fügte Freud die hysterischen Phantasien als wesentliche Ergänzungen hinzu, wobei sich ihm eine überraschende Analogie zwischen unbewußten Erinnerungsdichtungen der Hysteriker und den wahnhaft scheinenden Erinnerungsdichtungen bei der Paranoia ergab. Hierbei wurde den infantilen Sexualerlebnissen zwar eine ausschlaggebende Rolle zuerteilt, ohne jedoch konstitutionelle und hereditäre Momente zu leugnen. Freud hatte gehofft, das Problem der Neurosenwahl, die Entscheidung also, welcher Form von Psychoneurosen der Kranke verfällt, durch die Einzelheiten der sexuellen Kindererlebnisse zu lösen, indem er meinte, daß passives Verhalten bei diesen Vorkommnissen zu Hysterie, aktives dagegen zur Zwangsneurose führe. Ein großes

Verdienst war es hierbei, daß er die bis dahin im Vordergrund stehende allgemeine neuropathische Disposition durch die sexuelle Konstitution ersetzte. Für die pathogene Wirksamkeit galt als Bedingung, daß sie in dem Ich ein Bestreben zur Abwehr hervorrief. Auf diese Abwehr führte Freud die psychische Spaltung der Hysterie zurück. Die Erkrankung entsprach einem Mißglücken der Abwehr. Den größten Wert legt Freud auf die infantilen Sexualtraumen. Hier führte er den Begriff der Verdrängung ein, anstatt der früheren „Abwehr". Es kam also weniger darauf an, was eine Person in ihrer Kindheit an sexuellen Erregungen erfahren hatte, als auf die Reaktion gegen diese Erlebnisse, ob jemand diese Eindrücke mit Verdrängung beantwortete oder nicht. Der geschlechtsreife Neurastheniker bringt nach ihm regelmäßig ein Stück Sexualverdrängung aus seiner Kindheit mit. Die Psychoanalysen zeigen, daß die Erkrankungen auf einem Konflikt zwischen Libido und Sexualverdrängung beruhten und die Symptome Kompromisse darstellen zwischen den beiden seelischen Strömungen (Drei Abhandlungen zur Sexualtheorie, 1905). Bei den Perversionen handelt es sich, immer nach Freud, um eine übermächtige zwangartige Entwicklung einzelner Partialtriebe des in der Kindheit „polymorph pervers" veranlagten Individuums, bei den Neurosen um eine zu weit gehende, für das Individuum undurchführbare Verdrängung libidinöser Strebungen. In gewisser Beziehung ist die Neurose als Negativ der Perversion zu bezeichnen, da der infantilen Anlage alle perversen Triebe innewohnten. Freud hält es der Hervorhebung wert, daß seine Anschauungen über die Ursachen der Psychoneurosen bei allen Wandlungen zwei Gesichtspunkte nie verlassen habe: die Schätzung der Sexualität und des Infantilismus. Erst die psychoanalytische Erforschung hat die Bedeutung der sexuellen Faktoren bei den Psychoneurosen erwiesen, die man sonst auf die banalsten Gemütsbewegungen und allerlei körperliche Anlässe zurückführte. Nicht nur, daß sich die hysterische Symptomatologie zum großen Teil als Äußerung sexueller Erregtheit darstellt, die kompliziertesten Symptome selbst ergeben sich als konvertierte Darstellungen sexueller Phantasie. Demnach sind die Psychoneurosen Störungen der Sexualvorgänge bzw. jener Vorgänge, welche die Bildung und Bewegung der geschlechtlichen Libido bestimmen. Freud meint, daß man sich diese Vorgänge in letzter Linie als chemische vorzustellen habe, so daß man in den aktuellen Neurosen die rein körperliche, in den Psychoneurosen außerdem noch die psychische Wirkung der Konstitution in Verbindung mit Störungen im Sexualstoffwechsel ersetzte. Er hebt die Ähnlichkeit der Neurosen mit Intoxikations- und

Abstinenzerscheinungen nach gewissen Toxinen, sowie mit der Basedowschen und Addisonschen Krankheit hervor. Dies ist sehr augenfällig und legte die Vermutung nahe, daß diese anscheinend funktionellen Erkrankungen gleichfalls toxischer Natur sind. Im übrigen ist das ätiologische Problem bei den Neurosen nicht weniger verwickelt wie bei der Krankheitsverursachung überhaupt, ja wie vielleicht bei jeder Verursachung. Eine einzige pathogene Einwirkung ist fast niemals hinreichend. Die Erkrankung ist auf eine Summation ätiologischer Bedingungen zurückzuführen, auf ein Maß, das von irgendeiner Seite vollgemacht werden kann. Freud schließt seine Ausführungen: „Die Ätiologie der Neurosen ausschließlich in der Heredität oder in der Konstitution zu suchen, wäre keine geringere Einseitigkeit, als wenn man einzig die akzidentellen Beeinflussungen im Leben zur Ätiologie erheben wollte, wenn sich doch die Aufklärung gibt, daß das Wesen dieser Erkrankungen nur in einer Störung der Sexualvorgänge im Organismus gelegen ist. Hinsichtlich der Zwangsvorstellungen sagt Freud: „Die verdrängten Regungen und Vorstellungen, aus denen das Zwangsprodukt hervorgeht, stammen ganz allgemein aus dem Sexualleben. Löwenfeld teilt die Ansichten Freuds, daß für die Zwangsvorstellungskrankheit die sexuellen Momente ausschlaggebend seien.

Meinen eigenen Standpunkt zu Freud möchte ich unter Zugrundelegung obiger Darlegungen und meiner 25jährigen Arbeit auf sexualwissenschaftlichem Gebiet, in der ich Gelegenheit hatte, eine in die Tausende gehende Anzahl von Sexualneurotikern kennen zu lernen, wie folgt präzisieren. Hinsichtlich der Art, wie ein Mensch seine Sexualität **verarbeitet,** und den Folgen dieser Verarbeitung auf das Nerven- und Seelenleben stimme ich in allem Wesentlichen mit Freud überein; **die Sexualität** aber **als solche,** vor allem ihre **Richtung** und **Stärke beruht** auf der eigenen **Sexualkonstitution,** die **von den Geschlechtsdrüsen** und ihrem Chemismus **abhängig** ist und fast nichts mit psychischen Ursachen, Komplexen und Infantilerlebnissen zu tun hat.

Es dürfte sich mit der inadäquaten Sexualität einerseits und der Hysteroneurasthenie und den Psychoneurosen andererseits ganz ähnlich verhalten, wie mit der Tabes und Paralyse in ihrem Verhältnis zur Lues. Auch hier nahm man noch in meiner Studentenzeit (Erb in Heidelberg) einen zwar häufigen, keineswegs aber regelmäßigen Zusammenhang an, gelangte allmählich dazu, daß nur selten eine andere als syphilitische Ätiologie in Frage käme, bis man schließlich auf Grund serologischer und anderweitiger Feststellungen die Gehirnerweichung und Rückenmarksschwindsucht als einfach metaluetische Erkrankungen erkannte. Eine ähnliche Entwicklungsgeschichte beobachten wir jetzt in bezug auf die Lehre der Beziehungen zwischen mangelhafter Sexualentspannung und allgemeinen Neurosen. Daß diese Analogie mehr als ein Vergleich ist, zeige der Hinweis, daß es sich auch bei dieser Ätiologie der Sexualneurosen keineswegs um rein seelische „Verknotungen" handelt, sondern um Autointoxikationen.

Im folgenden will ich nun noch die hauptsächlichsten Momente besprechen, von denen wir annehmen, daß sie sich so weit von dem sexuellen Optimum, Maximum und Minimum, sei es in qualitativer und quantitativer Beziehung, entfernen, daß sie sich als Schädigungen für den menschlichen Organismus erweisen, deren unmittelbare Folgen in den Sexualneurosen zum Ausdruck gelangen. Diese Momente sind:

a) Sexualabstinenz,
b) ein nicht adäquater Sexualverkehr,
c) „unglückliche Liebe",
d) der Coitus interruptus und prolongatus,
e) Eiaculatio praecox,
f) die Ipsation,
g) Geschlechtskrankheiten, vor allem Tripper,
h) geschlechtliche Unmäßigkeit,
i) sexuelle Traumen.

In der Frage der **sexuellen Abstinenz** stehen sich immer noch verschiedene Meinungen gegenüber. Eine Anschauung geht dahin, daß die geschlechtliche Enthaltsamkeit für niemanden nachteilig sei und von jedermann durchgeführt werden könne. Sie wird namentlich von Laien in den sogenannten Sittlichkeitsvereinen vertreten, jedoch auch durch medizinische Gutachten gestützt; allerdings können diese keinen Anspruch auf wissenschaftliche Exaktheit machen, die nur dann vorhanden wäre, wenn sich die Angaben auf tatsächliche, umfangreiche Erfahrungen und vorurteilslose Beobachtungen stützen würden. Das trifft aber bei keiner der Ausführungen zu, auf welche immer wieder zurückgegriffen wird, um darzutun, daß weder Mann noch Weib sexueller Betätigung bedarf. Entsprechend der Auffassung und sehr affektbetonten Kampfesweise der Sittlichkeitsvereine heißt es bezeichnend in einer ihrer Flugschriften: „Die Lehre, daß Keuschheit der Gesundheit nachteilig sein könne, stammt aus dem Bordell." Eine ganze Reihe von Anhängern der Abstinenzpropaganda vertreten und verbreiten die Anschauung, daß ganz allgemein die geschlechtliche Enthaltung die körperlichen und geistigen Kräfte des Menschen hebe. Die Stoffe der Keimdrüsen würden angeblich resorbiert und dadurch dem Aufbau des Organismus nutzbar gemacht. Es kommt hier noch der theoretische Gedanke der Sublimierung des Geschlechtstriebes hinzu, etwa in dem Sinne Nietzsches, der einmal sagt, daß der Geschlechtstrieb auch an die Maschine gestellt werden könne. Wenn die Vertreter dieser Richtung sich gewöhnlich darauf berufen, daß viele geistig hochbedeutende Männer, namentlich die Philosophen, ein Leibniz, Kant, Schopenhauer, Nietzsche, wie schon Spinoza und Cartesius als Junggesellen ihr Leben verbracht hätten, so ist damit zunächst nicht erwiesen, daß sie wirklich geschlechtlich abstinent gelebt haben, namentlich wenn man nicht außer acht läßt, daß möglicherweise sexuelle Triebstörungen bei ihnen vorhanden gewesen waren. Vor allen Dingen kann das, was für diese Ausnahmemenschen gilt, keine allgemeine Gültigkeit beanspruchen. Denn das scheint in der Tat zuzutreffen, daß das Sexualleben von Personen, die intensiv geistig produzieren, im Durchschnitt nicht mit dem körperlich stark produktiver Menschen übereinstimmt. Wenn der hervorragende Maler Adolf von Menzel in seinem Testament erwähnt, daß er niemals in seinem Leben ein Weib berührt habe, so muß angenommen werden, daß dieser schöpferische Geist in geschlechtlicher Hinsicht von der Norm wesentlich abwich, ohne daß damit etwa gesagt sein soll, daß sein Geschlechtstrieb sich nach anderer Richtung betätigt hätte. Wer Menzel persönlich kannte, wird über den sexuellen Negativismus dieses genialen Gnomen, der höchstwahrscheinlich endokrin bedingt war, kaum erstaunt sein. Die Keuschheitsvertreter berufen sich auch darauf, daß schon im Altertum wie in der Neuzeit bei der Vorbereitung zu Wettspielen auf die Enthaltung von sexuellem Verkehr ein besonderer Wert gelegt wurde. Schon für die Teilnehmer an den olympischen Spielen forderte ein strenges Gebot, daß alle Exzesse in Baccho et Venere vermieden werden mußten. Man übersieht aber, daß es sich doch hier nur um temporäre Abstinenz handelt im Sinne der wirklichen Bedeutung des Begriffes der Askese. Denn dieses Wort heißt ursprünglich nur „Übung“, zeitweilige Enthaltung, also Mäßigkeit, nicht wie es später vielfach gebraucht wurde: dauernder Verzicht. Auch die Berufung auf die im Cölibat lebenden Priester als Beweismittel der Entbehrlichkeit geschlechtlicher Betätigung ist nicht durchschlagend; abgesehen davon, ob und inwieweit Ehelosigkeit tatsächlich Keuschheit bedeutet, gibt der Umstand zu denken, daß, wie von Lebensversicherungen festgestellt wurde, die Sterblichkeitsverhältnisse katholischer Geistlicher ungünstiger sind wie die verheirateter protestantischer.

Von einigen Autoren wird angenommen, daß die geschlechtliche Enthaltung bis zu einem gewissen Alter für beide Geschlechter nutzbringend oder jedenfalls nicht nachteilig sei, über diese Grenzen aber Bedenken hätte.

Dieses Alter wird sehr verschieden angenommen, mein Lehrer Erb in Heidelberg erklärte die geschlechtliche Enthaltung bis zum 20. Lebensjahre für nützlich, nach dieser Zeit für schädlich, namentlich für nervöse Menschen. Erbs Antipode Leyden gab das 30. Lebensjahr als Grenze an, nach dem 30. Lebensjahre, meinte er, könne die Abstinenz allerlei seelische Störungen, namentlich depressiver Art herbeiführen; bis dahin sei sie ungefährlich. Für die Mitte, also etwa für das 25., entscheidet sich Tarnowsky, während andere wiederum das Alter, in dem Abstinenzstörungen eintreten können, wesentlich früher ansetzen. Zu berücksichtigen sind neben individuellen Momenten auch solche der Umwelt, die auf den Sexualtrieb erregend wirken. Mit Recht sagt Neißer: „Eine etwas länger als heute fortgesetzte Abstinenz würde wohltätig sein, aber unsere Zivilisation reizt in sexueller Hinsicht. Natürlich liegt für gesunde Männer im normalen Geschlechtsverkehr nichts Schädliches." Die dritte Ansicht, welche in der Abstinenz eine psychische Kastration erblickt, faßt am prägnantesten Max Marcuse in dem Satz zusammen: „nach dem gegenwärtigen Stande der Wissenschaft und Praxis ist die geschlechtliche Enthaltung eine gewichtige Ursache geistiger und körperlicher Krankheiten". Die Anhänger dieser Lehre sind in stetiger Zunahme begriffen, namentlich durch den Einfluß der Veröffentlichungen Freuds. Freud schreibt: „Die Abstinenz weit über das zwanzigste Jahr hinaus ist aber für den jungen Mann nicht mehr unbedenklich und führt zu anderen Schädigungen, auch wo sie nicht zur Nervosität führt. Man sagt zwar, der Kampf mit dem mächtigen Triebe und die dabei erforderliche Betonung aller ethischen und ästhetischen Mächte im Seelenleben stähle den Charakter, und dies ist für einige besonders günstig organisierte Naturen richtig; zuzugeben ist auch, daß die in unserer Zeit so ausgeprägte Differenzierung der individuellen Charaktere erst mit der Sexualeinschränkung möglich geworden ist. Aber in der weitaus größeren Mehrheit der Fälle zehrt der Kampf gegen die Sinnlichkeit die verfügbare Energie des Charakters auf und dies gerade zu einer Zeit, in welcher der junge Mann all seiner Kräfte bedarf, um sich einen Anteil und Platz in der Gesellschaft zu erobern . . .", und an anderer Stelle: „Die allen Autoritäten genehme Behauptung, die sexuelle Abstinenz sei nicht schädlich und nicht gar schwer durchzuführen, ist vielfach auch von Ärzten vertreten worden. Man darf sagen, die Aufgabe der Bewältigung einer so mächtigen Regung wie des Sexualtriebes anders als auf dem Wege der Befriedigung ist eine, die alle Kräfte eines Menschen in Anspruch nehmen kann. Die Bewältigung durch Sublimierung, durch Ablenkungen der sexuellen Triebkräfte vom sexuellen Ziel weg auf höhere kulturelle Ziele gelingt einer Minderzahl und auch wohl dieser nur zeitweilig, am wenigsten in der Lebenszeit feuriger Jugendkraft, die meisten anderen werden neurotisch oder kommen sonst zu Schaden. Die Erfahrung zeigt, daß die Mehrzahl der unsere Gesellschaft zusammensetzenden Personen der Aufgabe der Abstinenz konstitutionell nicht gewachsen ist; wer auch bei milder Sexualeinschränkung erkrankt wäre, erkrankt unter den Anforderungen unserer heutigen kulturellen Sexualmoral um so eher und um so intensiver, denn gegen die Bedrohung des normalen Sexuallebens durch fehlerhafte Anlagen und Entwicklungsstörungen kennen wir keine bessere Sicherung, als die Sexualbefriedigung. Je eher jemand zur Neurose disponiert ist, desto schlechter verträgt er die Abstinenz." Freud sagt einmal: „Im allgemeinen habe ich nicht den Eindruck gewonnen, daß die sexuelle Abstinenz energische selbständige Männer der Tat, oder Originale, Denker, kühne Befreier und Reformer heranbilden hilft, viel eher brave Schwächlinge, die später in die große Masse eintauchen und den von starken Individuen gegebenen Bahnen folgen.

Wenn ich mir selbst diejenigen Personen vergegenwärtige, welche ich in meiner Praxis als Abstinenten bis zum 30. Lebensjahre kennen lernte, so muß ich bei ganz objektiver Prüfung sagen, daß diese Personen ausnahmslos einen eigentümlichen Eindruck machten, der alles in allem kein überdurchschnittlicher, sondern eher das Gegenteil war. Es waren meist scheue, verängstigte, dem Leben nur mangelhaft gewachsene Männer, oft Menschen von hypochondrischen Skrupeln und merkwürdigen Zwangsgedanken. Nahezu alle lernte ich dadurch kennen, daß sie mich nach Eingehung der Ehe aufsuchten und nun sich nicht in der Lage sahen, den Beischlaf zu vollziehen. Mehr noch wie sie selbst waren darüber gewöhnlich ihre Frauen unglücklich. Fast alle diese Abstinenten rechneten sich ihre Keuschheit bis zur Ehe als Verdienst an, während es sich in Wirklichkeit nur um einen schwach entwickelten Geschlechtstrieb oder um mehr oder minder nervöse Hemmungen handelte. Das Auftreten von Impotenz als Folge geschlechtlicher Enthaltsamkeit wird von den meisten bezweifelt und ist auch früher von mir bezweifelt worden, bis ich durch eine größere Anzahl männlicher Personen meiner Praxis, die bis zu ihrer Ehe völlig abstinent gelebt haben, anderer Meinung geworden bin. Man muß dabei allerdings beachten, daß Männer, die bis zum 30. Jahre völlig abstinent gelebt haben, vermutlich an und für sich einen nicht allzu heftigen Geschlechtstrieb gehabt haben dürften, vielmehr im Gegenteil oft sehr geringe sexuelle Regungen besaßen. Es wird hier wie so oft Anlage und Verdienst verwechselt. Es sind mir nicht selten jung verheiratete Männer zu Gesicht gekommen, die wegen völliger Impotenz zu mir kamen und bereuten, daß sie sich nicht vor der Ehe vorher vergewissert hätten, ob ihnen der Beischlaf mit dem Weibe möglich wäre. Einer bemerkte: „Das habe ich nun von meiner Keuschheit bis zur Ehe, daß ich meine Frau nicht befriedigen kann." Ein anderer, 38 Jahre alt, meinte: „Hätte ich gewußt, daß ich meine Manneskraft verlieren würde, wäre ich nicht dem Weißen Kreuz (Keuschheitsverein) beigetreten." Auf Grund meiner großen Erfahrungen in dieser Frage stehe ich nicht an, zu erklären, daß ein Mann, dessen Potenz nicht sichergestellt ist, nicht das Recht hat, eine Frau an sich zu fesseln. Sicherlich dürfte ebenso oft die Abstinenz eine Folge mangelnder Potenz als die mangelnde Potenz eine Folge der Abstinenz sein. Ein Beispiel dafür, wie ein impotenter Ehemann auf ein gesundes Eheweib wirkt, will ich an Hand folgenden Eheanfechtungsgutachtens geben:

Der Herr stud. phil. Paul Sch., geboren am 10. Januar 1890, und seine Ehefrau Gertrud geb. M., geboren am 5. Juni 1894, haben sich gemeinsam an uns gewandt zwecks ärztlicher Beurteilung ihrer ehelichen Gemeinschaft. Sie erklären, daß seit Beginn ihrer am 3. Mai 1915 geschlossenen Ehe eine geschlechtliche Vereinigung niemals zustande gekommen wäre und beabsichtigen, eine Nichtigkeitserklärung dieser Ehe herbeizuführen.

Herr und Frau Sch. lernten sich zweieinhalb Jahre vor ihrer Verheiratung kennen. Sie wurden von einer gemeinsamen Bekannten zusammengebracht, die der Meinung war, daß sie sich zur Ehe miteinander eigneten. Herr Sch. war damals Seminarlehrer. Obwohl eine eigentliche erotische Anziehung oder tiefere seelische Neigung zwischen beiden nicht bestand, beschlossen sie nach Kenntnis ihrer gegenseitigen Verhältnisse, sich zu verloben. Von seiten der Frau war der Wunsch maßgebend, von Hause fortzukommen, einen eigenen Hausstand zu führen, und vor allem die Sehnsucht nach dem Manne, ein natürliches geschlechtliches Liebesempfinden, verbunden auch mit mütterlichen Instinkten. Für alle diese Wünsche glaubte sie in ihrem Manne einen geeigneten Partner gefunden zu haben, trotzdem ihr von Anfang an seine Leidenschaftlosigkeit und Sachlichkeit auffiel. Die Mutter, mit der sie über diese Leidenschaftlosigkeit des Verlobten sprach, meinte, das fände sich alles in der Ehe; ihr Verlobter sei eben sehr moralisch und zu anständig, um schon vor der Ehe zärtlich zu werden.

Die für Herrn Sch. ausschlaggebenden Gründe der Verlobung waren in erster Linie der Gedanke, daß er im eigenen Haushaltung bessere Pflege und Abwartung haben würde; vor allem aber dachte er an seine Wissenschaft, die Mathematik, für die er von jeher starkes Interesse besaß. Um sich ganz diesem Fach unter Aufgeben seines bisherigen Lehrerberufs widmen zu können, bedurfte er materieller Mittel, die ihm von seinen gut situierten Schwiegereltern gern zur Verfügung gestellt wurden.

Obwohl es bereits in der Verlobungszeit zu mancherlei Meinungsverschiedenheiten kam, scheuten beide Beteiligten doch vor der Aufhebung der Verlobung zurück. Sch. schob aber den Hochzeitstag immer wieder hinaus, bis endlich ein Machtwort des Schwiegervaters die Entscheidung brachte. Die Ehe erwies sich von vornherein als unhaltbar. Zwar bemühten sich beide Ehegatten, einander mit Achtung und Neigung zu begegnen. Aber nach der übereinstimmenden Angabe beider Beteiligten gelang der eheliche Geschlechtsverkehr kein einziges Mal. Und zwar lag die Ursache zu diesem Mißlingen beim Ehegatten, Herrn Sch., dessen Glied entweder überhaupt nicht in erigierten Zustand geriet, oder nach ganz flüchtiger Erektion in begattungsunfähigen Zustand zurückverfiel. Unter den häufigen vergeblichen Versuchen, die zur Erzielung ehelichen Verkehrs unternommen wurden, litt vor allem die Ehefrau; und noch mehr litt dieselbe unter der Abstinenz, dem Mangel an ehelichem Glück unter derartigen Umständen. Es kam zu Unausgeglichenheiten beider Ehegatten, ja sogar zu Zusammenstößen, durch welche die Nerven beider Beteiligten noch weiter beansprucht wurden. Während des ersten Halbjahrs der Ehe waren beide Ehegatten geneigt, die Ursache der Unfähigkeit des Herrn Sch., mit seiner Frau in ehelichen Geschlechtsverkehr treten zu können, in einer vorübergehenden Nervenschwäche zu suchen. Herr Sch. bereitete sich damals unter Aufwand aller Energie zur Reifeprüfung vor. Beide Ehegatten nahmen an, daß nach Bestehen derselben eine Erholung und Kräftigung im Gesamtbefinden des Herrn Sch. eintreten würde, welche ihn zur Ausübung des ehelichen Geschlechtsverkehrs wieder fähig mache. Nachdem aber im November 1919 das Examen bestanden war, und eine Änderung in dem Gesundheitszustande und der Begattungsfähigkeit des Ehegatten nicht eingetreten war, kam Frau Sch. im Laufe der folgenden Monate mehr und mehr zu der Überzeugung, daß sie sich über eine wesentliche Eigenschaft in der Person ihres Gatten im Irrtum befunden habe, deren Kenntnis sie bei verständiger Würdigung des Wesens der Ehe vom Eheschluß abgehalten haben würde.

Es war die Aufgabe der ärztlichen Untersuchung, festzustellen, ob diese Auffassung der Frau Sch. über die Ehefähigkeit ihres Gatten objektiv berechtigt war. Zu diesem Zwecke prüften wir den Gesundheitszustand des Ehegatten Sch., speziell im Hinblick auf die Art und die Dauer der behaupteten Begattungsunfähigkeit. Ferner aber untersuchten wir Frau Sch., um festzustellen, ob sie selbst tauglich zur Ehe mit diesem Ehegatten gewesen sei, und ferner ob ihr aus dem Versagen ihres Ehegatten in sexueller Hinsicht gesundheitlicher Schaden erwachsen sei.

Herr Sch. stammt aus gesunder Familie, bot aber als Kind einige neuropathische Zeichen. Seine Entwicklung war eine regelrechte und frei von schweren Krankheiten. Seine geistige Begabung war eine gute. Jedoch blieb er ein sensibler und dabei stiller, etwas in sich gekehrter Mensch ohne große äußere Aktivität. Im Kriege wurde er im September 1915 verwundet: er verlor durch ein Infanteriegeschoß das rechte Auge. Das

Gehirn wurde nicht in grober Weise in Mitleidenschaft gezogen; immerhin erlitt er eine Gehirnerschütterung mit Brechanfällen und war mehrere Monate lang sehr apathisch. Am bedeutsamsten sind seine Angaben über seine geschlechtliche Beanlagung. Hiernach hat er von seiner Mutter eine äußerst geringe geschlechtliche Bedürftigkeit ererbt. Auch nach der Geschlechtsreife, die regelrecht sich vollzog, trat ein eigentlicher Geschlechtstrieb bei ihm nicht auf. Gewiß fühlte er sich zu fraulichen Erscheinungen hingezogen, aber ohne eigentliches Bedürfnis nach geschlechtlichem Verkehr. So ist er ohne geschlechtliche Befriedigung ausgekommen. Vor Eingang der Ehe habe er gehofft, die ihm fehlende Leidenschaft werde sich in der Ehe selber finden. In der Ehe aber habe diese Hoffnung sich als falsch erwiesen. Oftmals habe er den Versuch gemacht, in ehelichen Verkehr mit seiner Frau zu treten. Niemals sei ihm dies geglückt. Nach den ersten Versagern hätten sich jedesmal Angstgefühle und andere seelische Hemmungen eingestellt und eine Erektion verhindert. Diese geschlechtliche Nichtbefriedigung mit vorangehender vergeblicher Erregung habe auch auf seine Nerven ungünstig eingewirkt. Er habe den Mißstimmungen seiner Frau, so verständlich sie ihm waren, nicht mehr mit der nötigen Ruhe begegnen können, sei selber immer nervöser und unausgeglichener geworden und habe die sichere Überzeugung, daß es ihm völlig unmöglich sei, mit dieser Frau jemals zu einer geschlechtlichen Vereinigung zu kommen. Versuche bis in die letzte Zeit hinein hätten ergeben, daß seine geschlechtliche Erregung um so mehr nachlasse, je mehr die seiner Frau anwachse, und je mehr er sich bemühe, dem Rechnung zu tragen. An eine Einführung des Gliedes sei überhaupt nicht zu denken. Auch der Gedanke an Nachkommenschaft, die beide Teile sich sehnlichst wünschten, vermöge daran nichts zu ändern. Seine sehr seltenen Samenergüsse seien Schlafpollutionen. Körperlich ist Herr Sch. ein gutgebauter Mann von gesunden Organen und normaler Entwicklung der Geschlechtsorgane, aber mit ganz geringen Zeichen funktioneller Schwäche des Nervensystems: leicht erhöhten Reflexen und ganz geringem Zittern der Lider und Hände.

Die Ehefrau Sch. ist ihrerseits eine Frau von völlig gesundem und natürlichem Geschlechtsempfinden. Sie ist auch sonst in geistiger und körperlicher Hinsicht eine völlig gesund beanlagte Frau. Sie gibt außer dem bisher Gesagten noch folgendes an: Unter der mangelnden geschlechtlichen Befriedigung im ehelichen Verkehr habe sie um so mehr gelitten, als sie die Behausung und das Schlafzimmer des Gatten teilte. Vorher völlig nervengesund, sei sie infolge der vergeblichen Erregungen und Entbehrungen im letzten Jahre in einen Zustand geraten, der ihr früher gänzlich fremd gewesen sei. Sie habe 14 Pfund innerhalb dieses einen Jahres an Gewicht verloren, schlafe sehr schlecht und unruhig, sei ständig unausgeglichener und reizbarer Stimmung, weine äußerst leicht und sei sehr streitsüchtig geworden. Herzklopfen und Beklemmungen seien nicht selten. Die objektive Untersuchung bestätigte diesen Befund. Frau Sch. ist von gesunden inneren Organen, sie ist durchaus begattungs- und empfängnisfähig. Die Herztätigkeit ist eine leicht gesteigerte und unregelmäßige mit starker Atemschwankung. Die Haut und Sehnenreflexe sind stark erhöht. Es besteht heftiges Hände- und Zungezittern. Auf psychischem Gebiet fällt ihre Affektlabilität auf; sie gerät mehrmals grundlos ins Weinen.

Auf Grund des Vorgetragenen kommen wir zu folgenden gutachtlichen Schlüssen: Herr Sch. leidet in bezug auf seine Ehefrau an einer seelisch-nervös bedingten Begattungsunfähigkeit. Diese ist, nach dem bisherigen Verlauf des Leidens, ihrer Natur nach nicht als bloß vorübergehende Störung anzusprechen. Sie beruht vielmehr auf einer abnormen psychosexuellen Anlage und ist ärztlicher Behandlung nicht mehr zugänglich; jeder neue Versuch eines Verkehrs steigert vielmehr das Leiden. Frau Sch. hat zur Zeit der Eheschließung von diesem Leidenszustande ihres Mannes ebensowenig Kenntnis haben können, wie er selber. Sie mußte während der ersten Monate der Ehe mit der Möglichkeit rechnen, daß das Leiden vorübergehender Art sein könne. Seit dieser Zeit mußte sie sich darüber klar werden, daß sie sich zur Zeit der Eheschließung in einem wesentlichen Punkte, nämlich in der Begattungsfähigkeit des Ehegatten ihr gegenüber, hinsichtlich der Person des Ehegatten einem Irrtum hingegeben hatte. Dieser Irrtum würde sie bei verständiger Würdigung des Wesens der Ehe von der Eheschließung abgehalten haben. Dafür spricht der Zustand nervöser Übererregbarkeit und reizbarer Schwäche, in welchem Frau Sch. durch das Leiden ihres Mannes und dessen Folgewirkungen für sie selber hineingeraten ist.

Daß ein ehelicher Geschlechtsverkehr der beiden Beteiligten überhaupt nicht stattgefunden hat, ist nach den Befunden bei beiden mit Sicherheit als erwiesen anzunehmen. Vom ärztlichen Gesichtspunkte aus ist eine derartige eheliche Gemeinschaft als unhaltbar und dem Wesen nach als materiell nicht bestehend anzusehen. Die Voraussetzungen des § 1333 BGB. sind in vollem Umfange erfüllt.

Die Ehe wurde für nichtig erklärt.

Beim Weibe erkannten schon die ärztlichen Schriftsteller im alten Griechenland, vor allem Hippokrates, daß der physische und psychische Zustand der Frau nicht unwesentlich in Mitleidenschaft gezogen wird, wenn ein Jahrzehnt und länger nach dem Eintritt der Reife die Fortpflanzungsorgane untätig bleiben. Von dem Namen des Unterleibes, „hysteron", leiteten sie den Namen der Hysterie ab. Wir sehen, daß bei einigen Frauen früher, bei anderen später, gewöhnlich aber von Mitte der 20er Jahre ab, wenn kein Verkehr, keine Befruchtung, Schwangerschaft, Geburt und Stillung stattfindet, allmählich die Nerventätigkeit und der ganze Organismus leidet. Es stellt sich eine große Erregbarkeit des Nervensystems, Neigung zur Heftigkeit, zum Weinen und starke Erschöpfbarkeit ein. Seelisch ist damit eine Änderung des Charakters verbunden, bald macht sich ein mehr verbittertes, verbissenes Wesen, bald schwärmerische Exaltiertheit oder zum Mystizismus neigende Verschrobenheit geltend. Gleichzeitig finden wir in körperlicher Hinsicht Blutarmut und einen Verlust der runden weiblichen Formen, Magerkeit, Hagerkeit, oft sogar das Auftreten eines leicht männlichen Habitus. Empfängt der weibliche Körper kein Andrin, bleibt er verschlossen, ohne die belebende Wechselwirkung adäquaten Hautkontaktes, dann verwelkt und verdorrt er wie eine Pflanze, die nicht begossen wird. Es entwickelt sich der Typus der alten Jungfer, eines der bedauernswertesten Erzeugnisse unserer Scheinkultur, ein Wesen, das nie ein Gegenstand des Spottes, sondern unseres tiefsten Mitleids sein sollte. Die Prostitution auf der einen, die alte Jungfer auf der anderen Seite, vernichtender kann wohl schwerlich für einen nachdenklichen Biologen der Sexualunsinn unserer Zeit gebrandmarkt werden. Von einigen Frauenärzten werden auch örtliche Störungen, Scheiden- und Gebärmutterkatarrhe, Amenorrhoe, Dysmenorrhoe, Atrophie des Uterus und der Ovarien auf lange Enthaltsamkeit zurückgeführt. Die vaginale Flora scheint in der Tat in einem seiner natürlichen Funktion dauernd entzogenen

Genitalschlauch einen geeigneteren Nährboden zu finden, als in einem normal verwandten Organ.

Eine sehr bemerkenswerte Beobachtung war, daß während des Weltkrieges bei uns in Deutschland im zweiten und namentlich im dritten Kriegsjahre bei vielen Frauen die Periode monatelang aussetzte (Kriegsamenorrhoe). Es scheint, als ob nicht nur hier die Unterernährung, sondern auch das Fehlen geschlechtlicher Betätigung eine Rolle spielte. Ich habe eine sehr große Anzahl weiblicher Personen zu sehen Gelegenheit gehabt, welche unter der geschlechtlichen Abstinenz psychisch außerordentlich litten.

Ich führe zum Beispiel den Brief einer 25jährigen Dame an, den ich vor längerer Zeit erhielt:

„Lieber Herr Doktor. Ich komme zu Ihnen, weil ich niemand mehr weiß, der mir helfen kann. Zehn Jahre liegen hinter mir, Jahre, in denen ich grenzenlos einsam war. Ich habe kein Vermögen, und darum fragten die Männer nicht nach mir. Und mein Leben war doch nur ein einziges Warten auf den Mann, der mich lieb haben würde, für den ich leben dürfte. Wieviel Lebenskraft habe ich darangegeben, um mich niederzuringen und zu bewahren für den Einen, der niemals kam.

Meine Zugehörigkeit zu den oberen Gesellschaftsschichten — mein Vater ist Professor — bildet fast das größte Hindernis zur Erfüllung meiner Wünsche. Erziehung und eigene Anlagen machen es mir unmöglich, die mir angeborene und anerzogene Zurückhaltung zu überwinden, und doch könnte ich manchmal die Prostituierten beneiden, die von allen verachtet werden und denen der Mann doch sein Bestes schenkt (die ganze Glut erster Sinnlichkeit): die junge wilde Kraft der ersten Mannesjahre, ach, all die scheinbare Achtung und Ehrerbietung, mit denen er die Frauen unserer Kreise behandelt, gäbe ich hin für eine Nacht in seinen Armen, für eine einzige Stunde jauchzender Seligkeit. — Ich habe mich immer an die Hoffnung geklammert, mit den Jahren ruhiger zu werden: ich habe getan, was ich wußte, um diese heiße, bittere Sehnsucht nach Liebe zur Ruhe zu bringen, ihr ein Gegengewicht zu bieten: Musik, gute Bücher, geistige Anregung, Arbeit — es hilft ja alles nichts. Und nun weiß ich nichts mehr. Ich könnte die Hände ballen, wenn ich sehe, wie die Männer sich satt trinken (bis zum Überdruß) und wir verhungern daneben. Wir sind doch auch Menschen. Warum verlangt man von uns als etwas Selbstverständliches, was dem Manne unmöglich erscheint: lebenslängliche Enthaltsamkeit? Die geistige Arbeit fällt mir sehr schwer, und besonders die Gedankenkonzentration. Ich muß oft die Zähne aufeinanderbeißen, damit mein Chef meine Arbeitsunfähigkeit nicht merkt und Anlaß zur Klage nimmt. Ist der Dienst glücklich überstanden, bin ich total fertig und lege mich gleich hin; ich beneide höchstens die Spatzen an meinem Fenster, deren Leben wahrscheinlich mehr Inhalt und Zweck hat, als das meinige. Manchmal renne ich auch ziellos durch die Straßen, nach irgendeiner Betäubung suchend. Meine Angehörigen und Bekannten sind außer sich, daß ich wie verschollen für sie bin und keine Zeile von meiner Hand an sie gelangt. Allen diesen Menschen kann ich's auch nicht sagen, wie elend mir zumute ist. Ich bin vollkommen zermürbt und ohne Lebensfreude. Dieses künstliche Hochreißen mittels Sporen und Kandare, das nenne ich wirklich kein Leben, das ist ein elendes Vegetieren, nicht wert gelebt zu werden. Glauben Sie, ich hätte auch schon oft ein Ende gemacht, wenn ich nicht zwei Gründe hätte, die mich immer wieder davon abbringen. Da sie zum Teil ins religiöse Moment hineinspielen, also sehr abschweifend sind, möchte ich heute eine Auseinandersetzung derselben unterlassen; ich würde auch Ihre Geduld, mein hochverehrter Herr Sanitätsrat, zu sehr in Anspruch nehmen. Ich weiß es ganz genau, daß mein Nervensystem durch diese fortwährenden Kämpfe und die Nichtentspannung in sexueller Hinsicht jetzt schon stark geschädigt ist. Ich glaube auch, daß die menstrualen Störungen, die sich seit 5 Monaten bei mir bemerkbar machen, die sich in starken Rücken- und Kopfschmerzen, die ich früher gar nicht kannte, großer Übelkeit usw. äußern, auf das erotische Unbefriedigtsein zurückzuführen sind. Ich habe jedesmal vor der Mensis ein unbeschreibliches Gefühl des Verrücktwerdens. Mein Innenleben leidet unter dem ständigen Zwange; will ich ehrlich gegen mich selbst sein, so darf ich mir nicht verhehlen, daß ich im Charakter immer häßlicher werde. Ich stoße oft auf direkte Gemeinheiten meinerseits, vor denen ich in lichten Stunden selber erschrecke, auf Dinge, die mir früher vollkommen fremd waren. Ich bin oft grenzenlos neidisch, boshaft und bekannten Frauen gegenüber, die ein faible für mich haben, und gerne mit mir zusammen sein möchten, unzugänglich, oft direkt grausam. Es mag lächerlich klingen, wenn ich Ihnen sage, daß ich z. B. einem kleinen Mädchen, das mich abgöttisch liebt, nicht gönne, daß es mit mir zusammen ist. Dieses 18jährige Mädchen ist sehr glücklich und befriedigt, wenn es mit mir zusammen sein kann, und ich bin einsam und unzufrieden. Sie werden mich wohl verstehen. Ich werde immer gemeiner und möchte doch so gern gut sein. Ich weiß es so bestimmt, daß der Besitz eines Freundes, der mir körperlich und geistig etwas wäre, mich wieder gut machen würde, und ich könnte dann anderen Menschen auch wieder etwas sein und geben. Ich möchte so gern gut sein. In einem Sonett von Wildgans stehen folgende Zeilen:

Weil ich mein Wesen so mit Härte gürte,
Glaub nicht darum, daß ich aus Härte bin.
Tief reicht in mir ein fröhlich milder Sinn,
Den nur Geschick zu hartem Knoten schnürte.

Wirf einem, der die Hand nach heiliger Myrthe
Sich auftun hieß, Unkraut und Dornen hin!
Und reich' dem Durste Wein, wo Galle drin,
Dies ist das Leben, das ich immer führte.

Das könnte ich auch von mir sagen. Aber was hilft das alles, heute habe ich nun einen stillen, hellen Tag, mein besseres Ich hat die Oberhand, aber wie wird es morgen vielleicht, wahrscheinlich, schon wieder sein. Da schüttelt mich das erotische Unbefriedigtsein, es läßt mich nicht zur Ruhe kommen und macht mich schlecht. Es macht mich zur geistigen Dirne, schlimmer als die, die alle Konsequenzen auf sich nimmt und ihren Körper tatsächlich dem ungeliebten Manne gibt. Ich will es Ihnen ganz offen sagen, sehr verehrter Herr Sanitätsrat, daß ich mich in letzter Zeit oft bei dem Gedanken ertappe, da dieses Vegetieren doch vollkommen nutzlos ist, und ich durch die gezwungene Enthaltsamkeit körperlich und geistig ruiniert werde, mich irgendeinem Manne, sei es meinem Chef oder sonst einem Menschen, der mir gerade in den Weg kommt, an den Hals zu werfen. Ich will mich einmal in normaler Weise austoben und dem Triebe nachgeben, mich einfach wegwerfen. Wenn ich so sagen kann, ist mein Schutzgeist in solchen Augenblicken, da ich der Anrede eines mir Unbekannten aus dem körperlichen Drange heraus, nachgeben möchte, nur meine große Angst vor einer Empfängnis und die Ansteckungsgefahr; in Gedanken bin ich ja schon zur Dirne geworden. Bitte — verstehen Sie mich recht, in meinem Grundcharakter ist mir die Dirnennatur zuwider, und hätte ich einen Freund, der mich sexuell befriedigte (da Körper und Geist eins sind, nach meiner Meinung, so wäre durch eine, ich möchte sagen, „reine" Hingabe auch die Lücke in meinem geistigen Leben ausgefüllt), so wäre ich diesem treu, und wollte ihm Kamerad in Freud und Leid sein. Da ich kein Fischblut besitze, da ich keine Gelegenheit zur sexuellen Befriedigung habe, wird der Trieb immer stärker in mir, und ich werde immer mehr aus der Bahn des gesunden körperlichen und geistigen Empfindens gerissen. Z. B. kommt durch die Nichtentspannung der pathologische Trieb, mit Tieren zu verkehren, den ich schon seit frühester Kindheit an mir kenne, wieder stärker zum Ausdruck. Ich könnte aufschreien vor Qual. Auf die Straße könnte ich gehen und mich dem ersten besten hinwerfen mit der Wildheit nie gestillter Sehnsucht — nur um endlich einmal satt zu werden.

Und wenn ich auch am Tage meinen Stolz zu Hilfe rufe, um die Maske sogenannter Ehrbarkeit festzuhalten — dieser Ehrbarkeit, die mich meine ganze Jugend kostete —, es wird alles wieder zu nichte in diesen langen einsamen Nächten, in denen die Sehnsucht mich quält, bis ich müde und wehrlos bin, bis mein Leib wenigstens im Traum den Mann umarmt, den ich nie gekannt, willenlos und reuelos.

Eine Zeitlang habe ich unter dieser fortwährenden Spannung Weinkrämpfe bekommen, die mit Perioden exaltierter Lustigkeit oder Wochen stumpfer Melancholie wechselten. Vergebens nahm ich Ärzte in Anspruch, die mich auf Blutarmut und Nervosität behandelten. Als mir die Ursache durch intensives Selbststudium klar wurde, suchte ich durch Aufbietung aller Willenskraft gegen mich anzugehen. Ich kann mich jetzt auch wohl äußerlich beherrschen, weil ich zu stolz bin, um dem ersten besten meine Not zu zeigen. Aber diese immerwährende Entbehrung, diese Unmöglichkeit, für tausend ruhelos drängende Empfindungen die befriedigende Auslösung zu finden, drücken mich so nieder, daß ich eine harmonisch ausgeglichene Stimmung kaum mehr kenne. Ich fühle mich nicht nur körperlich matt und unbefriedigt, sondern auch in meiner geistigen Arbeitsfähigkeit fortwährend beeinträchtigt. Zwei- oder dreimal bisher hat mir der Zufall die Möglichkeit einer seelischen und körperlichen Befriedigung in greifbare Nähe gerückt — ich weiß noch heute, wie der bloße Gedanke daran auf mich wirkte, wie er tausend körperliche Fähigkeiten, eine bis dahin ungeahnte geistige Frische und Spannkraft in mir erweckte und mich in einem Rausch jauchzender Lebensfreude versetzte.

Eine ähnliche Zuschrift, die für das weibliche Abstinenzproblem nicht minder lehrreich ist, lautet:

Es fällt mir schwer, über mein Inneres zu sprechen, darum will ich Ihnen heute schreiben und ich hoffe zuversichtlich, daß Sie mich verstehen und mich nicht verachten. Es ist gut, hochverehrter Herr Sanitätsrat, daß ich in Ihnen einen Menschen fand, bei dem ich alle Scheu abtun und mein Herz erleichtern kann. Wir unverheirateten Frauen haben die gleichen Bedürfnisse in sexueller Hinsicht, wie unsere verheirateten Geschlechtsgenossinnen. Es müßten sich Mittel und Wege finden lassen, dem geschlechtlichen Mißstande, der wohl viele physisch und psychisch zugrunde richtet, abzuhelfen, ohne daß das ästhetische Empfinden der Mitwelt verletzt wird. — Warum wird uns das Leben so farb- und freudlos gemacht? Es könnte doch so schön, so wunderschön sein! — Es ist nicht gut, so einsam zu sein. Für Leib und Geist nicht gut. Wir befriedigen alle unsere Triebe, wenn sie sich bemerkbar machen, Hunger, Durst usw. — nur den einen, der Körper und Geist zugleich aufwühlt und erschüttert, den müssen wir bezwingen und müssen die Zähne aufeinanderbeißen und uns bezwingen und stille sein, damit die anderen Menschen, die „Reinen" nichts merken und die Qual noch größer machen. Körper und Geist sind so voneinander abhängig, daß die Leiden des einen auch die Leiden des anderen sind. Ich bin im Laufe der Zeit so mürbe geworden. Ich habe an nichts mehr Freude, und mein früheres Interesse an so vielen Dingen ist total erloschen. Vielleicht, wenn mein Leben sich ändern sollte, daß es wieder zu erwecken wäre. Dieser sexuelle Drang, dieses Verlangen nach einer körperlichen Vereinigung und niemals eine Entspannung, das ist so quälend, und nur der kann es verstehen, der es an sich selbst verspürte. Soviel ich mit mir kämpfe, es wird immer schlimmer und Leib und Seele werden geschädigt. Die Nächte sind oft grauenhaft. Dieser Drang nach einem geliebten Manne ist so stark in mir, daß ich den Körper des anderen an dem meinigen und seinen Mund in wilden Küssen auf dem meinigen zu fühlen glaube, und strecke ich die Arme aus, dann greife ich wie immer in das Nichts, die Leere und zerbeiße in der Verzweiflung die Kissen, meine Arme und was sonst da ist. Da ich Ihnen gegenüber, hochverehrter Herr Sanitätsrat, ganz offen sein will, muß ich auch bekennen, daß ich in solchen Nächten, wenn sie zu peinigend für mich sind, zur Selbstbefriedigung greife, und das ist das schlimmste, denn wie ich unter dem Ekel, der der momentanen kleinen Betäubung folgt, leide, kann ich keinem Menschen sagen. Von Befriedigtsein kann ich nicht reden — nur Ekel, Ekel und Selbstverachtung. Dann möchte ich Wein trinken, um mich und mein elendes Dasein zu vergessen. — Träume erotischen Inhalts, wirres abscheuliches Zeug, habe ich fast jede Nacht. Sie können sich wohl denken, wie zerschlagen ich am andern Morgen bin, — müde und arbeitsunfähig. Ich suche dann eben meine letzte Energie zusammen und verwende die für die Arbeitszeit. Am liebsten würde ich überhaupt nicht aufstehen, und es wiederholt sich jeden Morgen der gleiche Kampf, bis mein Dienstmädchen nach mehrfachem Wecken es endlich erreicht, daß ich mich ankleide. Ich kann eben nicht mehr. Es ist keine Faulheit bei mir, wie das wohl viele annehmen. Die geistige Arbeit fällt mir sehr schwer.

In einem anderen Briefe eines 30jährigen Mädchens an mich heißt es:

Hochgeehrter Herr Sanitätsrat! Endlich weiß ich eine Stelle, an der ich offen von dem, was mich quält, sprechen kann, ohne voll Verachtung angesehen zu werden. Es ist gut, wenn einmal alles vom Herzen herunterkommt. Sie können es sich nicht denken, wie ich unter den geschlechtlichen Entbehrungen zu leiden habe. Immer und immer allein, ohne jede sexuelle Entspannung, man wird müde und aller Schwungkraft beraubt. Wer das nicht kennt, weiß überhaupt nicht, wie ein Mensch darunter leiden kann. Ich weiß, daß ich viel leichter und besser arbeiten könnte, würde nicht meinem Geist durch die Entbehrung einer geschlechtlichen Vereinigung mit einem Manne, ich möchte sagen, ein Hemmschuh angelegt. Man ißt, wenn einem hungert, trinkt, wenn einem durstet, aber da, wo es einen packt und Leib und Seele aufwühlt, da steht man vor einem Nichts; oft habe ich abends im Bett das Gefühl, ein Mann liege neben mir, nur schwer schlafe ich ein, werde durch scheußliche erotische Träume gequält, und in letzter Zeit passiert es mir wiederholt, daß ich plötzlich erwache und durch den Schmerz aufmerksam gemacht, Bißmale am rechten Oberarm finde. Sie können sich wohl denken, wie zerschlagen ich nach solchen Nächten aufstehe, ohne Freude und Interesse an irgendeiner Sache. Ich bin vollkommen zermürbt und fühle es ganz deutlich, daß mein ganzes Nervensystem schwer unter dieser Quälerei leidet. Ich weiß genau, daß durch einen geregelten Geschlechtsverkehr all' diese traurigen Zustände verschwinden würden, und ich wieder Freude am Leben empfinden würde. Das, was ich jetzt führe, ist weiter nichts als ein Vegetieren. Ich sage es Ihnen ganz offen, lange geht es so nicht weiter. Entweder so oder so Schluß. In letzter Zeit kämpfe ich oft mit dem Drange, mich einfach einem Manne an den Hals zu werfen. Ich muß einmal den sexuellen Trieb befriedigen und sollte ich mich auch dadurch erniedrigen. Durch meine Dienststelle habe ich täglich mit mehreren jungen Lebemännern zu tun, sie behandeln mich als Dame; was ich aber nächstens tun werde, das weiß ich nicht. Ich würde in letzter Zeit auch in einem oder dem anderen Falle einer Anrede Unbekannter Folge leisten, hätte ich nicht eine so große Angst vor Krankheiten. Sie sehen, ich beichte Ihnen ganz offen; Sie werden mich verstehen, das hoffe ich bestimmt. Man wird so gleichgültig, und durch diese unhaltbaren Zustände im Leben der unverheirateten Frau kommen, was ich an mir beobachten kann, die Schattenseiten des Innenlebens immer mehr zum Vorschein, und das würde durch einen geregelten Verkehr wieder voll und ganz verschwinden. Es ist ein großes Elend. Wüßten Sie Rat und Hilfe für mich? Von Herzen dankbar wäre ich.

Die asketische Richtung früherer Zeiten wollte nichts davon wissen, daß die hysterischen Zustände der Frauen auf mangelnde geschlechtliche Funktionen zurückzuführen seien. Erst vor einigen Jahrzehnten griffen einige Autoren die alte Lehre des Hippokrates wieder auf, und heute stehen wohl die meisten Ärzte auf dem Standpunkte, daß unter den Ursachen der Hysterie keine so sehr in

Frage kommt, wie die sexuelle Enthaltsamkeit. Es ist nur noch unentschieden, ob dieses Motiv das alleinige ist. Nach meiner Erfahrung liegt dies wohl so: Auch andere seelische Erschütterungen, Aufregungen, Unfälle usw. kommen ursächlich in Betracht, doch bringen sie vor allem die hysterischen Komplexe da zum Ausbruch, wo durch sexuelle Spannung ein empfänglicher Boden für hysterische Symptome geschaffen ist.

Fragen wir uns ganz unvoreingenommen, ob die Nichtbefriedigung eines so starken Dranges, wie es der Geschlechtstrieb in einer großen Anzahl der Fälle ist, als natürlicher und für den Organismus vorteilhafter Zustand anzusehen ist, so lehrt ein Blick in die gesamte Natur, daß der Mensch, träfe dies zu, hier eine ganz besondere Sonderstellung einnehmen und ebenso auch das genitale Organsystem im menschlichen Körper, wenn es zum Unterschied von allen anderen ohne Schaden außer Funktion gesetzt werden könnte. Jedes andere Organsystem des Körpers würde, zu solcher Latenz verurteilt, die heftigsten Störungen im körperlichen Zusammenhang hervorrufen. Man wendet zwar häufig ein, daß im Sexuellen ein Ventil geschaffen sei, indem die männlichen und weiblichen Keimzellen sich periodisch unwillkürlich von den Geschlechtsdrüsen nach außen absondern. Doch wird bei dieser Erwägung die innere Sekretion des Sexualchemismus gänzlich außer acht gelassen und vor allem, daß von der sexuellen Enthaltsamkeit keineswegs nur die Keimdrüsen betroffen werden, sondern die vielen komplizierten Nervenbahnen und Organe, welche mit dem Geschlechtsleben auf das innigste zusammenhängen. So sehr eine Selbstregulierung der sexuellen Vorgänge vor allem im Sinne der Mäßigkeit und der Vermeidung jeder Unmäßigkeit zu billigen ist, so unverständlich ist es, daß geschulte Naturforscher unvoreingenommen zu der Überzeugung gelangen können, daß der Geschlechtstrieb des Mannes und des Weibes der Betätigung **nicht** bedarf und die Geschlechtsorgane und -funktionen ohne eine Beeinträchtigung des körperlichen und seelischen Wohlbefindens brachliegen könnten. **Jeder im körperlichen Stoffwechsel nach seiner Bestimmung nicht verwandte Stoff wirkt im Blute toxisch, warum sollte es sich im Sexualstoffwechsel anders verhalten?** Treten bei der Andrinämie und Gynäcinämie die nachteiligen Wirkungen auch nicht so akut und markant in die Erscheinung, wie bei der Urämie und Cholämie, so ist keineswegs damit gesagt, daß sie nicht vorhanden sind.

Mein Freund Rütgers, der vortreffliche holländische Sexualforscher, drückt sich einmal wie folgt aus: „Oh, man stirbt nicht so leicht daran, man wird sogar nicht immer förmlich krank, so wie ein Vogel im Käfig oder ein geblendeter Vogel doch noch singen kann. Aber ein Lebender ist man doch nicht, wenn eine der wichtigsten, reizvollsten organischen Funktionen ausgeschaltet wird."

Erb erwähnt Fälle von blühenden jungen Mädchen, die durch Nichtbefriedigung ihrer Sehnsucht nach Liebe und Mutterschaft, in der Mitte der zwanziger Jahre seelisch und körperlich erkrankten. Es traten psychische Störungen mit erotischer Betonung, sexuelle Vorstellungen und Halluzinationen und schwere Depressionen auf, die häufig mit Unterleibsbeschwerden verbunden waren. Das Wesentliche ist, daß alle diese Erscheinungen abnehmen und schwinden, wenn die betreffenden Frauen heiraten oder geschlechtlich verkehren. Wer ältere Mädchen vor und nach der Ehe beobachtet hat, wird wahrgenommen haben, wie nicht nur das subjektive Befinden sich besserte, eine Erleichterung und Erfrischung eintrat, sondern wie sich auch organische Leiden, vor allem Blutarmut und Unterernährung, nach Eingehung der Ehe verlieren. Es seien einige Beispiele angeführt:

Frau Sch., 40 Jahre alt, war vom 20. bis 25. Jahre verheiratet. Aus dieser Ehe stammen zwei Söhne. Seit 15 Jahren ist sie abstinent, seit 12 Jahren leidet sie an Schlaflosigkeit, Mattigkeit, Appetitlosigkeit, starkem exzentrischen Wesen, heftigen Weinkrämpfen und sexuellen Zwangsvorstellungen. Der Kopf sei ihr wie eingepreßt. Wiederholte Sanatoriumskuren erwiesen sich ebenso erfolglos wie Arzneien. Vor 5 Jahren unterhielt sie 2 Monate lang Geschlechtsverkehr mit einem verheirateten Schriftsteller. Trotzdem sie die stärksten moralischen Bedenken dagegen hatte, fühlte sie sich in dieser Zeit wie befreit. Schlaf und Appetit stellten sich ein, die Stimmung wurde harmonisch, sie war, um ihren eigenen Ausdruck zu gebrauchen, „wie neugeboren".

Ein zweiter Fall betrifft einen Mann, der bis zu seinem 54. Jahre weder masturbiert, noch sexuell verkehrt hatte. Er lebte in einer kleinen Stadt unter Verhältnissen, die den Verkehr sehr erschwerten. In Großstädten fürchtete er die Infektion. Sein Geschlechtstrieb scheint relativ mäßig gewesen zu sein. Trotzdem war seine Arbeitsfähigkeit schwer beeinträchtigt, er litt an kolossaler innerer Unruhe, reiste in der ganzen Welt umher, — der Reisetrieb alter Jungfern und Junggesellen ist nicht selten ein Ausfluß verdrängter Sexualität —, klagte über Schmerzen in den Gliedern, Zerstreutheit, Unlust zu irgendeiner Tätigkeit, Angstträume, nächtlichen Schreikrämpfen und nervöse Dyspepsie. Ärztliche Kuren und das von amerikanischen Ärzten empfohlene „naturgemäße Leben", das „simple life", zu dem vegetarische, alkoholfreie Kost, Luft- und Wasserkuren, Gymnastik usw. gehören, nützten nichts. Seit er geschlechtlich verkehrt, die Woche einmal, sind seine Beschwerden verschwunden, nur die schreckhaften Träume treten noch zeitweise auf. Er sagt, es käme ihm vor, als hätte er früher nur halb gelebt.

Im dritten Falle handelt es sich um einen 20jährigen Zahnarzt. Masturbation fand vom 15. bis zum 16. Jahre statt. Seitdem lebt Patient 3 Jahre total abstinent. Vor 2 Jahren stellten sich die Woche zwei- bis dreimal Pollutionen ein, durch die er sich sehr angegriffen und unglücklich fühlt. Außerdem litt er an sogenannten Herzbeklemmungen, Angstzuständen, die zeitweise so stark waren, daß er fürchtete, er könne sich selbst einmal ein Leid antun. Behandlung von 4 Ärzten sowie mehreren Kurpfuschern, an die er sich nach der bei ihm von keinem Arzt erreichten Hilfe wandte, hatten keinen Erfolg. Im Januar d. J. entschloß er sich, ohne daß ihm jemand dazu riet, geschlechtlich zu verkehren. Er ging zu Prostituierten. Trotzdem diese, sowie der Präservativverkehr ihm sehr unsympathisch waren, sind seine nervösen Beschwerden, seit er regelmäßig verkehrt, völlig verschwunden. Er fürchtet sich nun sehr, seit er die Scylla der Abstinenzstörungen überwunden, in die Charybdis der Geschlechtskrankheiten zu fallen. Aus diesem Grunde strebt er eine möglichst frühzeitige Ehe an.

In allen diesen Fällen war der alterierende Einfluß sexueller Betätigung so augenfällig, daß man sehr voreingenommen sein muß, wenn man in dem postea hier nicht zugleich ein propterea erblicken will.

Die nachteiligen Folgen sexueller Abstinenz sind individuell ungemein verschieden. Zweifellos gibt es viele Personen, die unter ihr nur wenig leiden. Es hängt dies hauptsächlich von der Stärke des Triebes ab, auch von der sexuellen Artung im allgemeinen. So kann man beobachten, daß bei virilen Frauen viel weniger die Zeichen der Altjüngferlichkeit auftreten. Die Tatsache, auf die ich schon in meinen älteren Schriften hinwies, daß intersexuelle Personen, weibliche Männer ebenso wie männliche Weiber, zwischen 40 und 50 Jahren oft noch wie in der Mitte der zwanzig aussehen, gewinnt im Lichte der Steinachschen Verjüngungsversuche an Interesse. Wir gehen kaum fehl, wenn wir annehmen, daß es sich hier um Einflüsse der Pubertätsdrüse handelt, deren F- und M-Zellen sich nicht antagonistisch vernichten, sondern synergetisch die Wage halten. Offenbar unterliegen in solchen Fällen die Evolutions- und Involutionsvorgänge innerhalb der Geschlechtsdrüse anderen Gesetzen als dort, wo in viel höherem Grade der auf die Fortpflanzung gerichtete generative Anteil das Terrain beherrscht.

Je weniger ein Bedürfnis nach heterosexueller Betätigung vorhanden ist, um so geringer sind auch die körperlichen und seelischen Abstinenzfolgen beim Ausbleiben sexuellen Verkehrs mit dem anderen Geschlecht. Viele Abstinenten sind ganz menschenscheu, wobei schwer zu unterscheiden ist, ob die Enthaltung vom geschlechtlichen Verkehr oder die nervöse Anthropophobie der primäre Zustand ist. Von einigen Seiten ist behauptet worden, daß namentlich beim weiblichen Geschlecht dauernde Abstinenz zu Exaltationen führen kann, die sich bis zu Sinnestäuschungen steigern. Besonders von älteren französischen Autoren werden halluzinatorische und sogar epileptische Anfälle mit sexueller Enthaltung in Verbindung gebracht. Steht auch dafür noch ein absoluter Beweis aus, so ist doch soviel sicher, daß hysterische Leiden aller Art, namentlich sogenannte „Herzkrämpfe“ mit schweren Beängstigungen bei Frauen nach längerer Abstinenz nicht zu den Seltenheiten gehören. Meine Erfahrung stimmt hier völlig mit der Freuds überein, der sagt: „Angst ist eine von ihrer Verwendung abgelenkte Libido.“ Ganz ähnlich meinte schon Gattel (Über die sexuellen Ursachen der Neurasthenie und Angstneurose, Berlin 1898): „Die Angstneurose tritt überall da auf, wo eine Reduktion der Libido stattfindet.“

Nicht anschließen kann ich mich der Meinung, die dahin geht, daß echte Homosexualität und andere dauernde Triebstörungen infolge von normalsexueller Abstinenz auftreten. Es widerspricht dies dem konstitutionellen Charakter der Homosexualität und ist noch niemals von mir beobachtet worden. Offenbar liegt hier eine der häufigen Verwechslungen von pseudohomosexueller Betätigung und wirklicher Homosexualität vor. Daß Personen, denen die Gelegenheit zu normalem Geschlechtsverkehr für lange Zeit mangelt, zu gleichgeschlechtlichen Handlungen gelangen, beispielsweise in Gefangenenlagern und auf Schiffen, ist eine zutreffende Tatsache, doch unterscheidet sich dieser Vorgang von der wirklichen Homosexualität dadurch, daß, sobald wieder Gelegenheit zu normalsexuellem Verkehr vorhanden ist, solcher auch ausgeübt wird, was beim Homosexuellen nicht der Fall ist, auch wenn reichlich die Möglichkeit zu normalsexuellem Verkehr vorhanden ist. Im übrigen machen sich die Abstinenzerscheinungen bei homosexuellen Männern und Frauen ganz in derselben Weise geltend wie bei Normalsexuellen. Es kommt eben ganz auf die dem Trieb und Bedürfnis entsprechende adäquate Entspannung an. Ähnlich wie zu pseudohomosexuellen kommt es infolge von normalsexueller Abstinenz auch zu onanistischen Akten und zwar bei beiden Geschlechtern. Von eigentlicher Abstinenz kann in solchem Falle nicht die Rede sein, höchstens von relativer, da die Surrogatakte auch dann, wenn sie mit dem ursprünglichen Sexualtriebe divergieren, immerhin eine Betätigungsform darstellen, die mit dem Wesen der totalen Abstinenz nicht vereinbar ist. Längere Zeit fortgesetzt ist allerdings die Wirkung solcher Surrogatakte bei der Unvollkommenheit ihrer Art fast ebenso nachteilig wie die völlige Abstinenz. Wenn wir auch anführten, daß es sicherlich eine ganze Anzahl von Individuen gibt, denen die Abstinenz wenig schadet, so ist ihre Zahl doch gering, verglichen mit denen, wo das Gegenteil der Fall ist. Völlig zutreffend sagt Neißer: „Enthaltsamkeit, die dem einen leicht ist, wird von dem anderen kaum ertragen. Sicherlich kann sie schädigende Wirkungen für das ganze Leben mit sich bringen.“ Mit dem Einwande grundsätzlicher Sexualgegner, es handle sich doch nur um „nervöse Beschwerden“, ist die Frage ebenso wenig gelöst wie mit der ebenso häufigen Äußerung, es sei dieses Leiden doch bei weitem nicht so schlimm, wie die häufigen Folgen außerehelichen Geschlechtsverkehrs, die Geschlechtskrankheiten. Die Lebensfreudigkeit und Leistungsfähigkeit wird durch das eine wie durch das andere wesentlich beeinträchtigt. Die Aufgabe des Arztes ist es, nicht abzuwägen, welches von beiden Übeln das größere ist, sondern für möglichste Beseitigung beider Sorge zu tragen. Von einigen wird behauptet, daß für Abstinenzschädigungen vor allen solche Männer und Frauen disponiert erscheinen, deren Psyche infolge erblicher Belastung besonders labil sei. Ihre Zahl wäre beträchtlich. Von anderen wird angenommen, daß gerade robuste, voll gesunde Individuen mehr Gefahr laufen, unter dem Einfluß der Abstinenz Schaden zu nehmen, als degenerierte Schwächlinge. Hier ist die individuelle Beherrschungsmöglichkeit von der Folgenschwere wohl zu unterscheiden. Richtig ist wohl, daß ein widerstandsfähiges Nervensystem eher imstande ist, mit dem sexuellen Triebe fertig zu werden, und daß es deshalb gerade eine der Hauptaufgaben in der Prophylaxe und Therapie der Abstinenzstörungen ist, das Nervensystem zu kräftigen. Hierbei kommt es allerdings nicht auf Medikamente, sondern auf die Lebensweise im allgemeinen an. Manche Mittel wie Brom setzen zwar den sexuellen Trieb etwas herab, schwächen aber zugleich die nervöse Widerstandsfähigkeit. Wichtig ist es, Stoffe zu meiden, welche das Nervensystem stark erregen, wie Kaffee und mancherlei Gewürze. Im übrigen ist die Bedeutung der Diät gerade hinsichtlich der Steigerung der Beherrschungskräfte nicht zu hoch zu veranschlagen. Ich habe Gelegenheit gehabt, eine ganze Anzahl von Personen sowohl homosexuelle als heterosexuelle kennen zu lernen, die, um abstinent leben zu können, Vegetarier geworden sind, doch hatte die Enthaltung von Fleisch gewöhnlich nur einen sehr vorübergehenden, oft negativen Erfolg. Dabei sei auf die merkwürdige Tatsache hingewiesen, daß bei den Tieren die Pflanzenfresser geschlechtlich lebhafter und leidenschaftlicher erscheinen als die Fleischfresser, der Stier und Hengst also geschlechtlich erregter sind als Löwe und Tiger. Als das geeignetste Mittel gegen schädliche Abstinenzfolgen muß die Regelung des Sexuallebens, der geschlechtliche Verkehr angesehen werden, wobei allerdings die Frage auftaucht, ob der Arzt berechtigt ist, Männern und Frauen, die an Abstinenzschädigungen leiden, zum Geschlechtsverkehr zu raten. Man hat diese Frage vielfach verneint. Stellen wir uns aber auf rein medizinischen Boden, so kann die Entscheidung nicht zweifelhaft sein. Immerhin wird sich ein gewissenhafter Arzt, dem das „nihil nocere“ das oberste Gesetz ärztlichen Handelns bleibt, sich sehr schwer entschließen können, einem Patienten oder einer Patientin den Geschlechtsverkehr anzuraten, der so viele Möglichkeiten anderweitiger Schädigungen in sich schließt. Die Verantwortung ist groß, und so sehr der Mut anzuerkennen ist, mit dem Persönlichkeiten wie Forel, Näcke und andere sich verpflichtet fühlten, Männern und Frauen, die infolge geschlechtlicher Enthaltsamkeit erkrankten, den sexuellen Verkehr zu raten, so scheint mir doch der objektivste Weg, im Einzelfalle genau mit dem Untersuchten durchzugehen, welche Vorteile und Nachteile die sexuelle Betätigung und welchen Nutzen und Schaden die sexuelle Enthaltsamkeit im Gefolge haben. Die ganze Frage ist vor allem auch für das weibliche Geschlecht von äußerster Wichtigkeit, ist doch der Frauenüberschuß, der schon von dem Kriege mehrere Millionen betrug, in Deutschland durch den Krieg um das Doppelte, auf gut 4 Millionen vermehrt worden. Von 100 Frauen zwischen 20—30 Jahren sind über 60 % ledig. Eine wirkliche Lösung dieses schweren Problems ist nur dann zu erzielen, wenn der soziologische **Faktor** sich auf den biologischen gründet.

Der nervöse Symptomenkomplex, welcher sich bei gesunden sexuell abstinenten Männern und Frauen mit der Zeit infolge Sexualverstopfung fast ausnahmslos einzustellen pflegt, tritt verstärkter und akuter in solchen Fällen auf, in denen sich ein intensiver Sexualtrieb reaktionslos auf eine bestimmte Persönlichkeit erstreckt, also in Fällen von sogenannter **unglücklicher Liebe,** jenes intensiven Affektzustandes, den ich im II. Kapitel dieses Bandes als monogame Form des Hypererotismus geschildert habe.

Von den ältesten bis in die neuesten Zeiten sind immer wieder Gelehrte trotz der Verhöhnung, der sie sich mit dieser Behauptung auszusetzen pflegten, dafür eingetreten, daß Liebe eigentlich eine Krankheit, und der Ausdruck jemand sei „liebeskrank" mehr als ein Vergleich sei. Schon Plato erzählt von einem Menschen, der an einer übergroßen Liebe zugrunde gegangen sei; zwar habe er ihn selbst nicht gesehen, doch sei der Philosoph Empedokles dabei gewesen, als der Leichnam dieses Liebesopfers zerlegt wurde; die Ärzte wollten wenigstens nach dem Tode sehen, was dem Manne gefehlt habe, dessen Leiden zu ergründen ihnen bei seinen Lebzeiten nicht möglich gewesen wäre. Sie fanden, immer nach Plato, ein Herz, das wie vom Feuer versengt, eine Leber, die von Rauch geschwärzt, eine Lunge, die ausgetrocknet war, so daß ersichtlich das Leben des Verstorbenen vom Feuer der Leidenschaft zerstört gewesen wäre. Neuerdings soll in Italien in einem medizinischen Blatt ein Artikel von Dr. Barett erschienen sein, der sich dahin ausspricht, daß die „Liebe" eine Vergiftung sei, die besonders die Nervenzentren und das Blutgefäßsystem in Mitleidenschaft ziehe. Besonders schwer trete diese Erkrankung auf, wenn die Patienten noch jung seien und durch frühere Anfälle noch keine Immunität erlangt hätten (eine Beobachtung, die übrigens mit den Erfahrungen meiner Spezialpraxis nicht übereinstimmt). Dr. Barett will in dem Blute Verliebter viel mehr weiße Blutkörperchen, als in dem „Gesunder" festgestellt haben. Er behauptet, daß hochgradig an Liebe Erkrankte besonders empfänglich für Tuberkulose seien und daß, wenn nicht rechtzeitig eine Liebeskur eingeleitet würde, nervöse Symptome schwerster Art, die sich bis zum Wahnsinn steigern können, beobachtet würden. Er schließt seine Ausführungen mit der Bemerkung, daß diese Krankheit die Eigentümlichkeit habe, daß die von ihr Befallenen gewöhnlich lieber weiter unter ihr leiden, als geheilt sein wollen. Erweckt dieser Auszug, den ich einer deutschen Tageszeitung entnehme (Königsberger Hartungsche vom 22. Juli 1918), auch gerade keinen wissenschaftlichen Eindruck, so unterliegt es doch keinem Zweifel, daß eine heftige Leidenschaft in der Tat nicht selten ein ganzes Heer nervöser, geistiger und körperlicher Störungen im Gefolge hat, die, wenn keine Möglichkeit adäquater Abreaktion und Entspannung gegeben ist, oft genug zum freiwilligen Tode führen, der den namenlosen Qualen einer unglücklichen Liebe vorgezogen wird.

Wiederholt wurde darauf hingewiesen, daß die Herstellung sexueller Harmonie nicht durch jeden, sondern nur durch den adäquaten Verkehr zu erzielen ist. Das gilt für alle Männer und

Frauen, die aus irgendwelchen Gründen einen Geschlechtsakt vollziehen, der mit ihrer seelischen Neigung im Widerspruch steht, — ich teile hier völlig die von Kurella in seinem Aufsatze „Körperseele" vertretenen Anschauungen —, das gilt ferner aber auch für alle Personen, deren Geschlechtstrieb von der Norm abweicht. Ich habe bei früheren Gelegenheiten, besonders in dem Kapitel über Transvestitismus dargelegt, wie ungemein stark das Nervensystem durch die dauernde Unterdrückung eines die Person beherrschenden Zwangstriebes leidet. Wer Gelegenheit gehabt hat, das Aussehen und Wesen von Transvestiten zu beobachten in verschiedenen Kleidungen, wird den außerordentlichen Unterschied wahrgenommen haben, der vorhanden ist, wenn die Außenprojektion dem inneren Drange entspricht, oder wenn dies nicht der Fall ist. Derselbe Mensch, der im höchsten Maße hysterisch, neurasthenisch und hypochondrisch, äußerst unruhig und tief deprimiert war, bekommt eine ruhige, gehobene, ausgeglichene Verfassung, wenn er sich entsprechend bewegt. Will der Arzt einem solchen Patienten wirklich von Nutzen sein, so darf er seine Aufgabe nicht darin erblicken, auf die Unterdrückung des transvestitischen Triebes hinzuarbeiten, sondern muß nach Möglichkeit bestrebt sein, für eine Auswirkung des Dranges zu sorgen, vor allem dann, wenn kein effektiver Schaden damit angerichtet wird. In der großen Mehrzahl aller sexuellen Anomalien trifft dies zu. Ich habe sehr nervöse Fetischisten beobachtet, deren Erregungszustände bei bloßer Berührung ihres Fetischs wichen. So ist mir ein Mann in der Erinnerung, der sehr niedergedrückt war und an einer schweren Form von Asthma sexuale litt. Diese Erscheinungen wichen, sobald er einen Damenpelz streichelte. Bei anderen übte Leder (Stiefel) die gleiche Wirkung aus. Es kommt hier oft auf Momente an, die dem Nichtkenner höchst unwesentlich erscheinen, welche jedoch vollkommen ausreichen, nicht nur eine Besserung, sondern sogar eine Heilung des nervösen Symptomkomplexes herbeizuführen. Ich kenne eine Reihe von Beispielen, in denen die Nervosität eines Mannes völliger Ruhe Platz machte, wenn er den Geschlechtsverkehr als Succubus vollziehen konnte. Mußte er als Incubus fungieren, befand er sich tagelang im Zustand hochgradiger Reizbarkeit.

Unter den mangelhaften sexuellen Entspannungen hat man eine Form, die gewissermaßen auch als eine Art relativer Enthaltung zu gelten hat, von jeher als sehr schädigend für das Nervensystem angesehen, das ist der Coitus interruptus. Gewöhnlich wird darunter das Zurückziehen des Membrum virile vor dem Eintritt des Orgasmus verstanden und zwar mit der präventiven Absicht, den Samenerguß nicht in die Scheide gelangen zu lassen. Genau genommen handelt es sich weniger um eine Unterbrechung des Aktes als solchen, als nur um eine besondere Art der Ausführung, so daß die ebenfalls gebräuchliche Bezeichnung reservatus besser das Wesen des Vorganges ausdrückt. Unter einem Coitus interruptus würde man dann besser eine völlige Unterbrechung des Geschlechtsverkehrs ohne eigentliche Entspannung verstehen, eine gleichfalls ungemein häufige Betätigungsweise. So stellt für manche Männer und Frauen beispielsweise die ganze Verlobungszeit einen Coitus interruptus dar, indem fortgesetzt dauernd starke Erregungen stattfinden mit kongestiven Blutüberfüllungen sowohl der männlichen wie der weiblichen Genitalorgane und Sekretabsonderungen der geschlechtlichen Drüsen, ohne daß eine normale Abebbung vorkommt, es sei denn, daß gelegentlich Ejakulationsorgasmen in die Leibwäsche hinein erfolgen. Aus diesem Grunde stellt die Brautzeit für viele Männer und Mädchen eine erhebliche Nervenprobe dar.

Ein Mittelding zwischen dem Coitus interruptus und reservatus ist der ebenfalls sehr verbreitete Coitus prolongatus, der zwecks Lustverlängerung absichtlich protrahierte Akt. Zwischen allen diesen Manipulationen kommen Übergänge vor, namentlich ist der Coitus interruptus oft auch ein Coitus prolongatus. Der Congressus interruptus ist das älteste und wegen seiner Einfachheit noch heute häufigste Mittel zur Verhütung der Konzeption. M. Marcuse sagt darüber (Der eheliche Präventivverkehr, seine Verbreitung, seine Verursachung und Methodik, Stuttgart 1917): „Als Form des Präventivverkehrs seitens der Männer kehrt am häufigsten der Coitus interruptus wieder, der in 52 von 203 Ehen als alleinige Vorsicht geübt wird, im Verein mit noch anderen Präventivmaßnahmen außerdem noch 78mal genannt wird, und in der großen Mehrzahl der Fälle die vorherrschende Methode ist." Der Coitus interruptus stellt eine Erscheinung dar, die in den sozialen Verhältnissen begründet ist.

Es bedienen sich dieses Mittels sowohl Unverheiratete, besonders auf dem Lande, wo es keine Prostitution gibt, wie Ehemänner, besonders solche, die mit Kindern bereits gesegnet sind, und aus Sparsamkeitsrücksichten oder zur Schonung der Frau der Empfängnis vorbeugen wollen. Bei einer großen Anzahl von Männern, die wegen Erscheinungen sexualneurasthenischer Natur zum Arzt kommen, wird der Coitus interruptus als einzige wesentliche Ursache genannt. Über seine schädlichen Folgen gehen die Meinungen der Sachverständigen weit auseinander. Viele Autoren, darunter auch fast sämtliche Psychoanalytiker, halten die Gepflogenheit der Unterbrechung für äußerst nachteilig und sehen in ihr eine Hauptursache der Neurasthenie; ein Arzt, der allerdings sehr eigene Bahnen wandelte, Dr. Damm in Wiesbaden, erblickte in dem Coitus interruptus sogar den wesentlichsten Grund der Nervenschwäche unserer Zeit. In einem Vortrage, den ich von ihm vor mehr als 25 Jahren hörte, schilderte er seine Wirkungen auf Gehirn und Rückenmark in den schwärzesten Farben. Demgegenüber sind einige der hervorragendsten Spezialisten wie Krafft-Ebing, Fürbringer und Oppenheim der Ansicht, daß diese Anschauungen mit den wirklichen Erfahrungstatsachen nicht übereinstimmen; sie vertreten den Standpunkt, daß „der mit Maß und Ziel ausgeübte Coitus interruptus bei gesunden Personen die ihm zugeschriebenen Störungen keineswegs verursache und nur bei lange fortgesetztem Abusus und von vornherein neurasthenisch veranlagten Individuen von Nachteil sei." Nach meinen Ermittelungen muß man hier einen Unterschied zwischen dem Coitus reservatus, interruptus und prolongatus machen. Der Coitus reservatus — „mein Mann sieht sich vor", pflegen die Frauen zu sagen, um dieses übrigens keineswegs unbedingt sichere Vorbeugungsverfahren zu bezeichnen, bei welchem der Akt zwar usque ad orgasmum et ejaculationem fortgesetzt, das Ejakulat jedoch außerhalb der Scheide, meist inter femora entleert wird — ist eine Form, welche für den Mann kaum einen nennenswerten Schaden im Gefolge haben dürfte, es sei denn, daß die immerhin in actu eine gewisse Willenskraft erforderliche Herausnahme des Membrum ein an sich empfindliches Nervensystem zu irritieren geeignet ist; bei der Frau dürfte durch den ausbleibenden Erguß ein nicht unwesentlicher Moment der vollbefriedigenden Entspannung fehlen, was bei häufiger Wiederholung wohl eine Nervenschädigung bedeuten kann. Ganz anders liegt es aber bei dem Coitus interruptus im eigentlichen Wortsinn; hier liegt das Bestreben, sich in den nervösen Genuß des Wollustgefühls zu setzen, dabei aber den substantiellen Samenverlust zu vermeiden.

Der physiologische Vorgang beim normalen Beischlaf ist der, daß mit der Erektion eine Blutüberfüllung des gesamten kavernösen Gewebes im Penis, der Urethra und Caput gallinaginis eintritt, welche mit der Ejakulation durch die begleitende Zusammenziehung der Genitalmuskel eine elementare Entladung erfährt. Der Erfolg ist eine schnelle vollständige Erschlaffung des Genitale. Anders beim Coitus interruptus. Hier wird der Beischlaf bei Eintritt des Wollustgefühls unterbrochen; an Stelle der schnellen vollständigen Entlastung des Genitalschlauches bleiben Hyperämien zurück, die bei regelmäßiger Wiederholung zu einer chronischen Reizung der Pars prostatica urethrae führen und so die Ursache für spätere sexualneurasthenische Erkrankungen werden können.

Nicht ganz so schlimm wie bei dem interruptus ist es bei dem Coitus prolongatus, dem in die Länge gezogenen, bei Eintritt der Wollustempfindung aussetzenden und dann immer wieder einsetzenden Akt, um die Vorlust möglichst auszudehnen und die Lusthöhe nach Möglichkeit aufzusparen. Es gibt Personen, die die Fähigkeit besitzen, die Kohabitation, welche gleichmäßig ausgeführt kaum 5 Minuten in Anspruch nehmen würde, auf 40 Minuten bis eine Stunde hinzuziehen. Auch hier findet eine nicht unerhebliche Reizung des sehr sensiblen Samenhügels im Vorsteherdrüsenteil der Harnröhre statt, aber da schließlich doch ein Durchbruch des Samens und damit eine Entlastung erfolgt, tritt immerhin eine natürliche Lösung ein, so daß die Ausdehnung und Wiederholung dieser Verkehrsform einen ziemlich hohen Grad erreichen müßte, um Schaden zu verursachen. Der Nachteil, den diese Koitusabarten auf den weiblichen Körper haben, hängt ganz davon ab, ob und inwieweit dieser Verkehr bei den Frauen eine Entspannung herbeiführt; namentlich beim prolongierten, oft aber auch beim unterbrochenen Akt tritt bei ihnen ein oder mehrere Male der Orgasmus ein. In solchen Fällen dürften kaum örtlich kongestive und allgemein nervöse Störungen resultieren, doch gibt es sicherlich auch sensitive Frauen, bei denen sich auf dem Boden dieser, der Norm nicht entsprechenden Beischlafsformen hysterische Zustände entwickeln können.

Diese künstlichen Verlängerungen und Unterbrechungen werden aber von vielen Personen nicht nur bei der eigentlichen Kohabitation vorgenommen, sondern auch bei allen Abarten sexueller Betätigung, vor allem bei der Masturbation. Rohleder hat in diesem Sinne auch mit Recht von einer Masturbatio interrupta und incompleta (Zeitschr. f. Sexualw. 1908, S. 459) gesprochen. Er versteht unter Masturbatio interrupta den Zustand, bei dem ein Individuum mit Absicht oder auch gegen seinen Willen die Ausspritzung des Samens verhütet. Hammer ist der Meinung, daß die Masturbatio interrupta auf einem Hemmungsinstinkt beruht, der mit der Vorstellung einer Schwächung durch den Samenverlust zusammenhängt. Als Masturbatio incompleta bezeichnet Rohleder eine anscheinend etwas seltenere Form, bei der der Orgasmus ohne Ejakulation ausgelöst wird. Für die unterbrochene und verlängerte Ipsation gilt im wesentlichen das über die Unterbrechung und Verlängerung des Beischlafs Gesagte. Auch hier sind beide Formen, die eine mehr, die andere weniger geeignet, einen chronischen Reizungszustand der Urethralschleimhaut zu bewirken, namentlich des Colliculus seminalis, sowie der Urethraldrüsen, bei denen es schließlich nur eines ganz geringen Reizes bedarf, um eine Ejakulation herbeizuführen. Wir berühren damit wieder eine der bedeutsamsten Ursachen und eins der zugleich wichtigsten Symptome der sexuellen Neurasthenie, die „Colliculitis seminalis" und die oft mit ihr verbundene, wie verbreitete „Ejaculatio praecox".

Von den ursächlichen Momenten, die oft mit, nicht selten aber auch ohne nachweisliche Colliculitis seminalis und vorschneller Ejakulation zu Sexualneurosen führen, seien neben dem Coitus interruptus und der Ipsatio interrupta und prolongata vor allem noch drei genannt: Die Ipsation, die akute und in noch höherem Grade die chronische Gonorrhoe und sexuelle Exzesse. Ihre Folgen treten uns in der onanistischen Neurose, der Tripperneurasthenie und der reizbaren Schwäche der Hypererotiker entgegen.

Viele Autoren, beispielsweise Binswanger, messen der Onanie die bei weitem größte Bedeutung für die Entstehung sexueller Neurasthenie zu. Auch Krafft-Ebing gibt unter 114 Fällen von Sexualneurasthenie beim Manne 88mal Masturbation als Ursache an. Binswanger vertritt allerdings die Ansicht, daß die Onanie nur dann Bedeutung gewinnt, wenn das Individuum schon durch andere Ursachen neurasthenisch geworden sei, daß aber die Folgezustände exzessiver Masturbation das bestehende Leiden zweifellos verschärfen können. Curschmann ist der Anschauung, daß der neurasthenische Symptomenkomplex nicht von den Samenverlusten veranlaßt ist, sondern diesen koordiniert ist, so daß beide ihre Entstehung einer dritten Ursache verdanken, nämlich einer erhöhten Reizbarkeit und Erschöpfbarkeit des Nervensystems. Bereits in dem Kapitel über Ipsation habe ich ausgeführt, daß die Folgen dieser so überaus häufigen Betätigungsform in früheren Zeiten ungemein übertrieben wurden. Mit unserer zunehmenden Erfahrung nähern wir uns immer mehr dem Standpunkte Stekels, der in dieser monosexuellen Entspannungsform ein physiologisches Vorkommnis sieht. Es scheint, als ob eine sehr große Anzahl männlicher und weiblicher Personen eine dreiphasige Entwicklung durchmachen, eine autistisch onanistische, eine indifferenzierte — bisexuelle Periode und eine dritte differenzierte, größtenteils heterosexuelle, im gewissen Prozentsatz aber auch homosexuelle Epoche. Die Schädlichkeit der onanistischen Betätigung liegt im Ubermaß. Dieses „Zuviel" zu bestimmen, ist darum schwierig, weil dabei wesentliche individuelle Momente in Frage kommen. Es besteht kein Zweifel, daß die gleiche Anzahl sexueller Entspannungen für einen Menschen nachteilig, für einen zweiten belanglos, für einen dritten sogar vorteilhaft sind. Es hängt dies von der Stärke des Bedürfnisses, der Lebensweise, dem konstitutionellen Faktor, zum Teil auch von psychischen Momenten ab. So ist gerade in bezug auf die Onanie feststehend, daß die große Furcht vor den Folgen dieser „Jugendsünden" auf das Gemüts- und Nervenleben vieler Menschen sehr viel schädlicher einwirkt als die Handlung selbst. In einem Berliner Gymnasium ereignete sich vor einigen Jahren der Fall, daß innerhalb einer kurzen Zeit drei Schülerselbstmorde in einer Klasse vorkamen, darunter auch der Primus, ein hochbefähigter Knabe. Durch einen in meiner Behandlung befindlichen Mitschüler konnte ich ermitteln, daß in allen drei Fällen mit sehr großer Wahrscheinlichkeit die Furcht vor den Folgen der Onanie und vor allem das starke Gefühl der Reue und des Ärgers, immer wieder dieser Schwäche zu erliegen, die Selbstmordursache war.

So sehr jedoch die verhängnisvolle Irrlehre verurteilt werden muß, es könnten durch Onanie unheilbare geistige und körperliche Leiden entstehen, so soll doch nicht die Entstehung einer mehr oder weniger starken Neurasthenie von bald kürzerer, bald längerer Dauer als Folge häufiger Masturbation in Abrede gestellt werden. Auch hier ist natürlich die zeitliche und ursächliche Folge oft schwer voneinander zu trennen, auch ist zu berücksichtigen, daß oft schon die neuropathische Disposition als solche stärkere Ipsation im Gefolge hat. Doch bleibt bestehen, daß die typischen Erscheinungen der reizbaren Nervenschwäche, vor allem körperliche Erschlaffungszustände, verbunden mit Energielosigkeit und deprimierter Gemütsstimmung, meist zusammen mit erhöhter Reizbarkeit, Unruhe, Herzklopfen und anderen Zirkulationsstörungen bei Onanisten sehr häufig sind. Vor allem sind es die hypochondrischen Zustände, die diesen Kranken viel zu schaffen machen. Diese werden durch die von ihnen reichlich betriebene Lektüre, vermeintlich belehrende Schriften über die großen Gefahren der Samenverluste noch erheblich verschlimmert. Zu diesen gehören nicht nur etwa die Schriften, die mehr oder weniger von Laien herrühren, wie die Selbstbewahrung von Retau, Bernhardis „Jugendspiegel", sondern auch die Bücher und Vorträge vieler Sittlichkeitsfanatiker, auch mancher Sexualhygieniker, die den Mangel exakter Forschungen durch die Bestimmtheit, mit der sie ihre Behauptungen aufstellen, überkompensieren.

Ich gebe ein Beispiel aus vielen: Philipp P., 18 Jahre; Vater starb mit 30 Jahren an Kehlkopftuberkulose. Mutter ist stark nervös, und hat einen Kropf. Er selbst besitzt ebenfalls seit seinem 12. Jahre einen kleinen Kropf. In seiner Kindheit war er sehr ängstlich, besonders fürchtete er „Böse Buben". Wurde von Mutter und Großmutter erzogen und lernte in der Schule sehr leicht. Zur Onanie wurde er im Alter von 12 Jahren verführt. Gewöhnlich befriedigte er sich einmal täglich, doch manchmal auch öfter. Mit 17 Jahren stellte er das häufige Onanieren ein und tat es nur ungefähr einmal in der Woche. Die erste Pollution erfolgte im 16. Jahr. Er bemerkt, daß die Pollutionen aufträten, wenn er abends oder tagsüber erotische Phantasien gehabt hätte und abends viel äße. Früher hatte er die Gewohnheit, ständig an den Fingerspitzen sowie an der Haut zwischen Daumen und Zeigefinger zu riechen. Seine Libido erstreckt sich auf Frauen, die sozial und geistig über ihm stehen. Koitiert hat er noch nicht. Sein ganzer Charakter wäre als melancholisch zu bezeichnen. P. besitzt einen schwachen Willen, und unterschätzt seine Person, ist leicht beeinflußbar und träumerisch veranlagt. Die Gesellschaft flieht er. Seine nervösen Beschwerden sind mannigfacher Art. Vor allem leidet er unter sehr großer Gedächtnisschwäche und Unaufmerksamkeit; e r e r r ö t e t s e h r l e i c h t u n d w i r d b e i m S c h r e c k s e h r b l a ß. Nach dem Aufstehen hat er sehr s t a r k e K o p f s c h m e r z e n und fühlt sich sehr matt. Körperliche Arbeit strengt ihn sehr an. Turnen kann er überhaupt nicht. Beim Klimmzug bekommt er einen sehr schmerzhaften Krampf in der Magengrube, beim Spreizen der Beine in den Oberschenkeln. Nach größerer Anstrengung wird er von Schwindel und Zittern befallen. Er trägt sich h ä u f i g m i t S e l b s t m o r d g e d a n k e n. „Meine elende Verfassung und die Erkenntnis ihre Entstehung geben mir den Anlaß dazu." In diesem letzten Satze ist der Grund seiner Neurose zu suchen. Wie weit seine Schuldvorstellungen gehen, bezeichnen folgende Worte: „Die Onanie kam mir in letzter Zeit in sozialer Hinsicht als Verbrechen an der Gemeinschaft vor, weil ich nicht das leisten kann, was ich als Gesunder leisten könnte."

In älteren Zeiten war die Meinung verbreitet, daß die in ihrer Zusammensetzung ja damals fast vollkommen unbekannte Samenflüssigkeit aus dem Rückenmark und Gehirn flösse und daß die Ergüsse daher für diese Teile einen Substanzverlust bedeuteten. Wie es nicht selten vorkommt, daß die Folgerungen vielfach sich noch erhalten, wenn die Voraussetzungen sich längst als hinfällig erwiesen haben, so hat sich auch hier der Gedanke, daß der Samenverlust als solcher substantiell der Gesundheit nachteilig sei, als eine fast unausrottbare Anschauung festgesetzt. In Wirklichkeit ist aber dieses Sekret, welches in sehr großer Fülle vom Körper produziert wird, vom Organismus ebenso sehr zur Absonderung vorgesehen, wie jedes andere Drüsensekret, etwa das der Magensaftdrüsen, Speicheldrüsen, Schweißdrüsen, wenn auch der organische Gehalt konzentrierteres Eiweiß darstellt, als die meisten anderen Drüsen. Die Samengänge zeigen schon einige Stunden nach einer Ejakulation die gleiche Füllung wie vor dieser. Immerhin ist es nicht unwahrscheinlich, daß allzu häufige Samenverluste, etwa mehr als 5—10 g pro Tag, auf die Dauer auch als Plasmaverlust nicht ganz ohne Bedeutung sind. Doch muß dies sicherlich individuell sehr verschieden sein, entsprechend der organischen Stoffmenge des Körpers im allgemeinen und der Geschlechtsdrüsen im besonderen. Dabei ist es bemerkenswert, daß starke, korpulente Personen gewöhnlich weniger Samen produzieren als hagere. Man könnte vermuten, daß das ursächliche Verhältnis ein umgekehrtes ist, indem Leute, die weniger Samen absondern, massiger werden als Menschen mit häufigem Samenverlust. Doch ist dieser Schluß nicht zutreffend, da die zu Fettansatz oder zur Magerkeit tendierende Körperkonstitution als das Primäre in Erscheinung tritt. Dasjenige, was b e i m s e x u e l l e n Ü b e r m a ß für den Körper abträglich ist, dürfte sicherlich die starke nervöse Erschütterung sein, falls diese gar zu häufig vorkommt. Hierzu kommt, daß die mit der sexuellen Erregung verknüpfte Blutfülle und Irritation der Genitalorgane auf die Länge einen Zustand hervorruft, welcher örtlich unangenehme Wirkungen zeitigen kann. Diese nervöse und kongestive Beeinflussung ist nun aber die gleiche, ob ein Samenerguß erfolgt oder nicht. Es ist sogar die Spannung und Rückbildung eine natürlichere, wenn die Erregung in normaler Weise abflutet, als wenn keine völlige Entspannung stattfindet. Jedenfalls bedürfen die ganzen Anschauungen über die Bedeutung freiwilliger und unfreiwilliger Samenentleerung einer exakten Revision durch sachverständige Ärzte, da die jahrtausendelange Tradition und Suggestion auf diesem Gebiet in Verbindung mit der asketischen Weltanschauung so machtvoll geworden ist, daß kaum jemand sich unvoreingenommen dieser Frage nähert, und sich, wenn auch meist unbewußt, der Wucht überlieferter Vor- und Nachurteile nicht entziehen kann.

Daß auch sexuelle Ausschweifungen, allzu häufig ausgeübte Kohabitation, namentlich solche, die mehrmals hintereinander bis zu sechsmal und mehr während einer Nacht forciert sind, einen katarrhalischen Überreizungszustand des Samenhügels herbeizuführen vermögen, ist theoretisch wahrscheinlich und auch in praxi durch örtliche Befunde erwiesen. Wesentlich dürfte in solchen Fällen die allgemeine Schwächung des Nervensystems ins Gewicht fallen, dem keine ausreichende Zeit bleibt, seine durch die Geschlechtserregung heftig erschütterten Neurone genügend auszubalancieren. Doch kommt auch hier viel auf den individuellen Faktor an, der auf keinem Gebiete so viele Variationen aufweist, wie auf sexuellem.

Eine nicht ganz seltene Ursache einer mit Ejaculatio praecox verbundenen Sexualneurose scheint die Urethritis gonorrhoica chronica posterior prostatica zu sein, wenigstens sehen wir ziemlich häufig Patienten mit ausgesprochener Sexualneurasthenie, bei denen keine andere nachweisbare Ätiologie nachweisbar ist, als der Tripper. Die endoskopische Urethrauntersuchung ergibt das Bestehen einer Kollikulitis, gelegentlich auch Prostatitis chronica, von der die Patienten keine Ahnung haben. Die Ejaculatio praecox ist hier so zu erklären, daß dem Erektionszentrum von den zentripetalen Nerven, deren Enden in dem entzündlichen Infiltrate dauernd erregt sind, permanent erhöhte Reize zuströmen, welche in dem Erektionszentrum zunächst eine Phase der Reizung, dann eine solche der Erschöpfung bedingen. — Die Anamnese ergibt oft eine frühere Epididymitis und im Urin Tripperfäden. Endoskopie zeigt mit oder ohne gonorrhoische Herde Schwellung, Rötung, Lockerung der Schleimhaut in der pars prostatica, Vergrößerung des Colliculus seminalis, der mit geröteter aufgelockerter Schleimhaut bedeckt ist. Der Patient klagt oft über zeitweisen heftigen Harndrang, Stiche und Schmerzen im Augenblick der Ejakulation.

Ein bisher in der Literatur kaum beachtetes Entstehungsmoment der Hyperoneurasthenie ist das **sexuelle Trauma.** Es ist darunter eine meist plötzlich eintretende Einwirkung auf die Sexualsphäre zu verstehen, welche sich gegen den Willen der Betroffenen ereignet. Dieses sexuelle Trauma ist etwas wesentlich anderes, wie der „Choc fortuit“, von dem französische Autoren wie Binet sprechen. Diese glaubten, daß ein zufälliger äußerer Eindruck im Zusammentreffen mit einer geschlechtlichen Erregung bestimmend auf die sexuelle Richtung eines Menschen einwirken kann, daß beispielsweise jemand Fetischist wird, weil ein gewisser Teil des Körpers oder der Kleidung auf einen Menschen mit neuropathischer oder psychopathischer Konstitution geschlechtlich erregend wirkte. Wir haben an früherer Stelle klargelegt, daß hier ein Trugschluß vorliegt, indem in Wirklichkeit die endogen vorhandene, zielstrebig eingestellte sexuelle Individualität beim erstmaligem Zusammentreffen mit einem adäquaten Gegenstand reagiert. Das sexuelle Trauma wirkt nicht in der Weise determinierend ein, daß die Richtung der Sexualität als solche nennenswert beeinflußt wird, sondern nur insofern, als es auf die sexuelle Sphäre im allgemeinen stark irritierend wirkt.

Um den Begriff des sexuellen Traumas zu veranschaulichen, will ich einige Beispiele anführen: Ein Mädchen von 25 Jahren steht in meiner Behandlung. Auf Drängen ihrer Angehörigen hat sie sich mit einem sehr ehrenwerten, aber ihr wenig sympathischen Manne verlobt. Wenige Tage nach der Verlobung hat sich bei ihr eine starke seelische Depression eingestellt. Sie kann keinen Schlaf finden, ist äußerst unruhig, verängstigt, sieht sehr schlecht aus, fühlt sich ungemein schwach und bekommt Anfälle, in denen sie schreit und mit den Gliedmaßen um sich schlägt. Vor den Zärtlichkeiten des Bräutigams fürchtet sie sich und denkt mit wahrem Entsetzen an die Möglichkeit des Beischlafs. Dieses Mädchen hat bisher, abgesehen von einigen kurzen Perioden im 13. und 15. Lebensjahre, weder onaniert, noch zeigt ihr Trieb Abweichungen nach irgendwelcher Richtung. Das Mädchen gibt jedoch an, daß sie eine schwere sexuelle Erschütterung dadurch erlitten habe, daß ihr Großvater, ein 70jähriger Mann, in ihrem 8. bis 10. Jahre sich häufig an ihren Geschlechtsteilen zu schaffen gemacht habe. Er hatte sie auf den Schoß genommen, seine Finger in ihre Vagina gebohrt. Das Kind empfand dabei eine namenlose Angst, wagte aber niemals, darüber zu sprechen. Seit dieser Zeit hat sie vor allem, was mit dem Geschlechtsleben zusammenhängt, eine große Furcht empfunden. Auch glaubt sie, daß ihre natürliche Lebensfreudigkeit durch diese Insulte eine schwere Einbuße erfahren hatte. Von Zeit zu Zeit hat sie an Angstträumen gelitten, in denen stets die Betastung des Großvaters wiederkehrte. Der Gedanke an die Berührung durch einen Mann, vor allem die Vorstellung einer Betastung ihrer Geschlechtsteile, hat bei ihr seit jenen Insulten bis zum heutigen Tage stets schwere Beklemmung ausgelöst. Die Verlobung mußte wegen schwerer Hysterie der Patientin aufgehoben werden. Die Entlobung bewirkte relative Heilung.

Über einen analogen Fall, der einen jungen, sehr femininen Mann betrifft, sei kurz berichtet. Dieser ist im Alter von 12 Jahren häufig von einer älteren Frau am Geschlechtsteil berührt worden, die ihn schließlich auch veranlaßte, den Koitus bei ihr zu vollziehen. An diesen sexuellen Vorgang, der dem Jungen äußerst unsympathisch war, schloß sich eine nervöse Zerrüttung, welche darin ihren Ausdruck fand, daß der Knabe viel an Lebenslust verlor, ganz apathisch wurde und dauernd über Kopfweh, Schlaflosigkeit, Magen- und Darmbeschwerden nervöser Art, klagte. Mit 16 Jahren erkrankte er an einem starken Tic convulsiv. Bei dieser Gelegenheit gab er als Ursache seiner Beschwerden die sexuellen Vorkommnisse an, und wenngleich es immer schwer bleibt, in solchen Fällen das danach und dadurch mit Sicherheit auseinanderzuhalten, schien nach dem ganzen Eindruck der Erkrankung und des Patienten seine eigene Vermutung doch manches für sich zu haben.

Ein anderer Fall meiner Beobachtungen trug sich wie folgt zu: Ein Junggeselle von etwa 55 Jahren erhielt den Besuch der Tochter einer Jugendfreundin, einer 30jährigen Dame aus der Provinz. Zwischen ihm und der hochintelligenten, aber sehr nervösen Frau bildete sich ein inniges Freundschaftsverhältnis heraus, das jedoch von Erotik gänzlich frei zu sein schien. Als nun eines Sonntags das Mädchen die Wohnung des Herrn betrat, öffnete dieser ihr selbst die Türe und überraschte sie mit einem Kuß auf den Mund, wobei er die Lingua ihr zwischen die Lippen schob. Als sie nicht widerstrebte, legte er sie auf ein Bett und nahm allerlei Manipulationen vor, die sie sich gefallen ließ. Unmittelbar nach diesem Vorgang verlangte das Mädchen, daß der Mann sie nun heiraten müsse, nachdem er ihr in dieser Weise seine Liebe bekundet habe und ihr außerdem die Unschuld genommen hätte. Der Herr suchte sie zu beschwichtigen und ihr auseinanderzusetzen, daß eine Verpflichtung zur Ehe für ihn aus seinem Vorgehen nicht hergeleitet werden könne. An diesen Vorfall schloß sich nun bei dem Mädchen ein hysterischer Anfall stärksten Grades. Sie lief zu ihren und seinen Verwandten, schilderte überall in heftigsten Ausdrücken, was ihr passiert sei, schrieb dem Mann abwechselnd glühendste Liebesbriefe und exaltierte Beschimpfungen und wurde so erregt, daß es unmöglich war, sie zu Hause zu behalten. Sie mußte in eine geschlossene Anstalt überführt werden, wo sie viele Monate schwer leidend verblieb. Der Fall gelangte dadurch zu meiner Beobachtung, daß der Bruder des Mädchens, ein höherer Regierungsbeamter, gegen den Junggesellen Entschädigungsansprüche erheblichen Grades stellte. Er verlangte nicht nur Ersatz der gesamten Kurkosten, sondern erhob darüber hinausgehende Schadenersatzansprüche wegen dauernder Gesundheitsschädigung und daraus sich ergebender Verschlechterung der Heiratsaussichten seiner Schwester. Der Beklagte, ein Mann in hochangesehener Stellung, regte sich über die ganze Angelegenheit ungemein auf und erkrankte selbst an einem hochgradigen Nervenzusammenbruch mit tiefer Depression, so daß er schließlich seinem Leben durch Vergiften ein Ende machte.

Ein nicht unbeträchtliches Kapitel bilden auch die hysterischen Zustände und nuptialen Manien, die sich bei manchen weiblichen Personen an die Brautnacht anschließen. Ich habe eine beträchtliche Anzahl solcher Fälle zu beobachten Gelegenheit gehabt. Der letzte betraf eine Person, die sich im 36. Lebensjahre mit einem aus der Kriegsgefangenschaft heimkehrenden Unteroffizier verheiratete, den sie im Straßengedränge zufällig kennen gelernt hatte. Es stellten sich bei ihr am Tag nach der Hochzeit akute Verwirrtheitszustände ein. Sie deklamierte laut, sprach ihren Mann mit falschem Namen an und verlangte von ihm in Anwesenheit anderer, er sollte wieder mit ihr den Koitus vollziehen, liebkoste im Beisein

Fremder seine Genitalien und war so erregt, daß sie gleichfalls in eine geschlossene Anstalt kam. Der Mann focht die Ehe wegen geistiger Störung der Frau an, doch wurde seiner Forderung nicht stattgegeben, da die Erkrankung erst nach vollzogener Ehe eingetreten war.

Gelegentlich kommt es auch vor, daß von Männern ausgeübte exhibitionistische Akte bei Frauen als sexuelle Traumen wirken, so daß langanhaltende nervöse oder hysterische Symptome bei ihnen auftreten.

Es ist auch behauptet worden, daß alle Maßnahmen zur Verhütung der Empfängnis sexuelle Neurosen im Gefolge haben können. Von den schädlichen Wirkungen des Coitus interruptus war bereits die Rede, aber auch in bezug auf andere Präventivmittel bin ich geneigt, diese Frage zu bejahen. Insonderheit bei der Frau geht von den meisten Schutzmitteln ein lokaler Reiz aus, der ihre sexuellen Nerven nicht selten zum Nachteil beeinflußt. Ich habe mehr als einmal gesehen, daß die bloße Entfernung eines jahrelang aus antikonzeptionellen Gründen getragenen Pessars ungemein erleichternd und beruhigend bei weiblicher Hystero-Neurasthenie wirkte. Es bedarf hier nicht erst einer Vaginitis mit Fluor albus, wie sie oft durch den Gebrauch von Mutterringen auftreten, sondern der ständige Druck des Pessars als solcher genügt, auch wenn er sich nicht durch örtliche Empfindlichkeit bemerkbar macht, die Genitalnerven zu belasten. Ähnlich ist es auch mit den in den Muttermund eingeführten Schutzstiften, mit Pulverbläsern und den zahlreich auf den Markt geworfenen Schutztabletten, die auf die Dauer selten ohne nervöse Reizung angewandt werden. In allen solchen Fällen schließt sich an die lokale Neurose leicht eine spinale und zerebrale an. Auch die vielfach den Frauen von den Männern post coitum zugemuteten Vorbeugungsverfahren scheinen in dieser Richtung nicht unbedenklich. In einem Ehescheidungsfalle, in dem ich bereits etwa vor zwei Jahrzehnten als Sachverständiger zugezogen war, gab die Ehefrau an, daß nach dem ersten Kinde ihr Mann sich ein System zur Verhütung weiterer Befruchtung zurechtgelegt hätte, das darin bestand, daß die Frau unmittelbar nach dem Akt 10mal Kniebeuge machen, dabei gleichzeitig ihre Bauchpresse durch Husten in Tätigkeit setzen, und darauf Ausspülungen mit kaltem Salzwasser machen mußte. Sodann sollte sie unter ständigem Husten 10mal im Trab um das Schlafzimmer laufen und zum Schluß nochmals ausspülen. Der Gatte hätte streng auf die Durchführung dieses Systems gedrungen, während er selbst im Bette verbleibend wie ein Sklavenhalter gemächlich ruhte. Von Natur sehr demütig und nachgiebig, sei ihr bei diesem Verfahren schließlich der Geduldsfaden gerissen und verzichte sie daher lieber auf solche Ehe.

Die vom Manne angewandten Schutzmittel, vor allem die Präservativs, wirken in viel geringerem Grade als örtliche Irritamente, es sei denn auf rein psychischem Wege bei sehr empfindsamen Männern, oder solchen, die eine antifetischistische Einstellung gegen diese Artikel haben, welche übrigens, wie ich häufig in meiner Praxis erfahren habe, auch bei Frauen vorkommt. So behandelte ich vor Jahren eine schwere Hysterika, die von hochgradigem Brechreiz befallen würde, wenn sich der Mann eines Überzugs bediente. Die Vorstellung, daß das Lustgefühl als solches durch die ja auch für Vorbeugung der Ansteckung so bedeutsame und vielfach gebrauchte Schutzbedeckung eine wesentliche Verminderung erfährt — ein Küraß für das Gefühl und ein Spinngewebe als Schutz, lautet ein von Männern viel variierter Ausspruch — beruht in der Hauptsache auf Autosuggestion und läßt den Einwand zu, daß, wenn man schwerwiegende Nachteile vermeiden will, man auch wohl auf leichte Vorteile verzichten kann. Die Frau kann jedenfalls, auch wenn der Mann Fischblase, Gummi oder die Neißer-Siebertsche Schutzsalbe anwendet, zum Orgasmus und völliger Entspannung gelangen, was, wie wir sahen, bei der Ejaculatio praecox fast niemals und oft auch bei dem Coitus interruptus nicht der Fall ist. Überhaupt trägt das sexuelle Verhalten des Mannes viel häufiger Schuld daran, daß das Weib an Hystero-Neurasthenie erkrankt, als daß umgekehrt der Mann durch die Frau Neurastheniker wird. Neben den bereits geschilderten frustranen Erregungen kommt hier vor allem die sexuelle Vernachlässigung der Frau durch den Mann in Betracht, wie sie durch eine der vielen Impotenzformen verursacht ist; es stellt einen kaum entschuldbaren Mangel an Verantwortungsgefühl dar, wenn ein Mann, der weiß, daß er nicht mit der Frau den Verkehr vollziehen kann, weil ihm jede heterosexuelle Empfindung abgeht, dennoch ein Weib an sich fesselt, ein doppeltes Unrecht, weil es meist höchst materielle Gründe sind, die ihn zu einem solchen Schritt veranlassen. In dem folgenden Gutachten wird ein solcher Fall behandelt:

Ich bescheinige, daß Freifrau Th. R. mich im Sommer 1917 spezialärztlich konsultierte.

Sie klagte über schwere seelische Depressionen, heftige Erregungszustände, Schlaflosigkeit, Unruhe, Angstzustände, Beklemmungen, Herzklopfen, Schwindel, Kopf- und Unterleibsschmerzen, hochgradige Mattigkeit und ein kaum zu ertragendes Wehgefühl, besonders in der Herzgegend. Die objektive Untersuchung ergab eine ernste Form sehr starker Hystero-Neurasthenie.

Es lag die Wahrscheinlichkeit für einen Spezialarzt vor, daß diesem Leiden ein psychosexuelles Trauma zugrunde lag. Diese Vermutung fand ihre volle Bestätigung. Frau v. R. hatte, kurze Zeit bevor sie mich aufsuchte, einen Mann geheiratet, an dem sie mit zärtlicher Liebe hing. Ihrem weiblich-zarten Empfinden konnte es, wie sie eingehend schilderte, nicht entgehen, daß die Zärtlichkeiten und Liebkosungen, die sie ihrem Manne entgegenbrachte, bei diesem keinen Widerhall fanden, vielmehr auf eine immer mehr zunehmende Kälte stießen.

Anfangs vermutete Frau v. R., daß die Liebe ihres Gatten einem anderen Weibe gehörte, dann glaubte sie, er triebe Selbstbefriedigung und sei infolgedessen sexuell relativ unzugänglich; allmählich aber wurde es ihr klar, daß seine geschlechtliche Zuneigung sich überhaupt nicht auf das weibliche, sondern auf das männliche Geschlecht erstreckte. Sie gab an, daß sie durch eigene und fremde Beobachtungen festgestellt habe, daß er seine freie Zeit fast ausschließlich in Gesellschaft mit jungen Männern verbringe, denen gegenüber er sich viel liebevoller benahm, wie ihr gegenüber. Es wurden ihr auch junge Burschen genannt, mit denen, wie sie mitteilt, ihr Mann in geschlechtlichen, wenn auch nach § 175 nicht strafbaren Beziehungen gestanden hätte. Als mir Frau v. R. diese Angaben machte, hielt ich es für meine Pflicht, mich mit ihrem Gemahl in direkte Verbindung zu setzen, doch lehnte dieser eine Rücksprache ab.

Trotz aller angewandten Mittel, vor allem psychotherapeutischer Behandlung, verschlimmerte sich das seelische und nervöse Leiden der Frau v. R. zusehends und nahm schließlich einen Charakter an, daß ein weiteres Zusammenleben mit ihrem Gatten von den Sachverständigen als ernstliche Schädigung ihres Befindens erklärt werden mußte, die objektive Richtigkeit der in ihrem Zusammenhange allgemeinen wissenschaftlichen Feststellungen entsprechenden Angaben vorausgesetzt. Ich verweise nach dieser Richtung auf das Kapitel „Homosexualität und Ehe“ in meiner Monographie: „Die Homosexualität des Mannes und Weibes“. In diesem Abschnitt finden sich ganz ähnliche Fälle, wie der des Ehepaares v. R. eingehend beschrieben. Ich komme zu dem Schlußergebnis: Das schwere Nervenleiden der Frau v. R. ist bei einer an und für sich vorhandenen nervösen Disposition der Patientin in der Hauptsache auf das sexuell negative Verhalten ihres Ehemannes — seine mangelnde Affinität — zurückzuführen.

Die Sexualneurosen allein würden schon die Einführung der Sexualwissenschaft als medizinischen Lehrgegenstand rechtfertigen, damit die praktischen Ärzte recht sachgemäß diesen bedauernswerten Menschen Rat und Beistand leisten können. Die sexuelle Neurasthenie, Hysterie, Grübel- und Skrupelsucht ist so recht eine Krankheit unserer Zeit. Es ist kaum anzunehmen, daß unter den alten Hellenen oder Germanen so viele Genitalhypochonder und Sexualneurotiker herumgelaufen sind, die in völlig überflüssiger Weise sich ihr Leben vergällten und zugrunde richteten. Es fehlt uns der antike Hedonismus, jene naive, unbefangene Geschlechtsfreudigkeit, die zwar ebenfalls das Übermaß verpönte, ohne aber aus Furcht vor dem einen Extrem in das andere noch schlimmere zu verfallen. Hier muß das, was der mit dem religiösen Begriff der Sünde verquickte sexuelle Aberglaube an der Menschheit verschuldet hat, die frei von Voraussetzungen arbeitende Sexualwissenschaft wieder gut zu machen suchen, damit die nur allzuwahren Worte des Dichters Wildgans, die wir diesem Kapitel voransetzten: „und die gedrosselte Lust wird ihnen zur Furie“ ihren Doppelinhalt — Erdrosselung durch Selbstverdrängung und Verfolgung anderer — baldmöglichst verlieren.

Für den einzelnen Sexualneurotiker ist damit auch zugleich der Weg gezeigt, auf den er noch am ehesten Aussicht hat, Heilung zu finden: Behebung der Sexualverdrängung — hier bietet sich der psychoanalytischen Methode ein weites Feld — und Regelung der Sexualität in einer der individuellen Wesenheit adäquaten Form. Alles, was sonst angewandt werden kann, die zahllosen Beschwerden der Sexualneurotiker durch noch zahllosere Mittel zu beseitigen, hat mehr oder minder symptomatischen Wert. Das Arsenal geistiger, physikalischer und chemischer Waffen, über welche der Therapeut im Kampfe gegen die geschilderten Leiden der Neurotiker verfügt, ist unerschöpflich; wirkliche Dauererfolge wird aber nur der Arzt erzielen können, der sich nicht an die Folgen, sondern an die Ursachen der Sexualverdrängung hält und diese behandelt.

V. KAPITEL

Exhibitionismus

Der krankhafte Entblößungsdrang — Ursprung und Etymologie dieses sexualwissenschaftlichen Begriffs — Seltsamer Widerspruch zwischen der Schamhaftigkeit und Schamlosigkeit der Exhibitionisten — Selbstbekenntnisse eines Exhibitionisten — Scheu der Exhibitionisten vor dem weiblichen Geschlecht — Exhibitionismus und Fetischismus — Exhibitionismus und Hypererotismus — Überkompensatorische Leistungsfähigkeit eines Exhibitionisten — Krankhaft gesteigerte Abwehrtendenzen — Flucht in Krüppelhaftigkeit — Exhibitionismus und Narcißmus — Wie spielt sich ein exhibitionistischer Anfall ab? — Was geht ihm voraus? — Der endogene und exogene Faktor im Zeigezwangstrieb — Die Bedeutung der unteren Extremitäten als auslösende Ursache der Entblößung — Exhibitionistische Reaktion auf Gesäß und Brüste — Die Teilerscheinung als Index der Gesamtvorstellung — Schulmädchen und Dienstmädchen als Hauptobjekte exhibitionistischer Attentate — An welchen Orten und zu welchen Zeiten findet die Exhibition statt? — Der Exhibitionsmantel — Der zielstrebige und stereotype Ablauf des Exhibitionsakts — Exhibitionistische Zurufe — Sprachlicher Exhibitionismus — Reaktionsformen auf exhibitionistische Angriffe — Typische Ausreden der Exhibitionisten — Der angebliche Demonstrationssadismus — Schaustellung und Bloßstellung — Überschreitung der Schamgrenzen ohne fetischistischen Anreiz — Die psychopathisch-infantile Konstitution des Exhibitionisten — Exhibitionisten — Exhibition senil Dementer — Imbezille, epileptische und idiopathische Exhibitionisten — Gerichtsurteile über Exhibitionisten — Antireflektorische Einflüsse — Verhütung und Behandlung des Exhibitionismus — Willkürliche Beherrschung der Inkretion — Nachwort.

Unter Exhibitionismus verstehen wir den krankhaften Drang, sich durch Entblößung der Geschlechtsteile vor den Augen geschlechtlich anziehender Personen sexuell zu befriedigen. Der Ausdruck leitet sich von dem lateinischen Wort exhibere = herausholen ab; er wurde im Jahre 1877 in die Wissenschaft durch einen Aufsatz des französischen Professors Lasègue eingeführt, welcher in der Zeitschrift „l'Union medicale" (Nr. 50 vom 1. Mai 1877) erschien und den Titel führte „Les Exhibitionistes". Seitdem ist über den Zeigezwangstrieb eine ziemlich große Literatur veröffentlicht, die sich auf mehrere hundert Beobachtungen stützt, ohne daß es gelungen wäre, das Wesen der Erscheinung zur völligen Klarheit zu bringen. Bei fast allen Beobachtungen handelt es sich um Gerichtsfälle, denn ohne daß sie mit dem Strafgesetzbuch in Konflikt gekommen sind, gehen die Exhibitionisten, deren Zahl eine recht erhebliche ist, fast niemals zum Arzt. Ihre Schamhaftigkeit steht mit der anscheinenden Schamlosigkeit ihrer Handlungen in seltsamstem Widerspruch. In meiner sexualpathologischen Klinik habe ich die Erfahrung gemacht, daß keine Gruppe von Patienten sich so ungern mit Kollegen ausspricht, als gerade Exhibitionisten, trotzdem sich alle wohl bewußt sind, daß ihr Zeigetrieb ein gänzlich unverschuldetes Leiden darstellt. In meiner Gerichtspraxis habe ich Gelegenheit gehabt, bisher 157 Fälle von Exhibitionismus mündlich oder schriftlich zu begutachten, manche wiederholt und fast alle nach sehr eingehender Exploration. Ich möchte als Grundlage der weiter unten im Zusammenhange mitzuteilenden Ergebnisse eine Reihe von Gutachten hier zum Abdruck bringen, die als kasuistisches Material am besten geeignet sind, Ärzte in das für viele noch so dunkle Gebiet einzuführen.

Voranschicken will ich die Selbstbekenntnisse eines Exhibitionisten, eines einfachen, sehr fleißigen, von seinem Entblößungsdrang abgesehen, in jeder Hinsicht durchaus korrekten Arbeiters; er schreibt: „Auf dem Lande bin ich groß geworden, habe daselbst die Schule besucht, bin in einer Kleinstadt in die Lehre gegangen und habe von da den Ausflug in die Welt begonnen. Ich war ein überaus scheues Kind, traute mich in den ersten Schuljahren nicht an meine Schulkameraden heran, drückte mich stets in Ecken und Winkeln, von wo aus ich verlangenden Auges dem Spiel meiner Kameraden zusah. Später, als ich größer wurde, bekam ich zwar etwas mehr Courage, zumal ich kein schlechter Schüler war, und ich mich deshalb vor meinen Mitschülern nicht zu schämen brauchte, aber da trat ein neues Moment hinzu, was mich alle Zeit verlegen sein ließ, der Hunger. Zahlreiche Geschwisterschaft, wenig Einkommen der Eltern; wenn die Schulpause war, die anderen Knaben ihr Frühstücksbrot verzehrten, und ich zusehen mußte, trieb mich die Scham, so arm zu sein, abermals in die Ecken und Winkel. Zu Hause eine lieblose Stiefmutter, kam der Vater abends nach Hause, roch er meist nach Schnaps, und wieder mußte man sich abseits verkriechen.

Froh atmete ich auf, als die Konfirmation vorüber war, und ich dem Elternhause den Rücken kehren durfte. In der benachbarten Kleinstadt wurde ich bei einem Bäcker in die Lehre gebracht. Soviel ich mich erinnern kann, hatte ich die ersten Erektionen im 13. Lebensjahre. Dieselben quälten mich in Gedanken sehr. Da ich der einzige Lehrling war — einen Gesellen beschäftigte der Meister nicht —, war ich auch hier allein. Anschluß an andere junge Männer zu suchen, traute ich mich nicht; so hatte ich niemanden, der mir die Rätsel des sexuellen Drängens und Begehrens deuten konnte. Die Mädchen betrachtete ich mit verlangenden Blicken, ohne es jedoch zu wagen, mich auch nur einer zu nähern. Ich mochte wohl 15 Jahre sein, als ich durch zwei Magdeburger Schuljungen, die bei meinem Meister zu Besuch waren, zur Onanie verleitet wurde; diesem Tag fluche ich noch heute. Zur Samenentleerung kam es in der ersten Zeit noch nicht. Doch stellte sich das Wollustgefühl ein; wann es zum erstenmal zur Samenentleerung kam, kann ich nicht sagen. Nun frönte ich der Onanie. Wöchentlich einige Male habe ich das ganze Junggesellenleben hindurch onaniert, mit Ausnahme der Zeit, wo ich ein intimes Verhältnis hatte. Aber auch in diesen Zeiten vermochte ich der Onanie nicht völlig zu entsagen. Mit dem Einsetzen der Onanie wurde die heiße Flamme des Begehrens etwas gemildert, doch trat als Folgeerscheinung eine noch größere Scheu vor dem weiblichen Geschlecht auf. Es wäre mir unmöglich gewesen, ein Mädchen anzusprechen; liebte ich eine, so war es platonisch. Verhältnisse mit intimem Charakter (vor dem 20. Lebensjahre hatte ich noch kein solches) sind es ohne mein Zutun geworden. Es waren Mädchen, die mich direkt zum Geschlechtsgenuß veranlaßten. Ich mochte 17 Jahre zählen, als ich die erste Broschüre las, die über die sexuelle Frage handelte, doch war mein Wille bereits so geschwächt, auch war die Sprache des Buches wohl nicht eindringlich genug, als daß es mich hätte bewegen können, der verfluchten Leidenschaft zu entsagen.

Mit dem Eintreten der Geschlechtsreife machte sich zu gleicher Zeit, noch ehe ich zur Onanie verführt wurde, der seltsame Drang, mich zu entblößen, an Orten, wo es nicht üblich ist, bemerkbar, und zwar geschah die Entblößung mit dem Wunsche, es möge mich jemand vom anderen Geschlecht sehen. Ich kann nicht sagen, daß dieser Drang von vornherein in mir übermächtig auftrat. Ich denke aber, daß er die Folge des scheuen Wesens war, und ich auf diesem Wege (natürlich unbewußt) mein sexuelles Leben in Kontakt mit dem des weiblichen Geschlechts bringen wollte. Die ganz schüchternen ersten Versuche, mich zu entblößen, blieben vereinzelt, bis ich im Jahre 1904 nach Berlin kam.

Ich trat in die Charité als Wärter ein. Im Frühjahr 1905 überkam es mich plötzlich wie ein Fieber. Es trieb mich hinaus, zwang mich durch die Straßen zu hasten, und die Geschlechtsteile aus dem geöffneten Hosenschlitz heraushängen zu lassen. Es war nicht das Bestreben, vor den Augen der Mädchen zu onanieren, vielmehr genügte es mir, zu sehen, daß die weiblichen Personen durch Hinblicken Notiz von der Sache nahmen. Glaubte ich an ihren Mienen Erheiterung lesen zu dürfen, so erhöhte dies die Befriedigung; Nichtachtung dagegen machte mich niedergeschlagen.

Übte ich auch während des Zurschaustellens der Geschlechtsteile die Onanie nur in größten Erregungszuständen aus, so geschah es doch zumeist dann, wenn ich müde und abgehetzt nach Hause kam. Genau so, wie beim normalen Menschen der Wille zur Ausübung des Beischlafes konstant genannt werden kann, so muß ich bei ehrlicher Prüfung zugeben, daß das Verlangen zum Exhibitionieren ein konstantes war und ist. Wie der normalfühlende Mensch durch Arbeit geistig wie körperlich, durch besonders lebhaftes Interesse an einer Sache zeitweise vom Geschlechtsleben abgelenkt wird, so auch ich vom Entblößen. — Und dennoch glaube ich, daß der Trieb periodenweise übermächtig wird, daß es Zeiten gibt, in denen er alles andere Denken und Fühlen in den Hintergrund zu drängen vermag, in denen er nur allein herrscht. In diesen Zuständen ist jeder Nerv in zitternder Erregung; ja mir kommt es vor, als ob jede einzelne Muskelfaser, jede Zelle im Leibe in Aufruhr sei. In diesen Zuständen ist von Überlegung keine Spur mehr vorhanden. Da schreit der ganze Organismus nach Befriedigung des krankhaften Triebes.

Nichts vermag mich dann zurückzuhalten, keine Gefahr wird gescheut. Hunger und Durst, Hitze und Kälte, auch nicht körperliche Ermüdung vermögen der Leidenschaft Einhalt zu tun. Es sind nun nahezu 15 Jahre, daß ich von dieser Leidenschaft herumgepeitscht werde. Alles, was ich in dieser Zeit in Angriff genommen habe, ist nur halb gediehen, immer, wenn die Arbeit oder das Studium so weit fortgeschritten war, daß es Erfolge versprechen durfte, überfiel mich diese höllische Macht, und Tage, ja Wochen lang trieb es mich dann hinaus.

Im Frühjahr 1912 wurde ich zum erstenmal festgenommen. Da ich den Sommer und Herbst 1912 in England zubrachte, erfolgte meine Bestrafung erst im Sommer 1913 in Dessau, wo ich wegen der gleichen, öffentliches Ärgernis erregenden Handlung festgenommen worden war. 2 Monate Gefängnis waren die Sühne für die beiden Straftaten. 1905 hatte ich mich verheiratet; ich hatte die leise Hoffnung, daß ich durch die Erfüllung der ehelichen Pflichten von meinem Leiden geheilt werden würde. Merkte aber zu bald, daß gerade dadurch, daß äußere Fesseln mich hinderten, nach Belieben dem Exhibitionismus zu frönen, derselbe an Intensität wuchs. Qualvolle Zeit habe ich durchlebt, das Ende vom Liede war, daß alle heiligen Schwüre und Gelübde, die ich mir selbst gelobt hatte, zu nichts zerrannen, und ich trotz Ehefrau meiner Leidenschaft nachgab. Wieder wurde ich gefaßt (1905) und zu 100 Mark Geldstrafe verurteilt. Gezwungenerweise mußte ich meine Frau mit meiner Perversität bekannt machen. Sie nahm es gefaßter auf, als ich zu glauben wagte, lebt aber in ständiger Angst, daß ich wieder Dummheiten mache. Bedauerlicherweise ist diese Angst nicht unbegründet, denn nach wie vor verfolgt mich dieser höllische Dämon. Außerordentlich selten ist es, daß ich allein fortgehe, dennoch geschieht es, und dann ist auch das Unglück gleich da.

Bis zum 21. Nov. 1918 war ich Soldat (g. v.). Im Frühjahr 1919 nach recht langer Abstinenz zwingt's mich wieder hinaus, ich werde gefaßt, erhalte 1 Woche zudiktiert. Wegen dringender Arbeit erbitte ich Strafaufschub. Derselbe läuft am 25. Febr. ab. Da will es das Verhängnis, daß ich Anfang Februar abermals aufgegriffen werde. Noch weiß meine Frau nichts davon, ich habe auch nicht den Mut, es ihr zu sagen.

Würde mich nicht ein Rest religiösen Pflichtbewußtseins halten, ich würde dieser Hölle entfliehen. Heilungsversuche habe ich verschiedene unternommen. So habe ich als Krankenpfleger monatelang nur Nachtwachen gemacht, um so das Ausgehen am Abend unmöglich zu machen, habe versucht, durch Autosuggestion und Hypnose die Onanie sowie auch den Exhibitionismus zu bekämpfen, habe Hydrotherapie angewandt, viel regulären Beischlaf, um mich sexuell satt zu machen, alles umsonst.

Ich habe schwere Montagearbeit ausgeführt, wo ich den ganzen Tag entweder schwere eiserne Träger schleppen, oder den Niethammer schwingen mußte. Zerschlagen an allen Gliedern kam ich abends nach Hause. Eine Stunde später war ich schon auf verbotenem Wege. Das Menschenmöglichste habe ich getan, um freizuwerden; daß ich es nicht geworden bin, nötigt mich zu glauben, es mit einem Laster zu tun zu haben, das eine krankhafte Erscheinung ist. Die Ursache mag vielleicht in der Zurückdämmung des individuellen Lebens in der Kindheit und in dem Jünglingsalter zu suchen sein, begründet durch die schon geschilderte Schüchternheit. Doch glaube ich, daß ich erblich belastet bin. Die Tatsache, daß ein Bruder meines Vaters durch Selbstmord endete, und einer im Irrenhaus starb, daß der Vater selbst am Schnapsgenuß sehr großen Gefallen fand, muß doch mit meinem Zustand irgendwelche Verkettung haben. Es muß sich um Degenerationserscheinungen handeln, die die psychischen Hemmungen auf das Mindestmaß herabdrücken, so nur kann ich mir das perverse Handeln erklären.

Ich schließe dieser ebenso schlichten wie lehrreichen Selbstschilderung ein Gutachten an, das ich über einen sehr typischen Fall von Exhibitionismus abzugeben habe.

Der Unterzeichnete ist aufgefordert worden, ein Sachverständigengutachten abzugeben über den Geisteszustand des früheren Leutnants, jetzigen Studierenden der Handelshochschule, Hans T. Dieser ist beschuldigt, Ende Oktober 1914 abends gegen $^1/_2$8 Uhr im Kleistpark zu Berlin dadurch öffentliches Ärgernis gegeben zu haben, daß er vor 6 Mädchen im schulpflichtigen Alter im Vorbeigehen seinen Geschlechtsteil entblößt haben soll; er soll ihn dabei mit der Hand hin- und herbewegt haben; ein Mädchen behauptet, sie hätte gesehen, daß T. den Teil schon entblößt gehabt hätte, als er noch auf einer Bank saß, ein anderes Mädchen sagt, er hätte, wenn Leute vorübergegangen wären, den Geschlechtsteil mit seinem Schirm verdeckt. Drei Mädchen bekunden, er hätte, als er an dem Zaun vorüberging, auf dem sie saßen, zu ihnen gesagt: „Macht doch nicht so ernste Gesichter" und ihnen Geld angeboten.

Der Angeschuldigte T. gibt eine abweichende Darstellung des Vorfalls. Er sei an dem Oktobertage, an dem sich der Vorgang abspielte, gegen 7 Uhr von seiner Wohnung in der A.-Straße fortgegangen, um seine etwa 10 Minuten vom Kleistpark entfernt wohnende Braut zu besuchen; da er erst um $^1/_2$9 Uhr erwartet wurde, ging er noch etwa eine halbe Stunde in dem am Wege liegenden Park spazieren. Schließlich setzte er sich auf eine Bank, die an einem Platze stand, wo sonst niemand weilte. Nach kurzer Zeit kamen 6 Mädchen und einige Knaben; sie setzten sich auf eine Bank, die etwa 6 m von der entfernt war, auf der er ruhte. T. berichtet weiter, daß die Mädchen sich recht ungezogen benommen hätten, sie hätten unanständige Lieder gesungen, miteinander getuschelt, mit hochgezogenen Beinen gesessen und mit den Knaben, die sich später entfernten, in obszöner Weise gesprochen. Zwei Mädchen kamen zu T. und fragten ihn, wieviel Uhr es sei. Nachdem er den Kindern entsprechend geantwortet, sei er aufgestanden und fortgegangen. Sein Bruchband — er leidet tatsächlich an einem linksseitigen Leistenbruche — habe ihn gescheuert, deshalb habe er in den Hosenschlitz gefaßt, um der Pelotte eine bequemere Lage zu geben. Ob beim Zurechtrücken des Bruchbandes der Geschlechtsteil aus dem Schlitz geschoben und sichtbar geworden sei, wisse er nicht.

Er hätte nur bemerkt, daß in der Nähe des Ausgangs der Anlagen drei der Mädchen auf einem Zaun gesessen und ihn merkwürdig angestarrt hätten. Er habe halblaut vor sich hingesprochen: „Macht nicht so freche", nicht, wie die Mädchen behaupten, „so ernste Gesichter." Nach dem Verlassen des Parks in der Potsdamer Straße bemerkte er, daß die drei Mädchen ihm mit einem Wächter des Parks auf den Fersen waren. T. blieb stehen und fragte, ob der Wächter etwas von ihm wollte. Der Wächter sagte, die Mädchen behaupteten, er habe sie seinen Geschlechtsteil sehen lassen; er wolle ihn deshalb feststellen lassen.

Man begab sich zur nächsten Polizeiwache; T., der den Aussagen der Mädchen nicht traute, ließ sich Namen, Wohnung und Schule der Kinder aufschreiben. Er begab sich dann zu seinem eigenen Polizeirevier, um das Vorgefallene zu melden und zu fragen, was er tun solle; am nächsten Morgen suchte er in gleicher Absicht die Rektoren der Schule auf. An beiden Stellen suchte man ihn zu beruhigen, die Mädchen würden wohl irrtümlicherweise, was Zufall war, für Absicht gehalten haben; im allgemeinen seien solche Angaben von Kindern unglaubwürdig und unzuverlässig; es sei nicht anzunehmen, daß ihm aus dem Vorfall noch weitere Unannehmlichkeiten erwachsen würden; gegenseitige Beeinflussung, Verwechslung von Einbildung und Wirklichkeit spielten bei Kindern in diesem Alter — sie waren wohl alle etwas unter 12 Jahren — eine große Rolle. T. hielt die ganze Angelegenheit bereits für erledigt, als er im Januar d. Js. eine Vorladung zur Vernehmung beim Landgericht II erhielt und daraus ersah, daß ein Verfahren bei der Staatsanwaltschaft gegen ihn im Gange sei.

Hans T. ist 33 Jahre alt. Sein Vater ist der Geheimrat Professor Dr. T., sein einziger Bruder aktiver Oberleutnant. Beide Eltern leben und sind gesund. Er wurde streng und gewissenhaft, dabei sehr liebevoll erzogen. Auf der Schule machte er gute Fortschritte, besonders interessierte ihn Physik und Chemie. Mit etwa 13 Jahren trat die Geschlechtsreife ein; er bemerkte um diese Zeit auch ein Anschwellen der Brüste. Etwa in demselben Alter begann er auf Veranlassung gleichaltriger Kameraden mit der Onanie. Er stellte sich dabei gleichaltrige Mädchen vor.

Mit 19 Jahren verließ Hans T. das Elternhaus und trat als Fahnenjunker in ein Regiment in R. ein. Hier begann eine für sein weiteres Geschlechtsleben verhängnisvolle Zeit. Die Mädchen dieser Stadt waren sehr scharf auf Offiziere; Fähnrichen und Einjährigen stellten sie förmlich nach und gaben sich ihnen in reichlichem Maße hin, ohne daß den Herren Unkosten erwuchsen. Namentlich auch in den Parks und Anlagen der Stadt, sowie in der schönen, seenreichen, bewaldeten Umgebung betätigte sich T. vielfach geschlechtlich. Im Januar 1909 kam er auf Kriegsschule nach N. In den 9 Monaten, die er hier verbrachte, hatte er weniger Gelegenheit zu sexuellem Verkehr, immerhin kam es hin und wieder doch dazu, und zwar auch wieder im Freien, in den Anlagen, an den Ufern der N. und in der Umgebung der Stadt.

Umso intensiver setzte seine sexuelle Betätigung ein, als er nach B. zurückkehrte und Offizier wurde. Wie fast alle seine Kameraden hatte er ein „Verhältnis", später noch ein zweites und drittes; gemeinsame Ausflüge, die in einem Segelboot veranstaltet wurden, das T. gemietet hatte, endeten oft in nächtlichen Gelagen auf den Inseln der H., bei denen man sich erst an Alkohol und Musik berauschte, um sich schließlich, wiederum im Freien, starken erotischen Exzessen hinzugeben.

Das währte so einige Jahre. Da wurde im Sommer 1912 in B. ein Hauptmann des dortigen Artillerieregiments verurteilt, der sich Verfehlungen gegen minderjährige Mädchen hatte zuschulden kommen lassen. Im Anschluß daran tauchten viele Gerüchte auf und schwirrten durch die Stadt, die sich auf geschlechtliche Beziehungen zwischen Offizieren und Bürgermädchen erstreckten. Auch Leutnant T. wurde in die Klatschereien hineinverwickelt. Es kam schließlich zu einem Strafverfahren gegen ihn; er wurde freigesprochen, doch erhielt er durch Spruch des Ehrengerichts im Anschluß an diese Vorfälle den schlichten Abschied.

Seelisch aufs tiefste deprimiert, kehrte er im Februar 1913 in sein Elternhaus zurück, um sich durch angestrengtes Studium auf technischem und kaufmännischem Gebiet Kenntnisse zu erwerben, die ihm bald wieder eine seinen Fähigkeiten und seinem Stande entsprechende Berufstätigkeit ermöglichen sollten. Zum Geschlechtsverkehr fehlte ihm die Gelegenheit und in seinem fast schwermütigen Seelenzustand vor allem auch die Neigung; er wurde von Hause aus sehr knapp gehalten und verfiel wieder in die alte Onanie zurück, die er durch den regen Sexualverkehr in R. für längst überwunden angesehen hatte. Er litt an überaus großer Mattigkeit, heftiger Unruhe, Zittern, Neigung zum Weinen, sehr mangelhaftem Schlaf, Kopf- und Rückenschmerzen.

Dieses Bild ausgesprochenster reizbarer Nervenschwäche — sexueller Neurasthenie — verbunden mit hochgradiger, objektiv nachweisbarer Reflexsteigerung bot Herr Hans T., als ich ihn im Januar d. Js. kennen lernte. Nachdem es mir gelungen war, mir sein Vertrauen zu erwerben, konnte ich mit Zuhilfenahme einer methodischen Exploration noch folgende wichtige Anhaltspunkte zur Beurteilung seines Geschlechtslebens und Geisteszustandes gewinnen.

Herr T. gibt an, daß gewisse äußere Anlässe ihn unwillkürlich in einen Zustand heftiger sinnlicher Erregung und unbezwinglicher innerer Unruhe versetzten. Solche Anlässe wurden durch den Anblick von Damen gegeben, die Toilette machten, oder „die bei schlechtem Wetter die Kleider rafften, so daß die Wade und womöglich etwas vom Beinkleid zu sehen war", ferner durch den Anblick „schön geformter" Beine beim Einsteigen in die Bahn, endlich auch durch den zufälligen Anblick weiblicher Personen in verfänglichen Stellungen, z. B. solchen, die mit hochgezogenen Beinen rodelten, schaukelten, oder bei denen man sonst „alles" sehen könne. Einen ähnlichen Einfluß hätten Schlitzröcke und dünne Sommerkleider, die ohne Unterröcke getragen, die Körperformen durchschimmern ließen, ferner auch Badekostüme.

Bei solchen äußeren Anlässen überkomme ihn ein ganz gewaltiger sinnlicher Drang, dem gegenüber er sich machtlos fühle, sein sonst starker Wille versage vollkommen. Es sei, als ob ein Dämon ihn überwältige, der ihn rastlos umhertreibt. Seit er mit seinen Nerven so herunter sei, wäre es wiederholt vorgekommen, daß er stundenlang, ja die ganze Nacht, durch die Straßen gegangen sei, um nach den geschilderten weiblichen Reizen zu spähen. Er werde dabei nie müde, verspüre weder Hunger noch Durst, weder Hitze noch Kälte. Begegne er dann einer Dame, die die Kleider stark raffe, so daß er die Waden und Beinkleider erblicke, dann hätte er das Gefühl, als ob der Dämon — wie er sich ausdrückt — ihn ganz besonders heftig peitscht. Es gäbe dann für ihn keine Beherrschungsmöglichkeit mehr; als ob er von Sinnen sei, dränge ihn eine innere Gewalt dazu, sein Glied herauszunehmen und im Anblick des ihn anreizenden Objekts zu onanieren. „Eine unbeschreibliche Macht" — so schreibt er wörtlich — „veranlaßt mich in dieser Lage, auch dann mein Handeln nicht zu unterbrechen, wenn die Betreffende dieses merkt. Das letzte wirkt noch besonders aufregend und hat sehr schnell Ejakulation zur Folge. Der Gedanke, daß ich dadurch gegen die Gesetze verstoße oder beleidigend wirke, kommt während dieser Handlungen gar nicht bei mir auf. Es liegt mir auch vollkommen fern, irgendwie verletzend gegen ein Mitglied des weiblichen Geschlechts zu werden, das ich sehr schätze." Er fährt dann fort: „Mit der Ejakulation tritt Befriedigung ein. Die Unruhe weicht. Ich merke, wie der Dämon mich verläßt. Meist fühle ich mich etwas abgespannt. Erst jetzt ist es mir möglich, Gedanken über das Vorgefallene zu machen. Das erste, worüber ich nachdenke, ist das Empfinden, das die Betreffende äußerte, als sie mich in dieser Verfassung sah. Unwillen bei ihr, ruft in mir ein gewisses Angstgefühl, verbunden mit Herzklopfen, hervor. Freude bei ihr ruft auch große Freude bei mir hervor, verbunden mit einem Gefühl der Dankbarkeit."

Bisweilen tritt auch nach der Tat Ernüchterung ein, doch meistenteils mehr eine Art freudiger Genugtuung, in der Vorstellung, erfreut zu haben. Das Bewußtsein einer Zudringlichkeit oder gar einer Erregung öffentlichen Ärgernisses fehle während der Vornahme der Entblößung völlig.

Bemerkenswert ist auch der folgende von T. entwickelte Gedankengang. „Ebenso" — meint er — „wie ich durch die Reize der Frau erregt werde, die sie mir gewährt, und die sehen zu können ich mich freue, ebenso angenehmes Empfinden muß auch, wie ich glaube, die Frau haben, die mich ihre Reize sehen läßt, wenn sie sieht, wie ich durch sie erregt werde; ja ich glaube, zu diesem angenehmen Empfinden, das der Wollust angehört, gesellt sich auch noch ein gewisser Stolz der Frau, weil sie es ist, die erregend wirkt und mich ganz in ihren Bann nimmt. Ich fühle mich dann verpflichtet, ihr meine Erregung nicht zu verbergen, gewissermaßen als wollte ich ihre Reize loben und mich dafür revanchieren, daß sie mich dieselben sehen läßt."

Gutachten. In der sexualwissenschaftlichen Fachliteratur ist der von Spezialärzten in einer nicht geringen Anzahl von Fällen beobachtete krankhafte Zwang, die Geschlechtsteile vor anderen Personen zu entblößen, unter dem Namen „Exhibitionismus" beschrieben worden. Es ist nun unsere Aufgabe, auf Grund des sich uns darbietenden und eingehend geschilderten Tatsachenmaterials zu untersuchen, ob bei der Entblößung, die Herr T. im Oktober v. J. im Kleistpark vorgenommen haben soll, ein derartiger Fall von krankhaft bedingtem Exhibitionismus vorliegt. Mit anderen Worten: Befand er sich, als er durch diese Handlung öffentliches Ärgernis erregte, also objektiv eine strafbare Handlung beging, subjektiv in einem Zustande der Bewußtlosigkeit oder krankhaften Störung der Geistestätigkeit, welche seine freie Willensbestimmung ausschloß?

Es gibt eine Reihe von Autoren, die den Standpunkt vertreten, daß eine so läppische, sinn- und zweckwidrige Handlung wie die Selbstentblößung der Schamteile vor Zuschauern an und für sich den Stempel des Krankhaften trage. Im Wesen und in der Natur jeder geschlechtlichen Betätigung liege so sehr das Diskrete, Intime, die Öffentlichkeit Ausschließende, daß, wenn ein feingebildeter, strebsamer, ordentlicher Mensch aus guter Familie — und T. ist dies alles zweifellos in hohem Grade, wird er doch geradezu als „pedantisch" bezeichnet — sozusagen im völligen Widerspruch mit sich selbst öffentlich die Scham und Sittlichkeit verletzt, indem er seinen Geschlechtsteil rücksichtslos offen heraushängen läßt —, daß dann im Seelenleben eines solchen Mannes etwas nicht in Ordnung sein müsse, was das sonst Unbegreifliche erklärt.

Lassen wir aber einmal diesen Rückschluß, dem die Logik sicherlich nicht abzusprechen ist, außer acht, so finden sich in der Tat selbst alle Anzeichen gegeben, die darauf hindeuten, daß wir es mit einem krankhaften Impuls, einer sogenannten Zwangshandlung, zu tun haben. Alles was für die sogenannten Obsessionen als pathognomisch, für den krankhaften Charakter als beweisend angesehen wurde, ist bei diesen Entblößungen der Schamteile in ausgesprochenem Grade vorhanden: Zunächst die sich steigernde Unruhe und Beklommenheit vorher, der immer mehr zu einer Entspannung drängende, innere Druck, dann die Unfähigkeit, dem Impuls zu widerstehen, die der Willensbeeinflussung nicht mehr zugängliche Ausführung der Tat und das Gefühl der Erlösung und Erleichterung unmittelbar nach vollbrachtem Akt; das gestörte Nervensystem kehrt wie von einer schweren

Last befreit wieder in die Gleichgewichtslage zurück. Alles dies gehört zu einer pathologischen Zwangshandlung, und alles dies ist dem Exhibitionismus in hohem Maße eigen.

Der Exhibitionismus stellt aber keine Krankheit für sich dar, sondern nur eine Krankheitserscheinung, entstanden auf dem Boden einer Allgemeinerkrankung des Zentralnervensystems. Es sind hauptsächlich drei Krankheitsgruppen, bei denen man ihn beobachtet hat. Erstens kommt diese rücksichtslose Entblößung der Schamteile bei Schwachsinnigen vor, sowohl den senilen Dementen, als den kindisch Verblödeten, oder den auf infantiler Stufe gebliebenen Läppischen. Ein solcher Fall liegt bei dem geistig recht hochstehenden Hans T. sicher nicht vor.

Zweitens tritt der Exhibitionismus bei Epileptischen auf, indem er die Stelle eines epileptischen Anfalls vertritt, ähnlich wie etwa die periodisch einsetzende Dipsomanie oder Dromomanie. Auch für diese Annahme haben wir bei T. keine Anhaltspunkte. Die dritte, umfangreichste Gruppe der Exhibitionisten stellen die schweren Neuropathen, bei denen wir so häufig auch andere nervöse Zwangsvorstellungen finden, dar. Auf einer solchen fixierten Idee beruht auch der Entblößungsdrang, welcher auf neuropathischer Grundlage gedeiht und zeitweise so übermächtig wird, daß alle Hemmungen überrannt werden.

Ein derartiger Fall liegt bei dem Angeschuldigten T. vor. Daß er ein schwerer Neuropath ist, erweist seine mitgeteilte Krankengeschichte; auch konnten wir feststellen, daß die Entblößung der Schamteile bei ihm als ein Zwang auftritt, der stärker ist als sein Wille.

Ich halte nach den bei anderen Exhibitionisten gemachten Erfahrungen das Leiden bei T. für heilbar; als Heilmittel kämen u. a. in Frage: sachkundige Behandlung des nervösen Grundübels, dadurch Kräftigung des Nervensystems und Hebung der Widerstände, ferner Regelung der Sexualbetätigung in normaler Weise, zugleich Vermeidung aller Anlässe und Begleitumstände, die nach der in Einzelfällen gewonnenen Kenntnis bei ihm den Drang und Zwang begünstigen; beispielsweise sollte T. nur am hellen Tage ausgehen, jedenfalls abends niemals allein Wege machen, und Anlagen meiden. T. steht zur Zeit in einer solchen zweckentsprechenden, nervenärztlichen Behandlung.

Man könnte geneigt sein, eine Überlegung und Hemmungsmöglichkeit bei Exhibitionisten daraus zu schließen, daß sie trotz der Stärke des Antriebs gewisse Vorsichtsmaßregeln nicht außer acht lassen. Der eine sieht sich um, ob er nicht etwa von männlichen Personen beobachtet wird, der andere, wie dies auch ein Mädchen von dem Angeschuldigten T. behauptet, hält sich den Schirm oder Mantel vor, wenn unerwartet Leute vorübergehen, vor denen die Entblößung nicht stattfinden soll. Jeder erfahrene Psychiater weiß jedoch, daß selbst in schwersten Dämmerzuständen ein scheinbar konsequentes, bedachtes und zielstrebiges Handeln nicht zu den Seltenheiten gehört, um wieviel mehr gilt dies hier, wo das Bewußtsein zwar getrübt, aber keineswegs völlig erloschen ist; das Krankhafte ist ja hier in erster Linie der nach ganz spezieller Richtung zielende Zwang, dem eben der Wille nicht gewachsen ist, ein Zwang, dessen Intensität gegenüber die natürlichen Schranken und Hemmungen versagen. Das schließt aber durchaus nicht aus, daß anderweitige Willensäußerungen bestehen bleiben, die sich nicht unmittelbar auf das Objekt des Exhibitionismus beziehen.

Vergleiche ich alles das, was die wissenschaftliche Erforschung des Exhibitionismus durch Lasègue, Krafft-Ebing, Leppmann, Cramer und andere hervorragende Sexualforscher gelehrt hat, mit dem, was die gewissenhafte Beobachtung des vorliegenden Falles ergibt, so kann es auch nicht dem geringsten Zweifel unterliegen, daß sich Hans T., als er im Oktober v. Js. im Kleistpark seine Schamteile entblößte und dadurch öffentliches Ärgernis erregte, sich in einem Zustande krankhafter Störung der Geistestätigkeit befand, der seine freie Willensbestimmung im Sinne des § 51 RStrGB. aufhob.

Das gegen T. bereits eingeleitete Strafverfahren wurde auf das obige Gutachten hin eingestellt. In dem folgenden Fall hatte schon eine Verurteilung zu einer recht erheblichen Freiheitsstrafe stattgefunden, welche durch sachverständige Begutachtung in einer höheren Instanz in Geldstrafe umgewandelt wurde. Dieses Gutachten lautete:

Auf seinen Wunsch habe ich den Kaufmann Herrn Fritz R., geboren am 4. April 1879, während mehrerer Wochen wegen seiner nervösen Beschwerden behandelt. Herr R. steht nun unter der Anklage, durch eine unzüchtige Handlung öffentlich ein Ärgernis gegeben zu haben, und zwar durch ein Verhalten, welches von nervenärztlicher Seite aus als Exhibitionismus beurteilt werden muß. Infolge meiner fachlichen Erfahrungen auf dem Gebiete der seelischen Regelwidrigkeiten des geschlechtlichen Verhaltens war ich in der Lage, das unter Anklage stehende Verhalten des Herrn R. sowohl auf Grund der allgemeinen wissenschaftlichen Feststellungen zu beurteilen, als auch es in Verbindung zu bringen mit den besonderen nervösen Symptomen, die ich bei dem Angeklagten feststellen konnte. Ich gebe darüber das folgende Gutachten ab.

Der inkriminierte Fall spielte sich nach den Angaben des Angeklagten etwa folgendermaßen ab: Am 15. Okt. 1918 gegen 1/28 Uhr abends begab sich der Angeklagte, um zu telephonieren, zu der öffentlichen Fernsprechstelle vor dem Hause . . . Er fand dieselbe besetzt und wartete außerhalb der Zelle, wo noch ein etwa 11jähriges, ihm unbekanntes Mädchen stand. Nach Freiwerden der Zelle ging das Mädchen hinein, während der Angeklagte weiter wartete. „Als etwa 15 Minuten verstrichen waren," berichtet der Angeklagte, „erschien es mir unwahrscheinlich, daß das Mädchen noch immer sprach, ich öffnete die Tür und hörte, daß es mit seinem Vetter zu sprechen verlangte, ohne Amt und Nummer zu wissen, und sich nicht von dem Amt zurückweisen lassen wollte. Das Mädchen machte einen ziemlich dreisten, jedoch schmeichelhaften Eindruck. Ich bat, mir den Vortritt zu lassen, womit es einverstanden war, und während ich telephonierte, kniete es mit einem Fuß auf dem Stuhl. Beim Anblick seiner Haltung — das Bein war bis zum Knie frei — so daß die Beinkleider zu sehen waren, fühlte ich einen unwiderstehlichen Drang, meinen Geschlechtsteil zu entblößen. Es kostete mich große Überwindung, es nicht zu tun. Ich verließ dann zusammen mit dem Mädchen das Telephon. Auf meine Frage, wo es wohne, wies es auf das Haus in der . . .-Straße und ging vor mir hinein. Das Mädchen übte durch seine schöngeformten Beine einen derartigen Reiz auf mich aus, daß ich immer wieder einen unwiderstehlichen Drang fühlte, mein Glied vor ihm zu entblößen. Ich wurde immer unruhiger und ging mit dem Mädchen über den Hof. Mir wurde glühend heiß, und ich zitterte am ganzen Körper, bis ich plötzlich mein Glied entblößte. Ich muß in dem Moment meiner Sinne nicht mehr mächtig gewesen sein; ich wußte nicht, was ich tat." Das Mädchen habe nun ohne weiteres unaufgefordert an dem Geschlechtsteil des Angeklagten manipuliert. Als der Zeuge T. hinzukam, „wurde ich von grenzenlosem Schamgefühl gepeinigt und versuchte davonzulaufen."

Der Angeklagte gab mir an: Von jeher habe sein Geschlechtstrieb sich in dem unwiderstehlichen Drange geäußert, vor dem Gegenstande seiner geschlechtlichen Begierde sein Glied entblößen zu müssen. Dieser Drang komme mit zwingender Gewalt über ihn, sobald er Kinder mit ausgeprägten Waden in dem Alter dieses Mädchens zu Gesicht bekomme. „Mit diesem inneren teuflischen Triebe, den ich geradezu als dämonisch bezeichnen möchte, habe ich schon sehr häufig zu kämpfen gehabt, so daß ich mich kaum noch beherrschen konnte." Der Trieb überfalle ihn plötzlich; heftige Beklommenheit der Atmung, glühende Hitze im Kopfe und eine Art Lähmung bis zu völliger Willenlosigkeit ergreife von ihm Besitz. Mit dem letzten Aufgebot aller Willenskräfte sei es ihm bisher stets nur gelungen, in solchen Momenten davonzulaufen und dem dämonischen Zwange zu entfliehen.

Das sei so von Beginn der Geschlechtsreife an gewesen. Der eigentliche Geschlechtsverkehr übe einen nur äußerst geringen Reiz auf ihn aus. Ebenso kommen die sonst als geschlechtliche Reizobjekte geltenden weiblichen Formen usw. und Verhaltungsweisen für seinen Geschlechtstrieb nicht in Frage. Einzig und allein Waden und Beine von Mädchen, die in dem geschilderten Alter stehen, wirken geschlechtlich erregend, und zwar nicht als Antrieb zum Geschlechtsverkehr, sondern als Auslösung dazu, seinen Geschlechtsteil zu entblößen.

Der Angeklagte ist von mütterlicher Seite erblich in erheblichem Maße belastet. Der Bruder seiner Mutter starb an Gehirnerweichung; dessen beide Kinder, ein Sohn und eine Tochter, starben ebenfalls in geistiger Umnachtung. Eine Tochter dieser Tochter ist im 7. Lebensjahre erblindet; ein Sohn derselben leidet an epileptischen Anfällen. Der Angeklagte ist von jeher in hohem Grade nervös gewesen. Schon in der Schulzeit litt er an Angstzuständen. Seine Nervosität zeigte sich auch später sein ganzes Leben hindurch in jähen Stimmungsschwankungen, Unruhe, Reizbarkeit, Schüchternheit im Verkehr mit anderen, Mangel an Konzentrationsfähigkeit und Entschlußkraft. Zeitweise bestand Schlaflosigkeit, Herzklopfen, Zittern der Glieder. Durch seinen Beruf wurde die nervöse Schwäche in den letzten Jahren noch gesteigert.

Bei der ärztlichen Untersuchung zeigen sich die Anzeichen der Nervosität in erheblichem Grade auf körperlichem Gebiet, in erhöhter Reflexerregbarkeit, feinschlägigem Zittern der Lider und der Hände, Zucken der Lippen und jähem Wechsel in der Blutfüllung der Hautgefäße. Auf psychischem Gebiet zeigt sich, daß die intellektuellen Funktionen gut entwickelt sind. Jedoch besteht stockende Sprache, schüchternes, etwas gehemmtes und ungewandtes Verhalten, deprimierte Stimmung, nervöse Unruhe und Sprunghaftigkeit des Gedankenablaufs, leichte Vergeßlichkeit. Herr R. macht den Eindruck eines durchaus glaubwürdigen Mannes, der unter seinem Triebe auf das schwerste leidet, und weniger durch den Vorfall, der ihn unter Anklage brachte, als vielmehr durch das tragische Los, welches er nun schon viele Jahre über sich schweben fühlt, tief getroffen ist.

Auf Grund dieser Befunde beurteile ich Herrn R. nach seinem allgemeinen Nervenzustand als einen Fall von schwerer neuropathischer Konstitution. Die nervösen Symptome auf körperlichem und seelischem Gebiet, die ihn in wechselnder Stärke das ganze Leben hindurch begleitet haben, sind offenbar der Ausdruck einer krankhaften angeborenen Anlage. Für diese Annahme ist die in der Blutsverwandtschaft des Angeklagten aufgetretene Häufung geistiger Störungen ein weiterer Beleg. Der Trieb, seinen Geschlechtsteil zu entblößen, ist offenbar eine Teilerscheinung, die neben den anderen krankhaft nervösen Symptomen auf der Basis dieser ererbten degenerativen Anlage erwachsen ist. Da er der forensischen Beurteilung hier besonders zu unterliegen hat, seien ihm noch einige Ausführungen gewidmet.

Es handelt sich dabei um eine krankhafte Abweichung von der Norm in mehrfachem Sinne. Erstens ist die Triebrichtung eine abweichende. Sie erstreckt sich auf Mädchen des Entwicklungsalters und wird ausschließlich durch deren Beine fixiert. Dies ist ein beim Exhibitionismus nach meinen Erfahrungen sehr häufiges Verhalten. Zweitens ist die Triebhaltung ihrer Qualität nach abweichend: sie besteht in der Demonstration des Geschlechtsteils und erschöpft sich im wesentlichen darin. Drittens ist die Stärke des Triebes eine abweichende. Dies zeigt sich einmal in den körperlichen Begleiterscheinungen: der Beklommenheit, dem Blutandrang, dem Gefühl der Lähmung — alles Anzeichen körperlich nervöser Störungen, wie sie in solcher Stärke und Häufung nur bei sehr heftigen, plötzlich einsetzenden und überwältigenden Affektspannungen nervöser Menschen zur Beobachtung gelangt; ferner zeigt es sich auf seelischem Gebiet. Hier wirkt das jähe Auftreten des Geschlechtstriebes wie ein Zwangsimpuls. Er drängt mit überwältigender Kraft, vor welcher alle Widerstände zu erlahmen drohen, zu triebhafter Entladung. Derartige Zwangsimpulse oder Obsessionen, nicht nur geschlechtlicher Art, finden sich ebenfalls gerade bei krankhafter nervöser Veranlagung sehr häufig.

Über die forensische Beurteilung des Exhibitionismus im allgemeinen — ohne Rücksicht auf den vorliegenden Fall — kann nur das wiederholt werden, was der größte Kenner dieser Fragen, Krafft-Ebing, ausgeführt hat: „Schamhaftigkeit ist in dem Kulturleben der heutigen Menschen eine durch Erziehung vieler Jahrhunderte so gefestigte Charaktererscheinung und Direktive, daß sich vorweg Vermutungen einer psychopathologischen Beziehung ergeben müssen, wenn der öffentliche Anstand in gröblicher Weise verletzt wird. Die Vermutung wird berechtigt sein, daß ein Individuum, welches derart das Sittlichkeitsgefühl seiner Mitmenschen und zugleich seine eigne Würde verletzt, der Gefühle der Sittlichkeit nicht teilhaftig werden konnte (angeborener Schwachsinn), oder verlustig ging (erworbener Schwachsinn), oder in einem Zustand von Trübung seines Bewußtseins gehandelt hat." . . . Die läppische Art und Weise dieser Geschlechtsbetätigung oder eigentlich sexuellen Demonstration weist auf Schwachsinn oder wenigstens auf temporäre Hemmung intellektueller und ethischer Funktionen bei erregter Libido auf Grund einer erheblichen Bewußtseinstrübung hin.

Von einem angeborenen oder erworbenen Schwachsinn kann bei dem Angeklagten keine Rede sein. Ebensowenig liegt ein ethischer Tiefstand vor; im Gegenteil, der Angeklagte ist im übrigen durchaus von ethischer Feinfühligkeit, und steht diesem Triebe wie etwas Fremdem und Feindseligem gegenüber, das sein Leben vergiftet. Es entfallen mithin alle diejenigen Geistesstörungen chronischer Art, bei welchen Exhibitionismus als Symptom auftritt. Ebenso liegt Epilepsie nicht vor.

Der konstitutionelle Neuropath hingegen, der im allgemeinen forensisch als zurechnungsfähig zu erachten ist, kann bei solchen Handlungen, die aus Affekten entstehen, ganz oder teilweise unter den Voraussetzungen des § 51 RStrGB. stehen. Jeder Affekt von krankhafter Stärke, welcher aus der abnormen seelischen Anlage der Neuropathen entstammt, setzt eine Trübung und Einengung des Bewußtseins von mehr oder weniger großer Tiefe und Dauer voraus. Dieselbe braucht nicht soweit zu gehen, daß der Kontakt mit der Umwelt gänzlich verloren geht; auch braucht die Erinnerung nicht gestört zu sein. Steht die Trübung des Bewußtseins und des geistigen Ablaufes durch den Affekt fest, steht ferner die krankhafte Art des Affektes fest, steht endlich sein Ursprung aus krankhafter Anlage fest: so wird eine Einschränkung der freien Willensbestimmung, unter Umständen ein völliger Ausschluß derselben gemäß den Voraussetzungen des § 51 RStrGB. anzunehmen sein.

Diese Schlußfolgerung findet sich nun im Falle des Angeklagten und der ihm zur Last gelegten Handlung voll verwirklicht, und es fragt sich nur noch, ob eine weitgehende Einschränkung oder ein völliger Ausschluß der freien Willensbestimmung zur Zeit der Begehung dieser Handlung als vorliegend zu erachten ist. Diese Frage möchte ich nun nach reichlicher Erwägung aller in Betracht kommenden Umstände im letzteren Sinne beantworten. Und zwar bringt mich dazu vor allem die zwangsartige, obsessive Natur des Impulses, welcher die inkriminierte Handlung auslöste. Wenn ein geistig und sittlich feinfühlender Mensch sein Leben lang unter Anfällen dieses Zwangstriebes gelitten hat, weil er krankhaft veranlagt ist, und demselben doch immer hat widerstehen können, und wenn der Zwangstrieb eines Tages doch einmal Herr über ihn wird: so scheint es mir kein besseres Beispiel für den Ausschluß des eigenen Willens zu geben, als dieses, in welchem der sonst vom Willen stets noch mühsam gebändigte Zwang des Willens Herr wird. Hätte der Angeklagte gegenüber seinem „teuflischen Triebe" auch nur noch eine Spur von eigener Willensbestimmung gehabt, so wäre es bei seinem sonstigen Charakter eben nicht zu der inkriminierten Handlung gekommen. Daß es dazu kam, beweist die restlose Austilgung des eigenen freien Willens für das krankhafte affektive Zwangsgeschehen.

Ich gebe mithin mein Gutachten dahin ab: Der Angeklagte befand sich zur Zeit der ihm zur Last gelegten Handlung in einem Zustand, in welchem gemäß den Voraussetzungen des § 51 RStrGB. die freie Willensbestimmung ausgeschlossen war.

Weitere grundlegende Feststellungen zur allgemeinen Beurteilung des Exhibitionismus sind auch in dem folgenden Gutachten niedergelegt:

„Auf Veranlassung des Kaufmanns L. erstatten wir das nachstehende Gutachten über den Geisteszustand desselben zur Zeit der Begehung einer Handlung, wegen der der Genannte nach § 183 RStrGB. angeklagt ist. Der 36jährige verheiratete Mann ist der Enkel zweier blutsverwandter Ehegatten. Er hat 7 Geschwister, von denen eine Schwester geisteskrank ist. Ebenso ist der Bruder seines Vaters in der Irrenanstalt verstorben. Ein zweiter Bruder des Vaters beging Selbstmord. Der Vater selber soll nach Angaben des Untersuchten an einem krankhaften Übermaß geschlechtlicher Erregung gelitten haben. Unter den Schwestern des Angeklagten befinden sich noch mehrere Sonderlingsnaturen von teilweise ebenfalls hemmungsloser geschlechtlicher Erregbarkeit. Als Kind war der Angeklagte mit Rückgratsverkrümmung behaftet und litt an Rückenschmerzen und Kopfschmerzen. Ferner bestand in der Kindheit Alpdrücken und vor allem Nachtwandeln im Schlafe. In einem solchen Zustand ist er einmal mit geschlossenen Augen aus dem Fenster hinausgeklettert. Hinterher bestand Erinnerungslosigkeit. Auch sonst bot er als Kind viele neuropathische Zeichen: er war ängstlich, schreckhaft, weinerlich, stotterte, konnte nie mit anderen Kindern spielen, sondern war immer allein. Er hatte schon damals ausschweifende, erotische Träume. In der Schule war er ein Musterknabe, lernte spielend, er war das gute Beispiel für alle anderen und sollte auf Gemeindekosten studieren. Mit 12 Jahren wurde er von der eigenen Schwester und der eigenen Cousine verführt. Seitdem hat er einen starken Hang zur Onanie, der niemals von ihm gewichen ist. Damals trat auch die Pubertät ein.

Nach derselben begann eine Periode psychischer Unruhe und Entgleisungen. In der Lehre hielt es der bis dahin so gute Schüler nirgends aus; nacheinander absolvierte er vier Lehrstellen, ohne auf irgendeiner auszulernen. Er ging mit 17 Jahren auf Reisen und lernte auf diesem Wege seine Frau kennen. Er heiratete im 22. Lebensjahre. Kurze Zeit später erlitt er eine Vorstrafe wegen Betruges. Seit deren Verbüßung soll sich seine Nervosität verschlimmert haben. Auch sein jüngster Sohn bietet Zeichen derselben: er spielt fortgesetzt an seinem Geschlechtsteil (im Alter von 3 Jahren), faßt andere Mädchen unter die Röcke, ist leicht erregt und jähzornig und schwer erziehbar.

In der Folgezeit gelang es dem Angeklagten durch rastlose Arbeit, sich wieder emporzuarbeiten. Er eignete sich soviel chemische Kenntnisse an, um eine Fabrik von Seifen und Parfürmerien selbständig zu führen. Vor acht oder neun Jahren wurde er wegen Erregung öffentlichen Ärgernisses, auf Grund eines Deliktes, welches dem jetzigen völlig gleich ist, zu 300 Mark Geldstrafe verurteilt. Den Krieg machte der Angeklagte seit Beginn 1914 im Osten und im Westen an der vordersten Front mit, bis er im Frühjahr 1918 nach der Schlacht von Cambrai wegen Ruhr ausscheiden mußte.

Soweit der äußere Lebenslauf. Der Angeklagte gibt noch an, er arbeite Tag und Nacht auf das angestrengteste, noch im Bett sei er geistig tätig. Er könne nicht eine Minute untätig dasitzen. Er leide stark an linksseitigen Kopfschmerzen, häufiger Schlaflosigkeit, Mattigkeit bis zum Zusammenbrechen, innerer Unruhe, leichtem Erröten, Zittern der Hände und Schwindelanfällen beim Bücken. Ferner sei er von geschlechtlichen Zwangsvorstellungen beherrscht. Sein Wesen sei weich, gutmütig, von Stimmungen abhängig, willenlos, dabei außerordentlich reizbar und beeindruckbar. Sein Gedächtnis sei sehr schlecht.

In geschlechtlicher Hinsicht gibt er an: er leide von jeher an dem periodisch wiederkehrenden und besonders stark nach irgendwelchen Aufregungen eintretendem Drange, seinen entblößten Geschlechtsteil zu zeigen. Er könne sich den Ursprung dieses völlig unbeherrschbaren Triebes, der ihn blitzartig überfalle, nicht erklären. Er habe — „wie ein Löwe dagegen gekämpft". — Dennoch sei er diesem Drange oftmals unterlegen, wie er offen eingesteht. Er sei infolgedessen häufig das Opfer von Gelderpressungen geworden. Der Drang zur Selbstentblößung trete besonders dann auf, wenn der Angeklagte kleine Mädchen im Entwicklungsalter, und zwar besonders solche mit nackten Waden, beobachte. Begegne ihm ein solches und blicke ihn an, so sei es mit besten Vorsätzen und aller Selbstbeherrschung zu Ende; das Blut steige ihm zu Kopf, es sause in den Ohren, er habe Herzklopfen und fühle sich einer Ohnmacht nahe; er werde dann völlig willenlos und folge seinem Triebe. So sei es auch in dem inkriminierten Falle gewesen. Sein Geschlechtstrieb sei von krankhafter Erregbarkeit und Stärke, so daß er fast täglich noch jetzt onanieren müsse, obwohl er auch seinen ehelichen Verkehr ausübe. Weitaus das stärkste geschlechtliche Erlebnis biete ihm aber der Anblick halbreifer Mädchen. Nur dieser löse den Drang zum Zurschaustellen seiner Geschlechtsteile aus.

Die Untersuchung des Angeklagten ergab auf seelischem Gebiet keine gröberen Abweichungen der Geisteskräfte. Was sich jedoch über sein Gemütsleben beobachten ließ, machte seine Angaben, wie sie oben wiedergegeben wurden, durchaus glaubhaft. Ganz besonders tat dies auch die körperliche Untersuchung, welche alle funktionellen Symptome erheblicher nervöser Überreizung und Schwäche bei ihm zutage förderte.

Hiernach ist der Angeklagte eine psychopathische Persönlichkeit. Er ist erblich schwer belastet, er stammt aus einer Blutsverwandtenehe, in dritter Generation. Die Belastung von väterlicher Seite ist eine exquisit psychopathische und trifft besonders zu für den Hypererotismus, der in der Familie erblich ist. Schwere psychopathische Züge ziehen sich durch das ganze Leben des Angeklagten von Kindheit an; die geschlechtliche Anomalie, der sogenannte Exhibitionismus, und ebenso das Übermaß geschlechtlicher Reizbarkeit, der Hypererotismus, sind nur Einzelzüge einer im ganzen durch und durch krankhaften Anlage. Die übrigen Züge dieser krankhaften Anlage sind die des Nervenschwächlings, und zwar in ungewöhnlich hohem Grade.

. Forensisch ist auch ein Psychopath dieses Typus im allgemeinen zurechnungsfähig. Lediglich, wenn sein Delikt unmittelbarer Ausfluß der krankhaften Eigenart ist, können Zweifel an der Zurechnungsfähigkeit entstehen. Dies ist nun im vorliegenden Fall tatsächlich so. Hinzu kommt, daß dieses Delikt eine ausgesprochene Affekthandlung ist, und zwar eines krankhaften, drangartigen Affektes, der einer Sexualität von pathologischer Eigenart und Stärke entspringt. Hinzu kommt ferner, daß bei der krankhaften Persönlichkeit des Angeklagten die Widerstände der Nerven und des Willens sowohl allgemein, als auch ganz besonders gegen seine geschlechtliche Reizbarkeit herabgesetzt sind, ja völlig fehlen. Diese Erwägungen reichen nach unserem sacherverständigen Ermessen aus, um bei dem Angeklagten begründete Zweifel an seiner freien Willensbestimmung zur Zeit der Begehung seines Deliktes als vorliegend zu erachten.

Wir geben mithin unser Gutachten dahin ab: Es bestehen begründete Zweifel darüber, daß sich der Angeklagte zur Zeit der Begehung seines Deliktes in einem verantwortlichen Geisteszustande befand. Es ist vielmehr vom ärztlichen Standpunkt aus wahrscheinlich, daß er zur Zeit der Begehung seiner Handlungen in einem Zustande von krankhafter Störung der Geistestätigkeit im Sinne des § 51 RStGB. sich befunden haben dürfte.

Nach dem alten Rechtsgrundsatz: „in dubio pro reo“ reicht die Wahrscheinlichkeit mangelnder Zurechtsfähigkeit aus, einen Angeklagten außer Verfolgung zu setzen.

Ich schließe diesen typischen Beispielen von Exhibitionismus noch einen in mehrfacher Hinsicht atypischen Kasus an, welcher lehrt, mit wie verwickelten Seelenzuständen wir es bei Exhibitionisten nicht selten zu tun haben. Der Untersuchte selbst stellt trotz immer wiederholter Mahnungen, im eigensten Interesse seiner Begutachtung strenge bei der Wahrheit zu bleiben, jede exhibitionistische Absicht in Abrede, die wir aber gleichwohl nach seinem ganzen psychopathologischen Typus anzunehmen Grund haben. Die seelischen Schutzmechanismen, Schamschranken und Abwehrreaktionen, mit denen der Kranke sich umgibt, machen den Fall zu einem für den Seelenforscher überaus instruktiven. Steigert sich die Unterdrückung und Verschleierung der psychopathischen Diathese und primären Insuffizienz bei diesem Dégénéré superieur doch nicht nur in überkompensatorische Gewissenhaftigkeit und Leistungsfähigkeit, sondern bis zur Flucht in hysterische Krüppelhaftigkeit (Schiefhals). Wir weisen besonders auf die Zurückführung etwa unbewußt bei Darstellung des Vorfalls vorgenommener Korrekturen auf krankhaft gesteigerte Abwehrtendenzen hin. In dem von mir mit Dr. A. Kronfeld abgegegebenen Gutachten heißt es:

„Auf Wunsch des Regierungsbaumeisters Herrn N. N. erstatten die Unterzeichneten ein fachärztliches Gutachten über seinen Gesundheitszustand mit besonderer Berücksichtigung seines Nerven- und Geisteszustandes in den letzten Monaten. Den Anlaß dazu, dieses Gutachten von uns zu erheben, erblickt Herr N. in einem Vorfall, welcher sich am 18. März 1919 abspielte und ihn in den Verdacht einer strafbaren Handlung gemäß § 183 RStGB. gebracht haben soll. Den Unterzeichneten ist aktenmäßig nichts bekannt; ebensowenig darüber, ob die Annahme des Herrn N., er stehe im Verdacht, sich strafbar gemacht zu haben, tatsächlich zutrifft oder nur auf einer Mißdeutung beruht, welche sein überreizter nervöser Zustand einem an sich harmlosen Vorfall gegeben hat. Die Gutachter sind lediglich auf die subjektiven Darstellungen des in Rede stehenden Vorfalls, sowie seiner Folgen durch Herrn N. angewiesen. Ferner stützen sie sich auf eine fünfwöchentliche Beobachtung des Genannten.

Was den in Rede stehenden Vorfall anbelangt, so trug er sich nach den Angaben des Herrn N. folgendermaßen zu: Herr N. ging am 18. März 1919 mit seinen beiden Kindern, einem 7jährigen Mädchen und einem 5jährigen Knaben, in den Tiergarten, um mit ihnen zu spielen. Gegen 4 Uhr bekam er angeblich den Drang zu urinieren. Er schickte die beiden Kinder etwas abseits und trat hinter einen Baum. Als er sein Glied herausnahm, sei dasselbe, ohne daß irgendein ihm bewußt gewordener Anreiz vorangegangen sei, in halber Erektion gewesen, so daß er behindert gewesen sei, seine Notdurft zu verrichten. Die Ursachen für diesen eigenartigen Zustand lägen möglicherweise in seinem nervösen Gesamtzustand. Als Herr N. nun aufblickte, sah er schräg auf sich zu ein Mädchen kommen, welches einen Kinderwagen schob. Herr N. behauptet mit Bestimmtheit die rein zufällige Koinzidenz dieser Tatsache mit der schon vorher eingeleiteten und aus völlig anderen Gründen hervorgegangenen Situation, in welcher er dastand. Ob das Mädchen ihn gesehen habe, sei ihm völlig unbekannt. Das Verhalten des Mädchens, welches mit dem Kinde im Kinderwagen spielte, bringt ihn zu der Überzeugung, daß er selbst von ihr nicht beobachtet worden sei. Als das Mädchen vorübergegangen sei, habe er sein Glied wieder fortgesteckt und seine Kleidung geordnet; mit Bestimmtheit gibt er an, daß ein Samenverlust nicht eingetreten sei. Er ging wieder zu seinen Kindern und begann weiter mit ihnen zu spielen. Kurze Zeit nachher sei ein Kriminalbeamter auf ihn zugekommen und habe ihn festgestellt. Unter dem plötzlichen Eindruck, sich möglicherweise strafbar gemacht zu haben, sei er heftig erschrocken und habe sich dem Beamten gegenüber ganz zerknirscht und beschämt gezeigt. Nachher habe er oftmals die ganze Angelegenheit durchdacht; er könne aber nur sagen, daß er noch niemals den Gedanken gehabt habe, geschlechtlicher Erregung durch das Vorzeigen seines Gliedes gegenüber unbekannten Mädchen Ausdruck zu geben; der Gedanke, daß in seinem Verhalten eine unzüchtige Handlung als von ihm beabsichtigt erblickt werden könnte, sei ihm erst durch das Auftreten des Kriminalbeamten wie etwas völlig Wesensfremdes aufgestiegen.

Herr N. wurde am 3. April 1885 in Oldenburg geboren. Über erbliche Belastung in seiner Familie ist nichts bekannt. Er gibt an, seit seiner Geburt an Augenkrankheit gelitten zu haben. Infolge der heftigen Schmerzen durch dieselbe habe er den Kopf stets zur linken Seite geneigt getragen; und infolgedessen sei mit der Zeit eine Verkürzung der linken Halsmuskulatur eingetreten. Wegen dieser scheinbaren Verkrüppelung sei er von früher Jugend an bis in sein Mannesalter viel verspottet und verhöhnt worden. Er habe darunter viel zu leiden gehabt. So sei es gekommen, daß er von jeher ein sehr verschlossener und einsamer Mensch geblieben sei. Freundschaft kenne er nur dem Namen nach. Wem er kein Objekt des Spottes war, dem sei er ein solches der Ausnutzung nach jeder Richtung hin geworden.

An besondere nervöse Anomalien aus der Kindheit vermochte Herr N. sich nicht zu erinnern. In der Schule habe er gut gelernt. Seit 1905 habe er auf der Hochschule Hochbau studiert und nach 8 Semestern sein Diplomexamen bestanden. Er sei dann bei der Heeresverwaltung als Regierungsbauführer eingetreten. Nach erfolgreicher Beteiligung an der Schinkel-Konkurrenz bestand er das Baumeisterexamen und trat dann wieder zur Heeresverwaltung als Baumeister über. Hier ist er bis jetzt tätig gewesen.

Herr N. gibt nun an, daß ihm während des Krieges besonders umfangreiche Arbeiten zugefallen seien. Allein die zu seinem Baukreis gehörenden Fabriken seien innerhalb zweier Jahre durch Neubauten für über 20 Millionen Mark vergrößert worden. Die ganze Verantwortung und Mehrarbeit habe auf seinen Schultern allein gelastet. Die Tätigkeit sei eine ungewöhnlich aufregende gewesen, zum Teil infolge besonderer Umstände, zum Teil wegen der damit verbundenen Verantwortung. Ein großer Teil der Nächte, nicht selten die ganzen Nächte hindurch mußten der Arbeit zwecks rechtzeitiger Erledigung der Befehle geopfert werden. Mehrfach habe sich Herr N. dem Zusammenbruch nahe gefühlt. Es entspricht dem eigenartigen, besonders empfindsamen Naturell des Untersuchten, wenn er als Hauptmotiv hierfür immer wieder angibt, er habe sich in vielleicht allzu großem Pflichteifer vor niemandem eine Blöße geben wollen. Öfters sei er während der Arbeit infolge übergroßer Ermattung eingeschlafen, mußte sich aber aus dem Schlafe reißen und ohne Rücksicht auf seine Mattigkeit weiter arbeiten.

Den Erfolg seiner Arbeit faßt Herr N. in folgenden Sätzen zusammen, an deren sachlicher Richtigkeit wir keinen Zweifel hegen, deren besondere Betonung durch Herrn N. aber für das Wesen dieser eigenartigen Persönlichkeit ebenfalls bezeichnend ist: infolge seines steten Eifers und seiner großen Pflichttreue habe er es verstanden, die Achtung seiner vorgesetzten Behörde in jeder Weise zu erreichen. Von den Unternehmern sei er geachtet, von seinen Untergebenen infolge seiner Zuvorkommenheit und Gerechtigkeit in jeder Weise geliebt und verehrt worden. Tatsächlich erhielt Herr N. als äußeres Zeichen der Anerkennung seiner Tätigkeit im Jahre 1918 eine hohe militärische Auszeichnung. Seit Juni 1910 ist Herr N. verheiratet. Aus der Ehe entstammen zwei gesunde Kinder. N. schildert seine Ehe als sehr glücklich; seine Vita sexualis, in welcher nach seiner Darstellung keinerlei Anomalien beständen, finde innerhalb der Ehe völligen Ausgleich.

Erst seit der Geburt des jüngsten Kindes sei hierin eine gewisse Wandlung aufgetreten. Auf Anraten des Arztes sollte die Gattin des Herrn N. vor weiterer Nachkommenschaft bewahrt bleiben. Infolgedessen habe der Ehemann beim ehelichen Verkehr „Vorsicht" üben müssen (Coitus interruptus). Es ist nun abermals für die Eigenart der seelischen Persönlichkeit des Herrn N. bezeichnend, daß ihm dieser Umstand zu einer Quelle schwerer nervöser Sorgen wurde. Bei seinem Charakter läßt sich denken, daß er den ärztlichen Rat peinlich befolgte und sich selbst ständig auf das ängstlichste kontrollierte, um nicht dagegen zu verstoßen. Schon dies mußte auf die Dauer eine gewisse nervöse Gesamteinstellung seiner Vita sexualis erzeugen und den normalen Ablauf des psychisch-nervösen Mechanismus stören, welchen die Geschlechtsfunktion voraussetzt. Andererseits ist es derselbe Ausdruck der dem Patienten eigentümlichen Gewissenhaftigkeit, welche sich in ihrer Übertriebenheit aus seiner gesamten seelischen Eigenart erklärt, wenn Herr N. — nach Überwindung starker innerer Hemmungen — erklärt: die an seine Sexualität gestellte Aufgabe sei dadurch so besonders schwierig für ihn geworden, weil er es zugleich als seine eheliche Pflicht betrachtet habe, seiner Ehefrau im Verkehr die notwendige Befriedigung zu verschaffen, was beim Coitus interruptus viel Mühe verursacht habe. Außerehelichen Verkehr habe er verabscheut. Alle diese Umstände hätten in den letzten Monaten zum Ausbruch einer sich stetig steigernden und zuletzt sehr hochgradigen nervösen Überreizung geführt. An sonstigen Krankheiten hat Herr N. nicht gelitten, ebenso bestreitet er stärkeren Alkoholgenuß.

Es wurde bereits an der Hand einiger kleiner Züge auf die Besonderheit der seelischen Persönlichkeit hingewiesen, welche Herr N. darstellt. Diese Eigenart ließ sich bei direkter ärztlicher Beobachtung noch viel deutlicher erfassen. Und es sei sogleich vorweggenommen, daß dieselbe, trotz aller individuellen Kompliziertheit, einem bestimmten psychopathologischen Typus entspricht; daß es sich nämlich um eine krankhafte degenerative Eigenart, um eine Form des dégénéré supérieur handelt. Herr N. weist völlig intakte geistige Funktionen auf; aber seine innere Disharmonie zieht sich durch sein gesamtes Gemüts- und Willensleben. Sein äußeres Auftreten ist verschlossen, abweisend, steif; auch dem Arzte gegenüber macht sich anscheinend ständig die Sorge geltend, sich etwas zu vergeben, und es liegt eine gewisse Abwehr dagegen vor, den ärztlichen Berater einen tieferen Einblick in sein Seelenleben gewinnen zu lassen. Diese Haltung, die Herrn N. sicherlich vollkommen unbewußt ist, verschwindet erst allmählich im Laufe der Behandlung. Ganz besonders groß wird diese Vulnerabilität, sobald es sich um die Exploration des Geschlechtslebens des Herrn N. handelt. Die Schamschranken, die er hier, ebenfalls ohne bewußte Rechenschaft, um sich zieht, sind auch für einen so zartfühlenden Menschen, wie er es ist, ungewöhnlich starke. So kostete es ihm eine außerordentliche Selbstüberwindung, den Vorfall, wegen dessen etwaiger gerichtlicher Folgen er sich Sorge macht, selbst in der relativ harmlosen Form zu erzählen, in welcher er oben berichtet wird. Herr N. gibt von sich selber an, er sei ein weicher, künstlerischen Eindrücken sehr zugänglicher Mensch mit regem Phantasieleben. Sein ganzes Wesen aber, und ebenso seine Lebensführung, steht zu dieser Seite seiner Persönlichkeit in schroffem, psychologischem Gegensatz. Er ist im Beruf und in der Gesellschaft von einer übertriebenen, geradezu pedantischen Korrektheit, von peinlichster Genauigkeit und Sorgsamkeit, welche die größten seelischen Anforderungen an ihn stellen und zweifellos über das hinausgeht, was auch ein pflichttreuer Beamter an diesen Eigenschaften von sich fordert. Dem Seelenkenner ist es klar, daß diese Gruppe von Eigenschaften, ebenso wie seine Verschlossenheit und Zurückhaltung, nur Schutzmaßnahmen sind, welche Lebensgang und seelische Eigenart ihm anerzogen haben, um den vulnerablen und empfindsamen Kern der eigentlichen Persönlichkeit mit ihrer Weichheit und Phantastik zu verschleiern und zu schützen. Er selbst erklärt, er handle so aus Angst, sich eine Blöße zu geben; und er führt diese Furcht auf trübe Kindheitserfahrungen zurück, bei welchen er verspottet und ausgenutzt wurde. Dabei leidet er offensichtlich unter dieser zweiten, aufgepfropften Natur; er überarbeitet sich, bricht fast zusammen, reißt sich immer wieder empor, wird nur noch ängstlicher und auf seine Haltung bedachter und steht immer auf der Grenze des Versagens. Äußere Erfolge werden von ihm ungewöhnlich hoch bewertet, überhaupt ist er ganz auf das Urteil der Umgebung eingestellt. Die hinter dieser ganzen Einstellung stehende primäre seelische Schwäche und Insuffizienz, eben das degenerative Moment, sucht er bei sich instinktiv mit allen Schutzmitteln zu verbergen, ebenso, wie er durch seine Haltung andere zu blenden sucht. Wo es ihm bewußt wird, nimmt es die Formen der Krankheit, nämlich der neurasthenischen Leistungsschwäche an.

Es ist charakteristisch, daß auch in seinem Eheleben und selbst in dessen größten Intimitäten die gleichen Wesenszüge vorwalten: der Zwang peinlicher Gewissenhaftigkeit zu einem sexuellen Leben, welches allen äußeren ehelichen Pflichten, so wie sie sich ihm darstellen, in skrupulösester Weise genügt; daneben die ständige Furcht vor dem Versagen, welche das Sexualleben in seiner inneren Bedeutung für ihn geradezu verzerren müßte, wenn sie ihm bewußt werden würde, was aber bei seinem System neuropathischer Schutzmechanismen unmöglich ist; so kommt die innere Diskrepanz ihm auch auf diesem Gebiet nur in Form der neurasthenischen Leistungsschwäche zum Bewußtsein.

Die hier vorliegende Sonderform des nervösen Charakters in ihrem seelischen Aufbau und ihrer Kompliziertheit ist gerade von der neuesten Forschung mehrfach studiert worden. Zu ihrem Verständnis muß vorausgesetzt werden, daß die eigentlichen Wurzeln der neurotischen Degeneration auf psychischem Gebiet liegen; die hierdurch produzierten Symptome freilich äußern sich sowohl auf seelischem, als auch auf körperlichem Gebiet, und gerade auf letzterem knüpfen sie mit Vorliebe an „minderwertige Organe" an. (Adler-Wien.) Bei Herrn N. findet sich gerade diese Anknüpfung in ausgeprägtester Weise. Wir sehen hier vor allen übrigen körperlichen Symptomen der Neurasthenie ab, welche sich bei ihm in ziemlicher Stärke vorfinden. Wir greifen nur ein besonders hervorstechendes heraus: den linksseitigen Schiefhals. Herr N. sieht durch ihn wie verkrüppelt aus und hat seelisch unter dieser Tatsache schwer gelitten. Um so überraschender wird für Laien die Feststellung sein, daß es sich hier nicht um ein körperlich bedingtes Leiden handelt, sondern um rein seelisch zustande gekommenes. Ganz unabhängig von unserer seelischen Analyse dieses Falles steht allgemein fest, daß der Torticollis hystericus auf die neuro- oder psychopathische Diathese zurückgeht (Oppenheim), daß er „psychogen" ist (Brissaud); mehr noch, daß eine ursprünglich zweckmäßige Abwehrbewegung oder Geste zum Torticollis wird (Raymond-Janet).

Wir hören, daß der Schiefhals bei Herrn N. sich im Anschluß an ein Augenleiden herausgebildet hat; die Tendenz zu Abwehrreaktionen bei Herrn N. haben wir vorher bereits im allgemeinen festgestellt. So paradox es klingt, so naheliegend ist für den Seelenkenner die Folgerung, daß der Schiefhals des Herrn N. eine Abwehrreaktion von völlig analoger Art ist, wie seine Neurasthenie eine solche darstellt, wie seine pedantische Genauigkeit und seine Verschlossenheit und seine Zurückhaltung solche darstellt; er ist eine Abwehrreaktion gegen den Durchbruch der eigenen primären degenerativen Schwäche und Insuffizienz. Dieser Durchbruch wird durch zwei Gruppen von Mechanismen verhindert: erstens durch solche, welche die Vulnerabilität gleichsam nach außen hin verschleiern — Pedanterie und Unzugänglichkeit; zweitens aber solche, welche für ein etwaiges Manifestwerden der Leistungsschwäche gleichsam einen äußeren Erklärungsgrund geben: neurasthenische Beschwerden und chronisch der Torticollis. Alle diese psychischen Mechanismen sind natürlich völlig unbewußt.

Wir haben diese Ausführungen über den Schiefhals des Herrn N. etwas ausführlicher gehalten, weil dieses Symptom in der Fachliteratur als ein seltener Index besonders starker degenerativ, psychopathischer Persönlichkeiten gilt. Darüber hinaus haben wir die obige Analyse des Aufbaues der seelischen Persönlichkeit des Herrn N. deshalb gegeben, weil erstens dieser geistig und sittlich hochstehende Mann dem Laien nicht ohne weiteres als krankhaft beanlagt imponieren dürfte, und weil zweitens gerade diese Analyse zeigt, um wieviel mehr die seelischen Vorgänge und Handlungen des Herrn N. dem Bewußtsein und dem Willen entzogen und durch unbewußte Kräfte und Mechanismen determiniert sind, als dies beim Gesunden der Fall ist.

Forensisch ist Herr N., wie die psychopathischen Persönlichkeiten überhaupt, für den größten Teil seiner Handlungen voll verantwortlich zu machen. Lediglich solche Handlungen und Züge, welche der unmittelbare Ausdruck seiner krankhaften Persönlichkeit sind, könnten unter gewissen Umständen eine gewisse Ausnahme bilden. Zur Beurteilung des in Rede stehenden Vorfalls vom 18. März fragt es sich, wie weit diese Charakteristik auf ihn zutrifft. Diese Frage ist eine reine Tatbestandsfrage. Wenn sich der Vorfall so abgespielt hat, wie er am Anfang dieses Gutachtens dargestellt worden ist, so findet der Gutachter überhaupt keinen Anlaß, die Motive der Handlung zu analysieren und auf krankhaftes Geschehen zurückzuführen, denn in diesem Falle fehlten ja alle Motive, es handelte sich um eine rein zufällige Koinzidenz äußerer Umstände, deren Ausschaltung und Beachtung nicht in der Macht des Herrn N. lag; wieweit der Vorwurf einer Fahrlässigkeit ihn treffen würde, ist nicht von gutachtlicher Entscheidung. Jedoch glauben die Gutachter, gestützt auf eine sehr große Erfahrung gerade in solchen Fällen, daß die Darstellung des Herrn N. bereits die Spuren unbewußter Korrektur tragen könnte, welche durch seine übergroßen Schamschranken bewirkt wurde. Es ist möglich, daß es sich bei jenem Vorfall um mehr handelt als ein zufälliges Zusammentreffen von Umständen, daß ein exhibitionistischer Akt eine Rolle in dem Verhalten des Herrn N. spielen könne: sei es, daß er beim Anblick des Dienstmädchens exhibitionierte, sei es, daß er beim Versuch zu urinieren das Dienstmädchen zufällig erblickte und nun die aus anderen Gründen herbeigeführte Situation in exhibitionistischer Weise ausnützte. Wir wissen darüber nichts; wir rechnen nur deshalb mit dieser Möglichkeit, weil erfahrungsgemäß gerade derartige Vorfälle, und ganz besonders von Naturen wie Herr N., vielfach in beschönigender Weise entstellt zu werden pflegen, ohne daß es sich dabei um bewußte Unwahrheiten handelt, lediglich aus jenen unbewußten Abwehrtendenzen heraus, die tief in der krankhaften Eigenart der Persönlichkeit wurzeln.

Würde sich de facto ein derartiger Vorfall erweisen lassen, so läge die Sache gutachtlich natürlich ganz anders als der erste Fall. Der Exhibitionismus ist nach allen sachverständigen Erfahrungen ein exquisit degeneratives Symptom, ein Symptom psychopathischer Artung, und insofern würde sein Auftreten bei Herrn N. sich widerspruchsfrei mit dessen krankhafter Allgemeinartung vereinigen lassen. Der Exhibitionismus ist ein Zwangstrieb; er steht in dieser Hinsicht in derselben Linie wie alle pathologischen Zwangssymptome. Diese sind dem freien Willenseinfluß alle in mehr oder weniger hohem Grade entzogen; ihr Zwangscharakter äußert sich gerade in diesem Konflikt zwischen ihrer Tendenz, sich durchzusetzen, und dem Willen, welcher vergeblich dagegen ankämpft. Ist der Wille noch stark genug, so kommt es nach heftigem, seelischem Kampfe zur Selbstüberwindung und der Zwangstrieb wird unterdrückt. Im anderen Falle siegt der Zwangsimpuls.

In derartigen Fällen, wo bei einer psychopathischen Persönlichkeit Zwangsimpulse auftauchen und sich realisieren, welche ihrerseits ebenfalls direkter Ausfluß der krankhaften Anlage der Persönlichkeit sind, wird die forensische Beurteilung immer mit der Wahrscheinlichkeit, oftmals mit der Sicherheit zu rechnen haben, daß die Voraussetzungen des § 51 RStrGB. zur Zeit der Begehung der hierauf zurückführenden Handlungen vorgelegen haben. So würde der sachverständige Schluß auch im vorliegenden Fall sein müssen. Falls also die aktenmäßigen Feststellungen — was uns als durchaus im Bereich der psychopathologischen Möglichkeit zu liegen scheint — zu der Deutung führen würden, daß die Situation jenes Vorfalles vom 18. März von dem Untersuchten mit spezieller Beziehung auf den Anblick des betreffenden Mädchens herbeigeführt worden war, daß also ein exhibitionistischer Impuls seiner Handlung zugrunde liegt, so würde die forensische Prüfung nach dem Gesagten dahin führen, daß begründete Zweifel an seiner freien Willensbestimmung zur Zeit jener Handlung nicht abgewiesen werden könnten, und das Bestehen einer krankhaften Störung der Geistestätigkeit, welche die freie Willensbestimmung weitgehend verminderte, ja wahrscheinlich ganz ausschloß, als nachgewiesen erachtet werden müßte.

Das Verfahren gegen den Angeschuldigten wurde nach diesem Gutachten eingestellt.

Auf Grund des hier gegebenen kasuistischen Materials wollen wir nun folgende Fragen im Zusammenhang kurz beantworten: Wie spielt sich der exhibitionistische Anfall ab? Was geht ihm voraus? Die Antwort lautet: Ein endogenes und exogenes Moment. Der endogene Faktor ist äußerlich gekennzeichnet durch eine heftige nervöse Unruhe, Angstzustände, Beklemmungen, ein Gemisch von Erregtheit und Niedergeschlagenheit. Das exogene Moment geht von einem ganz bestimmten Eindruck aus, der zum Exhibitionieren anregt. Diese auslösende Ursache ist stets fetischistischer Natur. Ich kann mich keines Falles erinnern, in dem nicht ein Exhibitionist bei näherer Erforschung seines Zustandes angab, daß es dieser Reiz ist, auf den sich seine Unruhe zielstrebig richtet; es kommt nicht vor, daß jemand, der die Neigung hat, sich vor halbwüchsigen Mädchen zu entblößen, solches auch vor älteren Damen oder gar männlichen Personen unternimmt. Fast niemals sind Gesichter das äußerlich erregende Moment, vielmehr in der weitaus größeren Mehrzahl der Fälle die Beine. Unter 10 Exhibitionisten, die wir befragen, worauf sich ihre seltsame Neigung erstreckt, geben durchschnittlich 5 an: die Unterschenkel oder die Waden oder die Füße, durchschnittlich 2: die Schuhe, die Strümpfe oder die kurzen Röcke; 2 nennen andere Körperteile, darunter die Hälfte die Posteriora und Mammae, während sich der kleine Rest auf sonstige Körperpartien und Bekleidungsstücke bezieht, namentlich auf weiße Wäsche oder Schürzen. Diese absonderliche Reaktionsfähigkeit nimmt aber nicht ursächlich von dem exogenen Faktor ihren determinierenden Ausgang, dieser ist vielmehr nur auf Grund einer von innen gegebenen Beschaffenheit als Außenreiz wirksam. Es liegen hier jene verwickelten Gedankenverbindungen vor, wie wir sie in dem Kapitel über Fetischismus des näheren dargestellt haben, also eine Art Symbolismus, welche in oft schwer deutbarer Weise eine Teilerscheinung als Verkörperung, als eine Art Index einer Gesamtvorstellung empfindet. Da der Anblick der Beine, besonders auch der Waden auf den Exhibitionisten so seltsam wirkt, ist es verständlich, daß meistens freie weibliche Personen jugendlichen Alters, Mädchen zwischen 10 und 15 Jahren als Objekte der Entblößungsakte in Betracht kommen. Nach den Schulmädchen stellen erfahrungsgemäß Dienstmädchen, und zwar gewöhnlich solche im Alter von 14 Jahren bis Anfang der 20er, das Hauptkontingent für exhibitionistische Attentate dar.

An welchen Orten findet gewöhnlich die Entblößung statt? In mindestens dreiviertel der Fälle im Freien, vor allem in Parkanlagen; in Berlin beispielsweise werden im Tiergarten, in London im Hydepark fast täglich Exhibitionisten festgestellt. Auch in Wäldern pflegen sich manche dieser Leute aufzuhalten; so wurde vor einigen Jahren in einem Vororte Berlins gegen einen Exhibitionisten verhandelt, der sich bei Regenwetter an einer Stelle des Grunewaldes zu entblößen pflegte, und zwar vor vorbeifahrenden Zügen, aus denen Mädchen heraussahen. Auch das Umgekehrte ist wiederholt beobachtet worden; Exhibitionisten, die sich am Fenster eines vorüberfahrenden Eisenbahnzuges vor Mädchen entblößten, die im Freien spielen. Auch in Eisenbahn-Coupés selbst werden solche Akte vorgenommen. Ein hierhergehöriger Fall erregte vor längerer Zeit in manchen Kreisen großes Aufsehen. Er betraf einen Kriminal-Kommissar, zu dessen Aufgaben das Verhören festgenommener Exhibitionisten neben den anderer Sexualdelinquenten gehörte. Dieser Beamte war wegen der Strenge, mit der er gegen diese Personen vorging, sehr gefürchtet. Eines Tages nun ereignete es sich, daß in der Stadtbahn ein sehr elegant aussehender Herr vor einem ihm gegenüberliegenden Mädchen in einem sonst leeren Abteil plötzlich seinen Mantel zurückschlug und sein in erregtem Zustande frei heraussstehendes Glied zeigte. Das Mädchen schrie ängstlich um Hilfe. Personen aus dem Nachbarabteil kamen hinzu, und der Herr wurde auf der nächsten Station gewaltsam, zwecks Feststellung seiner Personalien, zum Stationsvorsteher gebracht, der ihn zur Polizeiwache führen ließ. Es rief nicht geringe Verwunderung hervor, als es sich hier herausstellte, daß der Exhibitionist der gefürchtete Kriminalbeamte X. in eigener Person war. Offenbar lag der Strenge ein überkompensiertes Schuldgefühl zugrunde.

Von anderen Orten, an denen exhibitioniert wird, seien noch Toreingänge, Treppenflure, sowie Höfe von Häusern genannt. Nicht selten wird auch an Fenstern exhibitioniert. So hatte ich in Hannover einen Fall zu begutachten, in dem sich ein Kaufmann stets am Sonntag vormittag am Fenster seiner Stube und zwar vor Dienstmädchen entblößte, die in einer auf der anderen Seite der Straße befindlichen Wohnung tätig waren. Er pflegte sich dabei auf einen Stuhl zu stellen. Einen recht merkwürdigen hierher gehörigen Fall sollte ich vor mehreren Jahren in einer kleinen Stadt Württembergs begutachten. Hier war ein älterer Kaufmann wegen Erregung öffentlichen Ärgernisses angeklagt, weil er im Bett liegend sich in erregtem Zustande entblößte. Die Anzeige war von einer ledigen 40jährigen Lehrerin erstattet worden, die in dem gegenüberliegenden Hause eine kleine Dachwohnung innehatte. Der Angeklagte gab die Entblößung zu, bestritt aber die Erregung öffentlichen Ärgernisses, weil die Lehrerin, um ihn von ihrem Zimmer aus sehen zu können, auf einen ziemlich hohen Schrank klettern mußte; er wohne ihr bereits seit elf Jahren gegenüber, und sie habe bisher noch niemals an seiner Handlung Anstoß genommen, so daß er der

Meinung gewesen wäre, ihr damit gewissermaßen einen Gefallen zu erweisen. Ein Lokaltermin ergab in der Tat, daß ein Einblick von der Dachwohnung in die Wohnung des Angeklagten nur von der Decke des Schrankes möglich war, so daß der Angeklagte in diesem Falle bereits vor Abgabe des Sachverständigen-Gutachtens freigesprochen wurde. Das Motiv, aus dem die Lehrerin nach vieljähriger Betrachtung der Manipulationen ihres Gegenübers, wobei sie sich sogar nicht selten eines Opernglases bediente, die Anzeige erstattet hatte, konnte nicht ermittelt werden. In einem anderen von mir begutachteten Falle war ein Angeklagter festgenommen worden, als er auf dem Vorderperron einer elektrischen Bahn durch Zurückschlagen seines Mantels exhibitionierte. Sogar in Kirchen werden exhibitionistische Akte vorgenommen, so beschäftigte im Jahre 1907 ein Fall das Schöffengericht, welcher sich in Berlin in der Hedwigskirche zugetragen hatte. Hier kniete ein Mann, Schauspieler von Beruf, nieder und zeigte neben ihm knienden Mädchen das Glied, das er mit seinem Gebetbuch bedeckt hatte. Auch in der Nähe von Mädchenschulen, sowie auf den Schulwegen der Kinder treiben Exhibitionisten ihr Unwesen.

Der individuellen Stereotypie dieser krankhaften Neigung entspricht es auch, daß sie fast stets bei gewisser Witterung und zu bestimmten Tageszeiten vorgenommen wird. Ich erwähnte vorhin einen Exhibitionisten, der seinem krankhaften Triebe bei Regen nachgeht; es ist dies durchaus kein vereinzelter Fall. Die Erklärung dürfte vermutlich darin liegen, daß bei Regenwetter viele Frauen ihre Kleidung hochzuraffen pflegen, wobei Teile sichtbar werden, wie der Übergang vom Stiefel zum Unterschenkel, welche den Drang entfachen. Es gibt aber auch andere Exhibitionisten, welche sich nur bei lauem Wetter oder bei Sonnenschein entblößen. Unter den Tageszeiten kommt in erster Linie die abendliche Dämmerstunde in Betracht, doch habe ich in der Gerichtspraxis auch Personen gefunden, die ausschließlich in den frühen Morgenstunden exhibitionieren.

Viele Exhibitionisten sind in einer Weise gekleidet, die ihnen ihr Vorgehen wesentlich erleichtert. Die im Berliner Kriminalmuseum vorhandenen Bilder, welche Personen genau in der Weise darstellen, wie sie von Beamten festgenommen wurden, sind dafür bezeichnend. Wir sehen, daß hier unter dem Mantel die unteren Teile des Leibes und die oberen Teile der Schenkel nebst den Genitalien nackt getragen werden. Neben dem Exhibitionistenmantel spielt auch das Exhibitionistenhemde, welches in der Mitte geteilt ist, eine gewisse Rolle. Andere Exhibitionisten zeigen in der Kleidung keine Besonderheiten, lieben aber mit heraushängendem Membrum zu gehen, welches sie unter ihrem Rock oder Überzieher geschickt verborgen tragen. Alle diese Vorbereitungen werden von den Richtern gewöhnlich als schwer belastend für diese Personen aufgefaßt, weil sie daraus wohlüberlegte Handlungen folgern, die ihrer Meinung nach in schroffem Widerspruch stehen mit einem angeblichen Ausschluß der freien Willensbestimmung. Diese und ähnliche Anschauungen sind oft irrtümlich. So erinnere ich mich eines Falles, in dem drei hervorragende Sachverständige, darunter einer der bekanntesten Gerichtsärzte, einstimmig einen schwer belasteten Exhibitionisten exkulpierten, indem sie den § 51 RStrGB. als vorliegend erachteten. Der Täter wurde aber gleichwohl zu einer Gefängnisstrafe verurteilt, und zwar mit folgender Begründung des Vorsitzenden: Die Entblößung hatte am Gitter eines Gartens stattgefunden, in dem drei Mädchen von 12, 13 und 15 Jahren Krocket spielten. Der Täter hatte nicht gesehen, daß an einem Fenster des ersten Stocks der Villa hinter einer Gardine die Mutter von zweien der Kinder saß, welche den ganzen Vorgang beobachtet hatte. Die Frau gab an, daß sie wahrgenommen hätte, wie der Mann, bevor er zur Entblößung schritt, nach allen Seiten sich umgesehen hatte, und nach beiden Ecken des Hauses gegangen war, sowie nach der gegenüberliegenden Straße, um sich zu vergewissern, daß kein Mensch in der Nähe war. Erst nachdem er sich davon überzeugt habe, sei er zu der unzüchtigen Handlung übergegangen. Diese Angabe der Mutter, erklärte der Vorsitzende, sei für ihn der sichere Beweis, daß eine völlig bewußte und überlegte Handlung stattgefunden hätte, und er sehe sich infolgedessen außerstande, dem Gutachten der Sachverständigen Folge zu geben. Hiergegen ist zu bemerken, daß gerade bei allen sexuellen Delikten die vorbereitenden, auf das Ziel der Sexualbefriedigung gerichteten Handlungen schon einen Teil der Handlung selbst darstellen; dem entsprechend werden diese Vorbereitungen zielstrebig und folgerichtig getroffen, genau so, wie in alkoholischen und epileptischen Dämmerzuständen erfahrungsgemäß eine ganze Reihe durchaus korrekter und den Stempel scheinbar abwägender Überlegung tragender Einzelhandlungen vorkommen, die erwiesenermaßen Teilerscheinungen des sich in sich selbst logisch abrollenden Vorgangs sind. Ebensowenig ist auch der Schluß des Richters zutreffend, der meint, daß wenn ein Angeklagter vor Ausübung einer Straftat längere Zeit mit sich gekämpft hat und schließlich unterlegen sei, so wäre daraus ohne weiteres die Möglichkeit der Unterdrückung zu folgern. In Wirklichkeit zeigt dieser Umstand gerade die Stärke des Triebes an, dem gegenüber sich die Widerstände machtlos erwiesen haben.

Von wesentlicher Bedeutung sind die Begleithandlungen bei der Entblößung, welche den eigentlichen Charakter der Handlung nicht selten verdecken, so daß der Eindruck hervorgerufen wird, es handele sich um unzüchtige Handlungen im allgemeinen.

So pflegen viele Exhibitionisten den Akt mit *unanständigen* Worten, obszönen Ausdrücken für die Geschlechtsorgane zu begleiten oder mit Forderungen, wie etwa „Greif zu“, „Faß einmal an“, die häufig gar nicht einmal ernst gemeint sind, sondern nur den Zweck haben, die Aufmerksamkeit auf das entblößte Organ zu lenken. Andere Exhibitionisten pflegen „Pst“ zu machen, zu pfeifen oder zu husten, kurz sich in verschiedenster Weise bemerkbar zu machen; manche werfen Kindern auch Süßigkeiten oder Geldstücke hin. In den meisten Fällen werden mit dem entblößten Organ Bewegungen ausgeführt, wie Schütteln oder Reiben mit der Hand, oder Rumpfbewegungen, welche den Koitus nachahmen. Durch diese unterstützenden Manipulationen pflegt sich meistens Ejakulation einzustellen; doch kommt es auch nicht selten zu dieser ohne mechanische Beihilfe; in manchen Fällen bleibt der Samenerguß überhaupt aus. Es kommt auch vor, daß die Begleiterscheinungen so stark im Vordergrunde stehen, daß die eigentliche Exhibition demgegenüber völlig zurücktritt. So finden wir Kranke, die sich mit unanständigen Zurufen begnügen, ohne daß sie das Organ selbst zeigen. Hier tritt *das schamlose Wort an Stelle der schamlosen Tat, wobei der pathologische Ausgangspunkt der gleiche ist.*

Die Befriedigung und Entspannung des Täters ist wesentlich von der Art und Weise abhängig, wie sein Opfer auf die Entblößung reagiert. Es kommen hier hauptsächlich drei *Reaktionsformen* vor. Ein Teil der weiblichen Personen ist *erschreckt* und *läuft fort*, ein anderer schimpft *empört* oder schreit um Hilfe, ein dritter Teil lacht oder *lächelt* oder gibt zu erkennen, das es den Vorgang nicht übel nimmt. Diese letztgenannte Reaktionsform löst bei dem Exhibitionisten die größte Befriedigung aus, während die anderen Arten ihm naturgemäß mehr oder weniger unangenehm sind. Nach befriedigter Exhibition pflegt sich der Täter rasch zu entfernen. Es tritt dann zunächst bei ihm ein Gefühl der Erleichterung ein, oft auch eine gewisse Abspannung, der aber kurz darauf ein *Gemisch von Ruhe und Reue* Platz macht. Auch sind tiefe seelische Depressionen nicht selten, welche allerdings wesentlich auf der Angst beruhen, es könnte schließlich doch einmal zum öffentlichen Skandal kommen. Vor einer Reihe von Jahren erschoß sich einmal einer der beliebtesten Schauspieler Berlins, kurz nachdem er im Tiergarten als Exhibitionist festgestellt worden war. Ähnliche Fälle sind wiederholt vorgekommen.

Nicht nur unbeabsichtigt, sondern auch absichtlich wird das Bild des Exhibitionismus vielfach *verschleiert*. Häufig wird vorgegeben, man habe urinieren wollen oder man hätte das Beinkleid, weil es zu eng gesessen habe, gelockert, und dabei sei zufällig das Membrum hervorgekommen, oder man hätte sich das Bruchband in Ordnung gebracht, wobei zu bemerken ist, daß gelegentlich sogar Exhibitionisten zum Zwecke ihrer Ausrede ein Bruchband anlegen, ohne solches nötig zu haben. Oft wird auch der Vorwand gebraucht, man hätte sich wegen Hautjuckens kratzen wollen, oder infolge der Hitze hätte man die Organe gelüftet und gelockert. Vor einiger Zeit wurde ich als Gutachter zu dem Falle eines Gerichtsbeamten hinzugezogen, der bereits fünfmal wegen Erregung öffentlichen Ärgernisses in Untersuchung und stets freigesprochen worden war. Die ihm zur Last gelegte Handlung war stets die gleiche. Er hatte vor Mädchen, die im Sande spielten, aus ziemlich weiter Entfernung seine Geschlechtsorgane sehen lassen. Zweimal hatte er angegeben, er litte an einem Wolf (Intertrigo), der ihn sehr brenne, und deswegen hätte er sich das Beinkleid geöffnet. Ein drittes Mal behauptete er, er litte an Blasenkatarrh. Beim vierten Mal bediente er sich der Ausrede, die Hosenträger wären losgegangen. Das fünfte Mal wieder sagte er, er habe eine Flechte. Merkwürdigerweise hatte man seinen verschiedenen Vorwänden stets Glauben geschenkt. Erst bei der sechsten Anzeige waren Zweifel aufgetaucht, als der Beschuldigte wieder mit der Ausrede kam, er habe sich nur seine Kleider ordnen wollen. Das Gericht übersandte mir das ganze Aktenmaterial zur Erstattung eines Gutachtens, und es gelang erst mit großer Mühe, den schwer nervenkranken Mann dazu zu bewegen, daß er seine krankhaften Triebe einräumte. Er wurde dann auf Grund des § 51 RStG. freigesprochen.

Einige Autoren sehen in den exhibitionistischen Handlungen einen „Demonstrations-Sadismus". So bezeichnet ihn Merzbach als symbolischen, Bloch als eine abgeschwächte Form des Sadismus; einen ähnlichen Standpunkt vertreten Wulffen in der „Psychologie des Verbrechens" und Freud in den drei Abhandlungen, wobei er auch hier auf die infantile Sexualität Bezug nimmt; das kleine Kind, dem das Gefühl der Scham fehle, zeige mit Vergnügen seine Nacktheit. Ich kann mich auf Grund meiner Erfahrung diesen theoretischen Konstruktionen nicht anschließen. Wer eine größere Anzahl von Exhibitionisten zu sehen Gelegenheit gehabt hat, kann sich des Eindrucks nicht erwehren, daß es sich hier meist um scheue und weiche Charaktere handelt, die sadistischer Instinkte gänzlich zu ermangeln pflegen. Es ist diesen verschüchterten Menschen sicherlich nicht darum zu tun, einen Schrecken einzujagen, oder einen Gewaltakt vorzunehmen, der den Geboten der Sittlichkeit widerspricht, vielmehr wünschen sie ihren Opfern und dadurch sich selbst Lust zu verschaffen. Eher könnte man die Handlung als masochistisch auffassen, da die Entblößung immerhin Gefühle der Demütigung und Beschämung in dem Handelnden selbst auslöst. Nach meiner Überzeugung hat aber der Akt weder mit Sadismus noch mit Masochismus zu tun, sondern bildet einen eigentümlichen sexuellen Zwangszustand für sich, andererseits scheint es mir auch abwegig zu sein, wenn namentlich französische Autoren den sexuellen Charakter der Entblößung als rein zufällig ansehen, indem sie meinen, es handle sich um eine Zwangshandlung wie jede andere, die im Grunde genommen keinen eigentlich sexuellen Charakter trägt. Diese Annahme hat bei genauerer Erfassung des exhibitionistischen Vorganges viel mehr gegen als für sich, denn wie wir sahen, ist es primär ja stets ein äußerer fetischistischer Reiz, welcher durch sinnliche Erregung zu der Entblößung Anlaß gibt.

Manche Autoren haben den Begriff des Exhibitionismus erheblich zu erweitern gesucht; sie vertreten den Standpunkt, daß jeder Schaustellung der eigenen Person eine exhibitionistische Wurzel innewohne. Nicht nur jeder Schauspieler, auch jeder Redner und Künstler sei im letzten Grunde Exhibitionist. „Alle Kunst- und Schriftwerke", so verallgemeinert beispielsweise Wulffen, „seien ‚psychische' Entblößungen mit sadistischem Charakter". „Man zwinge der Mitwelt sein Erleben auf." Es ist zutreffend, daß viele Schaustellungen gleichzeitig Bloßstellungen sind, doch ist von hier bis zu einem exhibitionistischen Anfall ein sehr weiter Weg. Ebensowenig erscheint es gerechtfertigt, in der Schaustellung körperlicher Reize im allgemeinen einen exhibitionistischen Vorgang zu erblicken; etwa im Décolleté der Damen oder im Barfußtanzen. Auch im Tierreich sind ähnliche erotische Schaustellungen zur Anlockung der Liebespartner weit verbreitet, beispielsweise beim Pfau, wenn er sein Rad schlägt. Aber alle diese Formen sexueller Eitelkeit haben mit dem eigentlichen Exhibitionismus nur eine gewisse Äußerlichkeit gemein. Das gilt auch von der weit verbreiteten Genitalentblößung in Bedürfnisanstalten, die mit beabsichtigtem Zeigen des Organs verbunden ist. Ich habe wiederholt Gutachten in derartigen Fällen abgeben müssen, in denen jemand aus diesem Grunde wegen Beleidigung verklagt war. Hier liegt entweder eine homosexuelle Anknüpfungsabsicht vor, oder eine Erscheinung des Hypererotismus, wie sie auch in vielen groberotischen Inschriften und Zeichnungen in diesen Anstalten zum Ausdruck kommt. Alle diese Handlungen unterscheiden sich von dem, was wir unter Exhibitionismus verstehen dadurch, daß dabei die Schamgrenzen ohne den äußeren Anlaß einer fetischistischen Reizung überschritten werden, ferner, daß ihnen keinerlei Angst und Unruhe vorherzugehen pflegt, und ihnen überhaupt der Charakter eines eigentlichen Anfalls fehlt.

Ebenso verhält es sich auch mit dem Sportexhibitionismus, von dem gelegentlich gesprochen wird. Es soll gewiß nicht in Abrede gestellt werden, daß so mancher Wassersportler, Ruderer, Schwimmer bewußt oder unbewußt mit dem Gedanken spielt: „Seht doch, wie schön gebräunt meine Haut, wie kräftig meine Muskeln und wie wohlproportioniert meine Gliedmaßen sind", daß viele Ringkämpfer, Boxer, Läufer, Springer, Rennfahrer, Athleten, Nackt- und Halbnackturner ähnliche Vorstellungen erwecken und erwecken wollen, es ist auch zutreffend, daß sowohl bei denen, welche die Reize zeigen, als bei denen, welche sie begierig aufsaugen, im Untergrunde sexuelle Motive, Zeigetrieb und Schautrieb, erotische Eitelkeit und Neugierde, mitwirksam sind, aber selbst, wenn, wie bei den meisten sexuellen Anomalien, physiologische Wurzeln nachweisbar sind, so ist doch eine Vermengung normaler Allgemeinerscheinungen mit pathologischen Einzelvorkommnissen viel eher geeignet, Verwirrung als Klärung herbeizuführen.

Neuerdings hat Geh. Medizinalrat Dr. A. Leppmann in der Gesellschaft für Psychiatrie und Nervenkrankheiten einen Vortrag: „Über einige ungewöhnliche Fälle von Exhibitionismus" gehalten, in dem er sich wie bereits 1890 in seiner Sachverständigentätigkeit bei Seelenstörungen gegen das Krafft-Ebingsche „Schema" wendet. Dieser hatte als wesentliche Grundlagen des Exhibitionismus folgende aufgestellt:

1. Dauernde geistige Schwächezustände erheblicher Art, namentlich erworbene wie beginnende Paralyse, Greisenirresein, fortgeschrittener Alkoholismus.

2. Vorübergehende geistige Hemmungen, die immer mit Bewußtseinsumnebelungen einhergingen, wie bei der Epilepsie und bei der Neurasthenie, bei der epilepsieähnliche Zustände vorkämen.

3. Unwiderstehliche Drangzustände, auf dem Boden schwerer Belastung bzw. Entartung, für welche das periodische Auftreten kennzeichnend sei.

Demgegenüber vertritt Leppmann den Grundsatz, „es könne auch ohne pathologische Grundlage bei schlecht behüteter Leidenschaft, namentlich bei längerem Sichhingeben an Masturbation mit Phantasieunzucht, Exhibieren vorkommen". In dem in der Zeitschrift für Sexualwissenschaft (August 1920) über seinen Vortrag erstatteten Eigenbericht spricht sich der mit Recht so geschätzte Psychiater dahin aus, daß, wenn er seine über 4 Jahrzehnte durchgeführten Beobachtungen von Exhibitionisten, von denen der größte Teil zu gerichtlicher Begutachtung gekommen ist, zusammenfaßt, die Personen mit leichteren Mängeln des Seelen- und Nervenlebens die etwas infantil Gebliebenen, die chronischen Neurastheniker, die Hauptmenge bilden, während die Personen des Krafft-Ebingschen Schemas die Ausnahmen sind. Demgegenüber ist zuzugeben, daß, wie oben bereits erwähnt, Entblößungen zweifellos auch aus andern als den von Krafft-Ebing zusammengefaßten Motiven vorkommen, beispielsweise in hypererotischen Exzessen, oder als verkappter Masochismus oder Sadismus, je nachdem die Absicht vorliegt, durch die krasse Überschreitung der Schamschranke sich selbst oder einen andern zu erniedrigen; das sind dann aber Akte, die zwar rein äußerlich dem Exhibitionismus ähnlich sehen, ihrem innersten Wesen nach aber etwas anderes sind, als Krafft-Ebing und Lasègue unter dem Krankheitsbilde des Exhibitionismus verstanden wissen wollen. Man könnte hier höchstens, ähnlich wie man von Pseudohomosexualität spricht, von Pseudoexhibitionismus reden.

Das hauptsächlichste Exhibitionsorgan sind die äußeren Geschlechtsteile, namentlich beim Manne, wie überhaupt die eigentliche pathologische Exhibition bei der Frau äußerst selten ist und als solche auch kaum jemals die Gerichte beschäftigt hat. Es scheint so, als ob beim Weibe das Herausstecken und Schütteln der Mammae der Akt ist, welcher der männlichen Genitalentblößung entspricht, doch ist noch nicht sichergestellt, ob und inwieweit in Einzelfällen, abgesehen von einer gewissen Imbezillität, hier krankhafte Momente beteiligt sind. Verschiedentlich sind Fälle beschrieben worden, in denen sowohl von Männern als von Frauen mit dem Gesäß Entblößungen vorgenommen wurden, die äußerlich einen völlig exhibitionistischen Charakter trugen; in Rousseaus Selbstbiographie findet sich ein solcher Fall erwähnt, ein anderer ereignete sich vor wenigen Jahren in einem Vororte Berlins. Dort wurden verschiedentlich Mädchen durch den plötzlich aus einem Gebüsch auftauchenden Anblick eines männlichen Gesäßes überrascht. Schließlich wurde ein Professor verhaftet, den mehrere Mädchen als Täter wiedererkennen wollten. Es handelte sich um einen pathologischen Sonderling, der mit Energie bestritt, die in Frage kommenden Handlungen begangen zu haben. Es erfolgte Freisprechung. Der Mann endete später durch Selbstmord.

Der eigentliche Exhibitionismus stellt eine in sich abgegrenzte Anomalie dar, deren Kern eine krankhafte Reaktion auf fetischistisch wirksame Reize ist. Diese krankhafte Reaktion setzt eine psychopathische Konstitution voraus, die gewöhnlich von infantilem Charakter ist. Die sexuelle Handlung selbst, um die es sich hier handelt, hat etwas kindisch-läppisches an sich. Damit stimmt auch überein, daß wir sie außer bei geschlechtlich Zurückgebliebenen, bei senil Dementen wiederfinden, in der zweiten Kindheit; dort allerdings weniger in ausgesprochenen Anfällen, als mehr gelegentlich oder periodisch. Die psychopathische Konstitution der Exhibitionisten zeigt viele Abstufungen in ihrer Schwere; vor allem finden sich nicht selten Anklänge und Übergänge zu epileptischen Zuständen. Wenn auch ausgesprochene Epilepsie bei diesen Patienten sehr selten zu sein scheint, so ist doch das Bewußtsein und die Erinnerung meist eingeengt, jedoch fast niemals aufgehoben. Der Anfall selbst macht in seiner Zwangsmäßigkeit, Widersinnigkeit, sowie in seinen Begleitumständen vor, während und nach der Tat sehr häufig den Eindruck eines epileptoiden Äquivalentes. Die scharfe Trennung, wie sie noch jetzt fast regelmäßig gemacht wird, in exhibitionistische Handlungen auf epileptischer, dementer und allgemein psychopathischer Grundlage, hat mehr eine theoretische als praktische Bedeutung. In der großen Mehrzahl der Fälle mischen sich mit psychopathischen imbezille und epileptoide Züge. Am schwierigsten im Einzelfall ist auch hier wieder die Beurteilung der Widerstände. Zum großen Teile hängen diese mit dem Grade der allgemeinen Neuropathie zusammen, der teils von angeborenen Faktoren abhängig ist, zum großen Teile aber auch von anderen Umständen, wie Abschwächung der Willenskraft durch Alkohol, Überanstrengung oder lange Abstinenz.

Die gerichtlichen Urteile gegen Exhibitionisten gehen sehr weit auseinander. Bei ganz denselben Tatbeständen wird bald auf Einstellung des Verfahrens, bald auf Freisprechung, ebenso oft auf Geldbuße oder eine erhebliche Gefängnisstrafe erkannt, so daß der kursierenden Geschichte, ein Rechtsanwalt habe an einen Staatsanwalt, der auf der vor ihm liegenden Anklageschrift eine 10, mit dem Buchstaben „M“ notiert hätte, die Frage gerichtet: „Mark oder Monat?“ in bezug auf diese Art von Vergehen eine gewisse Berechtigung nicht abgesprochen werden kann. Ich habe mich des Eindrucks nicht erwehren können, als ob es bei der Beurteilung exhibitionistischer Handlungen wie bei der Mehrzahl sexueller Delikte überhaupt weniger auf die Tat und den Täter, als auf die zufällige Zusammensetzung des Gerichts und die sachverständige Art der Verteidigung ankommt. Es ist deshalb ein bitteres Unrecht, daß ein Angeklagter, sei es weil ihm die Geldmittel fehlen, oder was ebenso häufig ist, weil ihm die Rechtsmittel unbekannt sind, nur zu oft als ein im doppelten Wortsinn „Beschränkter“ den Richtern gegenübertritt, während ein anderer wegen der gleichen Straftat Angeschuldigter sich mit allen Waffen vorgeschrittener Wissenschaft versehen kann. Das ist eine Unbill, die wenigstens dadurch gemindert werden sollte, daß grundsätzlich gerichtlicherseits jedem Sexualdelinquenten ein ärztlicher Sachverständiger beigegeben wird. Eine besonders seltsame Urteilsbegründung, die vor vielen Jahren ein Gerichtsvorsitzender abgab, ist mir in Erinnerung geblieben, nicht nur, weil es der erste Fall von Exhibitionismus war, zu dem ich als Gutachter zugezogen war. Der Angeklagte, welcher sich fünfmal vor demselben Dienstmädchen entblößt hatte, so führte der alte Richter damals aus, sei für diese fortgesetzte Handlung zu 50 Mark Geldstrafe verurteilt worden; wenn die Entblößung tatsächlich die dem Angeklagten entsprechende Art krankhafter Geschlechtsbefriedigung sei, so erscheine bei Anrechnung mildernder Umstände 10 Mark Buße für jede Handlung angemessen, denn „soviel müßten doch andere Männer, die unverheiratet seien, sich ihre Geschlechtsbetätigung auch kosten lassen“. Ich will hier zwei Urteile gegen Exhibitionisten im Wortlaut wiedergeben, das erste gegen einen Studenten, der ohne Verteidiger und Gutachter, das zweite gegen einen Kaufmann, der mit beiden ausgerüstet vor Gericht erschien.

„In der Strafsache gegen den Studenten W. in G., geboren am 25. Sept. 1887 in St., katholisch, wegen Vergehens gegen § 183 Strafgesetzbuches hat die 2. Strafkammer des Königlichen Landgerichts für Recht erkannt: Der Angeklagte wird unter Freisprechung im übrigen wegen Vergehens gegen § 183 StrGB. in 6 Fällen zu einer Gefängnisstrafe von 6 Monaten und in die Kosten des Verfahrens verurteilt. Gründe: Die Hauptverhandlung hat folgendes ergeben: Im Februar und März 19.. ging der Angeklagte nachmittags gegen 2 Uhr in G. auf dem Walle zwischen I.. und K.. und auf dem L.-Friedhofe häufig spazieren. Er entblößte dort in mindestens 6 verschiedenen Fällen seinen Geschlechtsteil und onanierte bis zum Samenerguß, während an ihm 12—14jährige Schulmädchen auf dem Wege zur Schule vorbeigingen. Diese Schamlosigkeiten beging er deshalb gerade in Gegenwart der kleinen Mädchen, weil er sich dadurch einen besonderen Nervenreiz verschaffen wollte. Die Mädchen liefen teilweise empört weg, teilweise blieben sie stehen und freuten sich über sein Tun. Dieser Tatbestand ist durch das glaubwürdige Geständnis des Angeklagten festgestellt.

Durch diese unzüchtigen Handlungen hat der Angeklagte öffentlich ein Ärgernis gegeben. Denn sie sind an öffentlichen Orten, wo sie von einer unbegrenzten Zahl von Personen wahrgenommen werden konnten und tatsächlich von den Schulmädchen auch wahrgenommen sind, vorgenommen worden. Auch haben sie bei den Mädchen Ärgernis erregt. Es ist als festgestellt zu erachten, daß dies in jedem einzelnen Falle geschehen und daß der Angeklagte sich dieses Sachverhalts nach jeder Richtung bewußt gewesen ist. Daß der Angeklagte noch in weiteren als den von ihm zugegebenen 6 Fällen am ... tor sich in der oben beschriebenen Weise vergangen hat, kann nicht festgestellt werden.

Dem Angeklagten wird ferner vorgeworfen, am 2. Februar 1914 an der Zeugin M., die mit den Kindern des Bankiers A. in der Nähe der Tennisplätze am ....berge spazieren ging, mit entblößtem Geschlechtsteil mehrmals vorbeigegangen zu sein. Der Angeklagte bestreitet entschieden, in diesem Falle der Täter zu sein.

Obwohl die Zeugin M. an der Figur und den etwas breiten Mund in dem Angeklagten den Täter wiedererkennen will, hat das Gericht sich doch nicht von der Schuld des Beklagten überzeugen können, denn die Zeugin gibt selbst die Möglichkeit eines Irrtums zu. Auch soll der Täter nach ihren Bekundungen einen graugrünen Hut getragen haben, während der Angeklagte nach seinen glaubwürdigen Angaben zu der Zeit einen graugrünen oder ähnlichen Hut nicht gehabt hat. Endlich erscheint auch nach der Zeit, in der die Tat geschehen ist, die Täterschaft des Angeklagten ziemlich ausgeschlossen. Nach den Bekundungen der Zeugin M. ist sie kurz nach 2 Uhr nachmittags belästigt worden. Die Zeugin B. aber bekundet, daß sie an dem fraglichen Tage kurz nach 2 Uhr den Angeklagten in seiner Wohnung ..... besucht und ihn im Hausjackett und ohne Kragen dort angetroffen habe. Da nun die Tennisplätze in den Hochbergsanlagen, wie gerichtsbekannt ist, von der Wohnung des Angeklagten mindestens $^1/_4$ Stunde entfernt liegen, so erscheint es unmöglich, daß der Angeklagte zu fast gleicher Zeit zuerst in den Anlagen und dann in seiner Wohnung sich aufgehalten hat. Die entfernte Möglichkeit genügt aber zur Überführung des Angeklagten nicht, zumal da noch mehr Zweifel an seiner Täterschaft bestehen. Er war daher in diesem Falle freizusprechen. Es ist daher nur tatsächlich festgestellt, daß der Angeklagte in G. im Februar und März 1914 durch 6 selbständige Handlungen öffentlich durch unzüchtige Handlungen ein Ärgernis gegeben hat, indem er in den Anlagen und auf dem Walle am ... tor jungen Mädchen gegenüber sein Geschlechtsteil entblößte und onanierte (Vergehen gegen §§ 183, 74 StrGB.). Den Angeklagten mußte die volle Schwere des Gesetzes treffen, da er durch seine Schamlosigkeiten das Sittlichkeitsgefühl der Schulmädchen aufs höchste verletzt hat, und diese ohne Zweifel moralischen Schaden durch ihn erlitten haben. Ihm kann strafmildernd angerechnet werden, daß er, wie er behauptet, in einem eigentümlichen Zustande der Nervenüberreizung gehandelt hat. Er gibt aber selbst zu, daß er jedesmal, nachdem die Tat geschehen war, zur Besinnung gekommen ist und sich geschämt hat. Trotzdem hat er nicht die Charakterstärke besessen, von seinem verwerflichen Tun abzulassen. Auch zeigen bei ihm vorgefundene unzüchtige Zeichnungen und Bilder, daß die Handlungen nicht so sehr auf Überarbeitung wie auf stark entwickelte geschlechtliche Neigungen zurückzuführen sind. Für jede einzelne Tat erschienen daher 2 Monate Gefängnis angemessen. Aus den Einzelstrafen ist eine Gesamtstrafe von 6 Monaten Gefängnis gebildet worden. Dem Angeklagten auch die bürgerlichen Ehrenrechte abzusprechen, erscheint nicht angezeigt, da er noch nicht bestraft ist."

Zu einem entgegengesetzten Urteil gelangte das Gericht in dem folgenden Fall:

„In der Strafsache gegen den Dekorateur Hermann K. in Berlin, geb. am 25. April 1880 in L., wegen Erregung öffentlichen Ärgernisses hat das Schöffengericht in Berlin-Schöneberg in der Sitzung vom 11. Januar 1920 für Recht erkannt: Der Angeklagte wird auf Kosten der Staatskasse freigesprochen. Gründe: Am 14. Juli 1919 mittags kam der Angeklagte auf den Hof des Grundstücks ..str. 14, wo sich die erste Klasse des dort befindlichen Seminars, 17 junge Damen, darunter die Zeugin R., gerade photographieren ließen. Er stellte sich in etwa 5 m Entfernung vor den Mädchen auf, ließ die Hose herunter, so daß Unterleib und Oberschenkel völlig entblößt waren, und zeigte seinen Geschlechtsteil, indem er die Mädchen scharf ansah. Als diese daraufhin flüchteten und sich nach 10 Minuten an anderer Stelle des Hofes aufstellten, kam der Angeklagte nochmals dazu und entblößte wiederum vor den Mädchen seinen Geschlechtsteil. Die Zeugin R. hat an seinem Treiben Anstoß genommen. Dieser Sachverhalt ist durch die eidliche Aussage der Zeugin R. erwiesen. Der Angeklagte gibt den Hergang auch zu, behauptet aber, krankhaft veranlagt zu sein, und in nicht zurechnungsfähigem Zustande unter Zwang gehandelt zu haben.

Er ist wegen Beleidigung zweimal und wegen Erregung öffentlichen Ärgernisses dreimal, zuletzt 1914 mit drei Monaten Gefängnis vorbestraft. In allen Fällen lagen ähnliche Handlungen vor. Nach dem übereinstimmenden Gutachten der beiden Sachverständigen ist der Angeklagte ein konstitutioneller Neuropath, seine Neigung zu exhibitionistischen Handlungen beruht auf Zwangsimpulsen. Namentlich nach Alkoholgenuß ist die krankhafte sexuelle Triebstärke derart, daß alle Willenswiderstände erlahmen und der Angeklagte trotz wiederholter Bestrafung in seinen alten Fehler verfällt. Während Dr. Kronfeld die Anwendbarkeit des § 51 RStrGB. bejaht, weil zur Zeit der Straftat eine krankhafte, die freie Willensbestimmung ausschließende Störung der Geistestätigkeit bestanden habe, äußert Geheimrat Dr. Straßmann nur begründete Zweifel an der Zurechnungsfähigkeit des Angeklagten im Augenblick der strafbaren Handlung. Aber auch diese Zweifel, denen sich nach Lage der Sache das Gericht anschließen muß, führen zur Freisprechung."

In der letzten Zeit wurden dem Institut für Sexualwissenschaft wiederholt Exhibitionisten von behördlicher und privater Seite überwiesen, denen aufgegeben war, sie sollten innerhalb einer bestimmten Zeit eine Bescheinigung beibringen, daß sie sich in ärztliche Behandlung begeben hätten; unter dieser Bedingung würde von weiterer Strafverfolgung abgesehen werden.

Stellt die exhibitionistische Entblößung auch zweifellos einen krankhaft bedingten Zustand dar, so ist doch nicht zu übersehen, daß die exhibitionistische Tat zu jenen sexuellen Handlungen gehört, die nicht, wie etwa die nach § 175 strafbaren, auf einer freien Übereinkunft zweier erwachsener Personen beruht, sondern einen gewaltsamen Eingriff in die Rechte eines zweiten darstellt. Wenn auch der objektive Schaden im allgemeinen für diese andere Person nicht gerade bedeutend ist, abgesehen von den früher erwähnten Ausnahmefällen, in denen der exhibitionistische Schreck wie ein sexuelles Trauma wirkt, so liegt dennoch in der Verletzung der Scham gleichzeitig auch eine Verletzung, zum mindesten aber eine Beleidigung derjenigen Person, gegen welche die Schamlosigkeit verübt wird. Daher muß auf Mittel gesonnen werden, welche geeignet sind, die Öffentlichkeit vor gewalttätigen Eingriffen seelischer Geschlechtskranker zu schützen, so wie man bemüht ist, die wissentliche oder fahrlässige Verbreitung körperlicher Geschlechtsleiden einzudämmen, indem man sie als Körperverletzung bestraft. Bei psycho-sexuellen Störungen ist diese Einschränkung im allgemeinen schwieriger als bei körperlichen Leiden. Dafür sind sie allerdings, unvoreingenommen und richtig bewertet, weniger gemeingefährlich als körperliche. Zu dieser objektiveren Bewertung gehört vor allem zweierlei: erstens, daß die unrichtigen Ansichten über die Möglichkeit psycho-sexueller Verführung und Ansteckung berichtigt werden, und zweitens, daß die Bedeutung sexueller Handlungen nicht überschätzt wird, denn so wichtig die Sexualität des einzelnen für seine eigene Persönlichkeit ist, so leicht ist man geneigt, die Wichtigkeit der Sexualität einer einzelnen Person für die Gesamtheit zu überschätzen. Das Wort des holländischen Dichters Multatuli, daß Ehre und Anstand eines Menschen, und wie wir hinzufügen wollen, seine sittlichen Werte und Charaktereigenschaften nicht unter, sondern über dem

Nabel liegen, ist für den unbefangenen und unvoreingenommenen Beobachter und Erforscher des menschlichen Sexuallebens eine Tatsache, die nur derjenige bestreiten kann, der sich nicht von traditionellen Suggestionen freimachen kann, oder nicht die Möglichkeit besessen hat, in die Tiefe dieser Erscheinung mit wissenschaftlichen Mitteln einzudringen.

Fragen wir uns unter diesem Gesichtspunkte, in welcher Weise Exhibitionisten unschädlich gemacht werden können, so wird zunächst die Anschauung an Verbreitung gewinnen müssen, daß die Personen, die einem exhibitionistischen Attentat ausgesetzt sind, nicht die Opfer bösartiger Gewaltmenschen, sondern unglücklicher Kranker sind. Der krankhafte Drang ist als solcher in seinen teils psychologisch, teils innersekretorisch gärenden Triebkräften zwar ungemein schwer zu beeinflussen, doch kann seine Betätigung nahezu ausgeschaltet werden. Der erste Rat, den ich Exhibitionisten zu geben pflege, und der sich nach meiner Erfahrung auch recht gut bewährt hat, ist der, daß sie nicht allein ausgehen; viele von ihnen sind verheiratet, und ich habe gefunden, daß die Frauen Einsicht genug besitzen, um nicht nur den Wert dieses Rates zu erkennen, sondern ihn auch durchzuführen. Auch jüngere Exhibitionisten haben meist Angehörige, vor allem Mütter, welche diesem Erfordernis Rechnung tragen. Weiter kommt es darauf an, die Widerstände tunlichst zu stärken. Hier ist insbesondere eine Lebensweise von Belang, die alles ausschließt, was die natürlichen Widerstände herabsetzt; alle betäubenden Rauschstoffe, voran alle Alkoholika sind zu meiden, und ein richtiges Verhältnis zwischen Arbeit und Ruhe ist wohl zu beachten; denn Müdigkeit und Müssiggang können auf sexualpathologische Naturen in gleicher Weise verhängnisvoll wirken. Sind im Einzelfalle behördliche Schritte wegen Erregung öffentlichen Ärgernisses erforderlich, so muß auch hier der Gesichtspunkt führend sein, Mittel und Wege zu finden, welche die Gegenvorstellungen gegen den „inneren Dämon" zu vermehren geeignet sind. Es läßt sich nicht leugnen, daß die Furcht, mit gesetzlichen Vorschriften in Konflikt zu kommen, in gerichtliche Verfahren verwickelt oder gar bestraft zu werden, auf manche eine ähnliche Wirkung haben kann, wie die innere Scham, daß sie mithin ein antireflektorisches Moment darstellt. Deshalb wird man dort, wo wie bei dem Exhibitionismus Handlungen vorliegen, die eine hochgradige Belästigung derjenigen Person darstellen können, auf die sie sich richten, sich nicht einfach auf den Standpunkt stellen dürfen, den Neigungen solcher Personen freien Lauf zu lassen. Mir würden folgende Maßregeln zweckentsprechend erscheinen: Ein Exhibitionist, gegen den zum ersten Male eine Anzeige wegen Erregung öffentlichen Ärgernisses einläuft, erhält eine Warnung und Aufforderung, sich an ärztlich sachverständiger Stelle beraten zu lassen; er kommt damit zugleich auf die Exhibitionisten-Liste. Daraus erwachsen ihm keinerlei gerichtliche Schwierigkeiten oder gar Mitteilung an seine Vorgesetzten. Beim zweiten der Behörde zur Kenntnis kommenden Vorfall würde sich die zwangsweise Unterbringung in einer Heilanstalt, und zwar auf die Dauer eines Monats, empfehlen. Bei der dritten Anzeige zwei Monate und von der vierten Anzeige ab eine Behandlungsdauer von vier, fünf oder mehr Monaten, je nachdem der Beschuldigte das vierte, fünfte Mal usw. sistiert ist. Die Sittlichkeitsgesetzgebung muß sich auch hier, wie in allen Lebensfragen, auf naturwissenschaftliche Ergebnisse stützen, und nicht auf eine abwegige, weil von ausschließlich juristischen oder theologischen Gesichtspunkten ausgehende Moral.

Es hat Zeiten gegeben, in denen Exhibitionisten wie andere Sittlichkeitsverbrecher von Gesetzes wegen zur Kastration verurteilt wurden. Für das im Begriff der Rache wurzelnde Recht galt der Satz: womit du gesündigt hast, sollst du bestraft werden. Wahrscheinlich kam überhaupt die Fortnahme der Testikel zuerst als Buße auf, und erst durch die Ausfallserscheinungen, die man dann an den kastrierten Übeltätern so mannigfach wahrnahm, gestaltete sich ihr Anwendungsgebiet allmählich so umfangreich. Es gehört zu den seltsamsten Wiederholungen in der Menschheitsgeschichte, daß die älteste Operation, welche Menschen an Menschen und Tieren vornahmen, in unseren Tagen eine Art wissenschaftlicher Auferstehung durch die Forschungen über innere Sekretion begeht. Nachdem es keinem Zweifel mehr unterliegen kann, daß die letzte Ursache sexualpathologischer Entgleisungen nicht im Gehirn, sondern in den Geschlechtsdrüsen zu suchen ist, erscheint es in der Tat nicht mehr unlogisch, daß man in Verfolg einer kausalen Therapie und Prophylaxe daran denkt, die für die Triebstärke wie Triebrichtung gleichermaßen verantwortlichen Geschlechtsdrüsen bei Sexualverbrechern zu eliminieren, unwirksam zu machen oder gar durch bessere zu ersetzen. Hat ein pathologischer Kinderschänder die Wahl zwischen Zuchthaus oder Durchschneiden der Samenstränge, steht ein gewalttätiger Hypererotiker oder Exhibitionist vor der Entscheidung Selbstmord, Gefängnis oder Entmannung, so dürfte ihm der Entschluß nicht schwer fallen. Hoffentlich gelingt es der ärztlichen Kunst mit der Zeit immer mehr, die Hormonbildung im Körper durch willkürliche Beherrschung inkretorischer Elemente zu regulieren. Die Umsetzung dieser Möglichkeit in die Wirklichkeit wäre eine Geistestat, die den glänzendsten Entdeckungen und Errungenschaften wissenschaftlicher Forschung an die Seite zu stellen wäre. Der erste Schritt auf diesem Wege ist aussichtsvoll getan.

Nachwort

Am Ende dieses Lehrbuchs angelangt, sei es mir verstattet, dem Vorwort, mit dem ich 1916 den ersten Teil einleitete, ein kurzes Nachwort folgen zu lassen.

Ich fühle mich hierzu um so mehr veranlaßt, als die Sexualpathologie für mich den Abschluß einer 24jährigen Lebensarbeit bedeutet. Sie begann 1896 mit der Schrift „Sappho und Socrates", in der ich die Auffassung der intersexuellen Varianten als verschiedengradiger Entwicklungsformen der bisexuellen Anlage des Menschen vertrat, setzte sich in der Herausgabe von 21 Bänden der Jahrbücher für sexuelle Zwischenstufen und der ersten Zeitschrift für Sexualwissenschaft (1908) fort, umgriff zahlreiche kleinere Arbeiten, unter denen neben solchen über Geschlechtsdrüsenausfall und Geschlechtsübergänge die über Verkleidungstrieb, Fetischismus, Infantilismus und Metatropismus hervorgehoben seien, fand weiter ihren Ausdruck in einigen allgemeineren Büchern über das menschliche Geschlechts- und Liebesleben, vor allem in den „Naturgesetzen der Liebe" (1912), woselbst ich im Verfolg der Lehre vom Sexualchemismus auf Grund klinischer Beobachtungen zu der theoretischen Aufstellung der Inkrete: Andrin und Gynäcin, gelangte und ging dann zu den beiden großen Monographien, den „Transvestiten" und der „Homosexualität des Mannes und des Weibes", über. In diesem umfangreichen Lehrgebäude bildet die nun beendete Sexualpathologie einen Schluß- und Eckstein.

Im Vorwort dieses Werkes hatte ich ausgeführt, daß mir in der Sexualpathologie nichts Geringeres vorschwebte, als einen dem gegenwärtigen Stand der Wissenschaft entsprechenden Ersatz zu schaffen für die bei und nach ihrer Entstehung sehr verdienstlichen, jetzt aber nicht mehr zeitgemäßen Kompendien Kaans und Krafft-Ebings, die beide den Titel „Psychopathia sexualis" führen. Meine Leser werden, soweit sie diese meine Vorgänger kennen, finden, daß ich mich nichts weniger als eng an sie angelehnt habe. Das liegt daran, daß die Sexualwissenschaft sich seit ihrem Auftreten ganz ungemein vertieft und erweitert hat.

Diese Fortschritte in der Erforschung ermöglichten es, an die Stelle lose zusammengefügter Erscheinungsbilder ein organisches Ganzes zu setzen, indem sich mit Folgerichtigkeit, fast kann man sagen mit Naturnotwendigkeit, eine Störung aus der andern und dementsprechend ein Kapitel aus dem andern ergibt. Infolgedessen konnten auch die von Krafft-Ebing bevorzugten Bezeichnungen, die sich rein äußerlich von Personen herleiten, welche zu bestimmten sexuellen Anomalien in irgendwelchen Beziehungen standen (Sadismus, Masochismus, Onanie) in Wegfall kommen und durch Namen ersetzt werden, welche das innere Wesen der Vorgänge widerspiegeln (Metatropismus, Hypererotismus, Ipsation usw.).

Als inneres Wesen, Kern- und Ausgangspunkt jeder sexualpathologischen Erscheinung trat uns aber immer wieder der **psychoinkretorische Parallelismus** entgegen, die gleichmäßige Abhängigkeit der geschlechtlichen Trieb- und Eigenart von oben und unten, vom Seelischen und Stofflichen, vom Nerven- und Blutstrom, den Hirnhalbkugeln und dem Geschlechtsdrüsenpaar. Diese Wechselwirkung erkannten wir in den geschlechtlichen Entwicklungsstörungen des ersten Teils nicht minder wie in den sexuellen Zwischenstufen des zweiten und den Störungen des Sexualstoffwechsels im dritten Bande.

Durch diese organische Verbindung einerseits und die kausale Betrachtungsweise andererseits erhebt sich unser Wissen auf sexuellem Gebiet zu einer Wissenschaft, und zwar in höherem Grade, als es für manche andere Wissenschaft zutrifft, die sich das Ansehen einer solchen gibt und mit akademischem Hochmut auf die Sexualwissenschaft herabsieht, die bisher von keiner Universität für würdig befunden wurde, in den Kreis ihrer Lehrfächer aufgenommen zu werden. Darum betrachten wir es als besonderen Glücksumstand, daß es uns im Jahre 1919 vergönnt war, in dem Institut für Sexualwissenschaft dem Lehrbuch für Sexualpathologie eine Lehrstätte für Ärzte und Medizinstudierende an die Seite stellen zu können.

Die Zeit, in der diese drei Bände entstanden, war ihrer Herstellung nicht förderlich. Es ist nicht leicht, Bücher zu schreiben, wenn Mars die Stunde regiert und man den Schreibtisch vom Fenster abrücken muß, um vor den verirrten Kugeln des Bürgerkrieges gesicherter zu sein. Eins aber zeigten diese Jahre mit eindringlicher Deutlichkeit: Als der Weltorganismus wie nie zuvor sich in Fieberschauern bäumte und wand und das Leben sich selber zu verneinen schien, blieb unerschütterlich und unentwegt lebensbejahend die Liebe, als wollte sie zur Menschheit sagen: „Vernichtet und zerfleischt euch nur in eurem blinden Wahn; so lange ich bin, ewig in Zeit und Raum, stirbt Glück und Lust nicht aus, auch nicht einmal bei denen ganz, die an der Liebe kranken.“ Wer aber das Glück der Liebe mehrt, indem er ihre Leiden mindert, erhöht das Plus des Lebens und erfüllt so die vornehmste Aufgabe eines Arztes, Forschers und Menschenfreundes.

Namenregister

Abderhalden 100.
Adler, Otto, 152. 167. 176. 177. 180. 310.
Ancel 210.
Anderson 146.
Aschner 147.

Balint 150.
Barbusse, Henri 81. 118.
Barett 280.
Basch 152.
Beard 261.
Bechterew 154.
Benedikt 150.
Bergonié 209.
Bernhard 150.
Bernhardi 285.
Bessunger 210. 284.
Binet 3. 13. 14. 15. 17. 47. 107. 288.
Binswanger 210. 284.
Bloch 12. 49. 71. 78. 114. 164. 258. 317.
Bölsche 108.
Bouin 210.
Brachet 131. 132.
Breisky 199.
Breuer 262.
Brissaud 310.
Brown-Séquard 126.
Bumke 150.
Burchard 238.

Cartesius 10.
Casanova 82. 110.
Cayrade 131. 132.
Ceni 154.
Chamfort 29.
Charcot 57. 231.
Cherbuliez 24.
Chevalier 56.
Colla 40.
Cooke, James, 24.
Cramer 301.

Dahl 154.
Damm 282.
Dante 29.
Dessoir, Max, 19.
Donner 138.
Dumas, Alexandre, 47.
Dupoy 165.

Eberth 204.
Eckhard 147. 148.
Ellinger 153.
Elliot, George, 84.
Eppinger 146.
Erb 264. 267. 277.
Erlenmeyer 165.
d'Espègne 209.
Esquirol 87.
Eulenburg 3. 185. 227. 259. 261.
Exner 203.

Fellner 152.
Féré 87.
Finger 208.
Fließ 27.
Flourens 153.
Forel 77. 164. 279.
Frank, François, 182.
Frankenhäuser 154.
Franqué 202.
Freud 13. 232. 258. 261 ff. 267. 278. 317.
Freudberg 132.
v. Frey 27.
Frieben 209.
Friedländer, Kurt, 143.
Friedrich 134.
Fritzsch 228.
Fröhlich 146.
Fürbringer 84. 204. 208. 210. 212. 282.

Gall 153.
Garnier, Paul, 72. 74. 87.
Gattel 180. 278.
Gennerich 216.
Gerard 198.
Goethe 49. 85. 87. 106.
Golouschew 218.

Goltz 131. 132. 154.
Goncourt 165.
Gottlieb 146.
Götz 134.
Groß 75. 76.

Hähnle 182.
Hammer 284.
Hammond 115. 176.
Havelock Ellis 24.
Heineke 209.
Herodot 91.
Heß 146.
Hippocrates 271. 275.
Hirschfeld, M., 3. 4. 16. 111. 123. 131. 174. 219. 292. 326. 327.
Hirth 49. 164.
Hofbauer 146.
Hoffmann 152.
Hoffmann, E. T. A., 33.

Jung 149.

Kaan 326.
Kant 82.
Karplus 147.
Kehrer 208.
Kilian 154.
Klotz 95.
Körber 78.
Krafft-Ebing 2. 12. 14. 15. 17. 35. 36. 43. 44. 45. 49. 70. 73. 74. 84. 90. 101. 107. 129. 130. 154. 164. 185. 254. 267. 282. 284. 301. 304. 319. 326.
Kraus 76.
Kräpelin 248.
Krebs 167.
Kreidl 147.
Kronfeld 10. 102. 307. 323.
Kurella 281.
Kurschmann 284.

Langley 146.
Lasègue 294. 301. 319.
Landois 148.
Lechner 261.
Leppmann 301. 319.
Lerrede 216.
Leschke 147.
Lewandowski 216. 231. 259.
Leyden 267.
Lichtenstern 147.
Lipa-Bey 122.
Lipschütz 17.
Lombroso 106. 107. 108. 125.
Löwenfeld 85. 261. 264.
Löwi 146.
Luciani 153.
Lydstone 12.

Magnan 57. 237.
Mantegazza 76.
Marcuse 267. 282.
Martin, A., 229.
Mendel, Kurt, 4. 84.
Menzel, A. von, 82. 266.
Merzbach 76. 114. 317.
Meyer 146.
Mirbeau 40.
Möbius 16. 153.
Moraglia 18.
Müller, L. R., 132. 147. 149. 150. 154. 203.
Müller, Robert, 107.
Multatuli 323.

Naecke 279.
Nasse 134.
Neißer 279.
Nelaton 194.
Neugebauer 200. 201.
Nietzsche 266.

Oppenheim 282. 310.

Pawlow 17. 151.
Peukert 150.
Peyer 230.
Pfister 51.
Plato 280.
Pussep 154.

Raymond-Janet 310.
Retau 285.
Ricke, Ehrhardt, 182.
Rieger 153.
Rockwell 261.
Rohleder 75. 282.
Rubow 166.
Rütgers 276.

Sacher-Masoch 73.
Schiff 27.
Schlesinger 154.
Scholtz 208.
Schönberg, Albers, 209.
Schröder 215.
Schrenck-Notzing 107.
Segala 134.
Seldin 209.
Serres 154.

Shakespeare 106.
Simons 208.
Sims 229.
Soranus 91.
Souplé 208.
Spiegelberg 154.
Steinach 203. 210. 219.
Stekel 244. 284.
Stettner 210.
Straßmann 223.

Tanzi 40.
Tarnowsky 267.
Tibull 20.
Tribondeau 209.
Thoinot 76.

Vallentin 154.
Vatsyayana 19.
Veit 229.
Villemin 210.

Walker, G., 230.
Wedekind 25.
Wertheim, Friedr., 207.
Weininger 49.
Westphal 237.
Wilde, Oskar, 126. 131.
Wildgans 273. 292.
Winkelmann, Johann Joachim 123.
Wulffen 37. 41. 75. 107. 124. 125. 317. 318.
Wyrubow 218.

Ziehen 13.

Sachregister

Abenteuersucht 251.
Abreagieren ein. eingeklemmten Affektes 262.
Abstinenz, sexuelle 259. 267. 269.
— temporäre 266.
— totale 198. 219. 259.
Abstinenz, Folgen der sexuellen 217. 268. 271. 278.
Abstinenzproblem, weibl. 274.
Abstinenz und Homosexualität 278.
— und Impotenz 173.
Abstinenzstörungen, Therapie und Prophylaxe 279.
Abulie 222.
Abwehr 263.
Adhärenzfetischismus 54.
Addisonsche Krankheit 166. 264.
Adoptionsgutachten 155.
Adoptionsalter 156.
Adrenalin 146. 218.
Äquivalente, sexuelle 258.
— hysterische 249.
Affekt, eingeklemmter 262.
Affekttaumel 124.
Ageusie 232.
Aggressionsinversion 106.
Agoraphobie 232.
Aichmophobie 232.
Akromegalie 136.
Aktivismus 101.
Albuminurie 225.
Alkohol und Geschlechtstrieb 132.
Alkoholismus 157. 164. 165. 208. 250.
Alpdrücken 253. 305.
Alterslibido 83.
Altruismus, sexueller 6.
Amaurose 232.
Amour, azoophilique 56.
Analfetischismus 50.
Analschnüffler 50.
Analverkehr 98.
Analzone 98.
Anandrinismus 158. 159.
Andrin 17. 84. 100. 107. 271. 326.
Andrinämie 276.
Andromanie 87.
Anerotismus 162.
Angina vasomotoria 224.
Angstneurose 262. 278.
Angstträume 222. 253. 277.
Angstzustände 139. 233. 250.
Anorchismus 204.
Anorchist 163.
Anorgasmus 262.
Anthrax 77.
Anthropophobie 278.
Antierotik 258.
Antifetisch-Fetischismus 27.
Antifetischismus 4. 27. 30. 57. 169.
Antitropismus, sexueller 232.
Antropophagie, sexuelle 111.
Anurie 227.
Aphrodisiaca 132.
Appetitsverirrungen 232.
Arsen 216.
Arsenik 165.
Asexualität 162.
Askese 266.
Aspermatismus 158. 159.
— mechanischer 213.
Aspermie 204.
Asthenospermie 210.
Asthma, nervöses 226.
— sexuale 223. 230. 281.
Atresia vaginalis 201.
Atropin 146.
Attraktion, sexuelle 8. 14
— partielle 2. 3. 29.
Attraktionsgrad 88.
Ausdrucksfähigkeit, sexuelle 85.
Ausnahmemenschen 266.
Autismus, sexueller 6.
Automonosexualismus 6. 168.
Aversion, sexuelle 3. 8.
— partielle 4.
Azoospermie 115. 157. 204. 205. 206. 208. 210. 215. 252.

Barchentfetischismus 59.
Basedowsche Krankheit 166. 264.
Bauchhoden 205.
Bazillophobie 232.
Befruchtung, künstliche 208.
Berührungsfurcht 5. 31.
Berührungssucht 31.
Betäubungssucht 250.
— und Transvestitismus 251.
Beziehungswahn 243.
Bißkuß 111.
Blasenkatarrh 317.
Blasenkontraktionen bei Reizung des Hypothalamus 147.
Blastophthorie 165.
Bleivergiftung, Wirkung auf die Potenz 165.
Blumenfetischismus 77.
Blutrausch 258.
Böttchersche Kristalle 203.
Brandstiftungstrieb 252. 256.
Brillenfetischismus 55.
Brom 165. 279.

Choc fortuit 13. 288.
Cholin 146.
Cholospermie 213.
Chorda penis 195.
Christusneurose 244.
Claustrophobie 232.
Clitoris, Innervation der 145.
Coccygodynie 225. 231.
Coelibat 266.
Coitus, Einteilung des 94.
— a posteriori 94. 168.
— condomatus 189. 211.
— -halluzinationen 91.
— in statione 94. 95.
— intermammalis 48.
— interruptus 94. 180. 262. 265. 281. 282. 283. 290. 291. 308.
— prolongatus 94. 265. 282. 283.
— reservatus 282.
Colliculitis 141. 230. 284. 287.
Colliculus seminalis 230. 284. 287.
Congressus interruptus 282.
Cornea cutanea der Glans penis 197.
Cowpersche Drüse 203.
Cri cephalique 226.
Crista urethralis 230.
Cunnilinctio 28. 50. 97.

Defäktions-Spermatorrhoe 139.
Defloration 173.
Deflorationshypochonder 237.
Dégéneré supérieur 307.
Dementia senilis 248.
Demonstrationsexhibitionismus 317.
Dendrophilie 78.
Diabetes 78.
Diarrhoe 225.
Digitationen 97.
Diphallus spurius 191.
Dipsomanie 249.
Doppelselbstmord 102.
Drang- und Dämmerzustände 251.
Dromomanie 251.
Druckfetischismus 12.
Druckpunkte, hysterogene 231.
Ductus ejaculatorius 230.
— — Krankheiten und Mißbildungen des 187. 213.
Dyshormonie 249.
Dysmenorrhoe 271.
Dyspepsie, nervöse 224. 277.

Echinococcus 77.
Ehe, Ursachen der kinderlosen 157.
Ehelosigkeit, Ursachen der 239.
Eichelentzündung, diabetische Form der 135.
— diphtherische Form der 195.
Eierstock, Verkümmerung des 215.
Eifersuchtsskrupel 239.
Eifersuchtswahn 239.
Eileiterentzündung 157.
Eingeweidebruch und Spermabildung 207.
Eisenbahnlähmung 185.
Ejaculat, Gewinnung des 211.
Ejaculatio 181. 183. 187. 229. 286. 287.
— Ejaculatio ante portas 230.
— deficiens 187. 204.
— praecox 141. 177. 178. 180. 187. 235. 265. 284. 287. 291.
— — Behandlung der 230.
— — Definition 229.
— — Einteilung 230.
— — und kutane Reflexpunkte 231.
— — und Onanie 229.
— — und weibliches Lustempfinden 177.
— sejuncta 162. 175. 187. 204.
Ejakulation, Anteil des vegetativen Nervensystems 146.
— Phasen der 150.
— Vorgang der 203.
— analoge Vorgänge bei den Frauen 151.
Ejakulationsausfall 162.
— spastischer 213.
Ejakulationsimpotenz 186.
Ejakulationsorgasmus 282.
Ejakulationszentrum 203.

Ejakulationszentrum, Reflexanomalien im 187.
Ekstase, narzißtische 259.
Ekstasensucht 231.
Elektivismus 15.
— und Geschlechtstrieb 15.
Enteralgien 231.
Enteroptose 225.
Entspannungsform, monosexuelle 284.
— sexuelle 94.
Entwicklungsstörungen, geschlechtliche 327.
Epididymitis 287.
— duplex 208.
Epilepsie 108. 167. 249.
— und Impotenz 167.
— und Lustmord 126.
Epispadie 191. 192.
Erectio 181. 183. 187. 188. 283.
— sejuncta 162.
Erektion, Anteil des vegetativen Nervensystems an der 146.
— Entstehung der 149. 150. 182.
— nach Reizung der Pons und Crura cerebri 147.
und Ejakulation 203.
— und Ejakulation und zentrale Erregung 203.
— und Ejakulation bei Erhängten 134.
— bei Tabikern 149. 150.
Erektionsausfall 162.
Erektionsimpotenz 184.
Erektionsmechanismus der Clitoris 150.
Erektionsstörungen 186. 187.
Erektionszentrum 287.
Ergotin 218.
Erinnerungsdichtungen 262.
Erotisierung der Hirnzellen 23.
Erotomanie 87.
Erotographomanie 114.
Errötungsfurcht 226. 233.
Ersatzorgane, sexuelle 96.
Erysipel 77.
Erythrophobie 226.
Eunuchoid 163.
Evolutionsvorgänge der Geschlechtsdrüsen 278.
Exzesse, hypererotische 319.
— sexuelle 91. 284.
— — u. organisch. Gesundheitszustand 89.
Exhibitionismus 53. 294—325.
— nach Alkoholgenuß 323.
— Begleithandlungen des 315. 316.
— Begriff des 317. 318.
— forensische Beurteilung des 304. 311. 321.
Exhibitionismus, objektive Bewertung des 323.
— Definition des 294.
— Einteilung des 301.
— und sexuelle Eitelkeit 318.
— und Fetischismus 312.
— Grundlagen des 319.
— und Homosexualität 318.
— und Hypererotismus 318.
— und Masochismus 317.
— exogenes und endogenes Moment des 312.
— und Neuropathie 321.
— Reaktion des 316.
— und Sadismus 317.
— Therapie des 324.
— beim Weibe 319.
Exhibitionistenhemd 314.
Exhibitionistenmantel 314.

Fanatiker, weiche 128.
Feiglinge, sexuelle 236.
Feminismus 98.
Fetischhaß 4. 42. 49. 58. 73.
— gegen Bärte 5.
— gegen Brüste 5.
— und konträre Sexualempfindung 50.
Fetischismus 1—79. 169. 326.
— für Adelsprädikate 45.
— für Anomalien und Defekte 13.
— für Augen 43.
— für Ausdünstungen 26.
— und Berufswahl 33.
— und Ehescheidung 65.
— forensische Beurteilung des 41.
— und Bisexualität 62.
— für Druckgefühl 12.
— Einstellung nach Körperregionen 36.
— Entstehung des 36.
— Erklärung des 13. 16. 36.
— und Exhibitionismus 53.
— für Finger 53.
— Grenzzeichen zwischen gesundem und krankem 9. 19. 36. 40. 64.
— großer 3. 39.
— für Haartracht als Gradmesser für die Geschlechtsakzentuierung des Zeitalters 43.
— für Hermaphroditen 12
— für Kälte 31.
— für Klima 3.
— für Krankheiten 13.
— für Eiserne Kreuze 16.
— für Krücken 10.
— metatropischer 20.

Fetischismus, pathologischer 2. 9. 10. 28. 39. 40. 77.
— physiologischer 39.
— und innere Sekretion 17.
— und endokrine Sexualkonstitition 21.
— subjektive Täuschungen beim 43.
— verkappter 4.
— und Voyeure 72.
Fetischreize distale 22.
— proximale 22.
— Entstehung der 20.
Fetischvoyeur 117.
Fetischzauber, individueller 2.
Fettleibigkeit 166.
Flechsigs Körper-Fühlsphäre 145.
Fibrolysinbehandlung 216.
Figurae veneris 96.
Fourniersche Krankheit 197.
Frauen, kalte 177.
Frigidität des Weibes 176. 179.
Frotteur 139.
F.-Zelle 278.

Gallenkrankheiten 166.
Gebärmutterkatarrh 157. 271.
Gelbsucht 225.
Genitalatrophie bei Verletzung des Zwischenhirnbodens 197.
Genitalhypochonder 292.
Genitalfetischismus 50.
Genitalien, Innervation der 146.
Genitalneurose 186.
Genitalverkehr, oraler 88.
Geschlechtsentwicklung, dreiphasige 284.
Geschlechtsdrüsenausfall 162. 362.
Geschlechtsfreudigkeit 292.
Geschlechtskrankheit 265.
Geschlechtsleben Geisteskranker 167.
Geschlechtslustausfall 162.
Geschlechtstrieb, Erwachen des 86.
Geschlechtstriebausfall 161.
Geschlechtstrieb, quantitative Abweichung des 83.
Geschlechtsübergänge 326.
Gesichtsfeld, Einengungen des 224.
Globus 226.
Glykosurie 225.
Gonorrhoe 157. 284.
Grübelsucht 223. 232.
Gynäcin 17. 100. 104. 326.
Gynaecinaemie 267.
Gynaecinausfall 168.

Haarfetischismus 47.
Haemospermie 213.
Harnblase, Innervation der 144.
Harnröhre 144.
— Fremdkörper in der 195.
Harnstottern 226.
Haubenfetischismus 57.
Hebephrenie 248.
Hedonismus 292.
Hemianopsie 232.
Hemmungsimpotenz 170.
Hemmungslosigkeit, sexuelle 90.
Hemmungssphäre 167.
Hemmungsvorstellungen 169.
Herpes progenitalis 195.
Herzasthma 224.
Herzneurose 224. 278.
— der Kokainisten 250.
Hoden, Exstirpation der 141. 243.
Hodenkanälchen 209.
Hodenpunktion 206. 208.
Hodensack, Innervation des 144.
Hodensekret 204. 211. 212.
Hodenneuralgie 230.
Hörigkeit, geschlechtliche 101. 102. 105.
Homosexualität 14. 77. 157. 168. 176. 177. 247. 248. 278. 326.
Hottentottenschürze 200.
Husten, nervöser 224.
Hydrosalpinx 214. 215.
Hyperandrinismus 248.
Hyperästhesie 224.
— im Munde 14.
— sexuelle 114.
Hypererotismus 80—141. 280. 284. 327.
— und solitäre Ausschweifungen 115.
— Behandlung des 141.
— und Exhibitionismus 90.
— Formen des 88.
— Grenzen zwischen körperlichem und seelischem 131.
— Grenzen zwischen körperlichem und physiologischem 98.
— und Kastration 141.
— und Kino 129.
— und Körperkräfte 131.
— und berufliche Leistungsfähigkeit 89.
— beim Manne 106.
— monogame Form des 98.
— polygame Form des 98.
— und Prostitution 90.
— und Rauschmittel 111.
— und Revolution 112.
— und Sadismus 108.
— und innere Sekretion 107.
— und Surrogatverkehr 129.
— im Tierreich 108.
— und Wachträume 113.

Hypererotismus und Willensbeugung 110.
Hypnose 218. 262.
Hypochondrie 221. 232. 248.
Hysterie 221. 248. 259. 262. 263.
Hysteroneurasthenie 201. 231. 254. 264. 287. 290.

Idiosynkrasie, antifetischistische 4.
Idolismus 3.
Impotentia coeundi 158. 159. 202.
— erigendi spinalis 186.
— generandi 158. 159. 202.
Impotenz 142—219.
— Einteilungen der 158. 162.
— absolute 160.
— alkoholische 165.
— autosuggestive 170.
— extrasekretorische 205.
— genitale 162. 189—198.
— genitale beim Weibe 198—202.
— germinale 202—214.
— germinale beim Weibe 214—216.
— innersekretorische 205.
— matrimoniale 160.
— nervöse 185.
— organische 160.
— paralytische 186.
— peripher-sensorische 185.
— relative 160.
— relativ-chronische Form der 177.
— seelische 4. 158.
— spinale 162. 181—189.
— Einteilung der spinalen 185.
— zerebrale 162. 163—181.
— und Abstinenz 173.
— und Antifetischismus 169.
— durch Arsenik, Blei, Kaffee, Nikotin 165.
— und Fetischismus 169.
— durch akute und chronische Krankheiten 166. 167.
— und Morphinismus 165.
— und Rückenmarkserkrankungen 184. 185.
— und Selbstmord 236.
— Therapie der 216—219.
— infolge Triebanomalien 168, 169.
Impuls, exhibitionistischer 311.
Infantile Erlebnisse 21.
Infantilismus 254.
Inkubation 95.
Innervation der Potenz 144.
Innervation der Genitalien 144.
Intertrigo 317.
Ipsatio interrupta 284.
— prolongata 284.

Johannistrieb 132.
Juwelenfetischismus 33.

Kältefetischismus 12. 31.
Kampfrausch 258.
Kastration 207. 209.
— von Exhibitionisten 324.
— psychische 267.
— und Pollution 207.
Kastrationswunsch 204.
Kardialgie 231.
Kaufsucht 252.
Kavernitis 195.
Keimzellen, Mangel der 214.
Kinnfetischismus 46.
Kinderlosigkeit, Ursache der 208.
Klavus der Hysterischen 231.
Kleidungsfetischismus 10. 35.
Kleptomanie 252. 256.
Klimakterium, sexuelle Erregungszustände nach dem 83.
Kniekehlenfetischismus 53.
Kohabitationsakt, Dauer des 203.
Kohabitationshypochonder 235.
Kohärenzfetischismus 54.
Kokain 165.
Kokainismus 252.
Kolik 225.
Kolpitis adhaesiva 235.
— — ulcerosa 201.
Konstitution, epileptoide und Triebhandlungen 256.
— intersexuelle 95.
— sexuelle 107. 262.
Konversion 262.
Kopffetischismus 36.
Kopfschmerz 224.
Korsettfetischismus 62.
Korsetthaß 62.
Kragenknopffetischismus 58.
Krampfaderbruch 157.
— und Spermabildung 207.
Krampfhusten 226.
Kraurosis vulvae 199.
Krausesche Genitalkörper 145. 181.
Kravattenfetischismus 58.
Krebs 166.
Kriegsamennorrhoe 272.
Kriegsrausch 258.
Kriminalität und sexuelle Intoxikation 108.
Kristallfetischismus 78. 79.
Krückenfetischismus 10. 11.
Krüppelhaftigkeit, hysterische 307.
Kryptorchismus 205.
— und Infantilismus 205.

Kryptorchismus und Sterilität 205.
Kuppelei und Kuppelsucht 119.
Kuß, olfaktorischer 100.
— taktiler 100.

Labien, Innervation der großen 144.
Lambitionsakt 51.
Lambitus 88.
Lebenslüge, sexuelle 257.
Leichenschändung 130.
Leistenhoden 205.
Leitungsschwäche, neurasthenische 310.
Lendenmarksneurose 186.
Libido 144. 183. 186. 189. 190. 205. 263. 278.
— deficiens 161.
— Grad der 107.
— Übermaß der 111.
— -Stauung 252.
— -Steigerung 83.
Liebe, Diagnose der 100.
— extraterritoriale 40.
— physiologische 2.
— unglückliche 265. 280.
Lingamkultus 49.
Lippenkuß 26.
Littrésche Drüse 203.
Lockpelze und -Stiefel 6.
Lues 208. 264.
Lüge, pathologische 257.
Lustgefühl 6.
Lustlosigkeit 162. 174.
Lustmord 111. 121. 124. 125.
— und Psychopathie 126.

Machtgelüste, psychophysiologische 106.
Magenerweiterung 225.
Maladie de doute 232.
Malaria 166.
Manie 248.
— nuptiale 289.
Mannstollheit 87.
Masochismus 4, 327.
— homosexueller 28.
— verkappter 319.
Mastodynie 226.
Masturbatio interrupta et incompleta 283. 289.
Masturbation 262. 277. 283. 284. 285. 319.
Masturbationshypochonder 235.
Melancholie 248.
Menstruationsstörungen 254.
Menstruation, vikariierende 226.
Menstruation u. triebhafte Vorgänge 252. 253. 255.
Metabolismus 3.
Metatropismus 106. 326. 327.
Mikrorchismus 204.
Miktions-Spermatorrhoe 139.
Misandrie 233.
Misanthropie 232.
Misogynie 232.
Mitosen 209.
Mogigraphie 225.
Moment, antireflektorisches 324.
Monorchismus 205.
Morphinismus 157. 164. 165. 250.
Morphinismus, Entwöhnung vom 251.
Motilitätsstörungen 221.
Mouches volantes 224.
Mundfetischismus 45.
Mutismus 224.
Myelasthenie 125.
M-Zelle 278.

Nachtwandeln 305.
Narkotika und Neurasthenie 249.
Nasenfetischismus 44.
Nasenkuß 26.
Narzißmus 6.
Nebenhoden, Entwicklungsstörungen des 205.
Nebenhodenentzündung 145. 207. 208.
Negativismus, sexueller 266.
Nekrophilie 130.
Nekrospermie 204. 208. 210. 212.
Nekrostupratio 130.
Nervensystem, parasympathisches, Einteilung des 146.
— sympathisches, Einteilung des 146.
— Eigenschaften in pharmakologischer und funktioneller Hinsicht 146.
Neurasthenie 186. 259. 261. 262. 278.
Neurasthenie, Begriff der 261.
— sexuelle 186. 261. 284. 299.
— Ursachen der 261. 282. 285.
Neuropath, konstitutioneller 304.
Neuropsychose 261.
Neurose 263. 267.
— Ätiologie der 264.
— onanistische 284.
Neurosenwahl 262.
Nierenkrankheiten 166.
Nießkrämpfe 226.
Nux vomica 218.
Nymphomanie 87.

Objektivierungsdrang 5. 31. 63.
Obsessions 237. 303.
Ödeme, hysterische 226.

Ösophaguskrämpfe 226.
Ohrenfetischismus 45.
Oligospermie 204. 210.
Oligurie 227.
Onanie 173. 175. 176. 235. 243. 244. 251. 284. 285. 327.
Oniomanie 252.
Organneurosen des Genitalapparates 216.
Orgasmus 174. 175. 179. 188. 189. 190. 203. 204. 213. 253. 281. 283.
— deficiens 162.
— interruptus 211.
— ohne Ejakulation 287.
Ovarialgie 231.
Ovarie 231.
Ovarien, Atrophie der 271.
Oxalurie 225.
Oxyuriasis 90.
Ozaena 26. 45.

Paedicatio 28. 98.
Pantophobie 232.
Paradoxie, sexuelle 84.
Parallelismus, psychoinkretorischer 327.
Paralyse 249. 264.
Paralysophobie 232.
Parametritis 202.
Paranoia 248. 262.
— und Klimakterium 243.
Paraphimose 193.
Paroxysmus, sexueller 177.
Partialattraktion, krankhafte 2.
Partialismus 3. 19.
Partialreize 7. 8. 35. 36.
Partialtrieb 263.
Passivismus 101.
Pathophobie 232.
Pelzfetischismus 79.
Penis, Abschnürungen des 194.
— Amputation des 243.
— Fraktur und Luxation des 194.
— Gangränbildung 195.
— abnorme Gestaltung des 190. 191. 192.
— Induration, chron. plast. des 195. 196.
— Innervation des 145.
— Kondylome 197.
— Mangel des 189.
— Schrinden des 194.
— Ulcus durum und molle 197.
Periode, autistisch-onanistische 284.
— differenzierte 284.
— indifferenzierte, bisexuelle 284.
Perivaginitis, phlegmonosa dissecans 201.
Phallusvoyeur 49.
Phantasien, hysterische 262.
Phantasieunzucht 319.
Phobie 186. 232. 248.
— sexuelle 221. 223. 233.
Phimose 192. 293.
Phosphaturie 225.
Physostigmin 146.
Pilokarpin 146.
Pollutionen 136—140. 187. 230.
Pollutionismus 131. 136.
Pollutionshypochonder 235.
Polydipsie, hyst. 232.
Polyerotismus 88.
Polyspermie 131. 136.
Polyurie 227.
Pornographomanie 114.
Potenzmechanismus, sexueller 143.
— — und seine Innervation 144.
Potenzstörungen, Behandlung der spinalen 215.
— und Tabes 186.
Prägravidität 137.
Präventivmittel 290.
Präventivverkehr 282.
Priapismus 133—135. 139. 184.
Prostatahypertrophie 132.
Prostatainvolution 84.
Prostatakörner und Sperma 202.
Prostatasekret 203. 211. 212.
— und Sexualzentrum 84.
Prostatin 214.
Prostatitis, chronica 287.
— — glandularis 212.
Prostitution 6. 176. 271. 282.
Pseudoexhibitionismus 319.
Pseudohermaphrodit 50.
Pseudohermaphroditismus femin. 199.
Pseudohomosexualität 319.
Pseudologia phantastica 257.
Pseudophthise 226.
Psychasthenie 164.
Psychoanalyse 244. 262.
Psychoanalyse bei Impotenz 218.
Psychoneurose 262. 263. 264.
Psychotherapie bei Impotenz 217.
Pubertätsdrüse 219. 278.
Pygmalionismus 79. 128.
Pyohämospermie 213.
Pyosalpinx 214. 215.
Pyospermie 213.
Pyromanie 252. 256.

Radiumbestrahlung der Keimdrüsen 208.
Railway spine 185.
Raubmord und Homosexualität 123.
Rauchsucht 251.

Rauschsucht 250. 251. 252.
Rauschzustände, sexuelle 73.
Reflexe, endokrin bedingte 15. 17.
Reflexkette 22.
Reisesucht 251.
Reisetrieb 277.
Reitstiefelfetischismus 68.
Reizquelle 22.
Reizstachel, hornartiger 197.
Reiztracht 72.
Reizwäsche 58.
Reizwirkung, fetischistische 13.
Reizziel 15.
Röntgenstrahlen und Keimdrüsengewebe 208—210.
Rückenmarkserschütterung 185.
Ruhetremor 225.
Rumpffetischismus 47. 50.

Sadisme imaginaire 111.
Sadismus 14. 108. 327.
— und Atavismus 109.
— verkappter 319.
— Ursachen des 107.
Sakrodynie 231.
Samenblasensekret 204. 210.
Samenbläschen, Bedeutung der 208.
Samenfädchen 204.
— mißbildete 213.
Samenflüssigkeit, Zusammensetzung d. 208.
Samenhügel, Überreizungszustand des 278.
Samenkoller 137.
Samenlosigkeit, vorübergehende 208.
Samenplethora 137.
Samenstauung 137.
Samenstrang, Innervation des 144.
Samenverluste 286.
Samenzellen 209.
Sammelsucht 257.
Sammeltrieb 10, 117.
Satyriasis 87. 184.
Schamgefühl 6.
Schamschranken 307. 309.
Schamtrieb 319.
Scheide, Atresie 203.
— Doppelbildung 202.
— Entzündungen 201.
— Geschwulst 202.
— Innervation 144.
— Katarrh 271.
— Prolaps 202.
— Stenose 200. 201.
— Zysten 202.
Scheinzwitter 198.
Scheuerwut 251.
Schiefhals 307. 310.
Schlaffetischist 130.
Schlafneigung der Sexualneurotiker 223.
Schluckbeschwerden, nervöse 224.
Schmerzwunsch 27.
Schreckpollutionist 139.
Schreikrampf 226. 277.
Schreibkrampf 225.
Schreibstottern 233.
Schreibwut 115.
Schreinersche Basis 203.
Schuhfetischismus 7.
Schülerselbstmord 285.
Sekretionsstörungen 221.
— hyst. 227.
Selbstquälereien, sexuelle 241.
Selbstverdrängung 292.
Sensibilitätsstörungen 221.
Sexualabstinenz 265.
Sexualangst 223.
Sexualchemismus 249. 276. 326.
Sexualendkörperchen 27.
Sexualhormone, inkretorische 83.
— und Nervensystem 107. 157.
Sexualhypochonder 234.
— Selbstquälereien der 237.
Sexualhypochondrie 221. 223.
Sexualhysterie 223. 227.
Sexualität, inadäquate 264.
— verdrängte 277.
Sexualkonstitution 21. 264.
Sexualneurasthenie 160. 221. 223. 284. 287.
Sexualneurosen 220—287.
— und Homosexualität 292.
— und Klimakterium 241.
— und Sinnesorgane 232.
— Therapie der 293.
— Ursachen der 261. 265. 284. 290. 291.
Sexualneurotiker 292. 293.
Sexualpartialismus 7.
Sexualpartialspezialismus 7.
Sexualreflex 176.
Sexualreiz 23.
Sexualrhythmus 86.
Sexualstoffwechsel 263. 276. 327.
Sexualtrauma, infantiles 263.
Sexualtrieb 267. 279. 280.
— Ablenkung des 259.
Sexualverkehr, nicht adäquater 265.
Sexualverstopfung 280.
Sexualzentren 154.
Sexualziel 49.
Sieger, sexueller 111.
Singultus 226.
Sinnestäuschungen 243. 278.

Sklerose, multiple 216.
Skrotum, Innervation des 144.
Skrupel, sexuelle 244.
— und Dementia praecox 245.
— während der Verlobungszeit 238.
Skrupelsucht 232. 240.
— nervöse 221.
Sodbrennen 225.
Sodomie 76. 77.
Spasmen der Blase 226.
— des Constrictor cunni 226.
— des Sphincter ani 226.
Speichelabsonderung, vermehrte 224.
Spermagewinnung 211.
Spermatiden 209.
Spermatoblasten 209.
Spermatocyten 209.
Spermatogonien 209.
Spermatorrhoe 131. 139. 140.
Spermatozoen 209.
Spermaturie 214.
Spermin 203.
Spielsucht 251. 252.
Sportexhibitionismus 318.
Sprachstörungen 224.
Statuenliebe 70. 128.
Stehltrieb 252. 255. 256.
Steißbeinneuralgie 225.
Stereotypie, sexuelle 127.
Sterilität des Weibes 214.
Stimmungswechsel 223.
Stottern 225.
Strumpfbandfetischismus 66.
Strychnin 216.
Sublimierung 258. 264. 266. 267.
Submissionismus 97.
Substitution 3.
Succubation 94. 95.
Succubus 281.
Superfixation 88. 99.
Surrogatakte 279.
Symbolisierung 17. 29.
Symbolismus, sexueller 3.
Syphilidophobie 233.
Syphilis 76. 249.

Tabes 216. 264.
— und Libido 150.
— — beim Weibe 153.
— und Orgasmus 150.
Tabophobie 232.
Taillenfetischismus 65.
Tanzekstatiker 259.
Tanzfetischist 54.
Tanzneurose 258.
Tanzsucht 251.
Tanzwut 258.
Teilabstoßung 4.
Teilanziehung 2. 3. 15. 17. 22. 33.
— pathologische 23. 28.
— physiologische 23.
Tenesmus penis 131.
Testikelneuralgie 225.
Tetanus 77.
Tierfetischismus 74.
Titelfetischismus 25.
Todesfälle im sexuellen Affekt 122.
Tod im Beischlaf 122.
Topalgie 231.
Topophobie 232.
Torticollis hystericus 310.
Transvestiten 326.
Transvestitismus 281.
Traum, erotischer 137.
Trauma, seelisches 13. 262.
— sexuelles 265. 287—291. 323.
Treppenreflex 22. 48.
Triebanomalie 168.
Trieblosigkeit 162. 163.
Triebrichtung 82.
Triolist 117.
Triebsphäre 167.
Triebstärke, Ursachen der 83.
Triebstörungen, sexuelle 266.
Tripper 265, 287.
Tripperhypochonder 234.
Tripperneurasthenie 284.
Trippersterilität 208.
Tubenentzündungen 202.
— gonorrhoische 215.
Tuberkulose 166. 280.
— und Potenz 162.

Überreizung, sexuelle 141.
Uniformfetischist 73.
Unlustgefühl 223.
Unlustmord 124.
Unlustsensationen 224.
Unlustvorstellung, sexuelle 128.
Unmäßigkeit, geschlechtliche 265.
Unterkleidungsfetischismus 81.
Unterwürfigkeitsdrang, metatropischer 97.
Urethra 283.
— Divertikelbildung in der 191.
— Striktur der 213.
Urethraldrüsen 284.
Urethralschleimhaut 254.
Urethritis gonorrhoica chronica post. prostatica 287.
— non gonorrhoica 140.

Urethrorhoea ex libidine 212.
Urinstauung 192.
Urogenitalsphäre bei Sexualneurosen 225.
Uterus, foetalis 215.
— hypoplastischer 215.
— infantilis 215.
— pubescens 215.
— Atrophie des 215. 271.
— Doppelbildungen des 215.
— einhörniger 215.
— Innervation des Fundus 144.
— Prolaps 202.
— Verkümmerung des 215.
Utrikulus prostatikus 230.

Vaginalsekret 210.
Vaginalfetischismus 49.
Vaginismus 157. 227.
— Ursachen des 228.
— Vorkommen des 229.
Varikozele 157.
Varizen der Vena dorsalis penis 197.
Vaterschaft, Nachweis der 206.
Vatersche Körperchen 181.
Verdrängertypus, sexueller 258.
Verdrängung 263.
Verfolgertypus 258.
Verfolgungsträume 222.
Verfolgungswahn 241, 243.
Verge condée 192.
Vergewaltigung 109.
Verjüngungsversuche, Steinachsche 278.
Verkleidungstrieb 326.
Visionismus 117.
Vorhaut, Innervation der 194.
Vorhautbändchen, Verkürzung des 193.
Vorhautfetischismus 50.
Vorhautsack, Reizzustände 193.
Vorhautsteine 192.
Vorlust 22.
Vorstellungssadismus 111. 113.
Voyeur 117.
Vulva, Atresie der 191.
— Erkrankungen der 199.
Vulvafetischismus 49.
Vulvaschrumpfung 199.
Vulvaverletzungen 199.

Wandertrieb 252. 256.
Wangenfetischismus 46.
Wäschefetischismus 46.
Waschsucht 251.
Wasserbruch und Spermabildung 207.
Wettsucht 251.
Wollustkörperchen 174. 176.
Wollustkurve 175.
Wortaversion 4.
Wortrausch, sexueller 113.
Wortzauber 4. 25.

Yohimbin 218.

Zeichenwut, sexuelle 115.
Zeigetrieb 116. 319.
Zeigezwangstrieb 294.
Zeitsterilisation 209.
Zerstörungstrieb 128.
Zeugungsfähigkeit des Mannes 202. 203.
Zisvestitismus 6.
Zittern 225.
Zone, erogene 29. 30. 144.
Zonenvoyeure 27. 29.
Zoophilie 68. 74. 79.
Zoosadismus 76.
Zopfabschneider 37. 39. 41.
Zungenkuß 26.
Zwangsideen hypochondrische 236.
Zwangsimpuls 303.
Zwangsneurose 262.
Zwangstrieb 255. 281. 311.
Zwangsvorstellungen 112.
— antifetischistische 4.
— sexuelle 22. 232. 248. 262. 264. 277.
Zweifelsucht 232.
Zwischengewebe der Geschlechtsdrüsen 208.
Zwischenstufen, sexuelle 327.
Zytolyse 209.

Weitere Besprechungen auf der 3. Umschlagseite.

Kolibri 360 GmbH
Ferdinand-Jühlke-Straße 7
99095 Erfurt, Deutschland
produktsicherheit@kolibri360.de